国内名院、名科、知名专家临床诊疗思维系列丛书

消化内科疾病临床诊疗思维

主　编　钱家鸣

副主编　孙　钢（执行副主编）

方秀才　朱　峰　杨爱明

编　委　（按姓氏笔画排序）

王莉瑛　方秀才　吕　红　朱　峰　朱丽明　伍东升

孙　钢　孙晓红　李　玥　李晓青　李景南　严雪敏

杨　红　杨爱明　吴　东　吴　晰　陈伟光　柯美云

姚　方　费贵军　钱家鸣　郭　涛　舒慧君　赖雅敏

顾　问　柯美云

学术秘书　杨　红

人民卫生出版社

图书在版编目（CIP）数据

消化内科疾病临床诊疗思维/钱家鸣主编. —北京：人民卫生出版社，2012. 2
（国内名院、名科、知名专家临床诊疗思维系列丛书）
ISBN 978-7-117-15014-9

Ⅰ. ①消… Ⅱ. ①钱… Ⅲ. ①消化系统疾病-诊疗 Ⅳ. ①R57

中国版本图书馆 CIP 数据核字（2011）第 255117 号

门户网：www. pmph. com	**出版物查询、网上书店**
卫人网：www. ipmph. com	**护士、医师、药师、中医师、卫生资格考试培训**

消化内科疾病临床诊疗思维

主　　编：钱家鸣
出版发行：人民卫生出版社（中继线 010-59780011）
地　　址：北京市朝阳区潘家园南里 19 号
邮　　编：100021
E - mail：pmph @ pmph. com
购书热线：010-59787592　010-59787584　010-65264830
印　　刷：北京虎彩文化传播有限公司
经　　销：新华书店
开　　本：787×1092　1/16　　**印张**：21
字　　数：537 千字
版　　次：2012 年 2 月第 1 版　　2025 年 5 月第 1 版第 16 次印刷
标准书号：ISBN 978-7-117-15014-9/R · 15015
定　　价：42. 00 元
打击盗版举报电话：010-59787491　E-mail：WQ @ pmph. com
（凡属印装质量问题请与本社市场营销中心联系退换）

出版说明

“如果我们将学过的东西忘得一干二净时，最后剩下的东西就是教育的本质了。”最后剩下的东西可以称为“学习力”或“悟性”。而对于一名临床医学生来说，科学缜密的临床诊疗思维是这种“学习力”或“悟性”的重要组成部分。就目前的国内医学教育(包括长学制学生和五年制学生等)而言，前期课堂教学阶段主要是基本知识、基本理论和基本技能的培养。而临床实践阶段则需要注重学生临床诊疗主动思维能力和创造能力的培养，为了更好地引导医学生或低年资医师建立起主动的临床诊疗思维，人民卫生出版社邀请了国内名院、名科的知名专家(主编大多来自中华医学会或医师协会各专业分会的主任委员或副主任委员，编委大多来自国家重点学科的学科带头人)编写了这套临床诊疗思维系列丛书。

该套书以各学科临床常见病、多发病病例为基础，围绕“接诊时病人的主诉；根据病人的主诉进一步询问(为什么询问这方面的内容)；初步的体格检查(为什么选择做这些体检，目的是什么)；进一步的实验室或特殊检查(为什么选择这些检查，这些检查与其他相关检查相比的优缺点)；初步诊断；初步的治疗方案(理论依据，常见药物的选择)；治疗过程中遇到的新问题，围绕出现的新问题需要做哪些进一步的检查(为什么)；治疗过程中治疗方案的调整(为什么)；治疗过程中需要注意的问题(为什么)；疗程结束后需要哪些方面的随访(为什么)；对于治疗失败的病例，教训和经验的总结”等展开内容。侧重点不仅仅是对病史、体格检查、辅助检查结果的分析，还着重为读者展现了作者逐步获取这些诊疗信息的思维过程。

国内名院、名科、知名专家临床诊疗思维系列丛书目录

1. 传染科疾病临床诊疗思维　主编　李兰娟
2. 呼吸内科疾病临床诊疗思维　主编　康　健
3. 消化内科疾病临床诊疗思维　主编　钱家鸣
4. 心内科疾病临床诊疗思维　主编　葛均波
5. 血液内科疾病临床诊疗思维　主编　谢　毅
6. 肾内科疾病临床诊疗思维　主编　丁小强
7. 内分泌疾病临床诊疗思维　主编　邱明才
8. 神经内科疾病临床诊疗思维　主编　崔丽英
9. 急诊科疾病临床诊疗思维　主编　李春盛
10. 产科疾病临床诊疗思维　主编　杨慧霞
11. 妇科疾病临床诊疗思维　主编　谢　幸
12. 神经外科疾病临床诊疗思维　主编　王忠诚
13. 泌尿外科疾病临床诊疗思维　主编　郭应禄
14. 普外科疾病临床诊疗思维　主编　汪建平
15. 胸心外科疾病临床诊疗思维　主编　石应康
16. 骨科疾病临床诊疗思维　主编　裴复兴
17. 风湿内科疾病临床诊疗思维　主编　陈顺乐
18. 儿内科疾病临床诊疗思维　主编　申昆玲
19. 儿外科疾病临床诊疗思维　主编　李仲智
20. 耳鼻咽喉头颈外科疾病临床诊疗思维　主编　韩德民
21. 皮肤性病科疾病临床诊疗思维　主编　朱学俊
22. 眼科疾病临床诊疗思维　主编　王宁利

前　言

很多前辈医家形容临床医学既是“科学”，又像“艺术”，反映出这门专业具有一定程度的模糊性和不确定性。如何处理这种不确定性，体现了医生的专业水平。医学泰斗张孝骞教授生前非常重视临床思维，反复强调医生要靠正确的临床思维指导临床工作。那么，什么是临床思维呢？“临床思维就是对疾病现象进行调查、分析、综合、判断和推理等一系列的思维行动，以认识疾病的本质。它既是重要的诊断方法，也适用于疾病的治疗。”这是张孝骞教授给临床思维下的科学定义，但要理解它并在实践中自觉运用它，并不是一件容易的事情。

在科学技术高速发展的今天，谈论临床思维是不是过时了呢？可以说，临床思维仍是正确诊断和治疗的基石；张孝骞教授曾指出，临床思维最重要的“我认为是病史。因为病史是病人来求医的直接原因，它对诊断的作用非常重大。采集病史是医生临床基本功中难度最大的一个”。因此，无论是对刚步入临床实践阶段的高等医学院校临床医学专业的高年级学生（五年、七年和八年制），还是对已经有一定临床实践经验的临床型研究生及住院、主治医师而言，不断培养与提升自身临床诊疗主动思维能力和创造能力十分重要。临床实践中，面对无论是复杂还是简单的疾病，医生首先要倾听“病史”，将“病史”从感性归纳上升到与疾病关联的理性认识，再通过“检查”来不断验证和修正医生的“理性认识”，最终获得正确的诊断，再到治疗中“验证”，这就是一个理论知识到实践认识的过程。消化系统疾病的主要症状仅有腹痛、腹泻、呕血、黑便、黄疸、烧心、食欲不振等表现，它们如同最基本的 7 个音符却可谱出无数乐章（疾病）一样，这些临床表现的不同组合或不同方式的组合常常提示不同的疾病或严重度。对此能够做出正确的判断则需要科学缜密的临床诊疗思维，这就是本书编写的目的——通过对患者的实际诊治过程的学习，培养读者正确的临床诊疗主动思维能力。

本书所选病例均为北京协和医院消化科的真实病例，诊治过程也忠实于原态。参与本书编写者皆是北京协和医院消化科的医生。绝大多数编写者具有高级技术职称并从事消化内科临床工作多年。病例选择时，我们力求覆盖消化疾病的主要病种，但由于病例诊治时的条件等诸多因素，有的病例可能不尽完善，敬候读者批评指正。

钱家鸣

2011 年 11 月

目　录

病例1　阵发性脐周疼痛3周

患者，男性，19岁，于2006年5月18日入院。

一、主诉

阵发性脐周疼痛3周。

二、病史询问

（一）初步诊断思路及问诊目的

本例为青少年男性，腹痛时间不长，为3周，腹痛是消化科患者最常见的症状之一，分为急性腹痛（<2个月）与慢性腹痛（>2个月），引起腹痛的原因非常多，比如黏膜受刺激，平滑肌痉挛或腹腔受刺激，空腔脏器的扩张或内脏的神经直接受刺激等等，腹痛的原因也是复杂多样，必须仔细的询问病史、认真体检以及必要的辅助检查，才能做出正确的判断。

根据腹痛的发生机制，可分为内脏性、躯体性和牵涉性三种。

内脏性腹痛（visceral pain）：疼痛的信号是经交感神经的通路传入脊髓，特点为疼痛部位不确切，痛感模糊，多为痉挛、钝痛、灼痛并常伴有自主神经系统的症状，如恶心、出汗等。

躯体性腹痛（somatic pain）：腹壁或腹部的痛觉信号，经体神经传入脊神经根，反应到相应脊髓节段支配的皮肤，特点为定位准确而痛感剧烈，有局部的腹部体征，如压痛、反跳痛或腹肌紧张，可因体位改变而腹痛加剧。

牵涉性腹痛（referred pain）：也称感应痛，是指腹部脏器引起的疼痛刺激经内脏神经传入，影响相应的脊髓节段而定位于体表，疼痛剧烈，部位明确，局部皮肤有过敏及压痛、肌紧张等等。有体神经传导的特点。

了解疼痛的发生机制，通过询问病史，有助于判明疼痛的来源及性质。

（二）问诊的主要内容及目的

1. 现病史的询问　患者为年轻的青年男性，病程短，起病快，要着重询问以下几点：①腹痛的部位，如中上腹痛主要与胃、十二指肠、胰腺有关，如消化性溃疡，急性胰腺炎；右上腹痛主要与肝、胆管、胆囊有关，如急性肝炎、胆石症、胆囊炎等；脐周痛主要与小肠有关，如肠梗阻、克罗恩病、肠道蛔虫症；青少年的急性腹痛，如转移性右下腹痛，以急性阑尾炎多见；弥漫性或无固定性疼痛可见于急性弥漫性腹膜炎、血卟啉病、铅中毒以及腹型过敏性紫癜等。②腹痛性质、程度和节律，如实质性脏器病变所致疼痛多为持续性，空腔脏器多为阵发性痛，突发上腹剧烈刀割样痛，为胃肠道穿孔的表现，脏层腹膜受炎性刺激，可表现为钝痛或伴有阵发性加剧。③诱发因素：酗酒、暴饮暴食及油腻食物与胰胆系疾病相关。④腹痛的发作时间与体位的关系，如周期性的饥饿性痛多与消化性溃疡有关，前倾位或俯卧位腹痛减轻与十二指肠淤积症或胰腺疾病相关等。⑤腹痛的伴随症状：如反酸、烧心与消化性溃疡有关，发热与炎症性肠病、急性胃肠炎或胆道感染、腹腔脓肿有关，血尿与泌尿系结石、肾脏肿瘤有关；全身皮疹与腹型过敏性紫癜有关等；恶心、呕吐与肠梗阻有关；便血与肠套叠、肠系膜血栓形成或消化道肿瘤有关。

2. 既往史及个人史　有无食物过敏史，嗜酸性粒细胞性胃肠炎或腹型过敏性紫癜可致腹痛，有无生食蔬菜水果的不良饮食习惯史，如肠道蛔虫症，有无消化道出血史，如有，腹痛可能源于胃肠道本身的病变。

（三）问诊结果及思维提示

3周前，患者出现急性上呼吸道感染（简称上感）样症状，流涕、鼻塞，轻度畏寒、发热，Tmax：38.5℃，伴有脐周持续性疼痛，为钝性痛，有阵发性加剧的趋势，伴有恶心样症状，无呕吐，无反酸、烧心症状，大便次数增多，颜色深，当地医院查血常规，WBC为$12\times10^9/L$，中性分类正常；肝肾功能全项、血淀粉酶正常，大便常规×2次：潜血（+），RBC（-），WBC（-），大便寄生虫卵（-）×2；尿常规：RBC：100/μl，PRO：（-）。肝胆胰脾及双肾B超未见明显异常，当地医院考虑患者有发热、脐周及右下腹压痛，以及WBC升高，诊为阑尾炎而行阑尾切除术，术中发现阑尾轻度充血，病理提示阑尾呈急慢性炎症，术后患者发热减退，但脐周疼痛有加剧的趋势，术后第3天，患者双下肢伸侧皮肤出现皮疹，考虑药疹而更换可能致敏的抗生素，为进一步诊治而转入我院急诊。既往史及个人史：否认生食蔬菜水果不良饮食习惯史，否认消化性溃疡病史。

思维提示： 本例为青年男性，先有发热、后有腹痛，上感样发热与腹痛是偶然的巧合还是因果的必然联系？阑尾的炎症显然不能解释患者的全貌；常见的病因均难以解释：如消化性溃疡，疼痛部位及临床症状均不相符；空腔脏器的梗阻，尤以各种原因肠梗阻为多见，但患者无呕吐，大便通畅，难以解释；肝胆疾病也不能解释，患者的肝胆胰脾及双肾B超正常；空腔脏器的穿孔或腹膜炎，不因阑尾的手术而退热；缺血性肠病及主动脉夹层等在青年患者中较为少见；那么是否是全身疾病在肠道的表现：如嗜酸性粒细胞性胃肠炎，但患者的血常规正常，不太支持嗜酸性粒细胞性胃肠炎。其他诸如腹型过敏性紫癜、铅中毒或血卟啉病等，需要进一步检查。

三、体格检查及思维提示

（一）体格检查内容及目的

体格检查除了常规的检查外，还要注意其他可能与腹痛相关的体征，例如与药物过敏相关的皮疹或血卟啉病的日光过敏性皮疹，铅中毒时的牙龈上的色素沉着——铅线等，过敏性紫癜的皮疹，大多位于下肢的伸侧皮肤及臀部，可见成批出现、新旧不一的皮肤瘀点或瘀斑，可融合成片或略高出皮肤的表面，呈出血性丘疹或小形荨麻疹，严重者可融合成大血泡，中心呈出血性坏死。极少数病例可伴有眼睑、口唇或手、足的局限性血管性水肿。注意有无合并的关节肿胀及肿痛等。

腹痛患者尤其要注意腹部的体检：有时能提供诊治的线索，如患者的临床疼痛症状很重，而查体时无异常发现，可能提示血卟啉病、铅中毒、胆道蛔虫、肠道血管性病变（如缺血性肠病），即所谓的“症征不符”。

腹部的视诊：注意有无蜘蛛痣、腹壁静脉显露等与肝硬化相关的体征；腹部不对称的膨隆、肠型或蠕动波往往是机械性肠梗阻的表现，有时甚至不用听诊器即可闻及高调的气过水声；低位肠梗阻者往往表现为全腹的膨隆，叩诊呈鼓音等等。两侧腹部出现的巨大瘀斑（Grey-Turner征）或脐周围发蓝（Cullen征）往往提示为急性坏死性胰腺炎，虽然此征并不常见。

触诊：主要是肝、脾的大小，有无肿大；右上腹是否存在肿大的胆囊；右下腹固定的压痛点（McBurney）往往提示为急性阑尾炎；上腹部搏动性包块，除了体型较瘦的人为主动脉外，要注意与腹主动脉瘤相鉴别。腹壁有明显的压痛、反跳痛，所谓的“板状腹”为空腔脏器穿孔或急性弥漫性腹膜炎的体征。固定的触痛性包块要注意与肠道占位性病变或粘连的肠管相鉴别。

叩诊与听诊：除常规的叩诊腹部有无移动性浊音外（一般至少要500～1000ml的腹水），要注意叩诊胸、腰椎，部分椎体病变（如结核、椎体转移癌）者可出现腹部的牵涉痛。肾区的叩击痛（如结石、肾炎），也可表现为腹部的不适。听诊主要是听诊腹部肠鸣音的强弱及有无，对鉴别机械性肠梗阻或麻痹性肠梗阻有重要意义。腹部的喷射性杂音要注意有无肾动脉的狭窄或腹主动脉瘤。

（二）体格检查结果

患者为青年男性，急性面容，一般状态好，无发热，口腔牙龈无色素沉着，心肺检查无异常发现，腹平软，右下腹可见手术瘢痕，肝脾肋下未及，Murphy征（-），脐周呈轻～中度的压痛，移动性浊音（-），肠鸣音正常，脊柱及双肾区叩击痛（-），双下肢胫前的皮肤及足踝部可见新旧不一的皮疹，大小约2～3mm，部分有色素沉着。

思维提示：体格检查的发现给我们三点信息，一是患者的一般情况好，基本除外了慢性消耗性疾病或腹腔脏器穿孔等急重症的情况；二是仅有脐周压痛，病变范围可能在小肠；三是双下肢的皮疹问题，为什么停用可疑致敏的抗生素2周以后还有新出现的皮疹？

四、辅助检查及思维提示

（一）初步检查内容及目的

1. 血液学检查　由于患者有皮疹，有关血液细胞学方面的检查可能是重点，结合上面分析，着重要查的首先是血常规及血涂片，了解血小板的量，有无减少，是过敏性紫癜还是血小板减少性紫癜？嗜酸性粒细胞（EOS）是否增高，极少数嗜酸性粒细胞性胃肠炎的患者（约20%），外周血EOS不高，而骨穿时发现，骨髓中的EOS明显升高；有无贫血[从肠道丢失？外院便潜血试验（+）]及网织红细胞（Ret）的增高，血IgE的检查，如明显升高，可能是与过敏相关的皮疹；便常规的检查，如仅有潜血（+），那么，消化道出血可能源于上/下消化道，上消化道出血，可能伴有血BUN的升高，而下消化道的出血，除大便潜血（+）外，尚可能发现便中RBC等。尿常规检查如有RBC、蛋白尿，是否有小血管炎相关性病变累及至肾脏，如过敏性紫癜等，肝肾功能全项应作常规检查，其他如血淀粉酶（AMY）（胰腺炎）、抗中性白细胞胞浆抗体（ANCA）（血管炎或溃疡性结肠炎）及CA系列等。

2. 腹部超声检查　对本例患者，应是以常规的入院筛查为目的，如有无胆胰的疾病及双肾、输尿管的结石，尤其是要注意有无腹部包块，为进一步检查打下基础。

3. X线方面的检查　分成两方面，一方面是入院常规的胸片，如下叶的肺炎可致中上腹痛；立位腹部平片了解有无肠梗阻；另一方面是针对性的X线检查：由于本病初步定位于小肠，而对小肠病变目前的X线检查主要是小肠灌钡及小肠气钡造影检查，各有优缺点；在无肠梗阻存在的情况下，了解有无占位性病变，胃肠道的动力情况，而小肠气钡造影费时费力，但对观察小肠黏膜病变更为清楚，需要强调的是该项检查一定要在动态的情况下进行细致的观察。

4. 内镜方面的检查　由于近年来消化内镜方面的长足发展，一般来说，如无特别禁忌证及目的，胃十二指肠病变及结肠病变应首选内镜检查。本例有2次大便潜血（+），应做这方面的检查。

（二）初步检查结果及思维提示

1. 血液学检查　入院后复查血常规大致正常，WBC 不高，无贫血，HGB 140g/L，PLT 200×10^9/L，IgE 3.4mg/L，明显升高，肝肾生化检查正常，血 AMY、ANCA、CA 系列正常，大便潜血（+）×2 次，未见红细胞、白细胞。尿常规：蛋白（-），RBC 100/μl，余正常。

2. 腹部超声检查结果　肝胆胰脾未见明显异常，腹部未见明显包块，未见腹水。

3. 腹部 X 线方面的检查　胸片（-），立位腹部平片（-），全消化道造影：小肠黏膜未见明显异常。

4. 内镜方面的检查　胃镜检查：食管（-）、胃窦轻度充血，十二指肠降部可见多发的斑片状出血点，部分环小肠腔，肠黏膜轻度充血水肿及有肿胀感，于病变处取 4 块病理，提示：肠黏膜呈急慢性炎症，可见较多的淋巴细胞及嗜酸性粒细胞浸润，符合小血管炎的改变。结肠镜检查未见明显异常。

思维提示： 通过上述辅助检查，提示十二指肠降部病变符合小血管炎的改变，血 IgE 升高；病变处有较多的嗜酸性粒细胞浸润，是嗜酸性粒细胞性胃肠炎还是过敏性紫癜？病变累及不累及全小肠？需不需要行骨穿检查？尿中的少许红细胞不足以说明为泌尿系结石，可能为肾脏本身的病变造成或全身疾病累及肾脏所致。

（三）进一步检查内容及目的

1. 嗜酸性粒细胞性胃肠炎　主要表现有胃肠道受累的症状、胃肠道 EOS 细胞浸润的证据（>25/HPF），无其他脏器受累，无寄生虫感染的证据；20% 的患者外周血中 EOS 不高。可分为胃肠炎型、腹块型或腹水型；而高嗜酸性粒细胞综合征（hypereosinophilic syndrome，HS）的定义是 EOS>1500/mm^3 超过 6 个月，全身各脏器均可受累。因本例患者的外周血中 EOS 不高，必要时复诊骨髓中的 EOS 是否增高，进一步取活检，如小肠，有无 EOS 浸润的证据。

2. 小肠镜　是近年来发展起来相对较新的技术，分为双气囊的小肠镜（Fujinon company）和单气囊的小肠镜（Olympus company），原理上大同小异，主要是利用外套管上气囊钩住小肠壁，产生附着力的支点，通过钩拉法进镜，通过经口或经肛进镜，基本上可以观察小肠黏膜的全貌，并可取活检及治疗。

3. 胶囊内镜（capsule endoscopy）　通过胶囊上自带的 CCD 摄像机，可以 2 帧/秒摄像，电池约可以维持 8 小时，可以观察食管、胃、全小肠的病变，但以观察小肠为主，优点为无创、方便，缺点为有消化道梗阻的患者是禁忌证。

（四）进一步检查结果及思维提示

骨穿结果为正常，未见明显的 EOS 增高；小肠镜自口进镜约至第 3~4 组小肠，可见小肠黏膜散在的出血点及片状的糜烂，取活检 4 块，病理与胃镜于十二指肠降部所取相同，均提示为小血管炎改变，有 EOS 细胞及淋巴细胞浸润，调出胃镜的病理切片，发现 EOS：<25/HPF，因此不符合嗜酸性粒细胞性胃肠炎的诊断，而是符合过敏性紫癜的诊断。

思维提示： 通过一步一步的分析及相关的检查结果，提示本病为过敏性紫癜，考虑到小肠镜的费用及胶囊内镜的费用问题，回肠部分未进一步检查。过敏性紫癜分为腹型、肾型、关节型和混合型 4 个类型，结合患者的皮疹、尿常规有 RBC、小肠受累的小血管炎，因此可以诊为过敏性紫癜（混合型）。

五、治疗方案及理由

诊断清楚了，治疗也就有的放矢了，主要是病因治疗：如避免可疑的过敏药物，驱除肠道寄生虫等；对症治疗：主要是抗组胺药，缓解患者的症状；激素与免疫抑制剂：一般用泼尼松或泼尼松龙0.8～1mg/kg，有效后4～6周减量，维持3～6个月，疗效欠佳者，可加用免疫抑制剂，本例患者肾脏虽然受累，但无蛋白尿，可不用免疫抑制剂。

六、治疗效果

本例除应用缓解症状的药物外，加用激素40mg/d，腹痛、腹部不适的症状很快缓解，出院时，尿常规仍有RBC：100/μl；应用激素半年后停药，未再复发，随访2年，尿中RBC消失。

七、对本病例的思考

患者为青年男性，急性起病，腹痛伴有发热，在外院辗转求医的过程中，有几点经验值得借鉴：一是患者仅有WBC轻度升高，中性分类不高，可能是急性病程中的骨髓动员的结果，并不一定是急性炎症的过程，且患者为全腹压痛，当然右下腹McBurney点也有压痛，并不是阑尾炎的典型特点，其特征应是转移性右下腹痛，更为重要的是右下腹麦氏点的固定压痛。所以手术有点考虑欠妥。二是术后患者发热缓解，而仍有腹痛，出现双下肢的皮疹问题，为什么停用可疑致敏的抗生素2周以后还有新出现的皮疹？应该提高警惕，结合腹痛与双下肢皮疹来考虑新问题。三是在入院后，我们应仔细分析诊治过程中的每一细节，抽丝剥茧，循序渐进地检查分析，直至获得病理结果，这样既不拉大网式的检查，增加患者的经济负担，又保证临床分析过程中思维缜密，不漏诊。

（伍东升）

病例2　阵发性脐周疼痛伴消瘦半年

患者，女性，72 岁，于 2009 年 7 月 19 日入院。

一、主诉

阵发性脐周疼痛伴消瘦半年，加重 3 周。

二、病史询问

（一）初步诊断思路及问诊的目的

本例为老年女性，腹痛时间较长，为半年，近 3 周症状加重，且伴有消瘦，本例患者的诊断思路应从腹痛与消瘦这两方面入手。脐周疼痛是消化科患者最常见的主诉之一，从腹痛的病程上可分为急性腹痛（<2 个月）与慢性腹痛（>2 个月），显然本例应归属于慢性腹痛的范畴，腹痛的发病机制在前述的急性腹痛中已表述。而消瘦在老年患者中，主要分为良性及器质性，但以器质性疾病较多，尤以糖尿病以及伴有消耗症状的恶性肿瘤为常见；而在良性疾病中，见于因各种原因引起的进食少，如消化道的狭窄（食管或因溃疡的幽门管狭窄），缺血性肠病（因进食时有腹痛而惧食）或刻意的进食少、运动减肥者；部分有抑郁症或焦虑症的患者也可有躯体化症状，可有腹痛及睡眠障碍以及体重减轻。

本例诊治的重点是紧紧抓住疼痛及消瘦两个主要症状，通过询问病史及必要的辅助检查，寻根溯源，有助于疾病的最终诊断。

（二）问诊主要内容及目的

1. 现病史的询问　患者为老年女性，病程较长，起病隐匿，着重要询问以下几点：①腹痛的部位，在主诉里已定位，位于脐周，而长时间的慢性脐周痛多见于不完全性肠梗阻、克罗恩（Crohn）病、NSAIDs 相关性的肠病、缺血性肠病，慢性阑尾炎可有反复发作的右下腹痛；青少年常见的蛔虫病、铅中毒及血卟啉病、腹型过敏性紫癜等在老年人中相对少见。②腹痛性质、程度和节律，慢性钝性痛对病因的诊断并无特异性，如有剧烈的撕裂样疼痛多半与腹主动脉瘤的内膜撕裂等有关，或剧烈的绞痛与肾结石、胆结石的排石有关。③诱发因素：与进食油腻食物有关者多半与胰胆系疾病相关；如每次均在进食后 2～4 小时出现腹痛，不能除外缺血性肠病。④腹痛的伴随症状：如有恶心、呕吐，大多与不完全性肠梗阻有关，有发热及呕吐者可与炎症性肠病、胆系感染有关，伴有血便或大便潜血（+）者，与肠套叠、肠系膜血栓形成或缺血性肠病、消化道肿瘤等有关。

而消瘦主要从 3 方面入手：①各种原因的进食少，如上所述，消化道的狭窄，如老人常见的有幽门不完全梗阻，不完全性肠梗阻；缺血性肠病的患者常因腹痛而惧食；②消耗过多，如消化道的恶性肿瘤，甲亢、糖尿病等；③吸收不良：如因胰腺疾病的脂肪泻、Whipple 病或失蛋白性肠病，短肠综合征等等。

本例的特点是要结合腹痛及消瘦这两方面入手，针对以上的问题一一剖析。

2. 既往史及个人史　首先要针对老年人的生理特点有针对、有重点的详细了解患者的个人史，如有无高血压史，血压控制得如何；有无长期服用阿司匹林等 NSAIDs 类药物史；血脂的情况如何，有无动脉硬化的病史；有无脑血栓或脑出血的病史；有无糖尿病史，长期控制欠佳的糖尿病患者可以出现胃轻瘫、动力性肠梗阻或自主神经受损，是可以有腹痛及消瘦甚至呕吐的情况；是否有长期卧床或深静脉血栓形成的病史，以除外血管因素造成的腹痛。

（三）问诊结果及思维提示

最近半年来，患者常主诉有脐周不适、腹胀等症状，腹痛多在饭后2小时开始出现，持续约2～3小时后自动缓解，腹痛为脐周闷胀样不适，伴有恶心样症状，但无呕吐，无反酸、烧心症状，腹痛时大便次数增多，颜色深，近半年来，患者的进食量仅约为平时的一半，主食4～5两/日（1两=50g），体重在半年内下降约10kg，每次腹痛均与饮食有关，尤以油腻食物为明显。当地医院查血常规，轻度贫血，HGB 100g/L；血的肿瘤标志物正常，肝肾功能全项、血淀粉酶正常，大便常规×2次：潜血（+）×2次，肝胆胰脾及双肾B超未见明显异常，当地医院行胃镜及结肠镜检查均未发现明显异常，全消化道造影除十二指肠降部憩室外，无异常发现。既往史及个人史：有多年的高血压病史，平时服用降压药，血压控制在140/80mmHg左右，血脂偏高，不规律服用降血脂药及阿司匹林，否认糖尿病史。

思维提示：本例为老年女性，主线还是腹痛与消瘦，且腹痛与进油腻食物有关，又能自行缓解，使人联想到患者的腹痛与胰胆系统有关，常规腹部B超又未发现明显的异常，提示可能需要进一步检查胰胆的情况，如磁共振胰胆管成像（MRCP）或腹部加强CT的检查（如有条件的医院，可加做胰胆管的三维重建），以排除慢性胰腺炎（chronic pancreatitis，CP），不过，CP大多是后背或左侧腹部有不适感，胰腺功能受损严重者可出现脂肪泻等，中国人的CP大多与胆管结石有关，而西方的CP大多与过度饮酒有关。Oddi括约肌功能障碍，可以有上腹痛，但以年轻女性患者多见，可在发作期有胆管酶的升高（GGT、AKP），胆管增宽，当然确诊有赖于Oddi括约肌测压，如超过30mmHg则可确诊。患者有高血压、高血脂的病史，且腹痛发作是在进食后2～4小时发生的，又不能完全除外肠管缺血引起的腹痛，且大便潜血2次均（+），所以尚要警惕肠道本身的病变，尤其是小肠的病变，因为食管、胃、结肠外院已行内窥镜检查，由此可见，还是以腹部的增强CT为好，加上胰胆管及小肠的三维重建则大概能理清上述疑诊的问题了。其他诸如腹型过敏性紫癜、铅中毒或血卟啉病、胆道蛔虫病等，与本例患者的年龄及临床症状不太相符，暂不考虑。

患者的消瘦，可能还是主要与进食少有关（主食4～5两/日），其他尚需除外的有：甲状腺功能亢进症（甲亢），可查甲状腺功能；糖尿病，空腹血糖正常，可暂不考虑；肿瘤又没有证据，但老年妇女，不要遗漏妇科生殖系统的恶性肿瘤，所以要追加盆腔的B超检查。

三、体格检查及思维提示

（一）体格检查内容及目的

体格检查除了常规的检查外，重点要注意患者的腹部体征，考虑到患者为慢性腹痛，除前述所谓的急腹症体征外：重点要触诊腹部有无包块、压痛；或与血管相关的吹风样血管狭窄杂音；腹部的喷射性杂音要注意有无肾动脉的狭窄或腹主动脉瘤。

需要强调的是：老年患者的慢性腹痛，尤其要注意叩诊胸、腰椎，部分椎体病变（如结核、椎体转移癌）者可出现腹部的牵涉痛。

（二）体格检查结果及思维提示

患者为老年女性，面容安详，营养一般，偏瘦，BMI 19kg/m^2，BP 160/100mmHg，轻度贫血貌，心肺检查无异常发现，腹平软，肝脾肋下未及，Murphy征（-），左下腹可触及条索样物，轻压痛，表面光滑，不除外乙状结肠；脐周偏左可触及边界模糊的搏动性包块，轻压痛，听诊可闻及吹风样的收缩期杂音；但肠鸣音正常，脊柱及双肾区叩击痛（-），双下肢不肿，足背动脉搏动存在。

思维提示：体格检查发现两点较为有用的信息，一是左下腹的条索状的包块，乙状结肠的肠管？还是占位性病变？而外院已行结肠镜检查，我们有必要重复结肠镜的检查；二是脐周偏左的界限不清的搏动性包块，是因为消瘦而表现明显的腹主动脉还是腹主动脉瘤？

四、辅助检查及思维提示

（一）初步检查内容及目的

1. 血液学检查　除了常规的检查外，应强调大便常规及潜血的检查，初步了解肠道有无病变；甲状腺功能、空腹和餐后血糖及肿瘤标志物的检测等等。因肠道本身的疾病所致的腹痛，可以有营养吸收不良的表现，如血白蛋白或前白蛋白降低，部分患者因肠道对钙的吸收不好，而出现低钙血症或叶酸的缺乏，从而表现为手足抽搐或巨幼红细胞性贫血。

2. 腹部超声检查　对本例患者，应是以常规的入院筛查为目的，如有无胆胰的疾病，尤其是要注意有无腹部包块，同时应对腹部血管进行彩色 Doppler 检查。

3. X 线方面的检查　主要是入院常规的胸片，大致了解有无胸部病变，立位腹部平片可以除外肠梗阻，由于在查体时发现左下腹有条索样的包块，所以要行结肠镜检查，一般来说，行结肠镜检查的患者，就不需要钡灌肠来检查结肠了。对于上消化道及小肠的检查，可以行全消化道造影检查。

4. 内镜方面的检查　左下腹发现有包块，原则上来说，应行结肠镜检查。

（二）初步检查结果及思维提示

1. 血液学检查　入院后复查血常规大致正常，轻度贫血，HGB 100g/L，肝肾生化检查正常，血的胃肠肿瘤标志物正常，大便潜血（+）×2 次，未见 RBC、WBC。血白蛋白（Alb）3.2g/dl，偏低；血钙正常。

2. 腹部超声检查结果　肝胆胰脾未见明显异常，腹部未见明显包块，腹部血管的彩色 Doppler 显示：腹主动脉明显钙化，腹腔干起始部有狭窄感，血流速度增快。

3. 腹部 X 线方面的检查　胸片（-），立位腹部平片（-），全消化道造影：回肠多发的节段性狭窄，狭窄段以上肠管轻度扩张，胃及空肠黏膜未见明显异常。

4. 内镜方面的检查　结肠镜检查：进镜至末端回肠约 10cm，未见明显异常。

思维提示：通过上述辅助检查，主要发现：腹主动脉明显钙化，腹腔干起始部有狭窄感，缺血性肠病？回肠多发的节段性狭窄，而空肠无异常，结肠镜未见明显异常，Crohn 病不能除外，而患者并无 Crohn 病的相关临床表现。患者为老年女性，长期服用阿司匹林等 NSAIDs 类药物，NSAIDs 肠病也可导致小肠多发的狭窄。

（三）进一步检查内容及目的

1. Crohn 病主要是长期反复的进程，以青少年或 50 岁左右发病多见，可有低热，血红细胞沉降率（ESR）增快、C 反应蛋白（CRP）增高，肛瘘、腹部包块、肠道内瘘等，也有腹痛、腹泻及营养不良的表现。

2. 小肠镜及胶囊内镜　如前所述，患者的血白蛋白偏低，为3.2g/dl，小肠壁较为脆弱，相对容易穿孔，以慎重为好；而全消化道造影检查示：有回肠的多发狭窄，因而胶囊内镜为禁忌证，以免胶囊滞留于肠腔内。

3. 小肠CT三维重建　目前多层螺旋CT可以重建包括小肠、结肠的结构，即所谓的虚拟肠镜，患者耐受好，相对安全，对于有肠梗阻或肠腔狭窄者或不能耐受内镜检查者，是非常有益的补充检查手段。但对于老年患者，要注意患者的肾功能情况，以免引起造影剂相关的肾病。

（四）进一步检查结果及思维提示

经过进一步检查，发现CRP、ESR均正常，小肠CT三维重建显示：腹主动脉呈全程环血管周径的钙化，肠系膜上动脉、肠系膜下动脉的起始部明显狭窄，达80%；回肠呈节段性狭窄，肠系膜上动脉与肠系膜下动脉之间有侧支循环形成。

思维提示：患者并无炎性活动的证据，CRP、ESR正常，小肠CT三维重建提示本病符合缺血性肠病。当然确诊的金标准应是血管造影，对于闭塞性或非闭塞性肠系膜缺血，可在DSA下，向SMA（肠系膜上动脉）灌注罂粟碱（papaverine）30～60mg/h，如能缓解患者的缺血症状，也是对缺血性肠病的有力支持。

五、治疗方案及理由

缺血性肠病（ischemic bowel lesion）是肠道的急性或慢性血流灌注不良引起的功能性或器质性肠道损伤，原因有全身性的血液循环不足，或肠系膜血管局部的功能性或结构性变化，以心血管病（如房颤）、动脉粥样硬化、糖尿病等多发。主要分为急性肠系膜缺血［包括：SMA栓塞、SMA血栓、非闭塞性肠系膜缺血（NOMI）、SMV血栓、灶性节段性肠缺血］，慢性肠系膜缺血及缺血性结肠炎；治疗原则是尽量纠正病因，如纠正低血流量状态，保证足够的血流灌注；如无腹膜炎的症状和体征，以对症处理为主；如有腹膜炎的症状、体征时，应积极手术治疗或应用罂粟碱等等。对于SMV血栓形成者，在手术切除病变的肠段后，尚需要肝素抗凝治疗等。

六、治疗效果

本例患者由于在三维CT重建上，有血管侧支循环的建立，且患者在补液、扩容及抗凝治疗后，症状明显缓解，其临床分型应归于非闭塞性肠系膜缺血，故而未行DSA血管造影，且无腹部体征，更无需手术治疗。

七、对本病例的思考

患者为老年女性，与上一篇的青年男性不一样，在对腹痛的病因的判断上，要结合慢性病程及相对良性临床经过特点，在排除常见的腹痛原因及肿瘤外，不能忽视血管因素在腹痛中所扮演的角色，其往往隐蔽性较强，给临床判断带来一定的困难。

（伍东升）

病例3　反复胸痛3年

患者，女性，56岁，于2008年12月24日首次就诊。

一、主诉

反复胸骨后疼痛3年，加重4个月。

二、病史询问

（一）初步诊断思路及问诊目的

患者为中老年女性，慢性病程，以胸痛为主要症状。引起胸痛的主要病因包括三大类，即心源性、肺源性和食管源性疾病。此外，还要考虑到胸壁和脊柱、纵隔以及上腹部等疾病引起的胸痛，有时精神心理异常也可表现为胸痛。一般来说，不同原因引起的胸痛具有一定的特点，因此，问诊要围绕胸痛的发作特点、伴随症状、引起发作和缓解的因素，患者既往检查和用药情况对诊断分析和鉴别诊断有一定的参考意义，要仔细询问和分析。

（二）问诊主要内容及目的

1. 胸痛有何主要特征？

胸痛的部位：胸痛的部位对分析可能的原因非常重要，要仔细询问。典型的心源性胸痛如心绞痛、急性心肌梗死的胸痛位于心前区，常向左肩、左臂内侧放射；肺源性胸痛的部位常与病变部位有关，如肺栓塞部位、胸膜炎症范围等，且部分患者胸痛与呼吸相关。胸骨后疼痛提示病变可能位于食管和纵隔。临床上，有时患者不能明确描述疼痛部位，可取的办法是：让患者用一个手指指出疼痛的部位；有时患者描述的疼痛部位不固定或发生变化，可能因为：①引起胸痛的疾病发生变化，如气胸；②引起胸痛的疾病本身的特点，如胸膜炎；③功能性疾病或精神心理因素引起的胸痛。

疼痛的性质：心源性胸痛多有压迫感、紧缩感，可有恐惧濒死感；肺源性胸痛如肺栓塞，为突发剧烈刺痛、绞痛；肺炎为胸膜性疼痛；食管源性胸痛多为烧灼痛，严重时剧烈刺痛，可放射到背部。

胸痛的持续时间：心绞痛的患者疼痛持续多在15～30分钟以内；心肌梗死患者疼痛持续可在数小时以上；若为肺栓塞或肺炎，疼痛持续；若为气胸，疼痛持续短暂，继而主要表现为胸闷、呼吸困难；食管源性胸痛，疼痛持续时间不定。

2. 胸痛有何伴随症状？

心源性胸痛多伴有头晕、心悸，可有呼吸困难；肺源性胸痛可伴有咳嗽、咳痰、咯血、呼吸困难、发绀等；食管源性胸痛可伴有反酸、烧心、吞咽困难等。

3. 胸痛的发作和缓解因素有哪些？

心源性胸痛多因劳累、情绪激动、寒冷、饱食等诱发，去除诱因或应用硝酸酯类药物可缓解胸痛；肺源性胸痛如为肺栓塞，可能因久坐或卧床后改变体位诱发，也可无诱因，针对病因治疗如抗凝可减轻；如为气胸，可有持重物等诱因，需针对气胸治疗疼痛方可缓解；食管源性胸痛如为胃食管反流病，卧位、腹压增高时可诱发发作，抑酸治疗有效。

4. 既往病史、疾病诊疗情况如何？

仔细询问患者既往是否有心脏、肺胸膜、食管等疾病基础或高危因素，是否接受过相关检查，用过哪些药物治疗，这些病史对判断胸痛的来源及疾病性质有帮助。

5. 近期病情加重有何诱因？

询问近期病情加重是否存在上述诱发因素，应积极去除诱因。

6. 有何其他与疾病相关的可能因素？

除器质性疾病外，是否存在精神心理因素，需耐心与患者交流，了解其真实感受，必要时予以心理评估，并判断精神心理因素在疾病发展过程中所起的作用。

（三）问诊结果及思维提示

3年来反复出现胸骨后疼痛，伴有后背痛，夜间及进食后加重，每次持续数分钟至数小时，可自行缓解，偶有烧心、反酸，无恶心、呕吐，无吞咽困难，无腹痛、腹泻，自觉疼痛与劳累、情绪、深呼吸等无关，疼痛时无心悸、胸闷，无咳嗽、咯血，无呼吸困难。胸痛时外院查心电图、心肌酶未见明显异常，胸片亦正常，一直未明确诊断。近4个月胸骨后疼痛发作较前频繁，平卧位明显，坐位可略减轻，并出现进干硬食物哽噎感，为进一步治疗收入院。

病程中患者精神睡眠好，食欲可，大便1次/日，黄色成形，体重下降2kg/4个月。既往史：无高血压、糖尿病、冠心病，无肺病，否认肿瘤家族史。

思维提示：通过详细问诊，可明确患者胸痛位于胸骨后，伴后背痛，同时伴有消化系统症状，疼痛发作有诱因（进食、平卧），持续时间长短不一，可自行缓解，且未发现明确心、肺疾病高危因素及基础疾病，发作时心、肺方面的检查无阳性发现，故考虑胸痛来源于食管可能性大。常见引起食管源性胸痛的原因包括胃食管反流病和反流性食管炎、食管运动异常（如胡桃夹食管、弥漫性食管痉挛、贲门失弛缓症等）、食管癌、感染性食管炎、食管异物等，进一步鉴别需要结合体格检查、影像学、食管胃功能等检查来确定。

三、体格检查

（一）重点检查内容和目的

虽考虑食管源性胸痛可能性比较大，但心肺方面的查体仍需细致，主要是进一步除外心肺疾病；另外患者近期症状加重，伴有进食梗噎和体重轻度下降，需警惕肿瘤，体格检查时注意腹部体征及淋巴结情况。

（二）体格检查结果及思维提示

生命体征平稳，T 36.5℃，R 18次/分，P 70次/分，BP 110/70mmHg。神清语利，一般情况好，无贫血，浅表淋巴结未触及肿大，双肺呼吸音清、对称，未闻及干湿啰音及胸膜摩擦音，心界不大，心率70次/分，律齐，各瓣膜区未闻及杂音及心包摩擦音。腹部平软，全腹无压痛、反跳痛和肌紧张，肝脾肋下未及，肠鸣音4次/分，无气过水声和高调肠鸣音。

思维提示：仔细进行全身体格检查，未发现明显心、肺、腹部异常。下一步首先通过辅助检查进一步除外心、肺等疾病引起的胸痛，并行上消化道造影或（和）胃镜、24小时食管pH监测、食管测压等检查明确是否为食管疾病导致的胸痛，以及疾病性质。

四、实验室和影像学检查

（一）初步检查内容及目的

1. 常规检查　如血常规、肝肾功能、尿常规、便常规+潜血、感染指标、凝血等，主要对患者基础状态有一个评估，并为进一步检查奠定基础。

2. 心电图、心肌酶、超声心动图　其中心电图和心肌酶需要动态观察，主要是除外心绞痛、心肌梗死、心包炎、主动脉夹层等心血管疾病导致的胸痛。

3. 胸片、D-二聚体(D-Dimer)、血气分析　必要时行下肢静脉彩超、胸部CT或CT肺动脉重建(CTPA)等，以除外肺部感染、肺栓塞、气胸等肺胸膜疾病导致的胸痛。

4. 上消化道造影　能反映上消化道的形态轮廓，并动态观察食管、胃蠕动情况，尤其对于贲门失弛缓症、食管裂孔疝的诊断优于胃镜检查。

5. 胃镜　清楚直接的观察上消化道黏膜情况，对黏膜糜烂、溃疡、肿瘤性病变的显示有优越性，同时对可疑病变可取活检，以发现早期肿瘤；对于反流性食管炎，可通过内镜清晰判断病变范围及严重程度，以指导治疗及判断预后。

6. 24小时食管pH监测　通过白天和夜间食管内的pH<4的百分比、次数、持续5分钟以上的次数、最长时间等观察指标，判断有无过多的酸反流，目前是诊断胃食管反流病的常用方法。

7. 食管测压　用于食管运动异常疾病的诊断。

（二）检查结果及思维提示

1. 常规检查　未见明显异常。

2. 心电图、心肌酶、超声心动图　动态观察心电图及心肌酶，无明显异常；超声心动图未见室壁运动异常、心包积液等表现。

3. 胸片、D-Dimer、血气分析　胸片未见异常，D-Dimer(-)，动脉血气分析：PaO_2 90mmHg。无肺栓塞证据，未行下肢静脉彩超及CTPA检查。

4. 上消化道造影　食管下段黏膜皱襞粗糙，可见少量钡剂反流，未见食管下段“鸟嘴征”、疝囊等征象。

5. 胃镜　距门齿33cm以下至齿状线食管四壁可见4条充血糜烂带，长0.5～2cm，病变无融合，未见溃疡，贲门口不松弛，胃黏膜未见异常。诊断：反流性食管炎(LA-B)。

6. 24小时食管pH监测(+)。

7. 食管测压　未见食管运动异常。

思维提示： 通过辅助检查，进一步除外了心脏、肺胸膜等疾病导致的胸痛，诊断更指向于食管源性胸痛。接下来是食管源性胸痛的病因判断，最常见的病因为胃食管反流病和反流性食管炎，占食管源性胸痛的50%～70%，临床上主要表现为胸骨后疼痛、反酸、烧心，症状与体位有关，通过上消化道造影和胃镜可以判断有无食管炎及其程度，24小时食管pH监测是酸反流的金标准，尤其是胃镜检查食管黏膜正常，但临床上不除外胃食管反流病者需行食管pH监测。另一类常见病因为食管运动异常，通过食管测压可进一步鉴别为何病因，如贲门失弛缓症可表现为食管体部低幅同步收缩波，食管下括约肌松弛率降低，食管下括约肌压力增加；胡桃夹食管可表现为食管高振幅，长时间蠕动性收缩，但食管下括约肌功能正常，进餐时可松弛。故若怀疑食管运动异常导致的胸痛，可行食管测压以明确诊断。

在引起胸痛的病因中，还有一类疾病即食管功能性疾病：食管源性功能性胸痛，对本病的诊断需排除胃食管反流病、食管动力性疾病和非食管疾病引起的胸痛。

总之，诊断食管源性胸痛时需除外其他引起胸痛的病因后，再通过钡餐、胃镜、食管 pH 监测、食管测压等手段进一步寻找食管源性胸痛的确切病因，以拟定下一步治疗计划。

（李晓青　方秀才）

病例4　恶心呕吐3天

患者，女性，32岁，于2007年1月20日就诊于我院急诊。

一、主诉

恶心呕吐3天。

二、病史询问

（一）初步诊断思路及问诊目的

本例起病较急，病程较短，与慢性呕吐相比，急性患者更应引起医生的关注。恶心呕吐是临床极为常见的症状，就诊疗思路而言，可分为腹腔疾病（例如肠梗阻、食物中毒、急性肝炎等）和腹腔外因素（例如妊娠、急性心梗、颅脑外伤、化疗药物等）两大类。问诊的重点在于明确病程长短、呕吐特点、严重程度、伴随症状等，须详细了解有无提示严重疾病的报警症状（见下文）。虽然恶心呕吐的病因复杂，鉴别诊断内容广泛，病史和体征不一定有决定性的意义，例如有无恶心呕吐均不足以诊断或除外急性脑膜炎（敏感性30%，特异性60%），然而通过仔细的问诊和体检，往往还是可以获得诊断线索。在高质量的物理诊断基础上安排针对性的辅助检查，是合理诊治恶心呕吐的关键。

（二）问诊主要内容及目的

1. 呕吐物的性质如何？

了解呕吐物的特点对诊断有重要意义。例如呕吐未消化食物提示上消化道病变。呕吐鲜血者往往有食管或胃出血。呕吐隔夜宿食可见于幽门梗阻。呕吐粪臭样物质高度提示肠梗阻，且梗阻部位较低。

2. 呕吐的次数和量如何？

有助于判断病情的严重程度，对于补液治疗也有指导意义。呕吐与进食的关系也很重要。进食后数小时即出现剧烈呕吐，且多个就餐者同时发病，系金黄色葡萄球菌或蜡样芽孢杆菌（*Bacillus cereus*）引起食物中毒的典型表现。

3. 有无伴随症状尤其是提示严重疾病的报警症状？

恶心呕吐伴腹泻者多见于急性胃肠炎。排气、排便停止是完全性肠梗阻的表现，多出现于病程后期。眩晕可见于中枢神经病变和化疗药物副作用。耳痛伴听力改变者很可能系急性中耳炎（阳性似然比3～7.3）。伴有脱发、体毛脱落和周围神经炎者，一定要想到重金属中毒。绝大多数恶心呕吐呈自限性经过，然而某些症状一旦出现，则属严重疾病的可能性大大增加，故被称为“报警症状”。例如恶心呕吐伴头痛者需考虑颅内病变，包括颅脑外伤、脑血管病、脑膜炎等。若有视力改变，则需高度怀疑急性闭角型青光眼。同时有胸痛者，需警惕急性心肌梗死、肺炎等胸腔病变。伴严重腹痛者需考虑急腹症，例如肠梗阻、阑尾炎/胆囊炎、胰腺炎等。

4. 末次月经时间？

所有育龄期女性出现恶心呕吐，均要除外妊娠。

5. 既往有何疾病和用药史？

既往胃溃疡患者出现恶心呕吐，要立即想到幽门梗阻。既往有慢性肾脏疾病，则可能系尿毒症。既往胆石症患者，若恶心呕吐且有腹痛，需考虑胆囊炎或胰腺炎。偶尔胆囊炎患者可发生胆肠瘘，胆石经瘘口破入十二指肠。若胆石体积较大，可嵌顿在末端回肠。因此，若胆石症患者先有剧烈上腹痛，随后出现低位小肠梗阻，要想到这一可能。既往有腹腔手术或放疗病史的患者，肠粘连的可能性明显增加。对于接受化疗的肿瘤患者，恶心呕吐是常见的副作用。

（三）问诊结果及思维提示

患者3天前无明显诱因开始恶心呕吐，伴脐周阵发性绞痛，程度不重，呕吐后腹痛缓解。呕吐物量较大，起初为胃内容物，随后出现黄绿色胆汁，今日呕吐物有粪臭味。1天前排气排便停止。自述曾见到肠型。无发热、呕血、黑便、腹胀。末次月经在1周前。既往体健，3年前行剖宫产。

思维提示：本例腹痛、恶心、呕吐、排气排便停止，并有肠型，高度提示肠梗阻。首先要明确梗阻的性质。由于有较为典型的空腔脏器疼痛，且排气排便停止，故本例机械性肠梗阻可能性较大。其次判断梗阻部位。从呕吐物性状来看，先是上消化道内容物，随后出现肠内容物，且有粪臭味，提示低位小肠梗阻或结肠梗阻，尤以前者可能性更大，因为除非回盲瓣功能障碍或出现胃结肠瘘，否则结肠梗阻一般不会出现呕吐。与高位小肠梗阻相比，低位小肠梗阻的腹痛和呕吐症状均相对较轻。需要强调的是，虽然腹胀和排气排便停止是教科书上对肠梗阻的经典描述，但上述两种症状出现时间较晚，仅见于约50%的肠梗阻病例，对于早期诊断价值不大。原因在于，腹胀有赖于梗阻发生一段时间后，肠内容物（包括液体和气体）增多使肠腔内压力升高。而排气排便的有无，更是取决于梗阻部位和性质。高位小肠梗阻早期由于肠蠕动加速，梗阻部位以下的肠段加快排空，甚至可以出现一过性腹泻。因此，不能以患者无腹胀或排气排便停止为由而否定肠梗阻的诊断。本例3年前曾有腹部手术史，要想到肠粘连的可能。

三、体格检查

（一）重点检查内容和目的

肠梗阻患者常有容量不足，因此必须关注血压（必要时测卧立位血压）、心率、神志、皮温和尿量等灌注指标。腹部查体是重点，需注意肠型、压痛、肠鸣音等关键体征。腹壁手术切口若有明显瘢痕，则提示患者有瘢痕体质，有利于肠粘连的诊断。疝气也是机械性肠梗阻重要的病因，在体检时要格外关注。

（二）体格检查结果及思维提示

T 36.5℃，R 18次/分，P 100次/分，BP 100/60mmHg。急性病容，皮温正常。心、肺查体正常。腹部平软，未见肠型。腹壁切口瘢痕明显。全腹无明显压痛、反跳痛和肌紧张，肝脾肋下未及，移动性浊音（-），肠鸣音8次/分，明显亢进。未见腹股沟疝。

思维提示：体格检查结果符合机械性低位小肠梗阻的诊断。一般而言，若肠梗阻时间较长，肠腔已有明显扩张者，患者往往会有不同程度的腹胀和腹部压痛。本例没有上述表现，且循环尚稳定，提示病程尚处于早期，对下一步处理有利。肠梗阻的病因随不同人群而有所不同，例如儿童肠道畸形较为多见，而老年人绞窄疝和恶性肿瘤发病率较高。就成年人而言，小肠梗阻常见病因包括：肠粘连（60%），肿瘤（20%），疝气（10%），炎症性肠病（5%），肠套叠（3%），其他（2%）。

四、实验室和影像学检查

（一）初步检查内容及目的

1. 血常规、肝肾功能、电解质 WBC 明显升高支持腹腔感染。明显脱水者会有红细胞压积上升。肝肾功和电解质属于常规检查，有助于排除严重肝肾疾病，了解水电解质平衡情况，为后续治疗提供依据。水电解质平衡紊乱严重，循环不稳定者还需查动脉血气。

2. 尿妊娠试验 除外妊娠。

3. 腹部平片 为肠梗阻必做的检查之一。腹部平片不仅对肠梗阻有诊断价值，对于肠梗阻的病因也有一定的提示意义，例如马蹄征提示肠扭转。从平片上还可测量扩张肠管的宽度，有助于评估病情严重程度。

4. 腹部超声 以往超声用于胃肠道检查较少，原因在于胃肠道内含有气体，对超声检查干扰较大。而当前随着诊断技术的不断进步，超声对胃肠道疾病的诊断价值正日益提高。就本例而言，体外超声不仅可用于了解有无腹腔占位病变和腹水，进一步除外肝脏、胆囊、胰腺等疾病，还可观察有无阑尾肿大，肠壁增厚等征象。

5. 腹部 CT CT 对于急腹症的诊断意义已经得到广泛承认。大量研究表明，CT 有助于判断有无肠梗阻、梗阻部位和病变性质，其敏感性和特异性均优于普通腹部平片，因此有条件时应积极安排该检查。

6. 同时行尿常规、凝血时间、心电图等术前常规检查，提前为手术治疗做好准备。

（二）检查结果及思维提示

1. 血常规 WBC $12.9\times10^9/L$，中性 0.92，HGB 134g/L，PLT $234\times10^9/L$；肝肾功能正常，K^+ 3.1mmol/L，Na^+ 136mmol/L，HCO_3^- 34mmol/L，Cl^- 90mmol/L。

2. 尿妊娠试验：(-)

3. 腹部平片 自右下腹至左上腹多处肠管扩张，可见“阶梯样”多发气液平面。

4. 腹部超声 右下腹肠壁增厚，肠壁间有少量积液，未见肿大阑尾，余未见明显异常。

5. 腹部 CT 末端回肠近段肠腔明显扩张，结肠未见异常，未见占位病变。

思维提示：综合病史、体征和辅助检查结果，本例符合低位小肠机械性梗阻，但还需与麻痹性小肠梗阻相鉴别。后者病因系肠壁肌肉或神经功能异常，可见于遗传异常，也可以是某一全身疾病（例如系统性硬化症）的表现。麻痹性肠梗阻可反复发作，多为不完全梗阻，体检肠鸣音多无亢进，与本例不符。从常见程度、术后时间、瘢痕体质及辅助检查结果来看，本例以术后肠粘连可能性最大。虽然影像学检查未见占位性病变，但本例还应警惕肿瘤，例如胃肠道间质瘤（GIST）。从电解质情况来看，本例已有低钾和低氯血症，HCO_3^- 浓度升高，已有代谢性碱中毒，原因是频繁呕吐丢失大量含 Cl^- 的胃肠液，血容量下降，肾小管加强对液体的重吸收，导致 HCO_3^- 的排泄相对减少。该型代谢性碱中毒对补充氯化钠等液体反应较好，又被称为氯离子有效型代谢性碱中毒（chloride responsive metabolic alkalosis）。

五、治疗方案及理由

（一）方案

1. 一般治疗　在急诊留观，与患者及家属沟通，告知病情及下一步处理方案；密切观察生命体征和腹部症状；禁食水；留置胃管进行胃肠减压。

2. 积极补液，患者已有3天未能进食，予胃肠外营养支持。

3. 抗生素治疗　本例为机械性肠梗阻，白细胞升高，心率较快，虽然体温正常，但需警惕脓毒症(sepsis)，应予适当的抗生素治疗。腹腔感染以革兰阴性杆菌和厌氧菌为主，可酌情选择新一代喹诺酮类(左氧氟沙星、莫西沙星)，三代头孢菌素(头孢他啶)，四代头孢菌素(头孢吡肟)，加酶的青霉素族抗生素(哌拉西林+他唑巴坦)，碳青霉烯类(亚胺培南)等。

4. 与外科医师沟通，积极为手术治疗做准备。

（二）理由

本例为机械性肠梗阻，虽然目前尚稳定，但病情进展，继而有发生肠绞窄、腹膜炎等严重并发症的可能。若补液和抗感染等保守治疗无效，则不应拖延，需积极剖腹探查。

六、治疗效果及思维提示

经上述治疗后，患者恶心呕吐无好转，腹痛逐渐加重，体温升高。就诊36小时后行急诊剖腹探查术，术中见小肠广泛扩张，末端回肠多处肠壁间纤维组织粘连，该处肠段蠕动消失，颜色较黑。切除约50cm肠段，行小肠端端吻合术。术后恢复顺利，嘱半流食，定期复查。

思维提示：本例诊断已经明确，但治疗时间有些过晚。由于患者本身体质方面的原因，此次手术后有可能再次形成肠粘连。因此需嘱患者注意饮食，忌食不易消化的食物(例如年糕)，积极给予物理治疗应有一定的帮助。切除末端回肠后，可能会影响维生素B_{12}的吸收，部分患者可因此而出现巨幼细胞贫血，须加强监测，必要时予以补充。

七、对本病例的思考

本例是一典型的肠粘连导致机械性肠梗阻的病例。诊断较为及时，但决定剖腹探查时已经发生了肠坏死，被迫行肠段切除。治疗延误的原因不排除与临床对肠梗阻的认识不足有关。虽然肠梗阻是外科的常见病，医生对其并不陌生，但值得强调的是，患者的个体差异极大，尤其是在病程早期，不可能都符合教科书上的典型描述。等到肠梗阻的全部表现均出现时，诊断已没有难度，但此时往往已经失去了最佳治疗时机。须知，在循证医学的时代，急腹症的诊断仍然有很大的挑战性，仍然在相当程度上依赖医生的经验。美国医学界的名言："An acute abdomen is a good surgeon says it is an acute abdomen. There is no test for it"，说的也正是这个意思。希望我们能从这个病例中汲取宝贵的经验教训，在临床工作中注意总结，不断加深对急腹症的理解，早期诊断并及时干预这类患者，庶几有望改善其预后。

（吴东　姚方）

病例5　间断呕吐2个月

患者，男性，27岁，2010年1月于门诊就诊。

一、主诉：

间断呕吐2个月。

二、病史询问

（一）初步诊断思路及问诊目的

患者为青年男性，以呕吐2个月为主诉就诊。呕吐的病因较多，分为反射性呕吐和中枢性呕吐两类。反射性呕吐的病因包括：①咽部受刺激；②消化系统疾病如幽门梗阻、腹膜及肠系膜疾病；③急性病的伴发症状如心梗、肾输尿管结石、急性肾盂肾炎等。中枢性呕吐主要包括神经系统疾病和全身性疾病如尿毒症，以及药物、中毒、精神因素等原因。

问诊的主要目的是围绕着呕吐的特点等设法定位定性呕吐的病因。

（二）问诊主要内容及目的

1. 病史是长是短？是否急性起病？

食物中毒、药物过量、急性病的反射性呕吐（如急性肾输尿管结石、急性肾盂肾炎、异位妊娠破裂、心梗等）伴发的反射性呕吐症状多为急性起病、病史短，多有典型的原发病表现，并随原发病因的缓解而消失。

2. 呕吐发生在什么时间？

育龄妇女晨起呕吐见于早期妊娠，也见于尿毒症、慢性酒精中毒或功能性消化不良；鼻窦炎患者因起床后脓液经鼻后孔刺激咽部，亦可致晨起恶心、干呕。晚上或夜间呕吐则多见于幽门梗阻。

3. 呕吐与进食有何关系？

进食过程中或餐后即刻呕吐，可能为幽门管溃疡或精神性呕吐；餐后1小时以上呕吐称延迟性呕吐，提示胃张力下降或胃排空延迟；餐后较久或数餐后呕吐，见于幽门梗阻；进食后近期呕吐，特别是集体发病者，多由食物中毒所致。

4. 呕吐有何特点？

精神性或颅内高压性呕吐，恶心症状很轻或缺如，后者更以喷射状呕吐为突出特点。

5. 呕吐物的性状如何？

带发酵、腐败气味提示胃潴留；隔夜宿食提示幽门梗阻；带粪臭味提示低位小肠梗阻；不含胆汁说明梗阻平面多在十二指肠乳头以上，含多量胆汁则提示在此平面以下；呕吐物为大量液体时，如为酸性，提示有胃泌素瘤或十二指肠溃疡，而无酸味者可能为贲门狭窄或贲门失弛缓症所致。上消化道出血呕吐物常为咖啡渣样或血样，有时有血凝块。

6. 有何伴随症状？

伴有腹痛常提示消化系统的疾病；伴有腹胀、排气排便减少常见于消化道梗阻；伴有头痛者常见于颅内高压症或青光眼；伴眩晕、眼震者见于前庭器官疾病。

7. 有何相关病史？

要了解消化系统疾病史、腹部手术史、服药史，女性患者的月经史，以及相关的检查如消化道造影、胃镜、B超等。

（三）问诊结果及思维提示

患者自2004年起无明显诱因出现反复上腹烧灼痛，夜间、餐前明显，服用抗酸药物有效，未规律诊治。近2年来腹痛逐渐加重，2个月来开始反复于下午和夜间呕吐隔夜宿食。

> **思维提示：**呕吐隔夜宿食是典型的幽门梗阻表现。幽门梗阻又称为胃出口梗阻（gastric outlet obstruction，GOO）。其病因大致分为良性及恶性疾病。良性疾病最常见的是胃和（或）十二指肠溃疡所致瘢痕性幽门梗阻，其余还包括胃肠息肉、胃结核、化学性胃炎导致的幽门狭窄、胃石，引起十二指肠梗阻的疾病也可以出现幽门梗阻的症状，如肠系膜上动脉压迫综合征、胰腺假性囊肿压迫、胆结石、小肠克罗恩病等。恶性疾病最常导致幽门梗阻的是胰腺癌，其余还包括壶腹癌、十二指肠癌、胆管癌、胃癌和转移癌等。患者之前有4年的慢性腹痛史，有典型的空腹和夜间痛，符合十二指肠球部溃疡的发病特点，溃疡导致的幽门梗阻可能性大。

三、体格检查及思维提示

患者消瘦体型，慢性病容，生命体征正常。浅表淋巴结未及。腹部可见巨大胃型，触诊张力高，振水音（+），肠鸣音正常，余未见异常。

> **思维提示：**胃型、振水音均为典型的幽门梗阻表现，说明胃内容物潴留较多。

四、辅助检查及思维提示

（一）初步检查内容及目的

1. 常规检查　血常规、电解质、白蛋白、血气分析，用于评价目前营养和水、电解质平衡情况。

2. 立位腹部平片　用于判断梗阻的部位，了解梗阻的程度，评估潴留物的多少，除外穿孔。

3. 胃镜检查　胃镜检查是明确胃器质性疾病的最佳检查。但大量胃内潴留物常会影响内镜观察，增加误吸风险。因此上消化道梗阻尤其是幽门梗阻患者在胃镜前应充分禁食水24小时以上，必要时行胃肠减压、甚至人工催吐。

4. 影像学　消化道造影可以清晰显示幽门梗阻的部位、狭窄程度，还可以用于和胃瘫的鉴别。典型的幽门梗阻表现为：胃明显扩张、大量胃潴留、胃十二指肠交界处狭窄。临床医生为了减少胃内钡剂潴留的风险，常采用泛影葡胺作为造影剂，但是可能会因胃潴留的液体稀释造影剂影响造影效果。腹部CT既能定位梗阻部位，也能显示出梗阻部位周围的结构异常（比如胰腺癌、胰腺假性囊肿），还可以体现出病变部位的血供情况（增强和血管重建），评价病情的轻重（肿瘤浸润深度、淋巴结转移与否）。局部病变的三维重建CT还能够非常直观的体现解剖结构，有助于外科医生决定手术方案，是将来的发展发向。

5. 其他鉴别诊断相关检查　ESR、蛋白电泳、PPD、TB-SPOT、胸片可用于除外结核；ESR、CRP、ANCA+ASCA、便常规用于除外克罗恩病；肿瘤指标、胃镜下病理除外恶性肿瘤。

（二）检查结果及思维提示

1. 常规检查　轻度的代谢性碱中毒，余正常。

2. 立位腹部平片　大量胃潴留，幽门梗阻。幽门螺杆菌（*Helicobacter pylori*，Hp）（+）。未见膈下游离气体。

3. 胃镜　十二指肠球部溃疡、球腔变形狭窄。活检病理：慢性炎症。

4. 腹部 CT　幽门梗阻，十二指肠球部黏膜增厚。余未见明显异常。

5. 其余鉴别相关检查　ESR 12mm/h，余均（-）。

思维提示：综合上述结果，幽门梗阻诊断明确，病因为十二指肠球部溃疡。

五、治疗方案及理由

（一）治疗方案

1. 一般治疗　胃肠减压、禁食水+静脉营养支持，后期逐渐恢复流食或空肠营养管肠内营养治疗。

2. 药物治疗　抑酸药+黏膜保护剂。

3. 根治 Hp　质子泵抑制剂+阿莫西林+克拉霉素。

（二）理由

器质性的幽门梗阻一旦确诊即应考虑内科治疗，90% 的溃疡病可以通过内科保守治疗达到痊愈。一部分患者在溃疡愈合后，局部黏膜水肿减轻，幽门梗阻症状也将逐渐缓解。因此应该首先考虑积极的内科保守治疗观察效果。

Hp 感染是消化道溃疡的病因之一，常常导致溃疡复发、难治。因此根治 Hp 是十二指肠球部溃疡治疗的重要部分，常规方案是质子泵抑制剂或铋剂合用 2 种抗生素 1 ~ 2 周。

（三）治疗效果及思维提示

住院期间患者幽门梗阻症状缓解不明显，置入空肠营养管后门诊随诊。2 周后患者门诊复诊，仍持续肠内营养，每日间断进流食，仍间断呕吐胃内容物 400 ~ 1000ml。

思维提示：溃疡病中幽门管溃疡和十二指肠球部溃疡最常导致幽门梗阻，急性期多因黏膜水肿而致，而瘢痕期是因为局部的瘢痕化和纤维化导致梗阻。患者病史 6 年，溃疡已经慢性反复多次发作，梗阻部位可能已经有较多的瘢痕和纤维化，即使积极的内科治疗也难以逆转，因此需要考虑外科手术治疗。

（四）下一步治疗及疗效

外科胃大部切除术。术中所见：十二指肠球部狭窄变形、粘连。

疗效：梗阻解除，门诊随诊。

六、对本病例的思考

随着内科药物的发展，溃疡病的并发症发病率似乎越来越少。这个病例让我们看到了早期规范治疗溃疡病的重要性，但也要注意到适时掌握手术时机也很关键。

（赖雅敏　姚　方）

病例6　腹泻4天

患者，男性，72岁，于2008年11月20日住院期间发病。

一、主诉

腹泻4天。

二、病史询问

（一）初步诊断思路及问诊目的

腹泻不仅是内科常见症状，也是重要的公共卫生问题，据统计全世界每年有200万人因腹泻而死亡。本例起病较急，病程较短，属于“急性腹泻”的范畴。其定义为：排便次数在3次/日以上或排便量超过200ml/d，病程在2周以内。与慢性腹泻不同，绝大多数急性腹泻系肠道感染所致，病程自限，可在门诊对症处理，多数患者无需使用抗生素；少数腹泻严重，腹痛剧烈，有血便或全身表现较重的患者可能需要住院治疗。引起腹泻的病原体多种多样，包括病毒、细菌、真菌和寄生虫等。不同病原体造成的腹泻临床表现有一定差异，且与患者既往健康状况、用药情况、有无不洁饮食、有无疫源地接触史等均有关联，需通过问诊进一步明确。尚需警惕一类“假性腹泻”患者，其病因系盆腔或肛周病变（例如脓肿）刺激直肠，造成排便次数增多。假性腹泻往往有明显的里急后重，而每次排便量很少。仔细询问病史并及时行直肠指诊有助于诊断。

（二）问诊主要内容及目的

1. 腹泻的性状如何？

了解粪便的性状对诊断有重要意义。例如轮状病毒造成的秋季腹泻多为稀水便，霍乱可造成大量蛋花汤样水样泻。细菌性痢疾（简称菌痢）和溃疡性结肠炎均可出现脓血便。巨细胞病毒结肠炎则以鲜血便为主要特点。伪膜性肠炎患者粪便中可含有坏死脱落的肠黏膜。若粪便中有未消化食物或油滴则提示吸收不良。

2. 腹泻的次数和量如何？

腹泻的次数和量不仅有助于估计病情的严重程度，对于提示病变部位也有一定的价值。若排便次数多而每次量少，多为结肠病变；而排便每次量较大，尤其含有不消化食物时，则更支持小肠受累。上述区分当然不是绝对的，少数特殊的结肠病变如“显微镜下结肠炎”也可能以大量的水样泻为主要表现。

3. 有无伴随症状，尤其是腹痛、发热和里急后重？

腹痛剧烈或有高热者，常病情较重，需住院治疗。里急后重者往往伴有直肠受累，多见于菌痢和溃疡性结肠炎，偶尔也可见于直肠癌，对于腹泻病程较长者尤其需要警惕。便前腹痛而便后缓解者，提示结肠病变。小肠病变引起的腹痛常在脐周，而降结肠和乙状结肠者则以左下腹痛更为多见。

4. 有无夜间腹泻？

夜间腹泻次数多不仅说明病情较重，也有利于排除功能性腹泻，后者通常很少有夜间症状。一般规律是，患者一旦入睡，通常不会因功能性疾病引起的不适而醒来。

5. 近期有无旅游史？

某些感染性腹泻有一定的疫源地分布，采集病史时需关注。

6. 既往有何疾病和用药史？

如前所述，患者既往疾病和用药情况对于腹泻的处理有重要意义。急性腹泻患者若既往体健，病情不重，大多数通过经验性治疗即可好转，不需要也很难获得确切的病原学诊断。而对于某些特殊人群，则需要努力寻找病原学证据，才能保证满意的疗效。例如免疫力低下的患者（艾滋病、器官移植、长期应用糖皮质激素）易患各类肠道机会性感染，包括贾第鞭毛虫、巨细胞病毒、非结核分枝杆菌等，必须针对病因给予治疗。高龄、长期住院且近期应用广谱抗生素者需警惕抗生素相关性腹泻，其中大多系难辨梭状芽孢杆菌所致。

（三）问诊结果及思维提示

患者4天前无明显诱因开始腹泻，为黄色稀水便，内有脱落坏死的膜状物。每日约7～8次，每次约500～700ml。无明显腹痛，不发热，无里急后重，不伴恶心、呕吐。既往患重度慢性阻塞性肺疾病（COPD）、肺心病、糖尿病，此次因肺部感染而入院，住院已有4周，先后应用多种广谱抗生素。目前仍在应用美罗培南。

思维提示：本例腹泻系在住院期间发生，与院外腹泻常见的病因有所不同。前者通常要更多地考虑医源性因素，例如药物（如甘露醇）、肠内营养不耐受以及抗生素相关性腹泻等。本例发生腹泻时已经且正在应用广谱抗生素，故常见的革兰阴性杆菌（志贺菌、沙门菌）基本可以除外。腹泻为黄色稀水便，量较大，内有膜状物，且较长时间应用广谱抗生素，应高度怀疑难辨梭状芽孢杆菌所致抗生素相关性腹泻。事实上，腹泻本身就是广谱抗生素相对常见的副作用，文献报道发生率为5%～25%。同时，本例患者高龄，基础疾病较多，腹泻量大，病情相对较重，在病因明确之前，应积极开始支持治疗，重点在于及时补液，以避免血容量不足造成的器官功能障碍。但本例患者心肺基础疾病较多，年龄较大，应谨慎掌握补液速度，有条件最好在监护条件下进行。

三、体格检查

（一）重点检查内容和目的

急性腹泻患者常有血容量不足，因此必须关注血压（必要时测卧立位血压）、心率、神志、皮温和尿量等灌注指标。除常规生命体征外，急性感染性腹泻还应警惕有无感染性休克的征象，应注意观察患者的一般情况。腹部查体是重点，需注意腹部包块、压痛、肠鸣音等重要体征。原则上有腹部症状，尤其是有里急后重者应行直肠指诊。本例心肺功能较差，在体检时也要予以关注。

（二）体格检查结果及思维提示

T 37.5℃，R 18次/分，P 100次/分，卧位BP 110/60mmHg，立位BP 100/55mmHg。急性病容，一般情况较差，皮肤黏膜干燥，皮温正常，口唇无发绀。颈静脉未见怒张。心脏未闻及病理性杂音。桶状胸，双肺呼吸音低。腹部平软，未见肠型。全腹无明显压痛、反跳痛和肌紧张，肝脾肋下未及，移动性浊音（-），肠鸣音活跃，8次/分，明显亢进。直肠指诊未见异常。双下肢不肿。

思维提示：体格检查结果提示血容量不足。此时必须了解患者的基础血压，并与目前血压进行比较，有助于动态评估病情变化。腹部查体除肠鸣音较活跃外，无明显其他阳性体征，符合难辨梭状芽孢杆菌腹泻的特点。该菌所致腹泻占全部抗生素相关性腹泻的60%～75%。其机制在于长期应用广谱抗生素破坏了结肠内细菌的微生态环境，对多种抗生素天然耐药的难辨梭状芽孢杆菌在数量上取得优势，影响了结肠对水和其他营养物质的吸收，从而引起渗透性腹泻。病情严重者还可引起结肠黏膜受损，出现炎症、溃疡等改变，出现渗出性腹泻，严重者内镜下结肠黏膜改变可类似溃疡性结肠炎。本例以水样泻为主，尚未出现脓血便，全身炎症表现不重，提示结肠黏膜可能相对较轻，应抓紧时间完善检查，早日控制病情。

四、实验室和影像学检查

（一）初步检查内容及目的

1. 血常规、肝肾功能、电解质　WBC 明显升高支持感染。因腹泻而明显脱水者可能会有红细胞压积上升。肝肾功和电解质属于常规检查，用于了解肝脏和肾脏功能，评估水电解质平衡情况，为后续治疗提供依据。

2. 动脉血气分析　本例病情较重，有心肺基础疾病，伴随大量水样泻，极易出现水电解质平衡紊乱，甚至循环不稳定，故应查动脉血气。

3. 粪便常规和潜血　若大便中有多量的红细胞、白细胞，常提示结肠黏膜可能存在不同程度的炎症。若红细胞、白细胞均阴性，则渗透性腹泻的可能性相对更大。

4. 粪便悬滴试验　霍乱是国家法定的甲类传染病，对于大量水样泻的患者应有一定程度的警惕。

5. 粪便细菌培养、粪便镜检寄生虫　除外其他原因的感染性腹泻。

6. 粪便难辨梭状芽孢杆菌毒素（CDA）检测　是诊断该病最重要的检查。由于难辨梭状芽孢杆菌培养费时费力，故在粪便中检测该菌特异性毒素是相对简便的方法。目前有多种试验方法，其中 ELISA 法经济简便，费时较少，应用最为广泛，文献报告敏感性为 70% ~90%，连续两次阴性基本可以除外该病。

（二）检查结果及思维提示

1. 血常规　WBC $13.9\times10^9/L$，N 0.92，HGB 134g/L，PLT $334\times10^9/L$；肝肾功能正常，K^+ 3.1mmol/L，Na^+ 131mmol/L，HCO_3^- 32mmol/L，Cl^- 92mmol/L。

2. 动脉血气分析　pH 7.45，PaO_2 72mmHg，$PaCO_2$ 45mmHg，乳酸 1.2mmol/L。

3. 粪便常规及潜血　未见红细胞、白细胞。便潜血（-）。

4. 粪便悬滴试验（-）。

5. 粪便细菌培养、粪便镜检寄生虫（-）。

6. 粪便 CDA 检测（+）。

思维提示：综合病史、体征和辅助检查结果，本例可诊断难辨梭状芽孢杆菌所致抗生素相关性腹泻，不除外伪膜性肠炎（确诊需结肠镜检查，目前尚不必要）。需要强调的是，长期住院患者中粪便 CDA 的阳性率高达 5% ~15%，其中大多数仅为带菌者，并无任何临床症状。因此，不能单凭粪便 CDA 阳性就诊断该病，必须要结合临床表现进行综合分析。另一方面，治疗后即使腹泻完全消失，短期内粪便 CDA 可能也无法转阴，因此粪便 CDA 检测也不作为评估疗效的标准。本例白细胞明显升高也支持感染。从电解质情况来看，本例已有低钾、低钠和低氯血症，而 HCO_3^- 升高，原因应是腹泻丢失大量含 Cl^- 的胃肠液，血容量下降，肾小管加强对液体的重吸收，导致 HCO_3^- 的排泄相对减少。这类患者易发生代谢性碱中毒，对及时补液往往反应较好。

五、治疗方案及理由

（一）方案

1. 一般治疗　通知医院相关部门，按照院内感染流程处理。隔离患者，医务人员严格洗手消毒。

2. 积极补液　予补液及胃肠外营养支持。

3. 抗生素治疗　经呼吸科医生会诊，本例肺部感染已基本控制，故停用美罗培南。将500mg万古霉素溶于100ml生理盐水中，每次125mg，口服，每日4次，疗程10～14日。

4. 补充益生菌　予拟杆菌等口服。

（二）理由

该病易在院内流行，应谨防感染播散。患者腹泻量大，一般情况差，经口进食困难，在心肺能够耐受的前提下应予充分补液。及时停用不必要的抗生素是治疗原则之一。CDA(+)的腹泻治疗首选万古霉素口服，文献报道有效率高达90%。加用益生菌有助于肠道正常菌群的恢复。

六、治疗效果及思维提示

经上述治疗后，患者腹泻明显好转。48小时后水样泻基本停止。逐渐过渡至肠内营养，继续口服万古霉素，嘱进半流食，定期复查。

> **思维提示：** 本例诊断明确，治疗及时，故得以恢复。由于难辨梭状芽孢杆菌对万古霉素较为敏感，且该药口服基本不吸收，完全在肠道发挥作用，故疗效甚佳。因此，只要具备了"抗生素相关性腹泻"这一概念，对这类患者保持一定的临床警惕，在病情尚未恶化之前及时发现，及时干预，大多可有较好的转归。切忌看到急性腹泻，就想当然地应用静脉抗生素治疗，结果只能是越治越糟。

七、对本病例的思考

由于种种原因，我国合理使用抗生素较世界先进水平尚有很大差距。很多患者对抗生素的潜在副作用一无所知，误认为抗生素就是无害的"消炎药"，在完全不需要抗生素治疗的情况下，仍主动要求医生开具抗生素。不少医生对这一问题的严重性认识不足，医患两方面的原因造成目前滥用抗生素现象极为严重。抗生素使用不当不仅造成耐药菌流行，治疗失败率明显增加，其本身也有很大的潜在风险，抗生素相关性腹泻就是一个生动的例子。虽然本例得到了成功救治，但文献报告曾有患者因此发展为中毒性巨结肠、感染性休克甚至死亡，临床应当引以为戒。

（吴 东　孙 钢）

病例 7　腹泻 11 年

患者，男性，46 岁，2008 年 12 月于门诊就诊。

一、主诉

腹泻 11 年。

二、病史询问

（一）初步诊断思路及问诊目的

患者为中年男性，以慢性腹泻为主诉就诊。腹泻是患者就诊的主要症状。腹泻是指排便次数增多，粪质稀薄，或带有黏液、脓血或未消化的食物。腹泻是很多疾病可能出现的临床症状之一，问诊的主要目的是围绕着腹泻的鉴别诊断，寻找腹泻的病因，为诊断和治疗提供依据。腹泻根据病程分为急性和慢性两种。临床上通常将腹泻时间超过 2 个月的诊断为慢性腹泻。本例病史 11 年，可以诊断为慢性腹泻。引起慢性腹泻的病因很多，诊断较为复杂。慢性腹泻按病因可分为：①肠道感染性炎症：如慢性痢疾、肠结核、寄生虫病、肠道真菌病等。②非感染性炎症：如炎症性肠病、放射性肠炎、缺血性肠炎、尿毒症性肠炎、系统性红斑狼疮等。③肿瘤：如大肠癌、结肠腺瘤、小肠淋巴瘤、胃泌素瘤、血管活性肠肽瘤（VIP 瘤）、类癌等。④小肠吸收不良：如慢性胰腺炎、严重肝病、大段肠切除术后、小肠免疫缺陷病等。⑤肠道运动功能异常性腹泻：如肠易激综合征、甲状腺功能亢进、糖尿病性神经病等。⑥药源性腹泻：如泻药和抗生素等。⑦其他：如先天性氯化物泻、先天性钠泻等。

问诊时要结合慢性腹泻的特点，注意询问腹泻的起病情况和诱因、大便的性状、伴随症状、全身状况等，深入细致，循序渐进，以确定下一步检查方向。

（二）问诊主要内容及目的

1. 现病史　重点询问腹泻的特点，如粪便性状、量、气味和排便次数；有无诱因，哪些因素诱发腹泻；腹泻的缓解方式，自行缓解，还是用药物缓解，用何种药物缓解；腹泻与饮食的关系；还要询问腹泻的伴随症状，如腹痛、里急后重、发热、恶心呕吐、消瘦、哮喘、水肿、皮疹、关节炎等。患者腹泻的病史较长，达 11 年，要询问期间是否曾到医院就诊，是否行粪便、血液、结肠镜、胃镜、X 线检查、钡餐造影及腹部 B 超和 CT 等检查，检查结果如何。询问药物治疗的情况及治疗后的反应。还要询问患者病后一般状况的变化。

2. 既往史　应当询问有无肾炎、慢性胰腺炎、糖尿病、甲状腺功能亢进等病史，有无服用泻药、降压药和抗生素等药物史。是否有过敏史、肺结核病史、急性痢疾史和肿瘤家族史。还要注意询问有无腹部手术史，小肠和结肠大部分切除后，可因吸收面积减少发生腹泻。

3. 个人史　吸烟史；饮酒史；寄生虫疫区居住史及个人职业等。

（三）问诊结果及思维提示

患者 11 年来反复腹泻，发病前无明显诱因，症状逐渐加重。每次饮酒、进食油腻食物和高蛋白饮食时腹泻加重。大便开始 2～3 次/日，现在 3～6 次/日，为稀糊样或稀水样便，无脓血，味臭，表面漂浮油脂，每次量 100～300ml，排便前无腹痛，无发热和里急后重。经常上腹部隐痛、腹胀。无明显反酸、烧心、嗳气。体重减轻 10kg/10 年。曾就诊于多家医院，外院多次查便常规：消化不良/正常；便培养(-)；胃镜检查：慢性浅表性胃炎；结肠镜检查：全结肠黏膜未见异常。诊断过“功能性消化不良”，“慢性菌痢”。曾经应用抗生素、多种益生菌、止泻药、中药、胃黏膜保护剂及抑酸剂等药物治疗均无明显效果。发病来无发热、盗汗、乏力、心慌、心悸等症状。

患者既往有慢性浅表性胃炎史，无肾炎、糖尿病、甲状腺功能亢进和高血压史，无结核和急性菌痢病史，无血吸虫疫水接触史，无结肠肿瘤性疾病家族史。

有烟酒嗜好。烟 20～30 支/日；白酒 6 两/日×20 年。职业是销售员。

思维提示：通过详细询问病史，总结该患者慢性腹泻的特点为：①大便为稀糊样或稀水样，量大，味臭；②进食油腻食物和高蛋白饮食时腹泻加重；③无发热和里急后重；④抗生素治疗无效；⑤体重减轻；⑥便常规：消化不良/正常；便培养(-)；⑦胃镜检查：慢性浅表性胃炎，结肠镜检查：全结肠黏膜未见异常。根据该患者的腹泻特点和发病年龄，可除外先天性腹泻。病史长，已 11 年，且胃镜检查：慢性浅表性胃炎，结肠镜检查：全结肠黏膜未见异常，胃和结肠恶性肿瘤可能性不大。多次粪便检查和培养均(-)，抗生素治疗无效，基本可以除外肠道感染性炎症引起的腹泻。患者无甲状腺功能亢进、糖尿病、系统性红斑狼疮和肾炎病史等，暂时不考虑全身疾病引起的腹泻。大便稀水样，量大，味臭，有小肠吸收不良性腹泻可能。进食油腻食物和高蛋白饮食时腹泻加重，不能除外胰源性腹泻。诊断思路首先考虑为小肠吸收不良性腹泻可能性大。但是否为胰源性腹泻仍需要进一步观察和进行相关检查。

三、体格检查

（一）重点检查内容和目的

考虑患者以腹泻为主要症状，因此在对患者进行全面系统检查的同时，应重点注意腹部体征，尤其是腹部包块、腹部压痛、反跳痛、腹肌紧张、肠鸣音和腹水征。

除腹部体征外，还要注意有无其他系统疾病的体征，要注意营养状况、有无舌炎、口角炎，甲状腺是否肿大，有无淋巴结肿大，有无脱水征等、有无贫血相关的苍白，有无发热、心率的快慢、有无皮疹等，不同体征可以为腹泻的病因诊断提供线索，如营养不良及恶病质的存在常见于小肠病变、慢性消耗性疾病或肿瘤。关节肿痛常见于 Crohn 病、溃疡性结肠炎和系统性红斑狼疮等。

（二）体格检查结果

T 36.5℃，R 18 次/分，P 70 次/分，BP 110/70mmHg。营养较差。心、肺查体正常。腹部平软，上腹部压痛、无反跳痛和肌紧张，肝脾肋下未及，Murphy 征(-)，移动性浊音(-)，肠鸣音 10 次/分，无气过水声和高调肠鸣音。

思维提示：体格检查结果除上腹压痛外没有特殊提示。进一步需要进行实验室和 X 线检查（腹平片和全胃肠道钡餐造影）及其他影像学检查来明确诊断，为制订治疗方案提供依据。

四、实验室和影像学检查

（一）初步检查内容及目的

1. 便常规和便潜血 了解大便性状，镜检是否有红细胞、白细胞，有无原虫和虫卵，潜血有无阳性。

2. 便培养、便找阿米巴滋养体 除外慢性菌痢和阿米巴肠炎。

3. 便苏丹Ⅲ染色 了解有无脂肪泻。

4. 血常规、肝肾功能、电解质、ESR、CRP、肿瘤标志物、甲状腺功能检查 了解有无贫血、低白蛋白血症、糖尿病、甲亢、电解质紊乱等。

5. 吸收功能检查 D木糖吸收试验、维生素B_{12}吸收试验可用于诊断脂肪泻。

6. PPD试验 有助于除外结核病。

7. 腹部平片 观察有无钙化斑点、结石和局限性肠袢扩张，对慢性胰腺炎诊断有帮助。

8. 全消化道造影 了解胃肠道有无器质性病变。

9. 腹部B超 能够探查肝脏的大小、形态、肝内有无占位性病变、脾脏有无肿大、胰腺有无肿大及占位、有无腹水。有助于明确有无胰腺和肝胆病变。

（二）检查结果及思维提示

1. 便常规和便潜血 稀糊便，潜血(-)×3次。

2. 血常规 WBC 8.99×10^9/L，N 0.65，HGB 124g/L，PLT 340×10^9/L；肝肾功能和电解质正常，Alb 35.4g/L；ESR 3mm/h；CRP 0.577mg/dl。

3. 便苏丹Ⅲ染色 (+)×3次。

4. 便培养、便找阿米巴滋养体 (-)×3次。

5. PPD (-)。

6. 腹部平片 1~3腰椎左侧胰腺区可见钙化灶。

7. 腹部B超 胰腺弥漫性增大，胰管增粗且不均匀，可见钙化斑。符合慢性胰腺炎。

8. 全消化道造影 未见明显异常。

9. 肿瘤标志物系列 (-)。

10. 甲状腺功能检查 正常。

思维提示：重要的检查结果有三项：①大便中苏丹Ⅲ染色：(+)×3次；②腹部平片：1~3腰椎左侧胰腺区钙化灶；③B超检查符合慢性胰腺炎。结合患者的病史及上述检查结果，支持慢性胰腺炎的诊断。目前可以进行针对胰源性腹泻的治疗并观察疗效。

如治疗效果不佳，可进一步行胰腺外分泌功能检查和腹部CT、MRCP/ERCP检查，必要时行内镜超声检查(EUS)。目前内镜下逆行胰胆管造影(ERCP)检查被视为慢性胰腺炎的临床诊断的“金标准”，敏感性75%~90%，特异性90%以上。MRCP的优点是无创伤、痛苦小。对慢性胰腺炎的早期诊断EUS检查明显优于腹部B超和CT。在与胰腺癌鉴别有困难时，可在EUS下进行穿刺取病理。

下一步的处理应对患者进行健康教育，劝其戒酒、戒烟、调整饮食和合理营养，并给予适当的药物治疗。

五、治疗方案及理由

（一）方案

1. 一般治疗　戒烟、戒酒，少渣低脂清淡饮食，每天脂肪摄入量控制在30～35g，必要时口服中链甘油三酯（MCT）。

2. 药物替代治疗　胰酶替代治疗为主。

3. 对症治疗　口服止泻药。

（二）理由

慢些胰腺炎引起的腹泻主要表现为脂肪泻。是因胰腺外分泌功能不足导致的消化吸收不良。胰酶替代疗法的目标是使餐后释放入十二指肠的胰酶总量达到正常时胰酶排出量的5%～10%以上。每餐所需的脂肪酶约为25 000～50 000单位。治疗中除胰酶的剂量要保证以外，还需注意胰酶制剂的服用方式。

六、治疗效果及思维提示

经上述治疗后，患者腹泻好转，大便次数1～2次/日，性状由稀便→糊状便→成形便。大便常规（－），便苏丹Ⅲ染色（－）×3次。未发现药物的不良反应。

思维提示：治疗反应良好，支持慢性胰腺炎的诊断。进一步仍需要规律服药，并需注意避免诱发因素，防止复发。

七、对本病例的思考

患者慢性腹泻病史11年，在11年中曾就诊过多家医院，均未对慢性腹泻的病因给予正确的诊治，仅对症进行止泻治疗，或简单的诊断为慢性菌痢，给予抗生素治疗。慢性胰腺炎引起的腹泻应用抗生素治疗是无效的，除造成医疗资源的浪费、增加患者医疗费用外，长期使用还可引起肠道菌群紊乱，使腹泻加重。

慢性腹泻的病因诊断非常重要，只有明确病因才能有针对性的治疗。对于诊断有疑问的病例，应拓展思路，不仅要考虑消化系统疾病，也要考虑全身疾病。在消化系统疾病中也不要仅仅局限于胃肠道，还要考虑到肝胆胰。

诊断的思路应当以病史和体格检查为基础。检查先易后难，粪便检查应作为常规，诊断未明确时进行结肠镜检查、X线钡造影、腹部平片检查。

如仍不能明确诊断时，则视不同情况进行一些特殊检查以求确诊。在不具备一些深入检查设备的医院，可采用经验性的治疗，用治疗效果验证诊断的准确性。

（王莉瑛）

病例8　腹泻5年

患者，男性，32岁，2010年2月3日于门诊就诊。

一、主诉

腹泻5年。

二、询问病史

（一）初步诊断思路及问诊目的

患者为青年男性，主诉的病程较长，以腹泻为主要症状。腹泻病程超过8周为慢性腹泻。腹泻按发病机理可分为4类：①渗透性腹泻：多与高渗性药物、食物或小肠吸收不良有关，以禁食48小时后腹泻停止或显著减轻为特点，粪便量一般少于1L/d，粪便内含有大量未消化食物；②分泌性腹泻：为外源性（药物、细菌毒素等）或内源性分泌物质（如血管活性肠肽等）导致，粪便为水样，无脓血，超过1L/d，禁食后腹泻不减轻；③渗出性腹泻：为感染性或非感染性腹泻，特点是粪便中含有渗出液和血；④胃肠动力紊乱性腹泻：粪便稀烂，无渗出物和血，可与其他原因腹泻合并存在。本例患者病程较长，因此在病史询问中，要深入细致，按照腹泻的诊断程序，循序渐进，应注意询问可与其他疾病鉴别诊断的病史。应详细询问诱发因素、主要症状、伴随症状、基础疾病、诊治经过、应用药物、治疗效果，以求在较短的时间内明确诊断，使疾病得到及时的治疗。

（二）问诊主要内容及目的

1. 现病史　结合不同类型腹泻的特点，重点询问：①腹泻的起病情况和诱因：突然发生还是隐匿起病，腹泻与饮食是否有关，是否在饱食及进食油腻食物后出现，是否服用药物、减肥茶等等。②排便规律：注意排便次数、发生时间和诱发因素。每日排便十次以上、量大和水样便常为分泌性腹泻。排便次数多，但量小甚至只排脓血，常提示结肠、直肠的炎症或肿瘤。腹泻便秘交替常见于肠结核、肠易激综合征、糖尿病神经病变者。半夜为便意扰醒多为器质性疾病，肠易激综合征多在晨起排便后，早餐后又排便1~2次。③粪便的性状：分泌性腹泻为水样便，小肠病变为稀烂液体便，酸臭便见于糖消化不良，有油滴糊便见于脂肪吸收不良。④伴随症状：如发热、腹痛，里急后重、消瘦、哮喘、少尿、水肿、皮疹、关节炎等。伴发热见于炎症、淋巴瘤、溃疡性结肠炎等；伴里急后重病变在直肠；伴哮喘和皮疹见于食物过敏和类癌；伴关节炎见于溃疡性结肠炎。⑤全身状况：功能性腹泻的患者通常健康状况良好，器质性疾病引起的慢性腹泻患者会有乏力、消瘦、脱水等全身消耗的表现。

另外，要注意询问患者是否曾到医院就诊，是否行粪便、血生化、结肠镜、胃镜、X线消化道造影及腹部B超和CT等检查，检查结果如何。询问药物治疗的情况以及治疗的反应。还要询问患者病后一般情况的变化。

2. 既往史　首先应当询问有无肾炎、急性和慢性胰腺炎、糖尿病、甲状腺功能亢进等病史，还应询问有无服用泻药和抗生素等药物史。要注意询问是否做过手术，有无过敏史、肺结核病史、急性痢疾史和肿瘤家族史等。

3. 个人史　有无长期饮酒史；有无寄生虫疫区居住史；有无传染病接触史；个人职业。

（三）问诊结果及思维提示

患者既往身体健康。5 年前研究生毕业参加工作。发病前工作压力大、生活不规律、经常加班。患者 5 年来，大便不规律，反复腹泻，大便 2～4 次/日，稀糊黏液便，无脓血，每次量少，便前腹痛，排便后缓解。排便多在晨起和早餐后，无里急后重。经常腹痛、腹胀、排气多。腹泻好转时即出现便秘，排便费力，1～2 次/周。体重无明显变化。发病多与情绪、睡眠有关，与饮食关系不大，禁食后腹泻无明显改善。曾在外院查过便常规：正常；血生化正常。诊断过"消化不良"，"结肠炎"。每次发病时应用抗生素、多种止泻药、益生菌、酵母片和中药等。各种药物治疗开始均有效，3～5 天后效果不明显。发病以来睡眠差、精神不佳、心慌、心悸、腰背酸痛，无发热、盗汗等。

患者既往体健，无肾炎、胰腺炎、糖尿病、甲状腺功能亢进、肺结核、急性痢疾等病史，无血吸虫疫水接触史，无肿瘤家族史。

无烟酒嗜好。职业是公司职员。

思维提示： 通过详细询问病史，总结患者慢性腹泻的特点为：①便不成形，稀糊黏液便，量少；②排便多在晨起和早餐后；③便前腹痛，排便后缓解；④腹泻便秘交替；⑤无发热和里急后重；⑥体重无变化。⑦便常规：正常，便培养(-)。根据该患者的腹泻特点，可基本除外分泌性腹泻、渗透性腹泻和渗出性腹泻。患者病史较长，已 5 年，年轻，一般状况好，无肿瘤家族史，结肠恶性肿瘤可能性不大。诊断思路首先考虑为胃肠动力紊乱性腹泻可能性大。肠道动力紊乱性腹泻常见于神经性腹泻，肠易激综合征、甲状腺功能亢进、肾上腺危象、糖尿病腹泻等。进一步应该区分是肠道疾病还是全身疾病引起的腹泻。患者无甲状腺功能亢进、糖尿病、系统性红斑狼疮和肾炎病史等，暂时不考虑全身疾病引起的腹泻。神经性腹泻，肠易激综合征可能性较大。但仍需要进一步观察和检查，在排除其他器质性疾病后才可诊断。

三、体格检查

（一）重点检查内容及目的

体格检查首先要注意一般状况、有无舌炎、口角炎，甲状腺是否肿大，有无淋巴结肿大，有无脱水征等。

其次考虑到患者以腹泻为主要症状，应重点注意腹部体征，尤其是腹部压痛、反跳痛、肌紧张、肠鸣音、包块、腹水征及肝脾是否肿大。

还要注意应常规做肛门指诊。

最后还要注意有无其他系统疾病的体征，如有无贫血、心率增快、皮疹、皮肤淤血/瘀斑、眼炎和关节肿痛变形等。不同的体征能为腹泻病因诊断提供线索，如贫血可见于肠结核、淋巴瘤等，食物过敏常有荨麻疹；类癌综合征可以有皮肤潮红；关节肿痛可见于溃疡性结肠炎；营养不良及恶病质的存在常提示慢性感染或肿瘤的可能。

（二）体格检查结果及思维提示

患者血压、呼吸、脉搏、体温均正常。一般状态好，营养良好。心肺查体正常。腹部平软，未见静脉曲张，全腹无压痛，肝脾肋下未触及，胆囊未触及，Murphy 征(-)，移动性浊音(-)，肠鸣音 15 次/分，双下肢无水肿。

思维提示：体格检查结果除肠鸣音活跃外没有特殊提示。肠鸣音活跃的体征对腹泻没有特别的鉴别意义。按照腹泻的诊断程序下一步应该选择适当的辅助检查，进一步明确病因，并排除其他疾病。

四、辅助检查及思维提示

（一）初步检查内容及目的

1. 便常规和便潜血　了解大便性状，镜检是否有红细胞、白细胞，有无原虫和虫卵，潜血有无阳性。

2. 血常规、肝肾功能、电解质、ESR、CRP、甲状腺功能、肿瘤标志物　了解有无贫血、低白蛋白血症、电解质紊乱、糖尿病、甲亢等。

3. 便培养、便找阿米巴滋养体　除外慢性菌痢和阿米巴肠炎。

4. 便苏丹Ⅲ染色　了解有无脂肪泻。

5. PPD试验　有助于除外结核病。

6. X线检查　X线钡餐或（和）钡灌肠造影，可观察全胃肠道的功能状态，有无器质性疾病。腹部平片：观察有无钙化斑点，对慢性胰腺炎诊断有帮助。胸片可明确有无活动性肺结核，如有，则需要警惕合并肠结核。

7. 结肠镜　可以了解结肠有无病变，如有病变，可明确病变性质和范围，并可取活检做病理检查和病原学检查。

8. B超和CT　可了解肝、胆、脾、胰等内脏情况。

（二）初步检查结果及思维提示

1. 便常规和便潜血　正常×3次。

2. 血常规　WBC $5.22\times10^9/L$，N 0.61，HGB 128g/L，PLT $352\times10^9/L$；肝肾功能和电解质正常，Alb 37.4g/L；ESR 2mm/h；CRP 0.234mg/dl；甲状腺功能正常。

3. 便培养（-）×3次；便找阿米巴滋养体（-）×3次。

4. 便苏丹Ⅲ染色　（-）×3次。

5. PPD（-）。

6. 全消化道造影和胸片　未见异常。

7. 结肠镜　全结肠及直肠黏膜未见异常。

8. B超和CT　肝、胆、脾、胰、双肾未见异常。

思维提示：通过上述辅助检查无器质性疾病证据发现。结合患者的病史及上述检查结果，支持肠易激综合征（IBS）的诊断。IBS属于肠道的功能性疾病，是一个特定的症候群。原因不清，与胃肠道动力异常、内脏感知异常、感染和精神因素等有关。临床上分为腹泻型、便秘型、腹泻-腹胀型、腹泻-便秘交替型。此例属于腹泻-便秘交替型。进一步的处理应给予患者耐心的解释和心理辅导；指导患者合理饮食，避免摄入产气的食品和高纤维素食物；进行焦虑、抑郁评分；并给予适当的药物治疗。

五、治疗方案及理由

（一）方案

1. 解痉剂　匹维溴铵50mg，每日3次。

2. 止泻药　思密达1袋,每日3次。

3. 肠道益生菌　双歧杆菌三联活菌420mg,每日3次。

(二)理由

患者除腹泻外尚有腹痛,匹维溴铵为选择性作用于平滑肌的钙离子通道阻滞剂,副作用少。止泻药应用要慎重,不易长期使用。肠道益生菌可以纠正肠道菌群失调。患者焦虑、抑郁评分较高,请神经心理科会诊,考虑为抑郁状态,给予三环类抗抑郁药治疗。

六、治疗效果及思维提示

经上述治疗后,患者腹泻好转,大便次数1~2次/日,性状由糊状黏液便→成形软便。精神好,睡眠佳。未发现药物的不良反应。

> **思维提示:** 治疗反应良好,支持IBS的诊断。进一步仍需要规律服抗抑郁药维持缓解,并逐步减量解痉剂和止泻药。在减药过程中,需注意避免诱发因素。

七、对本病例的思考

患者最初以腹泻起病而被临床经验性诊断为“消化不良”或“结肠炎”。但病情反复发作,多种治疗效果差,应考虑有其他疾病的可能性,要进一步明确诊断。

引起腹泻的病因很多,如何进行鉴别有时很困难。首先应确定是真性腹泻还是假性腹泻。所谓假性腹泻是指直肠受刺激后,有频繁的便意,但排便正常,量不大。对于诊断有疑问的病例,应尽可能建议患者尽早做粪便、血液和结肠镜、B超、X线等相关检查。

对于慢性腹泻的诊断应扩展思路,不仅要考虑消化系统疾病,也要考虑全身疾病;不仅要考虑器质性疾病,也要考虑功能性疾病。但需要指出的是,对功能性疾病的诊断一定要慎重,一定要在全面检查排除器质性疾病后方可诊断。

本例患者病史较长,一直未能得到明确诊断和合理的治疗。IBS虽然不是致命的疾病,但严重影响患者的生活质量,应尽早得到有效治疗。至于如何合理使用抗焦虑抑郁药,应该请神经心理科医师会诊指导。对患者也应加强宣教,增强患者的依从性。

本例患者的诊断过程给我们的启示有以下几点:①病史询问非常重要。只有仔细全面的询问有关病史,才能发现和不遗漏有价值的诊断线索。该患便为稀糊黏液便,无脓血,每次量少,便前腹痛,排便后缓解。排便多在晨起和早餐后,无里急后重。经常腹痛、腹胀、排气多。病史中大便性状和排便时间及伴随症状为诊断提供了帮助。②当患者以腹泻为主要症状来诊时,粪便检查未发现异常,在按常规进行了一系列检查排除了常见的以腹泻为主要症状的器质性疾病后,应想到少见病和功能性疾病,如IBS,尤其当患者病程长,一般状况好,情绪不稳定时更应想到IBS,及时进行心理治疗并观察疗效,有助于IBS的诊断。③科学、全面的问诊及正确的诊断思维基于对相关疾病的认识,只有掌握了疾病的临床表现,才能在实际临床问诊过程中问及相关内容,并进行合理的分析判断。因此,多学、多看、多实践、多动脑才是掌握和提高临床诊治水平的前提。

(王莉瑛)

病例9 便秘10年，加重伴左下腹痛6个月

患者，女性，57岁，于2009年12月14日就诊。

一、主诉

便秘10年，加重伴左下腹痛6个月。

二、病史询问

（一）初步诊断思路及问诊目的

患者以便秘为主要表现，病程长。引起慢性便秘的原因很多，包括功能性疾病、动力性疾病、肿瘤、炎症性肠病、内分泌或代谢性疾病（如甲状腺功能减退、糖尿病）、神经系统疾病、药物性因素或电解质紊乱等。对便秘患者的问诊要详细了解便秘的表现、伴随症状、可能的原因和基础疾病、警报征象以及患者的精神状态，警报征象对有针对性地选择检查、明确诊断有帮助。

（二）问诊主要内容及目的

1. 发病前是否有诱因？

便秘患者多有诱发因素，包括生活习惯改变、出差、精神紧张、应激，诱发因素在功能性便秘、功能性排便障碍、便秘型肠易激综合征患者发病中的作用更为突出。

2. 便秘有何特点？

对便秘的问诊，除关注排便次数、粪便性状外，还要特别注意排便费力、排便时是否存在肛门直肠堵塞感、排便不尽感，少数患者还需要用手法协助排便，这种现象不常见，但对便秘的患者来说，意味着其症状重，便秘对患者的生活影响大。以上6个表现是功能性便秘诊断标准中所包括的症状。不少慢性便秘的患者，症状的出现和持续与缺乏便意、想排便而排不出、排便费时有关，更有甚者为每日不能定时排便而苦恼。对功能性疾病引起的便秘来说，排便次数减少、粪便干结通常和结肠传输延缓有关，而排便费力、排便时肛门直肠堵塞感、排便不尽、需要手法协助排便则提示肛门直肠功能障碍。临床上通常遇到这样的现象，患者陈述的便秘并非真正的便秘，应引起注意。

3. 有无其他伴随症状？

便秘的伴随症状对寻找、判断引起便秘的可能疾病有帮助。便秘伴有黏液脓血便，提示炎症性肠病，特别是溃疡性结肠炎；便秘伴便血，要警惕结直肠肿瘤，直肠癌常伴有粪便习惯改变、粪便变扁、有切迹；便秘患者常合并痔疮，患者和医生易将便血归咎于痔疮，此常导致结直肠肿瘤的漏诊。典型的便秘型肠易激综合征患者有排便前腹痛，排便后腹痛缓解，但这一伴随症状并不具有特异性。对便秘的患者要详细询问其他系统的症状和慢性疾病、用药等。此外，贫血、消瘦、腹痛、发热持续存在提示患者便秘可能是器质性疾病所致。

4. 是否接受过常规及生化检查？

血常规及粪便潜血检查有助于了解有无消化道出血存在，贫血和粪便潜血（+）提示肠道器质性疾病的可能。对新发病患者、年龄在45岁以上的患者或新近症状出现变化的患者，需重复粪便潜血检查。

5. 是否接受过结肠钡剂造影或结肠镜检查？

结肠钡剂造影、结肠镜检查是慢性便秘诊断和鉴别诊断最重要的手段，既往检查资料有助于初步诊断、指导选择进一步检查。对病程短、疾病进行性加重的便秘患者，一次或一种检查结果的阴性不能完全排除器质性疾病的诊断，必要时要重复检查。对粪便潜血(+)的患者，建议首选结肠镜检查，结肠镜检查时要注意痔疮情况。

6. 对拟诊为功能性便秘的患者，是否接受过结肠、肛门直肠动力方面的特殊检查？

结肠传输试验、肛门直肠测压对区别功能性便秘、功能性排便障碍有帮助。功能性便秘既往称之为慢传输型便秘，主要由结肠传输延缓所致，而功能性排便障碍(既往称之为出口梗阻型便秘)主要由肛门直肠不协调性收缩、直肠排便推进力不足引起。

7. 既往患者采取过哪些措施缓解症状？疗效如何？

长期便秘的患者，往往会寻找减轻症状的方法，如使用泻剂，长期依赖刺激性泻剂，提示患者可能的病理生理功能受损明显。要注意，患者对排便正常生理的认识、对疾病的态度、就医行为以及精神心理状态都可能影响疗效。

8. 有无特殊疾病家族史？

对有消化道肿瘤家族史，特别是有结直肠癌家族史者要高度警惕结直肠癌的可能性。

(三) 问诊结果及思维提示

患者便秘源于10年前与丈夫吵架后，多年来因为家庭琐事夫妻关系不融洽，心情不悦。排便4～5日1次，缺乏便意，粪便呈干球状，排便费力，每次排便需要30分钟以上，使用过麻仁润肠胶囊、排毒养颜胶囊等，初用有效，经常使用开塞露刺激排便，排便不尽感明显，致使排便后反复如厕但并无粪便排出。十分担心排便过程中出现血压升高导致意外。近6个月症状加重，需服用酚酞4～6片/次方可排便，伴左下腹痛，排便前明显，排便后缓解，无明显便血，粪便无变扁、切迹。无消瘦。失眠5年。4个月前钡灌肠无明显异常。高血压病史5年，正服用氨氯地平(络活喜)。父亲：结肠癌。

思维提示： 患者便秘临床表现典型，有明确诱因和精神心理因素，未接受正规治疗。患者近6个月症状加重并出现腹痛，有结肠癌家族史，尽管患者无明显便血、消瘦，4个月前钡剂灌肠检查未发现异常，也应警惕器质性疾病的可能。

三、体格检查

(一) 重点检查内容和目的

对慢性便秘的患者要进行系统、全面的体格检查，重点注意营养状态、有无浅表淋巴结肿大，腹部体征中要特别注意有无腹部压痛、包块，有无肠型及肠鸣音情况。常规肛门直肠指诊。

(二) 体格检查结果及思维提示

T 36.8℃，R 16次/分，P 72次/分，BP 128/82mmHg。营养状况可，焦虑状态。浅表淋巴结未及。心、肺无异常。腹部平软，全腹无压痛、反跳痛和肌紧张，肝脾肋下未及，未及腹部包块，肠鸣音4次/分，无减弱。肛门直肠指诊：可及内痔2枚，未及直肠肿物，肛门括约肌紧张度可，缩肛有力，用力排便时肛门括约肌不能松弛。

思维提示： 体格检查没有发现明显阳性腹部体征，肛门直肠指诊提示存在肛门直肠不协调性收缩。

四、辅助检查

（一）初步检查内容及目的

1. 便常规和便潜血 了解粪便性状，镜检是否有红细胞、白细胞，有无潜血阳性。

2. 血常规、肝肾功能、电解质等检查 了解有无贫血、高血糖、电解质紊乱，血CEA初筛胃肠道肿瘤。

3. 结肠镜检查 明确排除结直肠器质性疾病。

4. 如能排除器质性疾病，可行结肠传输试验和肛门直肠测压，同时要对患者的心理状态进行评估。

（二）检查结果及思维提示

1. 粪便常规和便潜血 2次便潜血试验中有1次(+)。

2. 血常规、肝肾功能和电解质正常。血CEA正常。

3. 结肠镜检查 患者认为4个月前钡剂灌肠检查没有发现异常，不愿意接受结肠镜检查。重复2次便潜血均为(+)，患者同意结肠镜检查。检查发现结肠黑变病；乙状结肠距肛门30cm处有直径2cm亚蒂息肉，表面发红，电烧切除；有内痔。息肉病理为绒毛状腺管状腺瘤。

4. 动力功能检查 ①胃肠传输试验：48小时排出40%标志物，残留标志物主要位于直肠；②肛门直肠测压：直肠感觉阈值增高，直肠推进力减弱，存在不协调收缩。以上结果提示，患者便秘主要是肛门直肠功能异常所致。心理评估提示其存在明显抑郁和焦虑。

思维提示：结肠镜检查发现的结肠黑变病为患者长时间使用刺激性泻剂所致，乙状结肠绒毛状腺管状腺瘤可以解释患者便潜血阳性，但不是引起便秘的原因。有关检查结果没有发现其他引起便秘的原因或基础疾病。患者高血压服用的钙通道拮抗剂络活喜有可能影响肠道动力，但不是引起便秘的主要原因。患者便秘属于功能性疾病，结合其最近6个月出现的与排便相关的腹痛，诊断考虑为便秘型肠易激综合征。事实上，患者在病程中出现了功能性疾病的转换，即6个月前主要为功能性排便障碍，近6个月以肠易激综合征表现为突出。

五、治疗方案及理由

1. 治疗原则 个体化的综合治疗是慢性便秘的治疗原则，包括去除病因或诱发因素，推荐合理膳食结构，建立正确的排便习惯，调整精神心理状态，需长期应用通便药维持治疗者要避免滥用泻剂，外科手术应严格掌握适应证。

2. 治疗方案和效果 明确诊断后向患者详细解释引起便秘的机制，分析影响治疗效果的原因，指导调整饮食结构、建立正常的排便生理，包括培养便意、餐后排便，放松情绪等。加用聚乙二醇20g/d；劳拉西泮（罗拉）0.5mg，2次/日，3周后患者排便2次/日，粪便成形，仍感排便费力。行生物反馈治疗，2次/周，共6次后患者掌握训练要领，在家坚持训练，症状逐渐缓解。维持治疗4周后，聚乙二醇逐渐减量、停用。

该患者结肠存在绒毛状腺管状腺瘤，需定期复查结肠镜。

六、对本病例的思考

慢性便秘在临床上十分常见，对便秘症状的采集要全面、详细，进行系统的体格检查，只有这样才能全面分析引起患者便秘的可能原因或基础疾病、可能的病理生理机制，有针对性地选择进一步检查、制订有效的治疗方案。对功能性疾病引起的便秘，应注意精神心理因素对诊治的影响，必要时予相应处理。临床中还需要注意功能性疾病与器质性疾病合并存在。

（方秀才）

病例10　发热、腹痛3个月

患者，女性，24岁，于2007年6月21日入院。

一、主诉

发热伴腹胀、腹痛3个月。

二、病史询问

（一）初步诊断思路及问诊目的

本例有较长时间的发热伴腹痛，诊断未明，既可从腹痛入手进行分析，也可从不明原因发热（FUO）的角度展开鉴别诊断。FUO的常见病因可分为感染、自身免疫病和恶性肿瘤三个方面。北京协和医院的大宗病例分析表明，感染约占FUO的50%。就单病种而言，结核最为常见，约占全部病例的25%。近年来结核病的发病率有所上升，该病可累及全身各个系统，临床表现复杂多样，不典型病例容易与其他疾病相混淆，误诊和漏诊率较高，因此又被称为“伟大的模仿者（great mimicker）”，需重点考虑。除发热外，本例尚有腹痛，因此思考的重点应放在（但不局限于）腹部疾病。仔细询问发热和腹痛的特点，对于缩小鉴别诊断的范围有重要意义。

（二）问诊主要内容及目的

1. 发热有何特点？

面对FUO的病例，了解发热的特点极为重要。例如体温升高程度，热型规律，有无伴随症状，全身情况如何等。虽然根据病史并不足以确立最终诊断，但往往对诊断有提示意义。例如高热伴寒颤见于菌血症，而结核所致发热却极少有明显的寒颤。若体温在一天之内持续升高，下午和夜间也不能降至正常，则提示非感染性疾病可能性更大（例如自身免疫病）。发热伴食欲减退，体重明显下降者，需警惕恶性肿瘤。发热时一般情况较好，可下床活动，甚至发热时仍可读书看报的患者，以结缔组织病和药物热更为常见，少数情况下还需警惕伪热。发热伴明显盗汗者，除结核外，还可见于布氏杆菌病、淋巴瘤和肾透明细胞癌。

2. 腹痛有何特点？

发热伴腹痛可见于肝炎、炎症性肠病、肝脏恶性肿瘤、腹膜炎等多种疾病。而这些疾病的腹痛特点各有不同，仔细了解腹痛的性质、程度和规律有助于建立初步诊断。由于本例腹痛已有3个月，基本可以除外急性炎症性疾病（胃肠炎、胆系感染、胰腺炎），应更多地考虑慢性病，尤其是慢性感染（结核）和肿瘤。

3. 有何既往病史？

既往病史是现病史的背景，既往史连同个人史，一起构成患者发生目前疾病的基础，从中往往可以获取有价值的诊断线索。以腹痛、发热为例，肝硬化患者应首先考虑自发性腹膜炎；长期腹膜透析者容易发生腹腔感染（包括结核性腹膜炎）；炎症性肠病的患者应考虑病情活动；有肺部陈旧性结核的患者，罹患腹腔结核的可能性增加。

4. 个人史情况如何？

马克思曾经说过：“人是一切社会关系的总和”。对于每一位患者，都应当详细了解他/她的生活状况，工作性质和性格特点等。医生在思考病情时应努力将患者置于平日的生活状态中,以此来考察疾病的发生、发展和转归。这样做不仅是为了诊断,更是为了深入理解疾病对患者造成的全方位的影响,与患者进行有效的沟通,在此基础上建立良好的医患关系。例如结核性腹膜炎往往见于社会经济地位较为低下的患者;酗酒者容易患酒精性肝炎,甚至酒精性肝硬化;既往长期接触石棉者要想到腹膜间皮瘤。

（三）问诊结果及思维提示

问诊结果:患者自3个月前开始发热,同时出现腹痛。最高体温为38.5℃,午后显著,可自行降至正常,盗汗明显,无畏寒寒颤。腹痛主要位于脐周,为胀痛,程度较轻。无恶心、呕吐、腹泻、黑便、咳嗽、咳痰等。食欲尚可,体重下降5kg。外院曾查血常规:大致正常。腹部超声:腹水,具体不详。予头孢类抗生素治疗,病情无好转。幼年曾患肺结核,治疗后痊愈。现在北京某超市打工,工作强度较大,自觉睡眠不足。无烟酒嗜好。

思维提示: 从发热特点、既往病史、个人史和治疗经过来看,应重点怀疑结核。外院超声提示腹腔积液,应考虑结核性腹膜炎。结核性腹膜炎的主要感染途径是腹腔脏器(淋巴结、肠道、输卵管等)的结核病灶蔓延至腹膜。绝大多数患者是在肺结核感染多年后,原先少量血行播散所致腹腔结核病灶重新活动,因此很少伴有腹腔外活动性结核灶,这一点与肠结核不同,后者病因系肺结核的分泌物被患者咽下,因此多合并有活动性肺结核。结核性腹膜炎的常见症状有腹痛(77.5%)、发热(69%)、食欲减退(54%)、消瘦(46%)和盗汗(38%),与本例相符。需要指出的是,尽管本例病史符合结核性腹膜炎的特点,但单凭病史尚不足以做出最终诊断,其他疾病尤其是恶性肿瘤和自身免疫病还不能完全排除。

三、体格检查

（一）重点检查内容和目的

根据病史考虑结核性腹膜炎可能性较大,因此体检首先需注意有无肺及肺外结核表现,例如淋巴结肿大(尤其是颈部淋巴结),胸水体征(结核性胸膜炎),颈抵抗(结核性脑膜炎),脊柱叩痛(脊柱结核)等。根据临床表现的不同,结核性腹膜炎可分为渗出型、增殖型和干酪型三种。渗出型腹部体征以腹水为主,可伴有腹部压痛。由于腹膜长期受刺激,形成粘连和增厚,腹部触诊张力增加,被形容为“揉面感”。增殖型和干酪型由于腹腔粘连较重,可出现腹部包块(脓肿)以及肠梗阻体征。

（二）体格检查结果及思维提示

T 37.9℃,R 18次/分,P 90次/分,BP 110/70mmHg。神志清楚,体型较瘦。浅表淋巴结未扪及。颈无抵抗。心肺查体正常。腹部稍膨隆,全腹无压痛、反跳痛和肌紧张,腹肌有揉面感,肝脾肋下未及,移动性浊音(+),肠鸣音4~5次/分,无气过水声和高调肠鸣音。

思维提示: 体检见患者营养情况较差,符合结核病的特点。腹部有腹水体征和揉面感,辅助检查应围绕腹水性质展开分析。需要强调的是,揉面感并非结核性腹膜炎的特有体征,血性腹腔积液和腹膜转移癌也可出现。但若其他临床表现符合,该体征还是有一定的诊断意义。

四、实验室和影像学检查

（一）初步检查内容及目的

1. 血常规　50% ~60% 的结核性腹膜炎患者有轻中度贫血，白细胞计数大多正常，亦可轻度升高或降低。血小板明显升高者可见于腹膜间皮瘤等恶性疾病。

2. 肝肾功能　了解有无低白蛋白血症，除外慢性肝病（肝硬化）或肾脏疾病所致腹水，为药物治疗提供参考。

3. ESR、CRP　了解炎症反应情况。

4. 血清 CA125　血清 CA125 最初曾被认为是盆腔恶性肿瘤（如卵巢癌）的标志物，而后来的研究发现，结核性腹膜炎患者血清和腹水 CA125 亦有明显升高，文献报告阳性率超过 90%，经治疗后可显著下降，藉此可与恶性肿瘤相鉴别。

5. PPD 试验　强阳性有利于诊断，否则意义不大。

6. 腹腔积液常规检查　典型的腹腔积液为黄绿色，外观混浊。通常血清-腹水白蛋白梯度（SAAG）<11g/L（非门静脉高压依赖性腹水），比重多>1.018，蛋白定量>25g/L，白细胞>500/μl，以单核为主。上述变化不是绝对的，与结核性腹膜炎患者的基础疾病有密切的关联。例如在合并肝硬化的患者，腹水性质可能更接近于漏出液；而长期腹膜透析的患者，腹水白细胞可以多核细胞为主，在分析检查结果时必须考虑这些因素。

7. 腹腔积液腺苷脱氨酶（ADA）　对于诊断结核性腹膜炎有重要意义。国内研究表明，若以>30U/L 为临界值，则敏感性 93%，特异性 96%，阳性似然比 23.3，阴性似然比 0.07，诊断价值较高。

8. 腹腔积液抗酸染色和结核菌培养　阳性率不足 5%，但可确诊该病。文献报告若留取 1L 腹腔积液离心后再做检查，可提高阳性率。

9. 影像学检查　超声、腹部平片和 CT 等检查有助于发现结核性腹膜炎的并发症（肠粘连），排除其他疾病（腹膜或脏器肿瘤）。腹部平片若见到腹腔内大小不等的多发钙化影，对于腹腔结核的诊断有利。怀疑肺结核的患者应常规拍胸片，除外活动性结核灶（涉及传染病管理问题），若有陈旧性结核灶则支持本病诊断。

（二）检查结果及思维提示

1. 血常规　WBC 6.99×10^9/L，N 0.72，HGB 94g/L，PLT 314×10^9/L。

2. 肝肾功能　Alb 28g/L，余正常。

3. ESR 62mm/h；CRP 47mg/L。

4. 血清 CA125　462U/ml。

5. PPD（+）。

6. 腹腔积液　草绿色，外观混浊。比重 1.024，腹水白蛋白 19g/L（SAAG 9g/L），蛋白定量 35g/L，白细胞 790/μl，单核 95%。

7. 腹腔积液 ADA 48U/L。

8. 腹腔积液抗酸染色及结核菌培养（-）

9. 腹部超声及 CT 见腹水征，网膜局限性增厚，腹膜后淋巴结肿大伴钙化。腹部平片见腹腔多发钙化灶。胸片见双上肺陈旧性结核灶。

思维提示：重要的检查结果有三项：①渗出性腹水，腹水白细胞升高，以单核为主；②腹水ADA和血清CA125均升高；③影像学检查亦符合结核。结合患者的病史及上述检查结果，支持结核性腹膜炎的诊断。由于未能发现结核菌，亦无明确的病理证据支持，因此本例仍属于临床诊断，需要给予经验性治疗。在治疗过程中需要密切观察病情变化，诸如体温，炎症指标，CA125、ADA等有无下降。必要时考虑进一步检查（例如腹腔镜），以获取直接证据。

五、治疗方案及理由

（一）方案

1. 一般治疗　休息，营养支持，保证热卡摄入，鼓励进食易消化的少渣食物，适当补充维生素。

2. 药物治疗　异烟肼300mg/d，利福平450mg/d，吡嗪酰胺1.5g/d，乙胺丁醇750mg/d，辅以糖皮质激素（泼尼松20mg/d）。

3. 监测肝功、ESR、CRP、CA125及ADA变化情况。

（二）理由

结核性腹膜炎的治疗应遵循早期、联合、规律、足量和全程的治疗原则。营养支持与药物治疗同等重要。在药物治疗的同时应注意休息、饮食和营养，同时警惕药物的副作用。关于结核性腹膜炎是否应用糖皮质激素以改善症状、减轻炎性渗出，防止将来粘连尚有一定的争议，尚无高质量的研究证据以资参考，只能根据患者个体的临床情况决定。本例营养状况较差，食欲不振，白蛋白水平较低，而腹水蛋白含量较高，病变较为广泛，估计未来造成纤维化和粘连的几率较高，综合考虑后决定在充分抗结核治疗的基础上给予小剂量糖皮质激素治疗。糖皮质激素用药的主要目的在于改善一般状况，预防肠粘连。糖皮质激素为短期应用，且逐渐减量，以避免掩盖病情变化。

六、治疗效果及思维提示

经上述治疗1个月后，患者一般情况好转，泼尼松已减至7.5mg/d。体温正常，食欲基本恢复。复查Alb 33g/L，ESR 16mm/h，CRP 12mg/L，腹水白细胞320/μl，血清CA125降至124U/ml，腹水ADA降至21U/L。

思维提示：治疗反应良好，支持结核性腹膜炎的诊断，进一步尚需要规律抗结核治疗，疗程9～12个月，并逐步减停糖皮质激素。在治疗过程中，仍需注意休息和营养，观察腹部症状和体征，警惕因粘连而发生肠梗阻等并发症。

七、对本病例的思考

我国是结核的高流行区，结核性腹膜炎也是消化科的常见病，临床医生应熟悉该病的特点。本例属于结核性腹膜炎的典型病例，诊断并无困难，而在具体临床实践中，还有较多的非典型病例，容易误诊漏诊，尤其需要与腹腔恶性肿瘤，炎症性肠病等疾病相鉴别。在抗结核药物问世之前，该病病死率高达 60%，及时正确地用药可治愈该病。结核性腹膜炎的预后与病理类型有关，腹腔积液型预后较好，粘连型次之，干酪型最差。如有严重并发症（急性肠梗阻、肠穿孔）需要外科干预者，则预后较差。

（吴 东　姚 方）

病例 11　呕血 1 天

患者，男性，43 岁，于 2009 年 3 月 24 日入急诊室。

一、主诉

呕血 1 天。

二、病史询问

（一）初步诊断思路及问诊目的

呕血是消化科急症，处理不当可能会导致病情延误，轻者出现失血性休克和误吸，重者则危及生命。因此问诊需要首先突出与治疗有关的要点，最初应简明扼要，为及时检查治疗提供依据，在病情控制及生命征稳定的情况下再进行详细的问诊和体格检查。

（二）问诊主要内容及目的

1. 是不是——消化道来源的呕血　呼吸道出血（咯血）和口腔、鼻腔出血也可表现为类似呕血表现。咯血者多有基础肺、心疾病史，如肺结核、支气管扩张、肺癌、心衰、风湿性心脏病二尖瓣狭窄等。咯血的特点为咳出，血液呈鲜红色，或痰中带血或有气泡和痰液，常呈碱性。而呕血者多有消化道病史和症状，呕血可呈咖啡色、暗红色，可混有食物，呈酸性。

2. 上或下——出血部位的定位　呕血时出血部位应在空肠屈氏韧带以上。食管少量急性出血即可呕鲜血。短时间内胃内积血超过 250ml 就会出现呕鲜血。假如出血后血液在胃内潴留时间较久，在胃酸作用下，血红蛋白就会变成酸性血红蛋白而呈现咖啡色。

3. 重不重——出血的严重程度的评估　包括出血量的估计和是否存在周围循环衰竭的临床表现。

出血量的估计：成人出血>5～10ml/d 粪便潜血试验出现阳性，出血量 50～100ml/d 可出现黑粪，胃内储积血量在 250～300ml 可引起呕血，出血量超过 400～500ml，可出现全身症状。短时间内出血量超过 1000ml，可出现周围循环衰竭表现。HGB 每下降 1g，失血量约为 400ml。但在出血早期可能有血液浓缩导致 HGB 下降程度与失血量不成比例的可能。

周围循环衰竭的临床表现：轻度患者可有头晕，血压脉搏基本无变化，患者失血量<500ml。中度患者出现口渴、心慌、烦躁、尿少症状，甚至可以一过性晕厥，血压稍有下降，脉搏 100/min 左右，失血 500～1000ml。重度患者四肢湿冷，脉搏细速，神志改变，无尿或少尿，收缩压<70mmHg，脉搏>120/min，失血量>1000ml。

4. 出不出——判断其是否还有活动性出血或再出血　以下特征提示仍有活动性出血或再出血：①反复呕血或胃管引流出新鲜血，或黑粪次数增多、粪质稀薄，色泽黑亮，伴有肠鸣音亢进；②周围循环衰竭的表现经充分补液输血而未见明显改善，或虽暂时好转而又恶化；③血红蛋白浓度、红细胞计数与红细胞压积继续下降，网织细胞计数持续增高；④补液与尿量足够的情况下，血尿素氮持续或再次增高；⑤血化验检查提示有血小板减少、血白细胞增多、凝血机制异常。

5. 为什么——病因评估　有慢性肝炎或长期饮酒病史、伴有肝掌、蜘蛛痣、腹壁静脉曲张、脾大、腹水等体征时，出现呕血、黑便，多为食管静脉曲张出血；有长期规律性上腹痛、胃灼热或者有消化性溃疡史患者，在饮食不当、精神紧张疲劳、服用非甾体类抗炎药（NSAIDs）等诱因下出血，出血后疼痛缓解，多为消化道溃疡出血；呕血前有饮酒后剧烈呕吐史，要考虑贲门黏膜撕裂综合征(Mallory-Weiss Tear)；有服用 NSAIDs、肾上腺皮质激素类药物史或有严重创伤、烧伤、感染、手术病史时，应首先考虑应激性溃疡和(或)急性胃黏膜病变出血；中老年、慢性持续性便潜血(+)伴缺铁性贫血、纳差、消瘦时应考虑胃癌。

6. 基础疾病——危险评估　年龄超过 70 岁及合并有其他疾病(如恶性肿瘤、肝衰竭、冠心病、肾衰竭)的患者属于高危人群，死亡风险高，需要特殊监护，并及时向家属交待病情。另外患者是否存在肝病史的询问非常重要，由于静脉曲张出血和非静脉曲张出血的治疗方案存在一定差异，比如是否使用三腔二囊管、内镜下硬化剂治疗等。

7. 是否接受过内镜检查　内镜检查是本类疾病诊断和鉴别诊断最重要的手段之一，了解外院检查的结果对于明确诊断有重要参考价值。

8. 入院前检查治疗情况及其效果　了解外院的血常规结果、输血及补液量可以协助判断失血量，通过了解外院治疗反应能够帮助评价病情的轻重并决定下一步检查治疗方案，尤其要了解重要的治疗措施如血管活性药物的使用、输血量、是否应用三腔二囊管和内镜下止血措施等。

(三) 问诊结果及思维提示

患者长期大量饮酒 20 余年，2003 年 8 月我院查体发现肝酶异常，B 超考虑酒精性肝病，患者未规律用药，仍继续饮酒。2008 年 4 月间断出现双下肢水肿，腹胀、腹围增加，伴乏力、纳差。2009 年 2 月 9 日因黄疸于我院住院治疗，住院期间查：血常规：WBC 2.01×10^9/L，HGB 100g/L，PLT 70×10^9/L；肝肾功能：TBil(总胆红素)464.0μmol/L，DBil 301.5μmol/L，ALT 53U/L，Alb 22g/L；血氨 97.7μmol/L；凝血功能：PT 30 秒，APTT 52.4 秒；AFP(甲胎蛋白)50μg/L；腹部增强 CT：肝硬化，脾大、腹水；肝左叶不规则低密度影。胃镜示食管静脉曲张(重度)，门静脉高压胃病，幽门螺杆菌快速尿素酶试验(Hp-RUT)(-)。予患者间断放腹水、利尿、输血浆、补充白蛋白、保肝退黄等治疗，症状缓解。

3 天前患者进食苏打饼干，后出现间断黑便。昨日夜间突发呕血，为鲜血含暗红色血块，第一次约 800～1000ml，之后患者意识不清、晕倒在地，20 分钟后醒来又呕鲜血 200ml 左右。送至我院急诊。

思维提示： 酒精性肝硬化诊断明确，肝功能为失代偿期，存在门静脉高压症，腹水，脾大及脾功能亢进，内镜证实有重度食管静脉曲张。

呕血是典型的上消化道出血症状。此次反复呕血，出血量>1000ml，提示为上消化道大出血，病情危重。结合其呕血前曾进硬质食物和肝硬化病史，食管静脉曲张破裂出血可能性最大。

鉴别诊断方面，患者家属否认患者呕血前有剧烈呕吐史，贲门黏膜撕裂综合征(Mallory-Weiss Tear)不考虑。溃疡病、急性胃黏膜病变和胃癌从病史上均无支持点，必要时可通过内镜除外。即使患者明确有食管静脉曲张，仍要考虑到有无肝硬化合并消化性溃疡累及血管造成大出血的可能。

三、体格检查

当患者神志欠清或者难以询问到准确病史时，体格检查是首要而可靠的信息来源，比如提示肝硬化的肝掌、蜘蛛痣、肝脾大、腹水、腹壁静脉曲张等。而当患者病情危重时，简单的病史询问与体格检查可以同时进行以免延误抢救时机。

（一）重点检查内容和目的

为了充分估计失血量、评价血流动力学，查体重点是生命体征，尤其是血压（急性出血患者一定要询问平时血压）、心率、心律（房颤患者的心律不齐可能干扰心率的测量，要注意）。同时也包括患者的意识（注意鉴别休克和肝性脑病）、皮肤干燥度、贫血程度、肠鸣音等。

患者呕血后要警惕有无误吸导致的吸入性肺炎、肺不张，查体可发现肺部叩诊呈浊音，听诊闻及啰音，呼吸音减低乃至消失。

注意皮肤黏膜瘀斑出现速度和面积、牙龈出血程度，判断其循环情况、出凝血功能。

终末期肝病患者病情恶化常有多种诱因，因此在对患者进行系统地、全面地检查同时，应重点注意腹部体征，尤其是压痛、反跳痛、肌紧张和肠鸣音。注意有无自发性腹膜炎、急腹症等。

肝硬化肝功能失代偿的患者在消化道大出血以后经常会诱发肝性脑病，还应注意亚临床肝性脑病的可能，要检查患者的意识状态，包括思维、反应、情感、计算及定向力等方面。

（二）体格检查结果及思维提示

T 37.5℃，R 18 次/分，P 110 次/分，BP 50/36mmHg（患者平时 BP 100/70mmHg）。慢性病容，中度贫血貌，反应迟钝，语速慢，计算力、定向力可。四肢湿冷，全身皮肤黄染，无明显出血点。肩、颈、胸部可见散在蜘蛛痣，可见肝掌，双侧乳腺发育，乳头内陷。心律齐，双肺呼吸音对称，未闻及啰音。腹膨隆，腹围 103cm，腹壁张力不高，肝、脾触诊不满意，肝脾区叩痛（+），移动性浊音（+），肠鸣音活跃，双下肢有重度可凹性水肿。

思维提示：血压下降，心率加快，四肢湿冷，均为典型的循环衰竭表现，患者存在失血性休克，评估属于重度失血，应该尽早行循环复苏治疗。体格检查结果进一步支持肝硬化、肝功能失代偿、门静脉高压症的诊断，没有发现肺炎和肺不张。意识状态的变化提示可能有早期肝性脑病的可能，需要进一步检查明确并及时给予相应治疗。

四、实验室和影像学检查

（一）初步检查内容及目的

1. 便常规和便潜血　了解大便性状，镜检是否有红细胞、白细胞，潜血有无阳性。

2. 血常规及网织红细胞　血红蛋白的水平有助于评估失血量，并鉴别其他原因导致的贫血。检测血红蛋白及网织红细胞的变化可以反映治疗的效果和有无再出血。白细胞与血小板的降低程度可以反映出脾功能亢进的程度。白细胞的异常升高往往提示可能合并感染。

3. 肝肾功能、电解质　了解是否存在基础肝肾疾病、有无急性肝功能损害加重、急性肾功能衰竭及电解质紊乱等并发症，有助于评估病情严重程度。血肌酐正常而血尿素氮（BUN）的反弹性升高提示再出血的可能。

4. 凝血功能　是否存在凝血功能和凝血因子的异常。肝病患者的凝血功能反映的是肝脏功能的变化。

5. 血型、RH 因子及感染相关指标　可用于紧急配血。

6. 腹部超声　肝胆胰脾双肾，可以发现腹腔内各脏器的异常，如肝硬化，脾大、门脉增宽等表现，此外还可能发现合并症或并发症如腹水。

7. CT　除了具有较 B 超更为优异的腹腔内脏器评估能力，CT 还可用于消化道出血的定位。但因为 CT 需要搬动，对于生命体征不稳定的消化道出血患者需要谨慎。

8. 内镜检查　为消化道出血定位、定性诊断必须。生命体征平稳后应尽快进行，以明确诊断并有助于治疗。

（二）检查结果及思维提示

1. 便常规和便潜血　黑色糊状便，潜血（+）。

2. 血常规　WBC 12.50×10^9/L，N 0.82，HGB 76g/L；PLT 90×10^9/L。

3. 肝肾功能和电解质　肝功能：TBil 14.3μmol/L，ALT 95U/L，Alb 25g/L，肾功能：Cr 181μmol/L，BUN 15.24mmol/L。电解质正常。

4. 凝血功能　PT 15.9 秒，APTT 28.7 秒；INR 1.31；FBG 0.97g/L。

5. 腹部超声　肝脏缩小，肝脏弥漫性病变，符合肝硬化。门脉增宽，脾大，腹水。

6. 内镜　急诊胃镜显示重度食管胃底静脉曲张，可见红色征。

思维提示： 食管胃底静脉曲张导致消化道出血诊断明确，目前失血量>1200ml（呕血量约1200ml，HGB 较平时下降 3g/L，再考虑血液浓缩的可能）。内镜下未见活动性出血，但红色征（+）提示近期内还有再出血的风险。肝功能方面：胆红素、白蛋白水平、腹水、凝血功能，按 Child-Pugh 分级，其肝功能分级当属 C 级，死亡率较高。该患者白细胞明显升高，原因可能包括：①血液浓缩；②感染，可以在充分补液情况下监测其变化趋势。但通常情况下应首先考虑感染并可以早期使用抗生素。

五、治疗方案及理由

（一）方案

1. 循环复苏并检测生命体征　开放深静脉插管，补液、输血 4U，保持循环稳定。

2. 止血　生长抑素静脉泵入，补充凝血因子或新鲜血浆 400ml。

3. 抑酸　质子泵抑制剂或 H_2受体拮抗剂。

4. 保守治疗无效，患者反复呕血时予以三腔二囊管压迫止血。

5. 抗生素治疗　头孢曲松 2g，每日一次，静脉滴注。监测体温及白细胞变化。

6. 病情平稳后内镜检查，帮助诊断并进行相关治疗，以预防再次出血。

7. 原发病治疗　慎用肝脏损害药物，间断放腹水、利尿，补充血浆和白蛋白，加用保护肝脏并帮助胆红素排泌的药物等。可以加用乳果糖或者白醋灌肠以促进肠道内积存毒物如陈旧血的排出，以利于肝性脑病的防治。

（二）治疗理由

1. 综合治疗　对中等量及大量出血的早期治疗措施主要是纠正低血容量性休克、止血、防止胃肠道出血相关并发症、监测生命体征和尿量。

（1）恢复血容量：保持静脉通畅，以便快速补液输血。应尽早恢复血容量，根据出血程度确定扩容量及液体性质，以维持血流动力学稳定并使血红蛋白水平维持在 80g/L 以上。需要强调的是，对于曲张静脉破裂出血患者，血容量的恢复要谨慎，过度输血或输液都可能导致继续或重新出血。避免仅用氯化钠溶液补足液体，以免加重水钠潴留导致腹水及水肿恶化。必要时应及时补充血浆、血小板等纠正凝血功能障碍。血容量充足的指征:①收缩压 90 ~ 120mmHg。②脉搏<100 次/分。③尿量>40ml/h、血 Na^+<140mmol/L。④神志清楚或好转、无明显脱水貌。

(2) 用降低门静脉压力的药物和其他药物:药物治疗是静脉曲张出血的首选治疗手段。①生长抑素及其类似物:这类药物包括十四肽生长抑素、八肽生长抑素类似物(奥曲肽)等。十四肽生长抑素是人工合成的环状 14 氨基酸肽,能显著提高止血率,但对降低死亡率没有显著作用。与血管加压素相比,疗效和病死率大致相同,但不良反应更少、更轻微。此外,生长抑素可有效预防内镜治疗后的肝静脉压力梯度(HVPG)升高,从而提高内镜治疗的成功率。奥曲肽是人工合成的八肽生长抑素类似物,它保留了生长抑素的大多数效应,且半衰期更长。②血管加压素及其类似物联用或不联用硝酸酯类药物:包括血管加压素、特利加压素等。静脉使用血管加压素可明显控制曲张静脉出血,但病死率未获降低,且不良反应较多(心脏及外周器官缺血、心律不齐、高血压、肠缺血)。加用硝酸酯类药物可改善其安全性及有效性,但联合用药的不良反应高于特利加压素、生长抑素及其类似物。因此为减少不良反应,静脉持续使用最高剂量血管加压素的时间不应超过 24 小时。③H_2受体拮抗剂和质子泵抑制剂:H_2受体拮抗剂和质子泵抑制剂能提高胃内 pH 值,促进血小板聚集和纤维蛋白凝块的形成,避免血凝块过早溶解,有利于止血和预防再出血,临床常用。④抗菌素的应用:活动性出血时常存在胃黏膜和食管黏膜炎性水肿,预防性使用抗菌素有助于止血,并可减少早期再出血及预防感染。有荟萃分析表明,抗菌素可通过减少再出血及感染提高生存率。因此,肝硬化急性静脉曲张破裂出血者应短期应用抗菌素,可使用喹诺酮类抗菌素,对喹诺酮类耐药者也可使用头孢类抗菌素。

(3) 三腔二囊管压迫止血:三腔二囊管压迫可使出血得到有效控制,但出血复发率高。当前只用于药物治疗无效的病例或作为内镜下治疗前的过渡疗法,以获得内镜止血的时机。应注意其并发症,包括吸入性肺炎、气管阻塞等,严重者可致死亡。进行气囊压迫时,应根据病情每 8 ~ 24 小时放气 1 次,拔管时机应在血止后 24 小时,一般先放气观察 24 小时,若仍无出血即可拔管。

(4) 并发症的预防和处理:主要并发症包括吸入性肺炎、肝性脑病、感染、低氧血症和电解质紊乱等,这些往往会导致肝功能的进一步损害并成为最终的死亡原因。

2. 内镜下治疗措施　内镜治疗的目的是控制急性食管静脉曲张出血,并尽可能使静脉曲张消失或减轻以防止其再出血。内镜治疗包括内镜下曲张静脉套扎术、硬化剂或组织黏合剂(氰基丙烯酸盐)注射治疗,药物联合内镜治疗可提高止血成功率。尽管套扎治疗、硬化治疗和组织黏合剂注射治疗均是治疗静脉曲张破裂出血的一线疗法,但临床研究证明,单纯使用其止血效果与生长抑素及其类似物相似,因此在活动性出血时,应首选药物治疗或药物联合内镜下治疗。

对内镜治疗止血失败的患者,介入治疗或外科手术是有效的抢救措施。

3. 介入治疗——经颈静脉肝内门-体静脉支架分流术(TIPS)　能在短期内明显降低门静脉压,因此推荐用于治疗门静脉高压曲张静脉破裂出血患者。与外科手术相比,TIPS 具有创伤小、成功率高、降低门静脉压力效果可靠、可控制分流道直径、能同时行断流术(栓塞静脉曲张)、并发症少等优点。TIPS 对急性静脉曲张破裂出血的即刻止血成功率可达 90% ~99%。但其中远期(≥1 年)疗效尚不十分满意。影响疗效的主要因素是术后分流道狭窄或闭塞,主要发生在术后 6 ~ 12 个月。

4. 外科手术治疗肝硬化门静脉高压曲张静脉破裂出血。

尽管有以上多种治疗措施，仍有约 20% 的患者出血不能控制或出血一度停止后 24 小时内复发出血。HVPG>20mmHg（出血 24 小时内测量）但 Child-Pugh A 级者行急诊分流手术有可能挽救患者生命；Child-Pugh B 级以上者多考虑实施断流手术；Child-Pugh C 级者是否手术应仔细权衡利弊，因围术期病死率≥50%。外科分流手术在降低再出血率方面非常有效，但可增加肝性脑病风险，且与内镜及药物治疗相比并未改善生存率。肝移植是可考虑的选择。

六、治疗效果及思维提示

患者入院后予以充分补液，股静脉置管，输入红细胞 4U、血浆 400ml，并加用生长抑素、抑酸、止血、补液、抗感染等治疗，仍间断有呕血，先后 3 次，每次量约 50ml，伴有血压下降，遂予以三腔二囊管置入，之后未再呕血，后曾解出 2 次柏油样黑便，共约 500ml。复查 BP 100～120/50～60mmHg，HR 100～120 次/分，血常规血红蛋白维持于 70～77g/L，尿量约 1000ml/d。入院第 3 天（活动性出血停止 48 小时）后拔除三腔二囊管。

入院第 5 天患者出现发热、寒战，Tmax 38.9℃，胸片未见异常，诊断性腹穿检查腹水常规正常。抽取外周血和导管血培养，6 小时血培养及药敏结果回报：鲍曼不动杆菌，药敏：头孢哌酮/舒巴坦 19I、亚胺培南 15I、阿米卡星 18S，余均耐药。考虑导管相关性感染不能除外，拔除股静脉插管，改为颈静脉置管。换用亚胺培南-西司他汀钠（泰能）（0.5g，1 次/6h）以及阿米卡星（0.4g，1 次/日）治疗，并予以患者人血丙种球蛋白（IVIG）（10g×3d）辅助治疗。患者体温逐渐恢复正常。

入院第 10 天行胃镜检查，镜下见食管静脉重度曲张，可见红色征，内镜下予以硬化剂注射治疗。此后患者病情平稳，未再呕血、黑便，硬化剂治疗 4 次后复查胃镜见食管静脉曲张程度明显减轻，病情平稳出院，门诊随诊。

思维提示：呕血患者的治疗前提是区分静脉曲张出血和非静脉曲张出血，这两种呕血治疗方案有一定的区别，本患者经给予积极降低门静脉压力、三腔二囊管压迫止血、以及内镜下硬化剂治疗后，治疗反应较好。

七、对本病例的思考

食管静脉曲张出血是消化科的常见急症，与其他非静脉曲张的消化道出血不同的是，来势凶猛，并发症多，再出血率高，预后不良，对本例患者的诊治我们总结经验如下：

1. 要重点突出　问诊和体检、辅助检查方面围绕着："是不是、上或下、重不重、出不出、为什么"这 5 方面，一般就能抓住重点。治疗方面：纠正低血容量性休克、止血是中、大量消化道出血的首要治疗。假如药物止血疗效不佳，应该针对患者的病情和医院的医疗条件做出最有效的个体化选择，如内镜下止血、气囊压迫、介入和手术等。本例中，当患者活动性大出血、生命体征不平稳、不具备内镜检查条件时，三腔二囊管也是一种有效止血措施。值得注意的是，三腔二囊管的缺点在于：再出血率高、容易误吸、形成压迫性溃疡等。有条件更应该内镜下治疗。内镜是本类疾病诊断和治疗最重要的手段之一。内镜不仅可以明确大部分上消化道出血的病因，还可以做内镜下治疗止血。但是在上消化道出血的急性期，有时可因出血量大或存血过多导致内镜下视野不清，达不到预期效果，反而增加出血、误吸的风险。

2. 要顾及全局 评估病情轻重时应当考虑到年龄、合并症、脏器衰竭等可能加重病情的因素。诊治方面要注意对原发病、并发症的诊治，维持各个系统的平衡。主要并发症包括吸入性肺炎、肝性脑病、感染、低氧血症和电解质紊乱等，这些往往会导致肝功能的进一步损害并成为最终的死亡原因。患者入院后因导管感染的发热若未及时控制，极有可能因此导致整体平衡的破坏，如感染性休克、再出血等而死亡。

3. 要放眼未来 急性静脉曲张出血停止后，患者再次发生出血和死亡的风险很大。对于未经预防治疗的患者，1 ~2 年内平均出血复发率为 60%，病死率可达 33%。因此，诊治过程中对于患者是否正在活动性出血的判断非常关键，因此需要持续监测生命体征，持续胃肠减压，观察便色、肠鸣音、尿量等，必要时还应该进行书面记录以便接班医生对比，便于在第一时间判断再出血。

（赖雅敏 姚 方）

病例 12　间断黑便 5 个月

患者，女性，54 岁，于 2008 年 12 月 12 日收入院。

一、主诉

间断黑便 5 个月余。

二、病史询问

（一）初步诊断思路及问诊目的

黑便是便血的一种形式。便血是指消化道出血，即血液从肛门排出，颜色可呈鲜红、暗红或黑色。少量出血不造成粪便颜色改变，须经潜血试验才能确定者，称为潜血。

问诊时要详细收集黑便的诱因、性状、速度及总量、伴随症状。同时还要注意有无全身性疾病、药物、手术等因素。

（二）问诊主要内容及目的

1. 是否为便血，便潜血是否阳性？

食用动物血制品、猪肝等可使粪便呈黑色。服用铋剂、铁剂、碳粉和某些中药也可使粪便呈黑色，但一般为灰黑色无光泽，但便潜血应为(－)。

2. 便血有何诱因？

有否饮食不洁、进食生冷、辛辣刺激等食物史。有否服药史或消化道手术史。肠道感染性疾病常有一定的诱发因素(即流行病学史)如可疑不洁饮食史，尤其可出现共餐者短期集体发病。痔疮出血往往在排便后，尤其是大便干硬时出现。慢性缺血性肠病常在进食后 2 小时内发病。某些患者可能会因服用止痛药(非甾体类抗炎药)或抗凝药而出现便血。

3. 便血的性状如何？

一般来说，病变位置越低、出血量越大、出血速度越快，便血颜色越鲜红；反之，病变部位高、出血量较少、速度慢、在肠道停留时间长，大便色越黑。血量多而粪质少、便与血均匀混合者，说明消化道出血位置较高。上消化道出血在肠内停留时间较长，则因红细胞破坏后，血红蛋白在肠道内与硫化物结合成为硫化亚铁，使大便呈黑色，更由于附有黏液而发亮，类似柏油，故又称柏油便。肛门直肠的病变多为鲜红色便血，多不与大便相混合而附着于大便表面，或便后滴血或喷射出血。

4. 便血的速度及总量如何？

对于判断病因和病情的轻重很重要。有关的参数包括：每次便血的量及便血次数，患者是否有头晕、口渴、心慌、尿少、神志改变，便血前后的血压、脉搏、血红蛋白水平，尿量(同上消化道出血量的判断方法一致)。

血管畸形出血常有突发突止，发作间期大便潜血完全阴性的特点。而占位性病变如间质瘤、淋巴瘤往往为慢性持续出血，可有间断加重。克罗恩病的出血性质与其病情活动度相关，表现更为多样。

5. 是否伴有腹痛？

慢性反复上腹痛，且呈周期性与节律性，出血后疼痛减轻者，见于消化性溃疡。上腹绞痛或有黄疸伴便血者，应考虑肝、胆道出血。腹痛时排血便或脓血便，便后腹痛减轻，见于菌痢、阿米巴痢疾或溃疡性结肠炎。腹痛伴便血还见于急性出血坏死性肠炎、肠套叠、肠系膜血栓形成或栓塞、膈疝等。

6. 是否有里急后重即肛门坠胀感？

常觉排便未净，排便频繁，但每次排便量甚少，且排便后未见轻松，提示为肛门、直肠疾病，见于痢疾、直肠炎及直肠癌。

7. 是否有发热？

便血伴发热常见于传染性疾病，如败血症、流行性出血热、钩端螺旋体病或部分恶性肿瘤，如肠道淋巴瘤、白血病等。

8. 是否有全身出血倾向？

便血伴皮肤黏膜出血者，可见于急性传染性疾病及血液疾病，如重症肝炎、流行性出血热、白血病、过敏性紫癜、血友病等。

9. 是否有皮肤改变？皮肤是否有蜘蛛痣及肝掌等？

便血可能与肝硬化门静脉高压症有关。皮肤与黏膜出现毛细血管扩张，提示便血可能由遗传性毛细血管扩张症所致。

10. 是否有腹部包块？

便血伴腹部包块者，应考虑肠道恶性淋巴瘤、结肠癌、肠结核、肠套叠及克罗恩病等。

11. 既往有何种疾病？有无抗凝及抗血小板药物服用史？过去是否有腹泻、腹痛、腹鸣、肛裂、痔疮病史？是否有胃肠手术史？

12. 入院前是否曾进行内镜检查？

对于难以明确部位的消化道出血，胃镜检查应该是常规首选，有助于寻找出血部位，且操作简便，不需要肠道准备等。

结肠镜检查可以明确相当部分的下消化道出血原因，是本类疾病诊断和鉴别诊断最重要的手段之一，了解外院镜检的结果对于明确诊断有重要参考价值。

（三）问诊结果及思维提示

患者于5个月前无明显诱因出现黑便，伴头晕、心悸、乏力，大便每日一次，为黑色成形软便，无黏液脓血。之前未注意大便颜色，无发热、恶心、呕吐、呕血，无腹痛、腹胀、腹泻、腹部包块，无里急后重，无皮肤黏膜出血点，于当地医院就诊，查血红蛋白57g/L，便潜血（+），胃镜示“胃小弯侧可见直径0.2cm息肉，表面光滑”，全消化道造影及结肠镜均未见明显异常，止血及输血治疗后症状缓解。此后患者间断出现黑便，曾少量予铁剂治疗，复查血红蛋白100g/L左右。1个月前患者再次出现黑便，伴周身乏力，于上楼活动时出现4次晕厥倒地，1～2分钟后清醒，无心悸、胸闷，于当地医院就诊，查血红蛋白65g/L，便潜血（+），胃镜示“慢性浅表性胃炎，胃角瘢痕样改变”，予止血、输血、抑酸治疗2周后症状好转，便色转黄。患者自发病以来，食欲、精神可，睡眠欠佳，活动耐量减低，大便每日一次，目前为褐色成形软便，体重变化不明显，否认NSAIDs药物服用史。

思维提示：患者为中年女性，慢性病程，临床主要表现为间断黑便，无明显诱因及消化道伴随症状，伴有头晕、心悸、乏力以及活动后晕厥，大便成形，每天1～2次，量中，黑便每次持续2周，血常规示小细胞低色素性贫血，发作间期有血红蛋白的回升，外院胃镜、结肠镜、全消化道造影均未见明显异常，多次复查便潜血（+），目前消化道出血的诊断明确，呈间断发作，为缓慢进行性出血，出血量中等，考虑出血部位在小肠的可能性大，大便形态无明显改变，出血部位可能位置靠上。

急性小肠出血常见病因包括小肠肿瘤（间质瘤、淋巴瘤、腺癌等，多数为恶性），Meckel 憩室、小肠血管畸形、遗传息肉综合征、克罗恩病等，老年人更多见血管病变、NSAIDs 类抗炎药相关性溃疡、肿瘤等。

三、体格检查

（一）重点检查内容和目的

注意观察患者贫血程度，有无皮疹、黄疸、毛细血管扩张，有无淋巴结肿大，有无代表基础肝病的肝掌、蜘蛛痣、肝脾大、腹水，有无腹部包块、腹部压痛。直肠肛诊是必要的，往往能第一时间发现痔疮、直肠癌等。

（二）体格检查结果及思维提示

生命体征正常。中度贫血貌。浅表淋巴结未及肿大，腹软，未及明显压痛及反跳痛，未及包块。肠鸣音可，肛诊见混合痔，指套未见染血。

思维提示：体格检查结果没有特殊提示。进一步需要进行实验室、内镜检查和血管造影等检查来明确诊断。

四、实验室和影像学检查

（一）初步检查内容及目的

1. 便常规和便潜血　了解大便性状，镜检是否有红细胞、白细胞，潜血有无阳性。

2. 血常规及网织红细胞　有助于评估失血量，并鉴别其他原因导致的贫血。

3. 肝肾功能、电解质　了解肝肾疾病、电解质紊乱有助于评估并发症及病情严重程度。BUN 的反弹性升高提示再出血的可能。

4. 消化道内镜　内镜是本类疾病诊断和治疗最重要的手段之一。内镜不仅可以明确大部分消化道出血的病因，还可以做内镜下治疗止血。患者多次行胃镜、结肠镜检查正常，考虑出血部位在小肠。

5. 小肠检查　小肠检查种类繁多，但各有所短。口服小肠造影使用最为广泛，可用于显示肠腔内占位、肠道结构异常、肠黏膜病变等，对肿瘤、憩室、狭窄病变诊断价值最大，但对黏膜、血管病变检出不理想，且操作者的个人经验和方法对检查结果有明显影响，整体阳性率仅在 10% ~20%。腹部 CT 小肠重建较前者更为清晰，定位更为准确，而且可以显示部分的血管病变，缺点在于需要饮用大量液体肠道准备、难以显示肠黏膜病变。胶囊内镜可以显示全小肠黏膜，创伤小，但有漏检、嵌顿、滞留消化道的风险。小肠镜对小肠黏膜显示效果最佳，可以对病变部位取活检，但往往难以显示小肠全程，且操作难度大，出血、穿孔等并发症风险高。在活动性出血时进行外科手术探查并在术中行小肠镜进一步定位、定性，是确诊小肠出血最有效、阳性率最高的方法。

6. 核素或血管造影检查　放射性核素显像使用 ^{99m}Tc 标记化合物可以大致定位出血速度为 0.1ml/min 的小肠出血灶，但有一定的假阴性率和假阳性率。选择性血管造影（DSA）可以显示>0.5ml/min 的出血部位。而且肿瘤、血管畸形各有其血管造影征象。与核素扫描相比，血管造影定位相对准确，且能直接进行血管栓塞治疗，止血率高，尤其适用于出血量大的患者，但也有相当的假阳性和假阴性，出血复发率高，并发症包括肾衰竭和缺血性胃肠炎。

7. 血型、RH 因子及感染相关指标　可用于配血。

（二）检查结果

1. 便常规和便潜血　黄色软便，潜血（-）。

2. 血常规　WBC 3.51×10^9/L，N 0.49，RBC 3.97×10^{12}/L，HGB 92g/L，PLT 296×10^9/L，网织红细胞 3.5%。

3. 肝肾功能正常。

4. 内镜　胃镜：慢性浅表性胃炎。幽门螺杆菌（-）。肠镜：循腔进镜至回肠末段约 20cm，黏膜未见异常。所见全结肠黏膜光滑，未见明显异常。小肠出血明确。

5. 小肠造影　完全正常。

6. 腹盆增强 CT+小肠重建　第二、三组小肠交界处肠壁异常强化，血管畸形可能性大，建议行 DSA；肝左叶囊肿。

7. 血管造影　空回肠交界处局部动脉分支增多紊乱，实质期可见染色增浓，静脉早期显影，考虑符合血管发育不良的 DSA 表现，其余未见明显异常。

五、治疗方案及理由

（一）方案

外科手术切除病变小肠。

（二）理由

空回肠动脉发自肠系膜上动脉，行于肠系膜内，分支构成 1～5 级动脉弓，最后以直管动脉自系膜缘处进入小肠壁。肠系膜内丰富的血管弓保证小肠的充分供血。但这样的多级血管分支供血模式使介入栓塞难以奏效。因此消化道血管畸形导致严重和反复的消化道出血可通过胃肠道部分切除根治。

六、治疗效果

术中在小肠镜定位下切除了 2 段血管畸形肠管，术后患者一般情况良好，随诊 1 年余未再有黑便。

七、对本病例的思考

由于检查手段的限制，小肠出血的病因诊断、定位很困难。小肠出血的检查定位要远重要于定性，定位后绝大多数患者可进行手术治疗，倘若加上术中小肠镜进一步定位定性，就能获得最佳手术止血效果。因此通常建议患者在活动性出血时来做检查定位，争取手术机会。

小肠重建 CT 是近年来发展很好的小肠检查方式之一。该患者在出血间期通过小肠 CT 发现了血管畸形而得以确诊，是非常幸运的。

（赖雅敏　姚　方）

病例 13　间断黑便 3 个月

患者，男性，79 岁，于 2009 年 12 月 24 日入院。

一、主诉

间断黑便 3 个月。

二、病史询问

（一）初步诊断思路及问诊目的

老年男性，慢性病程。间断黑便为主要症状。诊断上首先要除外食物干扰、消化道以外血液来源（口咽、鼻腔、咯血吞咽进入消化道）的可能，才能考虑存在消化道间断、少量出血。出血可能为上消化道，也可能是下消化道，不同部位病因也有很大差异。常见上消化道间断少量出血的原因包括：胃、十二指肠球部溃疡，NSAIDs 类药和应激所致急性胃十二指肠黏膜病变，慢性胃炎等。常见的下消化道出血原因包括结直肠癌、肠道息肉、炎症、憩室炎和肠套叠、血管畸形、缺血性肠病、痔疮、服用 NSAIDs 类药物等，不同病因的下消化道出血的便血特点和伴随症状均存在不同。

问诊时要详细收集黑便的诱因、性状、速度及失血量，并注意相应的胃肠道伴随症状如上腹不适、腹痛、腹胀、反酸、烧心、纳差、恶心、呕吐、大便习惯改变，还要关注全身状况，如发热、盗汗、消瘦、黄疸、出血倾向等，为出血来源及病因提供线索。

（二）问诊主要内容及目的

1. 黑便有何诱因？

肠道感染性疾病常有一定的诱发因素（即流行病学史），如可疑不洁饮食史，尤其可出现共餐者短期集体发病。痔疮出血往往在排便后，尤其是大便干硬时出现。慢性缺血性肠病常在进食后 2 小时内发病。

2. 黑便的性状如何？

一般来说，消化道出血患者大便性状与出血部位、出血量、速度及在肠道内停留时间都有关系，病变位置越低、出血量越大、出血速度越快，便血颜色越鲜红。血量多而粪质少、便与血均匀混合者，说明消化道出血位置较高。肛门直肠的病变多为鲜红色便血，多不与大便相混合而附着于大便表面，或便后滴血。

“黑便”含血量较多时常呈“柏油”样，即“黑、黏、亮”，水冲后可呈鲜红或暗红色，嗅之可有明显的血腥味。

3. 便血的速度及总量如何？

有关的参数包括：每次便血的量及便血次数，患者是否有头晕、口渴、心慌、尿少、神志改变，便血前后的血压、脉搏、血红蛋白水平等（同上消化道出血量的判断方法一致）。

少量的消化道出血，每日 5ml 以下，无肉眼可见的粪便颜色改变者称为潜血便，需用潜血试验判定。近来多用抗人血红蛋白单克隆抗体的免疫性检测，可以避免潜血试验的假阳性。

4. 是否伴有发热？

感染、炎症性肠病、肠结核、淋巴瘤、憩室炎均可出现发热。问诊需要明确病程中是否有发热及体温高峰、热型和热程，以及发热与便血的伴随情况、发热时的伴随体征如腹痛、腹泻、腹块等。

5. 有何其他伴随症状？

比如贫血、大便习惯改变、消瘦、腹痛、腹部包块、肠梗阻等。隐匿的消化道出血可以贫血为首发症状。

如为中青年人，反复发作上腹痛，具有一定周期性和规律性，多为消化性溃疡；老年人，慢性上腹痛，疼痛无明显规律并伴有厌食，警惕胃癌；慢性肝病史伴有肝大、腹水者，首先要考虑食管静脉曲张出血。

如有腹痛、里急后重，多提示肠道炎症；伴腹部包块或梗阻，多提示肠道肿物；伴全身出血者，多为各种原因所致凝血机制障碍。结直肠癌可能导致大便习惯改变；肿瘤或结核的消耗作用可能导致消瘦、纳差、乏力；肠腔内占位性病变或肠管狭窄均可能表现为腹胀、腹痛、腹部包块，以及肠梗阻症状等。

便血伴有急性中下腹痛、里急后重者，多为结直肠出血；中老年，有冠心病、心房纤颤等病史等突发腹痛、腹胀者，要警惕缺血性肠病；突发腹痛、腹块、便血者要考虑肠套叠、肠扭转；慢性右下腹包块、血便，要考虑 Crohn 病、肠结核和淋巴瘤；发热、腹痛、黏液脓血便、里急后重应考虑痢疾、炎症性肠病、结肠血吸虫和直肠癌。

黄疸、发热及全身皮肤黏膜有出血倾向者，见于某些感染性疾病，如败血症及钩端螺旋体病；呼吸道症状伴午后低热、盗汗、消瘦者警惕结核；发热、出血倾向伴血常规异常可提示淋巴瘤、白血病等血液系统疾病；合并皮疹、硬皮、口干、雷诺现象等可能是系统性红斑狼疮、硬皮病、干燥综合征等结缔组织病；进食后腹痛伴或不伴血便要警惕肠道血管性疾病等。

另需注意全身系统疾病的症状（结核、血液病、免疫病、血管性疾病等）。

6. 入院前所做检查及结果如何（尤其内镜检查、血常规，肝肾功能等）？

对于间断黑便为主要症状，不能确定消化道出血部位的患者，胃镜检查应该是常规首选，有助于寻找出血部位，且操作简便，不需要肠道准备等。

结肠镜镜检可以明确大部分的下消化道出血原因，是本类疾病诊断和鉴别诊断最重要的手段之一，了解外院镜检的结果对于明确诊断有重要参考价值。

7. 既往有何种疾病，有无抗凝及抗血小板药物服用史？个人史和家族史有无特殊？

有结核密切接触史、结核病史者或饮生牛奶者要警惕肠结核可能，高脂血症、冠心病、心房纤颤、血液系统疾病如蛋白 C 缺乏症或真性红细胞增多症，免疫病抗心磷脂综合征等应警惕缺血性肠病。慢性菌痢患者常有不洁食物后急性菌痢病史。血吸虫病的患者常有疫水接触史。有结肠息肉病或结直肠癌家族史者，需警惕结肠肿瘤性疾病。

抗血小板药如阿司匹林等 NSAIDs 类药物对上消化道及下消化道均可产生损伤，和抗凝药合用时出血风险更高。

（三）问诊结果及思维提示

患者半年来一直乏力、头晕，3 个月前查体发现贫血，HGB 约 80g/L，未诊治。间断黑便 3 个月，为黑色成形或糊状便，大便与粪质混合，冲水后呈黑红色，每天 1～2 次，量约 200ml/d，排便前后无明显不适。既往排便 1 天 1 次，均为成形黄便。近半年体重下降 6kg，纳差、乏力明显，无低热、盗汗。否认结核病史及接触史，不喝生牛奶，无高血压、高血脂、冠心病等慢性疾病。入院前外院胃镜检查未见明显异常。外院结肠镜检查因肠道准备欠佳、患者不耐受，仅达到结肠脾曲，发现直肠亚蒂息肉 1 枚，直径约 1cm。曾多次查便潜血（+）。

思维提示：黑便、贫血、便潜血(+)，冲水便色黑红，胃镜检查(-)，考虑出血来源于下消化道。半年来头晕、乏力，初次就诊时发现贫血，近3个月来加重，均提示该患者存在消化道持续慢性失血并渐进性加重。大便色黑，冲水后色深、大便与粪质混合等特点均提示出血部位相对较高，位于右半结肠或以上可能性大，用直肠息肉难以解释病情全貌。尤其该患者为老年男性，乏力、纳差、消瘦明显，缺乏结核的低热、盗汗等症状，要警惕肿瘤的可能。

三、体格检查

（一）重点检查内容和目的

围绕消化道肿瘤，查体应重点查浅表淋巴有无肿大、腹部有无包块、包块的边界、压痛、活动度如何，肠鸣音活跃与否、腹部有无血管杂音。肛诊是下消化出血的必要检查，对于判断大便性状、直肠肛门占位情况具有重要意义。

（二）体格检查结果及思维提示

T 36.5℃，R 18次/分，P 70次/分，BP 110/70mmHg。消瘦，贫血貌，浅表淋巴结未及肿大。心、肺查体正常。腹部平软，全腹无包块，无压痛、反跳痛和肌紧张，肝脾肋下未及，肠鸣音6次/分，无气过水声和高调肠鸣音，未及血管杂音。肛诊结果未见异常，指套退出无染血。

思维提示：体格检查结果没有特殊提示。进一步需要进行实验室和结肠镜检查来明确诊断，并评价病情严重程度，为制订治疗方案提供依据。

四、实验室和影像学检查

（一）初步检查内容及目的

1. 便常规和便潜血　了解大便性状，镜检是否有红细胞、白细胞，潜血有无阳性是初筛，判定有无肠道炎症、消化道出血和决定下一步的检查方向。

2. 便培养、便找寄生虫　除外慢性菌痢和阿米巴肠炎，常在大便常规见到红细胞、白细胞后进行，多次检查阴性才能排除诊断。

3. 血常规、肝肾功能、电解质、ESR、CRP　了解有无贫血、白细胞及血小板异常，有无低白蛋白血症、电解质紊乱和炎症指标的升高，有助于判断病因及评估病情严重程度。

4. 血CEA、CA242、CA19-9是常见消化道肿瘤标志物。联用能提高监测消化道肿瘤的敏感性和特异性。

5. 腹部血管超声　了解有无肠道血管病变如缺血性肠病等。

6. 腹部B超、腹部CT　了解腹腔脏器的病变。对实性脏器如肝脏、脾脏显示效果良好，但对空腔脏器如胃、小肠显示不佳。仿真结肠镜适用于年老体弱或无法耐受结肠镜的患者。增强CT可用于腹盆腔肿瘤定位或评价转移、血管受侵犯情况。

7. 消化道造影或小肠CT重建　可除外小肠病变如间质瘤，肠扭转和肠套叠等。

8. 下消化道造影（钡灌肠）　定位结肠病变。

9. 结肠镜　明确病变性质和范围，取活检做病理检查和病原学检查。

（二）检查结果及思维提示

1. 便常规和便潜血　外观黑色糊状，无红细胞、白细胞，潜血(+)×3 次。

2. 血常规　WBC 6.99×10^9/L，N 0.75，HGB 74g/L，PLT 144×10^9/L；肝肾功能和电解质正常，Alb 32.4g/L。

3. 便培养(-)×3 次；便找阿米巴滋养体(-)×3 次。

4. CEA 457U/L。

5. 肠系膜血管超声　肠系膜上动脉正常，肠系膜下动脉因肠气干扰观察不清。

6. 小肠 CT 重建　小肠黏膜未见异常。升结肠肝曲可见腔内占位，环腔性生长，增强像有强化。

7. 结肠镜　直肠息肉　升结肠近肝曲可见 1 枚巨大隆起病变，约 3cm×2cm 大小，占据管腔 1/3，无蒂，表面黏膜充血、糜烂，触之易出血，活检质脆。周围可见多枚小息肉。活检病理：绒毛状腺瘤，部分癌变。

8. 腹盆腔增强 CT　大致正常

思维提示：尽管院外肠镜发现的直肠息肉，患者的黑便特点，不能用直肠息肉出血解释，结合患者的病史及 CEA 结果，高度怀疑结肠肿瘤，经 CT 和结肠镜证实为结肠息肉癌变。

五、治疗方案及理由

（一）方案

1. 内镜下切除直肠息肉。
2. 外科手术。
3. 化疗。

（二）理由

患者结肠息肉癌变诊断明确，目前尚无转移征象，早期手术有可能达到根治。手术还是内镜下切除不完全取决于病变大小，还与是否有蒂、病变浸润的深度（最重要，仅限于黏膜层及黏膜下浅层的病变可以切除），根部有无大的血管等有关系。患者手术理由：病变范围大，无蒂，触之易出血，从镜下特点判断病变可能浸润较深，超过黏膜下层。多发息肉可于内镜下将息肉稀疏区分期分批摘除，息肉密集区肠段则手术切除（息肉不一定都要切除，炎性息肉和增生性息肉都可以随诊，建议患者处理：多发息肉肠段位于肿瘤附近，一并手术切除，散发息肉进行染色放大内镜观察表面腺管开口形态，结合病理检查决定是否需要内镜下切除）。

结肠癌对化疗不很敏感，仅作为一种辅助疗法。早期癌根治后一般不需化疗，但对于非早期癌，为了提高大肠癌手术切除率，控制局部淋巴结转移和预防术后复发，在术前术后联合应用，也应用于晚期广泛转移者的姑息治疗。

六、治疗效果

患者经手术切除右半结肠，术后伤口愈合良好，病理证实病变仅限于肠壁内，累及肠壁深肌层，肠周淋巴结未见转移。术后化疗。患者一般情况良好，出院门诊随诊。

七、对本病例的思考

这位患者的诊治经过算得上是一波三折，给我们带来很多启示。

慢性消化道出血常常以贫血为首发症状，患者 6 个月前就因头晕、乏力，明确诊断为贫血，3 个月后才到消化科就诊，延误了确诊的时间，令人惋惜。

此后患者又因为高龄，依从性差，首次结肠镜肠道准备欠佳，肠镜不能耐受，结果仅到达结肠脾曲，只发现了直肠息肉。这个细节险些使他再次错过确诊机会。但我院医生牢牢抓住了其黑便的特点，认定其完全不同于直肠息肉相关的消化道出血的特点，并且和患者充分沟通，打掉了他的顾虑，重新做了充分的肠道准备并且全麻下进行无痛肠镜，最终发现病变，为这个 8 旬老人争取到难得的手术根治机会。这体现了详细的问诊、查体并对临床资料进行严密的分析对临床的重要性。

期间的插曲是，肠镜前 1 天回报的小肠 CT 重建居然定位了结肠肝曲的占位病变，更为临床医生进行结肠镜复查的决策增强了信心。

（赖雅敏　姚　方）

病例 14　进行性黄疸 2 周

患者，男性，65 岁，2009 年 10 月于门诊就诊。

一、主诉

进行性黄疸 2 周。

二、病史询问

（一）初步诊断思路及问诊目的

患者为老年男性，主诉的病程很短，以黄疸为主要症状。黄疸是由于血清中的胆红素升高导致皮肤、黏膜和巩膜发黄，诊断较为复杂。根据病因可以将黄疸分为溶血性、肝细胞性、胆汁淤积性和先天性非溶血性黄疸，也可以根据生化检查的结果，依据增高的胆红素性质不同将黄疸分为非结合胆红素[UCB，原称为间接胆红素（IBil）]增高为主型和结合胆红素[CB，原称为直接胆红素（DBil）]增高为主型，再结合病史及临床特点，选择适当的检查方法，做出最终诊断。

问诊的主要目的应结合不同类型黄疸的特点，寻找背后的病因线索，为进一步的检查和治疗提供依据。首先要与皮肤苍黄、球结膜下脂肪沉积及高胡萝卜素血症相区别，确认是否黄疸。患者为老年男性，近期出现的黄疸，一般不会考虑为先天性非溶血性黄疸，可能的病因包括各种原因引起急性溶血所致溶血性黄疸（UCB 增高为主型），肝内外胆管梗阻或肝内胆汁淤积引起的胆汁淤积性黄疸（CB 增高为主型）或各种原因导致的肝细胞损害所致的肝细胞性黄疸（CB 占总胆红素的 30% ~40%）。问诊的时候要结合不同类型黄疸的特点，注意询问黄疸的起病情况和诱因、伴随症状、大小便的颜色、黄疸随时间的变化、全身状况等，深入细致，循序渐进，以确定下一步检查方向。

（二）问诊主要内容及目的

1. 现病史　结合不同类型黄疸的特点，重点询问：①黄疸的起病情况和诱因：突然发生还是隐匿起病，近期有无上感、外出旅游就餐，近期用药情况、周围人是否有类似症状等，是否在饱食及进食油腻食物后出现。②伴随症状：是否伴随有上感或胃肠道症状，有无发热、腹痛，腹痛的部位及其与黄疸的关系，先有右上腹腹痛，继而发热、黄疸常见胆管结石梗阻，右上腹剧痛、寒战高热伴黄疸（Charcot 三联征）提示为急性化脓性胆管炎，发热先于黄疸出现提示可能为传染性疾病如病毒性肝炎或其他病毒感染，通常有纳差、乏力等消化道症状或上感症状，急性溶血也可以先发热后黄疸，常伴随头痛、呕吐、腰痛，并有不同程度的贫血相关症状，严重者有急性肾功能不全的少尿或无尿、水肿等症状。还应询问有无皮肤瘙痒，如有常提示胆汁淤积性黄疸的可能。③大小便的颜色：各种原因造成胆管系统的梗阻（结石、肿瘤、寄生虫、药物、免疫等）后，胆汁不能进入肠道，会出现大便颜色变浅甚至为白陶土色，由于阻塞上方压力增加，小胆管与毛细胆管破裂，胆汁中胆红素反流入血，经肾脏排除的结合胆红素增加，尿色变黄乃至为浓茶色。溶血后尿中尿胆原增加，急性溶血尿中还有血红蛋白排出，尿液呈酱油样或茶色，同时从胆管排至肠道的胆红素增加，细菌还原后产生的尿胆原及氧化后的粪胆素相应增加，大便的颜色也会加深。④黄疸随时间的变化：梗阻性黄疸如果梗阻不能解除，黄疸将进行性加重，剧烈腹痛后黄疸减轻乃至完全缓解常提示为胆管结石排出造成的一过性梗阻，肿瘤完全堵塞胆管梗阻一般会出现黄疸进行性加重，如瘤体部分坏死脱落，黄疸相应减轻，多伴有黑便症状，之后肿瘤继续生长，黄疸会再次加重，不完全梗阻或肿瘤只累及一侧胆管也可以有波动性黄疸。肝细胞性黄疸患者，黄疸会随肝功能的变化而波动，肝功能衰竭末期会出现胆红素进行性上升而转氨酶上升不明显的情况（酶胆分离），此时常提示大量肝细胞受损，肝功能进入衰竭状态。⑤全身状况：先天性黄疸的患者通常健康状况良好，非酒精性脂肪肝患者通常有超重乃至肥胖，妊娠脂肪肝出现于妊娠的中晚期，溶血的患者有贫血相关心悸、乏力等症状，肝硬化的患者通常有肝功能衰竭和门静脉高压的各种表现，各种免疫原因导致肝病患者常伴有免疫病相关症状，如口眼干燥、皮疹、关节肿痛等，肿瘤的患者会有乏力、消瘦等全身消耗的表现。

另外，要注意询问患者是否曾到医院就诊，是否进行血生化及腹部超声检查，检查结果如何，还要询问药物治疗的情况及治疗的反应。

2. 既往史　首先应当询问有无病毒性肝炎的病史及家族史，有无近期上感史，有无服用可能导致肝脏损害的药物或特殊食物史，有无高脂血症和脂肪肝病史，有无胆囊结石病史，是否做过手术，有无输血史，有无肿瘤病史及家族史等。

3. 个人史　有无长期饮酒史；有无寄生虫疫区居住史，有无食生鱼史，近期是否外出旅游；个人职业，有无四氯化碳等造成肝脏损害的物质接触史。

（三）问诊结果及思维提示

患者的黄疸为隐匿起病，邻居偶然发现，没有明显的诱因，之前两天曾经和家人一起外出就餐，但其余人都没有类似症状，没有上感病史，近期未用肝损伤药物。黄疸为进行性加重，有轻度皮肤瘙痒，不伴有发热、腹痛及腹部不适，近期食欲略有下降，无恶心、厌油、呕吐、腹泻等不适，大便颜色为浅黄色，小便颜色深黄。起病一周时曾在当地医院就诊，查血总胆红素 68μmol/L，CB 55μmol/L，ALT 73U/L，AST 59U/L，未行超声检查，给予茵栀黄口服液 10ml，每日 3 次口服，自觉效果不明显。无乏力、心悸等症状，近期体重无明显变化。否认口眼干燥、关节肿痛及皮疹等症状。既往身体健康，无长期服药史，否认病毒性肝炎病史及接触史，无胆结石病史；无手术及输血史；23 岁时曾患肺结核，抗结核治疗一年半，已治愈。饮酒近 40 年，每天 40°白酒约 2 两，去年体检肝功能和胆红素都正常，B 超提示有轻度脂肪肝，已经戒酒一年，从不吃生鱼片。退休干部，否认有肝脏损害物质接触史。

思维提示：通过详细询问病史，总结患者黄疸的特点为隐匿起病，无痛性进行性加重，有轻度皮肤瘙痒，大便颜色略变浅，小便颜色加深，无发热，无消化道其他症状，无其他系统疾病症状及全身消耗表现；有长期饮酒史，超声曾经提示轻度脂肪肝，但当时检查肝功能正常，近一年来戒酒。从院外的检查结果看，符合胆汁淤积性黄疸的特点，伴有轻度的肝功能损害。

进一步应该区分是肝内胆汁淤积还是肝外胆汁淤积，肝内又分为肝内阻塞性胆汁淤积和肝内胆汁淤积，前者多见于肝内泥沙样结石、癌栓和寄生虫病（华支睾吸虫等），后者见于毛细胆管型病毒性肝炎、药物性肝炎、原发性胆汁性肝硬化、硬化性胆管炎等，肝外常见病因包括胆总管结石、良性及恶性胆管狭窄及胆道蛔虫等。根据患者的病史特点，没有结石病史，不伴腹痛和发热，不符合胆管结石及蛔虫的特点，没有食生鱼史，不太可能感染华支睾吸虫，也没有特殊用药史及肝损害物质接触史，因而需要着重考虑胆管的良恶性狭窄所致的肝外胆管梗阻及病毒、免疫、肿瘤等原因导致的肝内胆汁淤积的可能。

三、体格检查及思维提示

（一）体格检查内容及目的

体格检查首先要注意生命体征，有无发热，有无低血压、心率增快等休克表现。其次要注意观察黄疸的程度及颜色，UCB 升高为主的黄疸为浅柠檬色，CB 升高为主的黄疸皮肤多呈暗黄色，严重者为黄绿色，肝细胞性黄疸介于两者之间，多为深黄色。轻度黄疸者常仅见巩膜黄染，黄疸越严重，皮肤颜色越深。

还要注意慢性肝病及肝硬化相关体征，有无肝掌、蜘蛛痣、男性乳房发育等肝功能失代偿表现，有无脾肿大、腹水、侧支循环开放（腹壁静脉、直肠静脉）等门静脉高压表现。有无肝脏肿大，肿大的程度及类型，表面及质地如何，肝脏弥漫性轻至中度肿大，质地软或中等且表面光滑者，见于病毒性肝炎、急性胆道感染或阻塞；明显肿大且不对称，质地坚硬，表面凹凸不平有明显结节者见于原发性或继发性肝癌；肿大不明显，肝脏缩小，或肝叶比例失调，质地较硬，边缘不光滑，表面小结节感者常见于肝炎后肝硬化。有无胆囊肿大，有无腹部压痛及 Murphy 征，后者常提示胆囊炎存在，而无痛性黄疸伴胆囊肿大常见于胰头癌、壶腹癌及胆总管癌。

最后还要注意有无其他系统疾病的体征，有无贫血相关的苍白、心率增快、脉压差增大，有无皮疹、皮肤淤血/瘀斑、眼炎和关节肿痛变形等，不同症状能为黄疸病因提供线索，如营养不良及恶病质的存在常提示慢性感染或肿瘤的可能。

（二）体格检查结果

患者血压、呼吸、脉搏、体温均正常，一般状态好，营养良好。中度黄疸，皮肤呈暗黄色，有少许抓痕，无肝掌及蜘蛛痣。心肺查体正常。腹部轻度膨隆，未见静脉曲张，触之软，右上腹压之不适，无明显压痛，肝脾肋下未触及，胆囊未触及，Murphy 征（-），移动性浊音（-），肠鸣音正常，双下肢无水肿。

思维提示：体格检查发现中度黄疸，根据皮肤颜色及抓痕符合 CB 增高为主的特点，没有急慢性肝炎、肝硬化、肝癌的体征，也缺乏急性胆囊炎、胆管炎的典型表现，右上腹压之不适的体征没有特别的鉴别意义。按照黄疸的诊断程序下一步应该选择适当的辅助检查，进一步明确病因，并排除其他疾病。

四、辅助检查及思维提示

（一）初步检查内容及目的

1. 血液学检查　一周前外院的实验室检查结果：血总胆红素 68μmol/L，CB 55μmol/L，ALT 73U/L，AST 59U/L，证实为 CB 增高为主的黄疸，伴有轻度肝功能异常，治疗后黄疸仍在进行性加重，应该复查肝功能情况，了解胆红素及转氨酶的变化，同时应检查 GGT 及 AKP，如显著升高超过转氨酶水平进一步支持胆汁淤积性黄疸，UCB 为主的增高伴随 LDH 异常升高常提示溶血的可能。另外，同时检查血常规，可以除外感染、贫血及脾功能亢进。各型病毒性肝炎指标及 CMV、EB 等病毒检查可以了解有无病毒导致的肝脏损害，ANA、ENA、免疫球蛋白、蛋白电泳、ESR、CRP 及免疫性肝病相关自身抗体检查可以排除免疫相关疾病的存在，CEA、CA19-9 等肿瘤指标的升高则支持肿瘤的诊断，需要注意的是，梗阻性黄疸常会伴随 CA19-9 升高，需要在梗阻解除胆红素下降以后复查，根据 CA19-9 变化做出正确的判断。

2. 腹部超声检查　能够探查肝脏的大小、形态、肝内有无占位性病变、脾脏有无肿大、胰腺有无肿大及占位、有无腹水，更为重要的是，能清楚显示胆囊大小、有无胆囊结石、胆管有无扩张、上段胆管有无病变及肝内胆管结石情况，对于胆总管结石也有一定的诊断价值，对于鉴别胆汁淤积性黄疸是由于肝内还是肝外病因导致有重要意义。

3. 腹部CT　能够清楚显示肝脏、胰腺、胆囊、脾脏、肾脏的形态及病变存在，部分肠道占位也可以通过CT发现，通过增强造影还可以帮助鉴别脏器占位的性质。很容易发现扩张的胆管系统和胰管，帮助鉴别肝内外胆汁淤积，对于壶腹、胆总管及胰腺的肿瘤也有一定的鉴别诊断价值。还能检查是否存在腹水、有无肝门部、腹膜后等部位异常肿大淋巴结，帮助判断病因。

4. 核磁共振成像(MRI)及胰胆管成像(MRCP)　MRI对于肝脏良恶性肿瘤的鉴别优于CT，也可以用于检测代谢性肝病和炎症性肝病。MRCP在无创情况下可很好地显示胰管和胆管系统的形态，对于结石、肿瘤、炎症等胰胆系统疾病都有一定的诊断价值。

（二）初步检查结果及思维提示

1. 血液学检查　复查血总胆红素189μmol/L，CB 147μmol/L，ALT 98U/L，AST 91U/L，GGT 479 U/L，AKP 627U/L，各型病毒性肝炎指标及CMV、EB等病毒指标均(-)，ANA、ENA、及免疫性肝病相关自身抗体(-)，免疫球蛋白、蛋白电泳、CRP正常，ESR 20mm/h，CEA正常，CA19-9 234U/ml。

2. 腹部超声检查结果　肝内外胆管扩张，胆总管直径约1.1cm，左右肝管直径分别为0.4cm及0.5cm，胆囊轻度增大，未见明确结石，胆总管下段显示欠佳，肝脏、脾脏未见明显异常，胰腺大小及形态正常。

3. 腹部增强及胰腺薄扫CT　肝脏、脾脏无明显异常，肝内外胆管增宽，胆囊略大，胆总管末端狭窄变细，胰头饱满，密度均匀，腹膜后未见肿大淋巴结。

思维提示：通过上述辅助检查，证实为肝外梗阻性黄疸，病变定位于胆总管末端，但什么原因导致胆总管末端狭窄变细？患者没有胆结石病史，不存在反复排石造成胆管炎性狭窄的可能，结合患者的年龄，CA19-9升高，考虑肿瘤的可能性较大，既可能为良性的十二指肠壶腹部腺瘤、胆管内的腺瘤，也有可能是恶性肿瘤即壶腹周围癌，包括胆总管下段癌、壶腹癌和胰头癌，从目前已有的临床资料三者很难鉴别。

（三）进一步检查内容及目的

1. 内镜超声检查(EUS)　将顶端带有微型高频超声探头的内镜插入胃和十二指肠内，可以对相邻的脏器（胰腺、胆管、胆囊及周围血管和淋巴结）进行超声扫描，与体外超声相比，由于探头更接近脏器，缩短了声路并降低了声波衰减，可以采用更高频率的超声扫描，显著提高图像的分辨率，能够发现直径在0.5~1.0cm的病变，对胰腺细小病灶和胆管内微小结石的诊断率都优于体外超声及腹部CT。

2. 内镜下逆行胰胆管造影(ERCP)　插入十二指肠镜到十二指肠降段，能够直接观察壶腹部及乳头开口形态，发现病变后经内镜活检孔道插入活检钳可以直接获得标本送组织学检查，经乳头开口插管后可以分别进行胆管系统及胰管造影，了解胰胆管的形态，明确狭窄或梗阻的部位、程度及范围，并能发现胰胆管系统结石（造影后X线下为可以移动的充盈缺损），对于梗阻部位经活检孔道插入细胞刷进行刷检可以获得标本进行细胞学检查，有助于鉴别良恶性狭窄。另外，还可以进行乳头切开并利用器械取出胆管和胰管内的结石，也可以通过胆管内植入鼻胆管、塑料或金属支架引流胆汁，缓解梗阻性黄疸，不失为一种有效的治疗手段。

3. 导管内超声（IDUS） 在ERCP的基础上，通过活检孔道将高频微探头插入胆管或者胰管，经X线定位可以进行导管内超声，协助判断管腔内（结石、新生物）、管壁病变的性质，对于狭窄是由于管壁自身病变（管壁增厚、新生物）还是周围病变（淋巴结、胰腺肿瘤等）压迫或者浸润所致有重要的鉴别意义。

4. 经皮肝穿刺胆管造影（PTC） 能够清楚显示整个胆管系统的形态及病变部位、程度及范围，可以在梗阻的远端置管将胆汁引流到体外，也能够在胆管内置入支架跨过梗阻部位，改善黄疸症状。

5. 核素检查 核素扫描有助于判定肝脏占位病变的大小及性质。

6. 穿刺活检或腹腔镜检查并活检 肝活检对于疑难黄疸病例的诊断有重要价值，胰腺占位在EUS引导下穿刺活检对于良恶性的鉴别也有重要意义，但胆汁淤积性黄疸患者肝穿刺/活检可发生胆汁外溢造成腹膜炎，肝功能不佳患者凝血机制障碍可能发生出血，还可能会出现感染等并发症，应慎重把握指征。

（四）进一步检查结果及思维提示

检查结果：十二指肠镜观察壶腹及乳头开口部位无明显异常，ERCP胆管内插管并造影显示胆总管下段长约1.5cm细线样狭窄，有接触性出血；胆管内插入超声微探头对狭窄部位进行IDUS检查发现病变部位胆管环1/2腔管壁正常结构及层次消失，明显增厚并呈低回声改变，边缘不光滑，边界不清晰；对病变部位进行细胞刷刷检涂片8张送病理科进行细胞学检查，发现高度可疑癌细胞。

思维提示： ERCP检查结果证实病变位于胆总管末端，呈狭窄表现，IDUS提示病变来源于胆管壁，呈低回声且边界不清，胆管壁正常结构破坏，提示可能为恶性狭窄，最终细胞学检查证实为胆总管下段癌。

五、治疗方案及理由

1. ERCP下胆管内支架置入 在ERCP进行细胞刷检后就在胆总管内放置塑料支架跨过狭窄段，引流狭窄段远端的胆汁，缓解黄疸症状，减少高胆红素血症对围术期的不良影响。

2. 外科手术 患者虽然为老年男性，但健康状况良好，为低位胆管癌，肿瘤较为局限，没有转移的证据，治疗方法首选外科Whipple手术，术后一年生存率可以达到60%以上。

六、治疗效果

ERCP并胆管内支架置入术后胆红素迅速下降，一周后接近正常并转入外科，两周后接受Whipple手术，手术病理为胆管高分化腺癌，术后伤口愈合良好，一个月后出院，出院前复查胆红素、转氨酶、胆管酶及CA19-9均在正常范围。

七、对本病例的思考

患者为老年男性，表现为无诱因进行性加重的无痛性黄疸，问诊和体格检查结果提示黄疸可能为胆汁淤积性，没有发现病毒感染、胆管系统结石并感染、溶血、药物及毒物损伤等常见黄疸病因的线索，通过初步的实验室检查，证实患者以 CB 增高为主，腹部超声检查经济方便，很快明确为肝外性胆汁淤积，CT 检查将病变局限在胆总管下段，进一步 ERCP 和胆管内超声不仅明确了病变的部位和范围，病变的超声下表现符合胆管恶性狭窄特点，通过细胞刷获得关键的病理诊断，ERCP 还通过胆管内支架置入缓解黄疸为手术争取了时间，最终患者及时采取手术治疗，取得了较好的疗效。

黄疸的病因很多，鉴别诊断比较复杂，重点是通过问病史、查体和必要的血液学检查，区分黄疸患者胆红素升高的类型，胆汁淤积性黄疸通过超声和 CT 检查可以鉴别肝外性还是肝内性，再根据各类型黄疸的常见病因对临床资料进行详细分析，决定进一步的辅助检查，根据结果做出最终诊断。辅助检查采用的原则为先简单，后复杂，先无创，后有创，先经济便宜，后价格昂贵，例如本例患者先采用简便经济的超声检查，然后是腹部 CT，最后采用 ERCP 检查。另一方面，在不能除外肿瘤病因时，要及时准确做出下一步检查的决定，以免延误诊断，错过手术时机。

（姚　方）

病例 15　黄疸 1 周

患者，女性，32 岁，于 2008 年 4 月 15 日就诊于我院急诊。

一、主诉

发现皮肤巩膜黄染 1 周。

二、病史询问

（一）初步诊断思路及问诊目的

黄疸是一种常见的临床体征，系指各种病因导致血清胆红素增高，从而引起巩膜及皮肤黏膜黄染的现象。由于胆红素容易与弹力蛋白结合，故弹力蛋白丰富的巩膜易被黄染，当巩膜出现黄染常表示血清胆红素水平已达 51μmol/L 以上。某些其他因素也可引起皮肤颜色变黄（假性黄疸），需与真正的黄疸相鉴别。胡萝卜素黄皮病是引起假性黄疸最常见的原因，多见于健康人食用大量含有胡萝卜素的水果和蔬菜（包括胡萝卜、南瓜、桃子、橙子）而致，表现为手掌、前额和鼻翼发黄，但巩膜并无黄染，可资鉴别。

根据胆红素代谢途径受累的环节不同，可将黄疸大致分为肝前性、肝性和肝后性三大类，其代表疾病分别为溶血性贫血、弥漫性肝病和胆道梗阻，各有其不同的临床表现。问诊的重点在于明确病程长短，黄疸轻重，有无伴随症状等。

（二）问诊主要内容及目的

1. 病程如何？病情如何变化（确定病程长短和病情变化趋势）？

病程长短（包括病程中病情变化的趋势）对于疾病诊断和预后判断均有重大意义，例如乙型肝炎和壶腹癌引起的黄疸常为慢性，而甲型肝炎和胆石症造成的黄疸通常为急性。黄疸本身并不会导致不适，患者常系无意中发现，要精确计算病程有时会有一定难度，但无论如何应下一定的工夫，通过患者回忆、家属叙述以及既往就诊资料等多种信息渠道，估计病程长短。

不同疾病有不同的自然病程，了解病程走势对于原发病的判断有一定的参考价值，黄疸也不例外。例如胰头癌多表现为慢性进行性黄疸，某些遗传性疾病（如 Gilbert 综合征）引起的轻度黄疸可持续多年，患者并无任何不适。临床上还曾见过少数胆总管结石的老年患者，反复发生胆管炎，每次感染加重均伴有黄疸加深；另一方面，胆管炎又可引起胆总管内压力增加，从而促进了胆汁引流，待引流增多，感染减轻后，黄疸又告消退，从而造成一种“间歇性黄疸”的现象。

2. 有无伴随症状尤其是提示严重疾病的报警症状？

溶血性贫血的患者可有贫血相关表现，例如乏力、耳鸣、心悸等，慢性溶血性贫血可因胆汁成分改变而引起胆囊结石，急性血管内溶血可出现寒颤、腰痛、酱油色尿等。严重肝病患者可有纳差、恶心、呕吐，严重者甚至可有消化道出血、腹水、肝性脑病等。若黄疸系肝外胆道梗阻引起，则应警惕梗阻继发化脓性胆管炎的可能，该病系临床急症，需要快速识别和处理，需注意有无寒颤、右上腹痛、意识障碍和休克等。

此外，胆汁淤积的患者由于血胆汁酸升高等原因，往往伴有不同程度的皮肤瘙痒。而自身免疫性疾病引起的黄疸可有基础病的相应表现，包括发热、脱发、关节炎等。右心衰竭引起的肝脏长期淤血，也可出现黄疸。

3. 有无用药史？

药物性肝损害是黄疸的常见病因。临床常用又可引起肝损害的药物包括：抗结核药物、抗癫痫药物、抗甲状腺药物、降血脂药、某些抗生素等等。不同的药物损害肝脏的机制有所不同，临床表现极为复杂。随着研究的不断深入，人们发现以往关于药物肝损害的一些认识并不正确，例如：①“以前用过该药没有出现肝脏副作用，所以这次是安全的”：以往用药安全，并不能保证此次用药就不会发生肝毒性；②“已经停药了，所以肝毒性就不会出现”：药物肝毒性完全可以在停药以后出现；③“药物剂量越大，肝毒性越大”：有些药物（例如对乙酰氨基酚）的肝毒性与剂量相关，而有些药物则无关，即使一次用药，也可引起严重的肝毒性；④“中药是天然药物，所以没有肝毒性”：与西药一样，中药完全可以造成严重的肝毒性，例如三七可引起肝小静脉闭塞症（VOD），导致患者出现肝脏肿大、腹水和严重黄疸。

4. 有无酗酒史？

长期大量饮酒可引起酒精性肝炎和肝硬化，按照国内《酒精性肝病诊疗指南》的标准，有长期饮酒史，折合成乙醇量男性每日≥40g，女性每日≥20g；或 2 周内有大量饮酒史，每日≥80g 者须怀疑酒精性肝病。酒精性肝病不仅取决于饮酒的绝对量，与遗传易感性也有一定的关联。该病在国内外均很常见，在酗酒者中发病率约为 10%～35%。及时戒酒是该病最重要的治疗，故通过病史了解饮酒情况极为重要。

5. 大便颜色有无改变？

重度胆汁淤积的患者，无论是在肝外还是在肝内胆汁淤积，胆红素的肝肠循环均被阻断，粪便的颜色会变浅，严重者甚至出现“白陶土”样大便。

6. 有无流行病学史？

甲型和戊型肝炎均通过粪-口传播，在起病前有一定的潜伏期。一旦发现这两类肝炎患者，除及时向疾病预防控制部门报告，采取相应的隔离与防控措施外，还应督促患者仔细回忆起病前的生活状况，力争为阻断疾病传播提供更多线索和信息。来自我国南方地区的患者，钩端螺旋体病和血吸虫病亦不罕见。

7. 有无病毒性肝炎家族史？

乙型肝炎和丙型肝炎均可通过生活中的密切接触而传播，因此对疑有病毒性肝炎的患者，应询问其他家庭成员的患病情况。

（三）问诊结果及思维提示

患者 1 周前家人发现其巩膜黄染，近一周来有加重趋势。食欲好，精神和体力正常，除黄疸外无任何不适。1 个月前因“阵发性房颤”开始服用胺碘酮 200mg，1 次/日，余未用过任何药物。二便正常，从不饮酒。否认乙型和丙型肝炎接触史，其他有意义的流行病学史亦不明确。

思维提示：本例黄疸时间较短，除近期用过胺碘酮外，目前没有发现其他病因。胺碘酮确实可造成肝损害，据报道严重肝损害的发生率约为 1%～3%。然而，由于药物肝损害本身没有特异性检查，因此在诊断药物性黄疸之前，尚需除外其他疾病。本例除黄疸外无任何症状，溶血可能性相对较小。肝后性黄疸若由胆石造成，往往有一定程度的腹痛（少数老年人胆总管结石可无症状），甚至有发热等感染表现，本例并不支持，若系恶性肿瘤所致，本例相对年轻，没有任何消耗症状，亦不相符。因此，以肝性黄疸的可能性相对最大。一般而言，若急性病毒性肝炎（例如甲肝）造成了黄疸，患者多同时伴有乏力、纳差、恶心等症状，本例无上述表现，从另一个方面提示药物肝损害的可能性更大。

三、体格检查

（一）重点检查内容和目的

体检重点在于观察巩膜和皮肤色泽，评估黄疸的严重程度，同时除外严重心肺疾病（例如右心衰）。查体尚需注意有无慢性肝病的表现，例如肝病面容、肝掌、蜘蛛痣等。腹部体检需注意肝脏大小、质地、有无叩击痛等。右上腹压痛亦是重要体征，可见于胆囊炎、病毒性肝炎、肝淤血等。脾脏肿大和腹水是肝硬化的重要表现，有诊断意义。除腹部之外，其他重要体征也需注意。例如黄疸合并昏迷常提示肝性脑病，合并发热和低血压可见于急性化脓性胆管炎。偶尔情况下，甲状腺功能亢进可以黄疸为首发表现，本例为青年女性，又有房颤病史，在体检时需给予一定的关注。

（二）体格检查结果及思维提示

T 36.5℃，R 18 次/分，P 80 次/分，BP 110/60mmHg。神志清楚，定向力、计算力和记忆力均正常。一般情况可，无贫血貌。皮肤巩膜中度黄染，浅表淋巴结不大，未见肝掌、蜘蛛痣。甲状腺不大，颈静脉无怒张。心律齐，未及病理性杂音。双肺查体正常。腹部平软，全腹无明显压痛、反跳痛和肌紧张，肝脾肋下未及，移动性浊音（-），肠鸣音正常。双下肢不肿。

思维提示：除黄疸外，有意义的阳性体征较少，但阴性结果有助于我们排除溶血性贫血、肺心病、胆石症、肝硬化和甲状腺功能亢进等疾病。体检结果亦不支持肝性脑病。

四、实验室和影像学检查

（一）初步检查内容及目的

1. 血常规、尿常规、粪便常规　血常规了解有无溶血性贫血，还可查网织红细胞计数；尿胆原升高见于血结合胆红素增高（胆汁淤积）；粪便潜血阳性可见于某些疾病（壶腹癌，门静脉高压）引起的消化道出血。

2. 肝功能　肝功能检查最重要的在于将黄疸分为两大类：以非结合胆红素增高为主和以结合胆红素增高为主，前者多见于溶血性贫血、骨髓无效造血（巨幼红细胞贫血）和某些先天性异常（Gilbert 综合征、Crigler-Najjar 综合征），后者则进一步分为肝细胞性黄疸，肝内胆汁淤积和肝外胆汁淤积三大类。转氨酶上升的程度有助于区分肝细胞性黄疸和胆汁淤积性黄疸，如果转氨酶在 300U/L 以内，两种病因均有可能。如果转氨酶超过 1000U/L 以上，多为肝细胞性黄疸。当胆囊向胆总管一过性排石时，除胆红素升高外，约 80% 的患者可伴有转氨酶的一过性升高，最高可达 300U/L，对诊断有提示意义。白蛋白（Alb）下降可见于严重肝病（肝硬化）或消耗性疾病（恶性肿瘤）。碱性磷酸酶（ALP）升高不仅见于胆汁淤积，还可见于浸润性肝病（转移癌、淋巴瘤、结节病）和骨代谢疾病（甲状旁腺功能亢进）。γ-转肽酶（GGT）和总胆汁酸（TBA）升高见于胆汁淤积。

3. 凝血酶原时间　部分凝血酶原时间（PT）延长和纤维蛋白原（FBG）下降反映肝脏合成功能下降，严重肝病（肝硬化、肝功能衰竭）患者可以出现；少数患者也可见于纤溶亢进（弥散性血管内凝血）。

4. 病毒性肝炎和自身免疫相关指标　通常需查甲型、丙型和戊型肝炎抗体以及乙型肝炎五项，视临床情况部分患者还需除外其他嗜肝病毒感染，包括巨细胞病毒、单纯疱疹病毒等。

若临床考虑自身免疫性疾病(例如原发性胆汁性肝硬化)可能性较大,还需要查相应的免疫指标(例如线粒体抗体等)。

5. 腹部超声 超声无创廉价,不仅可以了解胆囊形态,还可评估肝内外胆管有无扩张,对于排除肝外梗阻性因素所致黄疸极有价值,是评估黄疸必做的检查。超声还可观察肝脏大小、回声和形态,了解有无腹水,判断有无弥漫性肝病。

6. 其他检查 对于胆汁淤积性黄疸,最重要的是要明确系肝内胆汁淤积还是肝外胆汁淤积,单纯通过病史、体检和肝功化验常难以准确区分是肝内还是肝外胆汁淤积,往往需要影像学检查,超声是首选。但由于胆总管下段对于超声是一个很难观察的区域,此时可能需要CT和(或)MRCP等其他检查,以了解有无胆管扩张,以及胆管扩张的病因。

(二) 检查结果及思维提示

1. 血 WBC 6.8×10^9/L,N 0.62,HGB 142g/L,PLT 164×10^9/L;尿胆原(+),粪便常规及潜血(-)。

2. 肝功能 ALT 652 U/L,AST 435 U/L,TBil 171μmol/L,DBil 127μmol/L,Alb 38g/L,ALP 452U/L,GGT 642U/L,TBA 126U/L。

3. PT和FBG 正常。

4. 病毒性肝炎及自身免疫相关指标 甲型、丙型、戊型肝炎抗体以及乙型肝炎五项均(-)。包括抗线粒体抗体在内的自身抗体(-)。

5. 超声 肝脏大小及回声未见明显异常,肝内外胆管无扩张,胆囊大小正常,其内未见结石。

思维提示:本例黄疸诊断明确,就胆红素构成而言,DBil占TBil的70%以上,故属于结合胆红素为主的黄疸,应重点考虑肝细胞性黄疸和胆汁淤积。本例转氨酶明显升高,肝细胞性黄疸可能性较大,同时伴有ALP、GGT和TBA均有明显升高,故亦存在胆汁淤积。由于超声未见肝内外胆管扩张,胆道梗阻证据不足,故肝内胆汁淤积可能性最大。因此,本例同时存在肝细胞性黄疸和肝内胆汁淤积,从病史来看,在其他疾病均无证据的情况下,考虑药物(胺碘酮)性肝损害最为合理。

五、治疗方案及理由

(一) 方案

1. 一般治疗 黄疸水平较高,有条件应收入院,与患者及家属沟通,告知病情及下一步处理方案,密切观察生命体征和腹部症状。

2. 充分补液,营养支持 患者可以进食,故以肠内营养为主,保证热量和水分摄入,保持肠道通畅。

3. 及时停用胺碘酮。

4. 酌情应用保肝药物。

5. 请心脏科医生会诊。

(二) 理由

一旦考虑药物性黄疸,及时停药是最重要的治疗。对于严重黄疸的患者,即使停用肝毒性药物,肝功能好转也需要一定的时间,酌情选用某些护肝药物可能有助于加快恢复。本例停药后，可能会出现房颤复发，故还应与心脏科医师沟通，为心律失常的后续治疗制订方案。

六、治疗效果及思维提示

经上述治疗后，患者黄疸逐渐减退，1个月后胆红素基本正常，2个月后在门诊复查，肝功能完全正常。由于房颤仍反复发作，经心内科医生会诊后收入心脏科病房，于起病3个月后行射频消融治疗，手术成功，随访6个月房颤未再发作。

思维提示：药物性黄疸其实病情并不复杂，但是临床决策常常是牵一发而动全身。就本例而言，停用胺碘酮对于肝功能恢复固然有利，但却引起了房颤复发的新问题。因此，无论病情简单还是复杂，在我们采取某项诊疗措施之前，通常需要预先判断其可能的后果是什么，必要时提前防范，才能做到心中有数，有备无患。

七、对本病例的思考

黄疸的治疗针对的并非是胆红素本身，而是引起黄疸的基础疾病。因此明确黄疸病因是合理治疗的前提。通过病史和体检，可为黄疸的病因诊断提供一定的线索。本例是一个比较简单的药物性黄疸病例，在实际临床工作中，情况往往更加复杂：患者可能同时服用多种药物，可能还合并其他肝损害因素（例如感染、心衰、手术打击等），有时很难明确究竟系何种因素造成的肝毒性。但就诊疗思路而言，无论是简单病例还是复杂病例，所遵循的原则都是一样的，那就是从病理生理机制出发，了解黄疸的病因分类，通过病史和体检确定诊断思路的方向，辅以必要的辅助检查，通过一系列的分析和综合的思维方法，确立最终的病因诊断。

（吴东　姚方）

病例 16　反酸、烧心伴胸骨后疼痛 5 年，加重 6 个月

患者，男性，46 岁，于 2002 年 5 月就诊。

一、主诉

反酸、烧心伴胸骨后疼痛 5 年，加重 6 个月。

二、病史询问

（一）初步诊断思路及问诊目的

患者病程较长，主要以反酸、烧心、胸骨后疼痛为主要症状，要询问症状发作与进餐有无关系。反酸、烧心，包括反胃、打嗝等是典型的胃食管反流症状。胸骨后疼痛，除了要考虑是由于胃食管反流引起的食管刺激症状外，还应要除外非食管源性胸痛，特别是心源性胸痛。因此对以反酸、烧心及胸骨后疼痛的患者，要考虑以下几个疾病：①胃食管反流病（非糜烂性胃食管反流病、反流性食管炎、Barrett 食管）；②其他原因食管炎和继发性食管炎（如真菌性食管炎、全身系统性疾病引起的食管改变等）；③食管动力障碍性疾病（如贲门失弛缓症、弥漫性食管痉挛等）；④非食管源性胸痛（如心绞痛等）。因此，问诊的目的主要围绕发病时的主要症状及特点、伴随症状、是否应用过抗酸或抑酸药及其疗效，要详细询问患者的既往史、有无特殊用药史等。

（二）问诊主要内容及目的

1. 症状发作的时间有何特点？

反流性或食管动力障碍性疾病所致的食管源性胸痛，发作常与进食相关，进食过程中或进食后 2 小时内出现症状，发作时间长短不等，一般发作时间较长。心源性胸痛发作大多数发生于劳累时、或情绪激动时，为时数分钟，服用硝酸甘油有效。

2. 平素生活习惯如何？

胃食管反流病的发生常与不良的生活习惯有关，如平素喜吃甜食、进餐过饱或进高脂餐；嗜烟酒、喜饮浓茶和咖啡，临睡前加餐等。

3. 是否伴有上腹部痛？

消化性溃疡往往表现为中上腹或中上腹偏左疼痛，且疼痛与进餐相关，并具有一定的规律性和季节性。服用抗酸药或抑酸药症状可减轻或缓解症状。

4. 是否接受过上消化道造影检查？

上消化道造影检查有助于判断食管、胃黏膜有无病变，尤其是能够明确有无食管裂孔疝、观察有无胃食管反流现象。

5. 是否接受过胃镜检查？

胃镜有助于判断食管炎的类型、反流性食管炎的程度，同时可以取病理活检，除外恶性病变。

6. 是否接受过 24 小时食管 pH 监测？

目前公认 24 小时食管 pH 监测是诊断胃食管反流病的“金标准”，尤其是对于内镜检查阴性的胃食管反流病。24 小时食管 pH 监测有助于判断酸反流发生时间、程度等。

7. 是否接受过食管动力检查？

通过食管动力检查有助于评价食管的动力功能状态，也有助于鉴别食管动力障碍性疾病的类型。

8. 是否用过抑酸药？其疗效如何？

抑酸药是治疗胃食管反流病首选药物，部分患者停药后易复发，需要长期维持治疗。

9. 有何既往疾病史？有无长期特殊用药史？

了解有无冠心病、高血压病史，是否长期应用钙离子拮抗剂，该类药物可降低下食管括约肌张力，易导致胃食管反流发生。了解有无长期应用激素、免疫抑制剂、抗生素史，有助于除外继发性食管炎。

（三）问诊结果及思维提示

患者是小号演奏员，平时工作紧张繁忙，饮食不规律。反酸、烧心、胸骨后疼痛多出现于餐后30分钟。外院内镜检查示：反流性食管炎。开始予以抑酸药有效，但停药后复发，需长期按需服用抑酸药维持。近6个月症状加重，服用抑酸药症状缓解不明显。食欲、体重无变化。二便正常。既往健康，否认冠心病、高血压及其他慢性疾病史。

思维提示： 通过问诊可明确，患者以胃食管反流症状（反酸、烧心）和食管刺激症状（胸骨后疼痛）为主要症状，无上腹疼痛等其他伴随症状，是典型的胃食管反流病的表现。结合典型的症状、内镜表现（反流性食管炎）和应用抑酸药有效及无其他系统性疾病，可以明确诊断为反流性食管炎。但近期症状加重，且服用抑酸药疗效不佳。因此需进一步寻找导致症状加重的原因。

三、体格检查

（一）重点检查内容和目的

虽然考虑胃食管反流病的诊断成立，但也应对患者进行全面系统的体格检查，重点注意营养状态、浅表淋巴结、有无贫血等。

（二）体格检查结果及思维提示

T 36.5℃，R 18次/分，P 70次/分，BP 110/75mmHg。营养良好，无贫血貌，浅表淋巴结未及肿大。心、肺、腹查体均正常。

思维提示： 体格检查结果没有特殊提示。进一步需要进行食管酸和胆汁反流监测、食管动力及胃镜明确诊断，评估病情严重程度，为制订治疗方案提供依据。

四、辅助检查

（一）初步检查内容及目的

1. 粪便常规和便潜血　便常规，尤其是便潜血，筛查有无消化道隐性失血。
2. 血常规　了解有无贫血。
3. 肝肾功能　常规筛查肝肾功能。
4. 24小时食管pH监测　了解食管酸暴露发生的时间和程度。
5. 食管胆汁反流监测　了解有无十二指肠-胃-食管反流。与第4项检查可同步进行。

6. 食管动力 了解食管体部蠕动收缩功能和食管括约肌的功能状态。

7. 胃镜 了解反流性食管炎的程度，有无胃及十二指肠消化性溃疡。必要时取病理活检。

（二）检查结果及思维提示

1. 粪便常规、便潜血、血常规和肝肾功能 正常。

2. 24小时食管pH监测和食管胆汁反流监测 同步监测，结果均为(+)，食管酸暴露及胆汁反流主要发生于夜间及餐后。

3. 食管动力 上食管括约肌功能正常，食管体部推进性蠕动收缩，下食管括约肌压力低于正常。

4. 胃镜检查 齿状线上方可见3条>5mm的纵行食管黏膜糜烂，病变之间黏膜无融合，齿状线呈舌状向上延伸，取病理活检。余未见明显异常。内镜诊断：反流性食管炎(LA-B)，Barrett食管？病理检查显示：食管黏膜急慢性炎，中度肠化。

思维提示：常规检查血常规、便常规及便潜血未见异常；24小时食管pH监测及胆汁反流监测(+)，提示同时存在酸反流及碱反流；食管动力检查显示下食管括约肌压力下降，提示抗反流屏障功能下降；胃镜检查显示食管远段黏膜破损，食管活检却提示：食管黏膜中度肠化，符合反流性食管炎、Barrett食管的诊断。

造成该患者反流性食管炎的原因为混合性反流（酸反流和碱反流）。该患者的治疗需要考虑控制酸和胆汁反流的联合治疗，同时要注重对Barrett食管的随访。本例患者近6个月症状加重可能与合并胆汁反流有关，因此单用抑酸药疗效不佳。

五、治疗方案及理由

（一）方案

1. 一般治疗 改善生活方式，规律进餐，忌饱餐，避免睡前2小时内进食。将床头抬高20cm。

2. 药物治疗 质子泵抑制剂，可选择埃索美拉唑20mg 2次/日（或雷贝拉唑10mg 2次/日，奥美拉唑20mg 2次/日等）+铝碳酸镁1.0g 3次/日嚼服。治疗后8～12周，复查胃镜，如症状控制、炎症愈合，可改成按需服用质子泵抑制剂，即有反流症状时服药一次，维持治疗。

3. 2～3年复查胃镜，随访观察Barrett食管，同时取病理活检。

（二）理由

胃食管反流病目前推荐治疗方案是一般治疗和药物治疗，药物治疗以抑酸治疗为主，本例患者需联合抗碱药物，如铝碳酸镁。患者本次内镜活检食管组织检查已发现食管黏膜有中度肠化，要重视Barrett食管的随访。

胃食管反流病分为三个亚型：非糜烂性胃食管反流病、反流性食管炎和Barrett食管。Barrett食管是指食管远端正常的复层鳞状上皮被单层柱状上皮替代的一种病理现象。Barrett食管内镜下表现为齿状线上移，或呈舌状向食管腔内延伸。强调诊断Barrett要有明确的黏膜肠化。对Barrett食管应2～3年复查胃镜；对轻度不典型增生患者应6～12个月复查胃镜；对重度不典型增生者，应内镜下射频治疗或考虑手术治疗。该患者存在Barrett食管，无不典型增生，因此在加强抗反流药物治疗的同时，制订随诊计划。

六、治疗效果及思维提示

经上述治疗后，患者症状好转，12 周后复查胃镜，食管炎愈合。采用按需使用抑酸药维持治疗。

思维提示： 对于反流性食管炎的治疗，要注意改善不良生活方式，同时对于初治的患者应采用 8～12 周强化治疗。胃食管反流病停药后易复发，因此应根据患者的不同情况采用不同的维持治疗方案，包括连续维持治疗和按需维持治疗。本患者采用了按需维持治疗的方案，症状能得到明显的改善。对 Barrett 食管应定期随诊。

七、对本病例的思考

患者发病主要以胃食管反流症状为主要表现，结合既往胃镜检查结果，反流性食管炎诊断成立。但患者在治疗过程中症状发作的频率和程度有加重，加之病程较长，因此需要进一步评估以下几个方面：①长期胃食管反流要考虑到食管本身的动力功能；②是否存在酸和胆汁混合反流；③是否存在 Barrett 食管，④除外食管恶性病变。

研究表明随着反流性食管炎病程进展及炎症程度加重，食管清除功能受损明显。该患者食管体部蠕动收缩功能良好，仅有下食管括约肌压力下降，抗反流屏障功能降低。内镜检查见反流性食管炎（LA-B），提示存在 Barrett 食管，病理检查证实 Barrett 食管诊断成立。反流性食管炎程度的评估采用洛杉矶分级标准分为 A、B、C、D 级（A 级轻，D 级重）。

胃食管反流病除了上述提到一般治疗及药物治疗外。对于某些症状重，对药物治疗反应差或存在严重并发症的患者，可考虑选择内镜下治疗或手术治疗。内镜下治疗包括内镜下缝合、射频治疗和注射/植入三种方法。已有经腹腔镜进行抗反流治疗的报道。对于胃食管反流病患者治疗方案的选择应在全面评估后，充分体现个体化治疗的原则。

在胃食管反流病患者中，尤其合并胆汁反流者，Barrett 食管的发生率较高。Barrett 食管包括三种：长节段，病变长度≥3cm；短节段，病变长度<3cm；超短节段，内镜下无明显病变，但病理证实有肠化。95% Barrett 食管患者存在酸、碱混合反流，其原因是胃酸、胃蛋白酶，加上碱性胆汁、胰液的侵蚀作用，引发了食管下段的化学性炎症改变，由于食管的复层鳞状上皮对胃酸、胆汁及胰液的耐受性远低于胃的单层柱状上皮，致使柱状上皮逐渐向上移行至食管下段替代原有的复层鳞状上皮。在此过程中，食管下段黏膜复层鳞状上皮在反流物的不断刺激下，细胞分化异常，最终可能引发食管腺癌。药物治疗是 Barrett 食管的首选方案，在反流症状消失后部分患者仍持续存在酸和胆汁反流。对 Barrett 食管患者应密切随访，对已出现高度不典型增生者，可考虑采取以下几种治疗方法：①光动力学治疗，其原理是通过注射光敏物质，在食管黏膜吸收光敏物质后采用特定波长的光线照射靶区使该处组织变性、坏死而达到治疗目的；②内镜下行 Nd：YAG 激光治疗；③内镜下行黏膜切除术治疗。

（孙晓红　方秀才）

病例17　吞咽困难3个月

患者，男性，78岁，于2006年9月就诊。

一、主诉

吞咽困难3个月。

二、病史询问

（一）初步诊断思路及问诊目的

患者近期出现吞咽困难，对于老年患者应考虑以下几种疾病的可能：①食管贲门部肿瘤，特别是恶性病变；②反流性食管炎导致食管狭窄；③真菌性食管炎；④全身系统性疾病累及食管；⑤食管动力障碍性疾病（如贲门失弛缓症、弥漫性食管痉挛等）。因此，问诊的目的主要围绕主要症状及特点、伴随症状、是否有警报征象、反流性食管炎的详细治疗情况等。

（二）问诊主要内容及目的

1. 吞咽困难有何特点？

反流性食管炎所致食管狭窄、食管恶性病变均可出现吞咽困难，后者进行性加重的表现更为突出，食管动力障碍性疾病的吞咽困难多呈波动性，情绪和精神状态可影响症状的轻重。

2. 是否伴随胸骨后疼痛及反流症状？

食管炎性狭窄引起的吞咽困难常伴有明显的胸骨后疼痛，特别是吞咽痛，同时伴反酸、烧心等反流症状。食管肿瘤性狭窄引起的吞咽困难也可有胸痛，少伴反酸、烧心。

3. 近期有无体重减轻及黑便？

应仔细询问有无报警症状，如近期出现体重减轻和黑便，高度警惕食管恶性病变。

4. 反流性食管炎的病史及治疗情况如何？

患者既往有无反流性食管炎病史，既往诊疗详细资料可用于判断有无反流性食管炎以及治疗是否正规、是否易导致并发症的出现；既往内镜检查应注意有无Barrett食管，警惕食管腺癌的可能性。

5. 有何基础疾病及其用药情况？

老年人常伴有某些基础疾病，如有无心血管病变，是否长期服用硝酸酯类或钙离子拮抗剂等，这类药物可降低下食管括约肌的压力，导致胃食管反流的发生或加重。是否有免疫系统方面的疾病，如硬皮病等累及食管。近期是否大量应用过抗生素，引起真菌性食管炎。

（三）问诊结果及思维提示

患者8年前无明显诱因出现反酸、烧心，症状多于餐后半小时发作，时伴反食，无胸骨后疼痛。7年前胃镜提示“反流性食管炎，重度”，口服洛赛克1个月，症状缓解，自认为有效而停药。此后，餐后常有反酸、烧心、反胃，服用雷尼替丁。近1年偶有胸痛，多为吞咽痛。近3个月出现吞咽困难，症状渐加重，现仅能进流食，餐后有反酸、烧心，时伴反食。无呕血及黑便。食欲可，体重无变化。无其他特殊用药史。

思维提示： 患者以典型的胃食管反流症状为主要表现，胃镜诊断为重度反流性食管炎，未接受正规抗反流治疗，反流症状持续存在，在此基础上先后出现胸痛、吞咽困难，首先考虑系长期反流性食管炎导致食管炎性狭窄。患者年龄大，反流病程长，需要警惕食管恶性病变，尽管问诊未发现明确的警报征象，在进行体格检查时也要特别注意有无贫血、浅表淋巴结肿大等体征。

三、体格检查

（一）重点检查内容和目的

在对该患者进行系统、全面的检查同时，应重点注意有无贫血、浅表淋巴结肿大及腹部体征。

（二）体格检查结果及思维提示

T 36.5℃，R 18 次/分，P 75 次/分，BP 150/85mmHg。一般状态可，营养中等，轻度贫血貌，浅表淋巴结未及。双肺呼吸音清，心率 70 次/分，腹部平软，无压痛，肝脾未及，未触及腹部包块。

思维提示： 体格检查结果提示有轻度贫血。进一步需要血常规、粪便常规和潜血、生化和内镜检查来明确诊断。

四、辅助检查

（一）初步检查内容及目的

1. 粪便常规和潜血　了解粪便性状，镜检是否有红细胞、白细胞，潜血有无阳性。
2. 血常规、肝肾功能　了解有无贫血、低白蛋白血症等。
3. 血肿瘤标志物　初步筛查有无肿瘤。
4. 胃镜　明确病变的性质、范围和程度，取活检做病理检查，有助于明确诊断。

（二）检查结果及思维提示

1. 血常规　白细胞和血小板正常，HGB 98g/L，MCV 87fl；肝肾功能和白蛋白正常。
2. 粪便常规和潜血　粪便常规正常，潜血(+)。
3. 血肿瘤标志物 CEA(-)。
4. 胃镜　食管齿状线上方可见 5 条纵行溃疡，相互融合，超过食管壁 75%，取活检 6 块，质软；齿状线上移 3cm，内镜反转见贲门松弛和疝囊。胃窦黏膜片状充血灶；十二指肠球部、球后和降部未见异常。活检病理：食管黏膜显急、慢性炎症。

思维提示： 重要的检查结果：①粪潜血(+)；②血常规：小细胞低色素性贫血；③胃镜：食管齿状线上方数条纵行溃疡，融合，内镜所见符合反流性食管炎(LA-D 级)，病理结果为急慢性炎症。考虑临床症状主要还是由严重反流性食管炎所致。反流性食管炎、食管溃疡可引起粪便潜血(+)及贫血。患者进一步上消化道造影检查明确有滑动型食管裂孔疝，食管裂孔疝的存在与反流性食管炎发生、加重、治疗效果差有关。

五、治疗方案及理由

（一）方案

1. 一般治疗　调整饮食方式，少食甜食、酸性食物，避免过饱餐，避免餐后做弯腰动作等等。

2. 药物治疗　质子泵抑制剂（埃索美拉唑 20mg 2 次/日）；多潘立酮 10mg 3 次/日餐前；铝碳酸镁（2 片，症状明显时嚼服）；口服铁剂治疗（琥珀酸亚铁 0.1g 3 次/日）。

3. 定期随访。

（二）理由

患者长期有胃食管反流的症状，仅间断服用抑酸药，未接受系统正规治疗。加之存在食管裂孔疝，使食管抗反流机制进一步下降。因此一定要建议该患者避免过饱餐、餐后做弯腰的动作，加强抑酸药物的治疗，强化治疗疗程应为 12 周，治疗后要监测血红蛋白、粪便潜血，并复查胃镜。以后根据具体情况采取按需治疗。

六、治疗效果及思维提示

经上述治疗后，患者反流症状消失，吞咽困难逐渐减轻，至治疗 8 周时吞咽困难缓解，治疗 12 周时复查胃镜：反流性食管炎为 LA-A 级。便潜血（-），血红蛋白 130g/L。建议患者继续服用原剂量质子泵抑制剂（PPI）8 周。

思维提示： 对抑酸药反应良好。进一步需要根据具体情况调整用药方式，如胃镜提示反流性食管炎治愈，可以采用降阶梯的治疗方案，将 PPI 改为 H_2 受体拮抗剂（H_2RA）如法莫替丁。需注意避免诱发因素，防止复发。

七、对本病例的思考

患者最初以典型的胃食管反流症状为主要表现，胃镜检查证实为反流性食管炎，抑酸治疗能缓解症状，患者未能接受正规治疗是导致食管炎迁延不愈、加重的主要原因。对老年人，即使是有明确的反流病史，出现吞咽困难、轻度贫血和粪便潜血阳性，要高度警惕反流性食管炎出现并发症，食管恶性病变，应首选胃镜检查明确诊断。

对于反流性食管炎程度较重、治疗效果不满意的患者，要注意有无其他因素，如胃食管交界处的解剖结构有无异常、食管体部蠕动清除能力和胃食管交界处抗反流屏障功能等。本例患者食管炎程度重与食管裂孔疝的存在有很大关系。

食管裂孔疝可以是先天性的。随着年龄的增加膈食管韧带萎缩、松弛，长期腹腔内压增高也可诱发食管裂孔疝，如妊娠、肥胖、慢性便秘及剧烈咳嗽等。对合并食管裂孔疝的反流性食管炎患者，虽经正规 PPI 治疗，食管炎仍不能治愈，严重影响生活质量时，可以考虑行食管裂孔疝修补术。本患者年龄较大，正规抗反流治疗有效，应制订严格的维持治疗方案，密切随访。

（孙晓红　方秀才）

病例 18　烧心 6 个月

患者，女，30 岁，于 2001 年 7 月就诊。

一、主诉

烧心 6 个月。

二、病史询问

（一）初步诊断思路及问诊目的

患者为青年女性，病程短，以烧心为主要症状。有关烧心的诊断要考虑以下几个疾病：胃食管反流病、功能性烧心、食管动力障碍性疾病、消化性溃疡。因此，问诊目的主要围绕发病时主要症状及特点、伴随症状、是否接受心电图、胃镜及胃食管反流、食管动力等检查，发病前有无精神诱发因素、有无特殊既往史及家族史等。

（二）问诊主要内容及目的

1. 烧心有何特点及有无其他伴随症状？

胃食管反流病引起的烧心常同时有反酸、反胃、胸骨后疼痛或食管外的症状等；食管动力障碍性疾病常伴吞咽困难、胸痛等；消化性溃疡患者除烧心外，上腹部疼痛症状较突出，而功能性烧心患者很少伴有反流和其他症状。

2. 是否接受过心电图检查？

有助于初步排除心源性原因所致症状。

3. 是否用抑酸药治疗？

胃食管反流病患者和消化性溃疡的患者服用抑酸药有效。

4. 是否接受过胃镜检查？

胃镜能够帮助了解食管黏膜、胃及十二指肠黏膜有无病变，同时能够取活检，明确病变性质。

5. 是否接受过食管动力功能检查？

食管动力功能检查有助于评价食管的动力功能状态，鉴别食管动力障碍性疾病和胃食管反流病。

6. 是否接受 24 小时食管 pH 值监测及食管胆红素监测？

24 小时食管 pH 值监测是判断胃食管反流病有无酸反流的“金标准”，因部分胃食管反流病存在混合反流，因此同步进行 24 小时食管胆红素监测更有助于胃食管反流病的诊断，检测同时还可以了解症状和反流事件的关系。

7. 发病前有无精神诱发因素？

功能性烧心和食管动力障碍性疾病发病前往往存在明显的精神诱发因素。

8. 睡眠是否有障碍？

对疑有精神心理问题的患者应常规了解睡眠情况，仔细询问入睡是否困难、睡眠质量、是否易早醒等。

（三）问诊的结果及思维提示

患者在发病前与他人激烈争吵，随之出现烧心，无反胃、反酸、胸痛和上腹痛等其他伴随症状。食欲正常，否认吞咽困难。体重无明显变化。当地医院疑诊为“胃食管反流病”，予奥美拉唑（20mg 2 次/日）治疗 3 个月，症状无缓解。患者仍否认其他伴随症状，睡眠差，主要表现为入睡困难和易早醒。二便正常，无消瘦。无特殊家族史。

思维提示：患者以烧心为主要症状，无反酸、胸痛和上腹痛，有明确精神诱因，伴睡眠障碍，抑酸药无效，可基本除外胃食管反流病、消化性溃疡和食管动力障碍性疾病。拟诊功能性烧心。

三、体格检查

（一）重点检查内容和目的

对拟诊为功能性疾病的患者，也应进行全面的体格检查。

（二）体格检查结果及思维提示

T 36.8℃，R 20 次/分，P 75 次/分，BP 150/85mmHg。一般状态可，营养中等，轻度贫血貌，未及肿大浅表淋巴结。双肺呼吸音清，心率 75 次/分，腹部平软，无压痛，肝脾未及，未触及腹部包块。

思维提示：体格检查资料没有特殊提示。鉴于患者烧心症状重，需进一步检查排除胃食管反流病和食管动力性疾病等。

四、辅助检查

（一）初步检查内容和目的

1. 粪便常规和潜血　了解粪便性状，镜检是否有红细胞、白细胞，潜血有无阳性。
2. 血常规　了解有无贫血、血白细胞情况。
3. 肝肾功能　了解肝肾功能情况。
4. 心电图　排除心源性因素。
5. 胃镜　明确有无食管黏膜和胃黏膜的损害，必要时可获得病理学诊断。
6. 食管动力功能　通过食管动力功能检查有助于评价食管的上、下括约肌功能和食管体部蠕动收缩功能，有助于甄别不同类型食管动力障碍性疾病。
7. 24 小时食管 pH 值监测和 24 小时食管胆红素监测　有助于明确是否存在酸和碱反流，并了解症状与反流事件的关系。
8. 精神心理因素　可采用 Zung 氏焦虑和抑郁自评量表，必要时请心理科医生会诊进一步评估患者的精神心理状态。

（二）检查结果及思维提示

1. 粪便常规和潜血、血常规、肝肾功能　均无异常。
2. 心电图　正常。
3. 胃镜　食管正常，浅表性胃窦炎，胃窦黄色瘤。
4. 食管动力功能检查　上食管括约肌、下食管括约肌功能正常，食管体部有推进性蠕动收缩，波幅正常。

5. 24 小时食管 pH 值监测和 24 小时食管胆红素监测 （-）。表明无酸反流和碱反流。

6. 心理测试评分 Zung 氏焦虑自评为 64 分，Zung 氏抑郁自评为 67 分（<50 分为正常）

思维提示：综上结果可以排除胃食管反流病、食管动力障碍性疾病以及心脏原因所致烧心。患者应用强抑酸药（如 PPI）无效，有明确精神心理因素，可以诊断为功能性烧心，伴睡眠障碍。

五、治疗方案及理由

（一）方案

1. 心理疏导，耐心细致的解释。

2. 药物干预 小剂量抗抑郁药（帕罗西汀开始为 10mg/d，8 日后加量至 20mg/d）+镇静药（艾司唑仑 1mg/晚，晚临睡前服）。

（二）理由

强抑酸药对功能性烧心患者难以奏效。本患者有明确的精神心理障碍和睡眠障碍，可选择小剂量抗抑郁药物治疗。此类药物起效时间约 2~3 周，因此在开始治疗前一定要与患者充分沟通，一方面使患者对自己的病情有深入的了解，同时使患者能坚持服药。

六、治疗的效果

患者服用抗抑郁药 3 周后烧心症状明显减轻。坚持用药 6 个月，烧心症状消失，睡眠质量明显好转。建议患者逐渐减药，随访。

七、对本病例的思考

烧心是一种常见症状，是指位于上腹部上方、自下而上向胸骨后放射的烧灼样疼痛或不适感，临床上不少患者对烧心的理解不准确，问诊时一定要仔细询问、核实。烧心是胃食管反流病的典型症状之一，该患者无反流病的其他表现，强抑酸药治疗无效，进一步检查未发现支持胃食管反流病和食管动力性疾病的证据，应考虑功能性烧心的诊断。

罗马Ⅲ——功能性胃肠病（2006 年）将功能性烧心归为功能性食管病，对功能性烧心的定义、发病机制及治疗做了详尽的阐述。功能性烧心是指：①胸骨后烧灼样不适或疼痛；②无胃食管反流病导致该症状的证据；③无组织病理依据的食管动力障碍。后者指贲门失弛缓症等疾病。

功能性烧心的发病机制尚不清楚。普遍接受的观点认为内脏高敏感是功能性烧心发病的病理生理学基础，心理因素在功能性烧心发病中有一定的作用，它在一定程度上影响患者的症状感受。罗马Ⅲ专家委员会建议对功能性烧心的患者可给予小剂量抗抑郁和抗焦虑的治疗。

（孙晓红 方秀才）

病例19 吞咽痛1个月

患者,女性,71岁,于2010年6月1日入院。

一、主诉

吞咽痛1个月。

二、病史询问

(一) 初步诊断思路及问诊目的

患者为老年女性,慢性病程,主要临床表现为吞咽痛,病变部位定位于上消化道,主要集中在咽部至食管、贲门,病变性质可为炎症(感染、非感染、损伤)、肿瘤、动力异常(弥漫性食管痉挛、贲门失弛缓症)等,需仔细询问吞咽痛发作的特点、伴随症状、既往是否有相应内镜或放射学检查结果,是否接受过相应治疗及治疗反应等,患者有无基础疾病,是否存在罹患食管疾病的高危因素。

(二) 问诊主要内容及目的

1. 起病前有无诱因?

是否有化学性损伤病史,如误服酸、碱或其他刺激性物质,致食管损伤;是否有近期全身感染史,而食管症状仅为系统疾病在消化道的表现,如病毒感染、细菌感染、真菌感染等。

2. 疼痛的部位、性质,及有何伴随症状?

吞咽痛的部位可协助判断病变的部位,如疼痛位于咽后壁至胸骨上段,提示病变部位可能在食管入口至食管上段;如疼痛位于胸骨中下段,提示病变部位可能在食管中下段至贲门。另外若吞咽痛为锐痛、刺痛,伴或不伴烧灼感,吞咽困难不明显,需首先考虑炎性病变(感染、反流性食管炎);若疼痛伴哽噎感,并有明显的消耗性表现,需考虑肿瘤性病变(来源于食管或纵隔)。

3. 有何基础病?是否有肿瘤家族史或来自肿瘤高发区?

询问患者有何基础病,如有食管裂孔疝或食管手术史等引起局部抵抗力下降的因素,应考虑反流性食管炎或真菌性食管炎;如有肿瘤、结缔组织病、器官移植等需要长期使用化疗药物、激素、免疫抑制剂病史,应考虑真菌或结核等机会性感染可能。此外患者若来自肿瘤高发区或有阳性消化道肿瘤家族史,需高度警惕食管癌。

4. 既往是否接受过造影或内镜等检查?

消化道造影或内镜检查对判断上消化道病变性质最为直观,根据造影或内镜结果以指导进一步的治疗。

5. 接受过何种治疗?治疗反应如何?

经验性或诊断性治疗可以协助疾病诊断,如应用H_2受体阻断剂或质子泵抑制剂有效,考虑酸相关性疾病可能性大,如反流性食管炎。

(三) 问诊结果及思维提示

1个月前患者无明显诱因逐渐出现吞咽痛,进食固体食物及较热食物时明显,疼痛以胸骨后、中下段明显,刺痛,同时伴有上腹憋胀感,进食量稍多即出现恶心、呕吐,呕吐物为胃内容物,无咖啡样物及血,无明显吞咽困难,无反酸、烧心、反食,无发热、腹泻等。症状进行性加重,就诊于当地医院，上消化道造影提示胃-食管吻合口无明显狭窄，食管黏膜粗糙，胃内潴留，食管及胃蠕动减慢。服用硫糖铝、吗丁林和法莫替丁等药物，恶心、呕吐减轻，但吞咽痛缓解不明显。病程中患者自觉腹围较前增加，因吞咽疼痛进食量减少1/2，大便每日1次，量少，成形。体重下降3kg。既往史：3年前诊断为自身免疫性肝炎，肝硬化，门静脉高压症，食管胃底静脉曲张。1年前因反复呕血、黑便，脾功能亢进，行脾切除及食管下段、胃底切除+血管离断术，术后未再出现呕血及黑便，能正常进食。否认结核病史。长期居住于北京。否认肿瘤家族史。

思维提示：通过仔细询问病史，患者有肝硬化及食管静脉曲张手术病史，近期出现吞咽疼痛，伴恶心、呕吐，无发热等全身症状，上消化道造影提示食管黏膜粗糙，食管-胃吻合口无明显狭窄，食管及胃的蠕动减慢，且病程中患者腹围增加。故考虑患者病变在食管，存在食管手术史、胃食管动力减低、可疑腹腔积液致腹压增高等使食管抗反流能力下降的因素，需警惕胃食管反流、食管机会性感染（如真菌感染）所致食管炎症的可能。下一步需结合体格检查、胃镜检查，必要时行病原学检查来确定。

三、体格检查

（一）重点检查内容和目的

考虑患者存在肝硬化病史，病程中出现腹围增大，故查体中需注意肝硬化失代偿期的相应表现及体征（肝掌、蜘蛛痣、腹壁静脉曲张、腹腔积液等）；另外因患者同时存在食管胃动力减低，可注意检查有无胃潴留体征。

（二）体格检查结果及思维提示

T 36.5℃，R 20次/分，P 100次/分，BP 110/70mmHg。体型偏瘦，神志清楚，肝掌（+），胸前可见一枚蜘蛛痣。双肺呼吸音清，心率100次/分，律齐。左侧腹部可见手术瘢痕，未见腹壁静脉曲张，未见胃肠型及蠕动波，腹软，无压痛，肝肋下未及，移动性浊音（+），肠鸣音正常。双下肢呈轻度可凹性水肿。

思维提示：体格检查中主要发现肝硬化体征，如肝掌、蜘蛛痣、移动性浊音（+）及双下肢水肿。下一步需要对肝功能进行评估，此外应行：①胃镜检查，必要时病原学检查，②腹水检查，③胃肠动力检查等，以评估病情，拟定下一步治疗方案。

四、实验室和影像学检查

（一）初步检查内容及目的

1. 血常规　检测血WBC、HGB、PLT，了解有无感染、隐性消化道出血。

2. 便常规和便潜血　了解有无消化道出血。

3. 肝肾功能、电解质、凝血功能　通过肝功能（ALT、TBil、Alb）、凝血功能（PT、APTT）检查对患者肝功能情况进行评估。

4. 腹部超声　了解肝脏形态、腹腔积液量。

5. 胃镜　对明确病因至关重要，胃镜下可观察有无胃及食管黏膜病变，吻合口有无狭窄，胃及食管蠕动是否正常，若存在食管可疑真菌感染证据，可行局部组织真菌涂片及真菌培养，必要时取病理活检,以明确诊断。

6. 腹水检查 通过了解腹水性质,判断腹水形成的原因。

7. 胃肠动力检查 客观评估是否存在食管、胃动力减弱,指导治疗。

(二) 检查结果及思维提示

1. 血常规 WBC 8.3×10^9/L,N 0.78,HGB 93g/L,PLT 260×10^9/L。

2. 便常规和便潜血 无红细胞、白细胞,便潜血(-)。

3. 肝肾功能、电解质、凝血功能 ALT 35U/L,TBil/DBil 20.1/10.6μmol/L,Alb 28g/L,电解质 K^+3.0mmol/L,余正常;凝血功能 PT 13.5 秒,APTT 36 秒。

4. 腹部超声 肝脏体积缩小,被膜不光滑,腹腔内可见大量游离液性暗区,余未见异常。

5. 胃镜 食管扩张,食管内可见食物及液体潴留,食管中下段四壁可见弥漫片状干酪样改变,活检钳轻刮表面,可见底部黏膜充血,食管-胃吻合口轻度狭窄,内镜可通过,无阻力,残胃内亦可见食物残留,黏膜轻度充血,检查过程中食管及胃无蠕动收缩。于食管中下段取活检送真菌涂片及真菌培养,涂片结果可见酵母样菌丝及孢子,培养为光滑假丝酵母菌。病理:食管黏膜显重度慢性炎。

6. 腹水检查 淡黄色,清亮,细胞数 55/μl,白细胞 20/μl,单核细胞 18/μl,多核细胞 2/μl,黎氏试验(-);腹水 Alb 10g/L,LDH 145U/L,Glu 4.5mmol/L,ADA 14U/L;腹水细菌培养(-)。SAAG 18g/L。

7. 食管测压 食管体部动力明显减弱,下食管括约肌抗反流能力差。

思维提示:通过系列辅助检查首先对患者的肝功能予以评估,患者存在低白蛋白血症、PT延长、大量腹水,肝功能 Child 分级为 B 级;且 SAAG>11g/L,腹水细胞数、LDH、ADA 不高,腹水 Glu 正常,故考虑腹水性质为门静脉高压性腹水。另外明确了患者存在食管动力减弱、大量腹水致腹压增高等引起食管局部抵抗力减弱的因素,同时胃镜下肉眼所见及病原学检测明确了真菌性食管炎的诊断,至此患者诊断明确。下一步的处理方案:一方面祛除导致局部食管抵抗力减弱的病因,包括利尿减轻腹水、加用促动力药物改善食管及胃动力,减轻食物潴留,另一方面积极病因治疗——抗真菌,治疗后应行胃镜评估疗效。

五、治疗方案及理由

(一) 方案

1. 基础疾病的治疗 低盐饮食,监测出入量、腹围及体重,适当保肝。

2. 利尿、放腹水减轻腹腔压力 呋塞米 20mg 1 次/日口服,螺内酯 40mg 1 次/日口服,注意尿量、腹围、体重,定期监测电解质、肾功能情况;若腹胀明显可间断抽放腹水。

3. 促进动力治疗 吗丁林 10mg 3 次/日,餐前口服,或莫沙必利 5mg 3 次/日,餐前口服,减轻食管及胃内潴留。

4. 抗真菌治疗 根据真菌培养及药敏,选择伊曲康唑 100mg 2 次/日,口服,疗程 14 日,治疗过程中注意监测肝肾功能。

5. 其他 因存在胃及食管黏膜病变,可予黏膜保护剂硫糖铝 1g 3 次/日,口服。

(二) 理由

真菌性食管炎的治疗包括以下几方面:①祛除易患因素:本患者存在局部食管抵抗力减

弱，需增加胃食管廓清能力，减轻腹内压，提高机体抵抗力；同时临床中应避免长时间大量使用抗生素、激素、免疫抑制剂等。②抗真菌治疗：即针对病因的治疗，可选择制霉菌素、氟康唑、酮康唑等药物，也可根据食管黏膜真菌培养及药敏结果选择用药，疗程至少2周，治疗后可复查胃镜观察疗效。③对于并发食管梗阻、穿孔、广泛坏死者，需要外科干预。

六、治疗效果及思维提示

经上述治疗患者吞咽痛明显减轻，无恶心呕吐，食欲恢复，腹胀及下肢水肿减轻，体重下降4kg，治疗2周后复查胃镜食管及胃内潴留情况明显减轻，食管黏膜光滑，未见白色附着物，但食管及胃蠕动仍较差。

思维提示：予以祛除诱因及抗真菌治疗，效果较满意，继续目前方案。下一步治疗的重点集中在增加食管、胃动力，提高廓清能力，减轻食物潴留，避免长时间食物潴留致局部黏膜屏障功能减弱；控制肝硬化并发症，尤其是腹水，减轻腹腔压力，对食管、胃动力恢复有益。祛除诱因即可避免复发。

七、对本病例的思考

随着激素、免疫抑制剂和广谱抗生素在临床中的广泛应用，食管感染性疾病，尤其是真菌性食管炎的发生率在逐渐增加。本患者为老年女性，亚急性病程，表现为吞咽痛，无全身伴随症状，临床上虽无使用激素、抗生素的病史，但存在肝硬化大量腹水、食管手术史、胃食管动力减弱致食物潴留等使食管局部抵抗力下降的因素，胃镜下表现为食管四壁弥漫白色干酪样改变，黏膜组织真菌涂片及培养均证实真菌存在，故真菌性食管炎诊断明确。对于临床上存在高危因素、有吞咽疼痛、胃镜下呈典型白色片状（或干酪样）改变、底部黏膜有炎症表现者，需警惕真菌性食管炎，病原学检测至关重要，抗真菌治疗有效，但需要同时祛除诱因，对存在严重并发症者考虑手术治疗。

（李晓青　方秀才）

病例 20　吞咽困难 1 年

患者，男性，50 岁，于 2008 年 12 月 11 日就诊。

一、主诉

吞咽困难 1 年。

二、病史询问

（一）初步诊断思路及问诊目的

患者病程 1 年，主要以吞咽困难为主要表现，无其他伴随症状。初步诊断应从以下几个方面考虑：

1. 首先对引起吞咽困难症状可能的病变部位进行定位，即是口咽性还是食管源性病变所致。口咽性吞咽困难是指食团难以从咽部进入食管，而食管性是指食团在食管内通过障碍。口咽性原因多见于神经、肌肉系统受累的疾病，也有部分是由于局部炎症、先天性解剖结构异常及上食管括约肌动力障碍性疾病。通过仔细询问病史，患者无进食哽噎、咽下困难、饮水呛咳，无神经系统性疾病，可以除外口咽性原因，考虑食管疾病所致吞咽困难。

2. 病因分析　导致吞咽困难的原因可能有食管动力性异常或机械性梗阻。后者包括食管良性、恶性占位性病变，食管狭窄，先天性食管结构异常等。动力障碍性疾病有贲门失弛缓症、弥漫性食管痉挛、胡桃夹食管以及系统性疾病累及食管如硬皮病、淀粉样变性等。

因此，问诊主要围绕发病时有无诱因、主要症状及特点、伴随症状、有无全身系统性疾病等。

（二）问诊主要内容及目的

1. 发病前是否有诱因？

食管动力障碍性疾病往往有重大的精神创伤史，机械性梗阻多无明确的诱因。

2. 吞咽困难有何特点？

食管动力障碍性疾病对流食及固体食物均可有吞咽困难，集体进餐或精神紧张时症状明显，进餐时用温热水送咽可减轻症状。机械性吞咽困难呈进行性加重，从进干食发噎发展到进软食、半流食，甚至饮水也困难。

3. 有何伴随症状？有无反酸、烧心、胸骨后疼痛等与反流相关的典型症状？

进食时出现胸骨后痉挛性疼痛，餐后反食，甚至出现夜间呛咳，提示可能为食管动力障碍所致。短期内伴体重明显减轻、营养不良、贫血或黑便应考虑食管恶性疾病。但需要注意反流性食管炎、食管动力障碍性疾病或其他良性病变随着病程的延长也可有上述表现。

4. 是否接受过常规及生化检查？

血常规及粪便潜血检查有助于判断有无消化道出血。食管癌或食管炎症可有便潜血阳性、血 HGB 下降。食管动力障碍性疾病少有食管、贲门黏膜出血。肝肾功能、腹部超声、胸部 X 线等检查对于食管恶性肿瘤的患者可帮助了解无肿瘤转移。

5. 是否接受过食管钡餐及内镜检查？

食管造影及内镜检查是食管疾病诊断和鉴别诊断最重要的手段，已有的检查结果有助于对疾病作出明确的诊断或指导选择进一步检查。对病程短、症状进行性加重的患者，一次或一种检查结果的阴性不能完全排除器质性疾病，尤其是恶性病变时，需要密切随诊。食管上端的病变在内镜、造影检查时易被忽视。

6. 是否接受食管动力方面的特殊检查？

了解既往有无动力方面的检查，有助于诊断不同类型食管动力障碍性疾病及其严重程度。

7. 既往患者采取过哪些措施缓解症状？

症状长期、持续存在的患者，往往会寻找减轻症状的方法，如进餐前及进餐后大量饮温水，睡前自行采取措施清空食管内潴留物等等，采取上述方法能缓解症状者提示食管动力障碍性疾病可能性大，否则要高度怀疑器质性疾病。

8. 既往有无特殊用药史？

了解有无长期应用钙离子拮抗剂、阿司匹林等。有助于判断吞咽困难是否系药物所致食管动力障碍或食管黏膜损伤等。

9. 有无特殊疾病家族史？

有消化道肿瘤家族史、有食管癌家族史者要高度警惕食管恶性病变。有慢性特发性假性肠梗阻的家族史，提示食管动力障碍性疾病可能性大。

（三）问诊结果及思维提示

患者主要表现为吞咽困难，无吞咽疼痛，无反酸、烧心、胸骨后疼痛等，病程 1 年，患者食欲、体重稳定。其父患结肠癌。该患者在外院已接受胃镜检查，发现食管下段 0.5cm×0.6cm 溃疡，糜烂性胃炎，Hp(+)；食管活检病理为重度不典型增生。CEA(-)。

思维提示：对食管下段溃疡，病理为重度不典型增生，且有消化道肿瘤家族史者，应高度警惕恶性病变可能，应密切随诊。

三、体格检查

（一）重点检查内容和目的

对不能除外恶性病变的患者，应进行系统、全面的体格检查，重点注意营养状态、有无贫血外观、有无浅表淋巴结肿大，腹部体征中要注意腹部有无包块、特别肝脏的检查等。

（二）体格检查结果及思维提示

T 36.5℃，R 18 次/分，P 70 次/分，BP 120/80mmHg。营养状况良，体重指数为 22.5kg/m^2。未及浅表淋巴结。心、肺正常。腹部平软，全腹无压痛、反跳痛和肌紧张，肝、脾肋下未及，肝区无叩击痛，肠鸣音 4 次/分。脊柱各椎体无压痛。

思维提示：体格检查没有特殊发现。

四、实验室和影像学检查

（一）初步检查内容及目的

1. 粪便常规和潜血　了解粪便性状，镜检是否有红细胞、白细胞，有无潜血阳性。

2. 血常规、肝肾功能、电解质　了解有无贫血、低白蛋白血症、电解质紊乱，有助于对患者的病情程度的评估。

3. 胃镜　能帮助明确食管病变累及的范围，病理活检能帮助明确病变的性质。

4. 超声内镜检查　能够明确病变累及的深度，可以进行黏膜大活检，有助于诊断。没有超声内镜检查条件的单位，也可借助食管造影检查了解局部管壁浸润情况。

（二）检查结果及思维提示

1. 粪便常规和潜血　正常。

2. 血常规、肝肾功能和电解质　正常。

3. 多次 CEA　（－）。

4. 胃镜　患者每3个月复查一次胃镜，见食管下段溃疡缩小（直径0.3cm），未完全愈合，反复活检病理均为重度不典型增生。直至随访1年时，胃镜下食管下段小溃疡活检病理为食管中分化腺癌。

> **思维提示：**应用质子泵抑制剂（PPI）治疗，食管下端溃疡始终不愈，且多次病理提示为重度不典型增生。结合患者症状持续存在，且有肿瘤家族史，密切随访，直至获得明确的病理结果。
>
> 该患者与典型的食管癌有许多不同之处。进行性吞咽困难、吞咽疼痛是食管癌的典型表现，该患者吞咽困难持续存在，但2年内无进行性加重，无消耗性疾病表现，无消化道慢性失血，反复CEA检测无异常。临床表现的不典型以及积极抑酸治疗后溃疡不愈合，使临床医生不放弃恶性病变的诊断，最终取得病理诊断。食管腺癌与胃食管反流病尤其是Barrett食管密切相关，该患者无反流症状，内镜下无Barrett食管的表现。食管腺癌在欧美国家有逐年增多的趋势，除外与胃食管反流病密切相关外，还可能与吸烟、高脂饮食和肥胖有关。在询问病史时，还应该注意到患者有无不良生活方式。

五、治疗方案及理由

1. 对食管溃疡的治疗　对食管贲门部的溃疡性病变在获得明确病理之前（指确诊恶性病变）应给予强的抑酸药治疗；其次该患者同时存在糜烂性胃炎和幽门螺杆菌感染。推荐正规抗幽门螺杆菌治疗（三联或四联，疗程10～14天）。抗幽门螺杆菌治疗后，应续用PPI抑酸治疗8～12周，必要时加用黏膜保护剂。

2. 食管腺癌的治疗　患者食管中分化腺癌诊断明确，应首选手术治疗。对不能实施手术治疗的患者可考虑放疗和化疗结合治疗的方案。

六、治疗效果及思维提示

患者术后随访6个月，吞咽困难症状明显缓解。但因给予患者行食管下段肿瘤切除术，无法保留贲门，因此患者常有反酸、反胃、烧心的症状，术后6个月来一直抑酸药物维持治疗。

> **思维提示：**对于食管远端溃疡，有吞咽困难症状的患者，正规8～12周质子泵抑制剂治疗未能愈合者，应高度警惕恶变的可能。正如该患者经长期密切随诊及反复胃镜下病理活检，最终诊为食管癌，给予及时的手术治疗。对于食管癌患者，手术仍是首先的治疗方案，且早期手术干预是改善患者症状、延长生存期的关键。

七、对本病例的思考

对以吞咽困难为主诉的患者，通过详细的病史询问可初步判断是口咽性还是食管性因素引起的吞咽困难，判断病因是机械性还是动力障碍性。对于初步排除口咽性和食管动力性疾病所致吞咽困难者，应首选内镜检查，以明确病变的部位、范围，通过活检组织病理检查明确病变性质。该患者食管贲门部溃疡应注意与反流性食管炎所致食管黏膜损伤鉴别。对吞咽困难症状持续、初次内镜检查活检病理为重度不典型增生、溃疡经治疗不愈合，且有消化道肿瘤家族史者，要高度警惕食管恶性病变的可能，制订密切随访方案。

（孙晓红　方秀才）

病例 21　吞咽困难 2 个月

患者，男性，13 岁，于 2003 年 6 月 15 日入院。

一、主诉

吞咽困难 2 个月。

二、病史询问

（一）初步诊断思路及问诊目的

根据患者主诉为吞咽困难，初步判断病变位于食管，其中又以食管狭窄为常见。导致食管狭窄的常见病因有食管壁来源的肿瘤或纵隔肿瘤、食管化学性或机械性损伤、食管先天性疾病和结构性疾病（如食管裂孔疝）、食管动力性疾病（贲门失弛缓症、食管弥漫性痉挛、胡桃夹食管）等。由于患者年幼（13 岁），因此诊断上首先不考虑肿瘤性疾病；既往无症状，先天性疾病的可能性也不大；应重点考虑食管运动功能障碍性疾病。同时结合儿童的特点，还要除外食管化学性和机械性损伤史，此类情况在临床较为常见。

（二）问诊主要内容及目的

1. 有无腐蚀刺激性物质的吞服史或食管外伤史？

如有则提示食管化学性或机械性损伤所致的食管狭窄。

2. 出生后有无进食困难（吐奶）？

如有提示为先天性疾病。包括先天性食管闭锁，食管膜、蹼或纤维肌增厚所致的先天性食管狭窄。

3. 进食困难是否为间歇性反复发作？

如为间歇性反复发作并伴有胸骨后或剑突下疼痛及压迫感，提示为食管弥漫性痉挛或食管裂孔疝。

4. 有无烧心、反酸及胸骨后烧灼痛？

如有并与体位有明显关系，提示为反流性食管炎所致的食管狭窄。

5. 患儿进食困难进展是否缓慢？是否可受情绪波动、刺激性食物诱发？舌下含服硝酸甘油是否可缓解？

如有上述情况则提示贲门失弛缓症可能。

6. 起病前是否同时伴有神经系统症状？

如有则提示为原发神经系统性疾病，而进食困难是继发性病变。

（三）问诊结果及思维提示

患儿出生后无呕吐（吐奶），进食正常，生长发育正常，无烧心、反酸、胸骨后疼痛及神经精神症状。2003 年 4 月 14 日（“非典”时期）患儿因误服过氧乙酸一小口后出现口咽部及胸骨后烧灼样疼痛，此后逐渐出现进食胸骨后疼痛及吞咽困难，伴进食后胸骨后哽噎感，呕咖啡样物质。10 天后吞咽困难有所缓解，胸骨后疼痛减轻明显。1 个月后患儿吞咽困难再次加重，严重时呕吐胃内容物，此为进一步诊治入院。

思维提示：根据病史和症状，可以明确诊断患儿为食管化学性损伤所致的食管狭窄。食管化学性损伤在临床上主要分为酸性和碱性腐蚀两类。酸性化学物质，如强酸（硫酸、硝酸、盐酸、石炭酸等）可与组织接触面发生凝固性坏死，由于食管鳞状上皮表面所附黏液耐酸能力较强，多可阻止酸向深部组织渗透，故其可不被吸收而达到胃内；碱性化学物质，如氢氧化钾、氢氧化钠、来苏儿液、卤水、稀氨溶液（氨水）及石灰水等能溶解蛋白质、胶原和脂肪，吞服后主要产生液化性坏死，并向深部组织渗透，引起广泛的组织损害。过氧乙酸是一种强氧化剂，具有很强的腐蚀性，误服后吞咽动作增强，缩咽和环咽两组肌肉的强烈收缩使腐蚀剂很快被推向食管的中下段，当到达贲门时因受括约肌的作用而受阻，因此腐蚀剂在该处停留时间长，其损伤也最为严重。急性期以充血水肿及溃疡坏死为主，食管壁薄容易出现出血和穿孔；后期由于纤维组织增生、胶原收缩及瘢痕形成，导致食管管腔狭窄，引起进食吞咽困难。因此，可以解释患儿吞咽困难症状一度减轻后又再次加重，应进一步检查明确。

三、体格检查

（一）重点检查内容及目的

体格检查的重点是要除外食管穿孔。食管下段穿孔可以出现在膈上，也可以发生在膈下。由于膈上穿孔可以出现纵隔积气、积液，影响呼吸和心脏系统，因此需要仔细查体心肺。此外，膈下穿孔可以出现膈下游离气体和腹膜刺激征的表现，故腹部也是查体重点。

（二）检查结果及思维提示

患儿胸廓对称，双肺叩诊清音，呼吸音对称、清晰。心界正常，心律齐，心音强，未闻及杂音。全腹平软，无明显压痛及反跳痛，腹膜刺激征（-），肺肝界存在。

思维提示：根据体格检查结果，心、肺及腹部无明显异常发现，推测患儿不存在食管穿孔，可进一步以辅助检查证实。

四、实验室和影像学检查

（一）主要检查内容及目的

1. 血常规　急性期可出现白细胞计数增高，但后期如持续升高提示继发感染或穿孔。
2. 胸片　了解纵隔是否有积气或积液，排除食管下段膈上穿孔。
3. 立位腹部平片　了解膈下是否有游离气体，如有则证实膈下穿孔。
4. 上消化道造影　明确食管损伤（狭窄）的部位、长度及程度，同时了解胃是否同时存在损伤。

（二）检查结果及思维提示

1. 血常规　正常。
2. 胸片　未见明显纵隔内气体及积液。立位腹部平片：双膈下未见游离气体。
3. 上消化道造影　食管中下段呈漏斗状向心性狭窄，管壁增粗、紊乱、不规则呈锯齿状，狭窄食管呈线状；胃黏膜未见明显异常。

思维提示：根据上述辅助检查结果，患儿食管狭窄诊断明确，结合病史及上消化道造影考虑狭窄原因为食管化学腐蚀损伤，无并发膈上或膈下穿孔。在鉴别诊断中，食管造影是一项重要的检查手段。食管痉挛发作时造影可见单发或多发环形收缩，弥漫性痉挛呈螺旋状、波浪形且比较对称的狭窄，管壁光滑柔软，狭窄近段食管无扩张。贲门失弛缓症造影见食管下段呈圆锥状狭窄，如鸟嘴样，管壁边缘光整，上段食管普遍扩张，其内残留大量食物或液体。食管裂孔疝在造影时可见部分胃腔经横膈裂孔疝入胸腔。食管膜、蹼或纤维肌增厚所致的先天性食管狭窄造影也可见局限性环状或管状狭窄，边缘光滑，管壁柔软可以扩张，皱襞正常。

五、治疗方案及理由

食管化学性腐蚀损伤急性期治疗应立即终止接触毒物，消除胃肠道尚未吸收的毒物，并促进已吸收的毒物排出。根据毒物的性质，选择应用相应的解毒剂，如强酸中毒时可采用弱碱或镁乳、肥皂水、氢氧化铝凝胶等中和。强碱可用弱酸中和，常用稀醋、果汁等。如为过氧乙酸中毒，应选择蛋白质含量高的液体灌洗胃，使其充分接触过氧乙酸，促使过氧乙酸释放游离氧而分解为醋酸和水，从而达到消耗过氧乙酸减毒的目的。因此，该患儿急性期应立即给予蛋清牛乳或植物油等以保护食管黏膜。除以上治疗外，腐蚀性食管炎早期阶段，激素的使用可以抗炎、减轻局部水肿和预防食管瘢痕形成。此外，根据有无感染、感染程度和细菌种类酌情使用广谱抗生素。在急性期留置胃管或空肠营养管并保持2～3周可以支撑管腔，防止或减轻食管、胃窦幽门狭窄，是补充营养的重要措施，必要时此期可行胃或空肠造瘘术。损伤较轻、狭窄食管较短的患者，在灼伤后2～3周食管急性炎症、水肿开始消退后可以进行球囊、食管探条扩张，每周或每两周扩张一次，直至进食满意，部分患者可以治愈。

由于患儿入我院时（吞服过氧乙酸2个月）已过急性期，且造影显示食管明显狭窄，临床主要表现为吞咽困难，因此，可采用食管探条和球囊扩张治疗。

六、治疗效果及思维提示

经探条扩张治疗后患儿食量较前有所增加，可进半流质饮食，平均体重增加0.5kg/月，身高增加2.5cm/月。由于吞咽困难症状反复，患儿先后行食管扩张术共20次。2003年9月18日再次行扩张治疗后患儿出现持续性上腹疼痛，较剧烈，伴恶心呕吐。

思维提示：食管扩张术对部分食管狭窄的患者近期治疗效果好，但远期疗效差，常需要反复多次的扩张治疗，易出现食管穿孔等并发症。该患儿上腹痛出现在食管扩张术后，考虑腹痛与扩张治疗相关，应进一步检查排除食管穿孔。

七、进一步检查结果及思维提示

1. 体格检查　患儿胸廓对称，双肺叩诊清音，呼吸音对称清晰。心界正常，心律齐，心音强，未闻及杂音。全腹平坦，中上腹明显压痛，伴反跳痛，腹膜刺激征(+)。

2. 辅助检查　胸片：未见明显纵隔内气体及积液。立位腹部平片：双膈下可见游离气体。

食管造影(因可疑食管穿孔,选用泛影葡胺造影):见食管膈下段近贲门处少量造影剂外溢。

思维提示:根据上述体格检查和辅助检查结果,患儿食管下段膈下穿孔诊断明确。食管穿孔是食管扩张治疗常见的并发症,可疑食管穿孔宜选用碘油或水溶性碘制剂造影。食管膈上穿孔穿透纵隔可引起纵隔炎,穿入胸腔可引起一侧或两侧脓气胸,也可穿入气管,引起食管-气管瘘。食管膈下穿孔可有上腹部压痛,并有腹肌紧张及反跳痛等弥漫性腹膜炎表现。

八、进一步治疗方案及理由

由于患儿为膈下穿孔,穿孔病变不大,可首先尝试保守治疗,如病情进展再考虑手术治疗。故予禁食,放置空肠营养管营养支持治疗。经内科保守治疗1周后患儿腹痛症状完全缓解,膈下游离气体吸收消失。提示食管下段小的膈下穿孔,通过保守治疗是可完全恢复的。

鉴于患儿的病程长,食管狭窄程度严重且治疗困难,下一步可以考虑手术治疗食管狭窄。但由于患儿年幼,家属对手术有较大的顾虑,最终治疗选择了食管支架置入术。

九、治疗效果及思维提示

患儿放置食管支架后,进食量明显增加,但远期效果有待进一步评价。

思维提示:由于支架置入对食管肌层的撕裂较为规则,修复时瘢痕相对较少,再狭窄发生率低,故近中期的疗效优于扩张术。但有学者认为,由于儿童年龄较小,生存时间尚长,如长期用金属支架扩张狭窄段,对食管壁压迫损伤较大,反而造成大片瘢痕形成,从而再次出现狭窄,而且再次手术难度及风险性均增加,所以不主张对小儿良性食管狭窄过于积极地采取这种方法治疗。因此,食管支架适宜短期放置,常作为手术治疗的过渡。

十、对本病例的思考

本病例的诊断相对容易,但治疗非常困难。在食管狭窄扩张治疗的过程中,还出现了食管膈下穿孔这一相对少见的并发症。虽然食管支架的置入暂时解决了进食困难,但其远期疗效还有待评价。目前认为,对于病程长、症状重、严重食管狭窄或狭窄段较长、反复扩张效果不满意或再次出现狭窄、扩张过程中发生并发症以及支架置入后再狭窄的患者,进一步治疗非常困难,食管重建术是最好的治疗选择,可以根据狭窄部位、长短的不同采取不同的手术方式,现多采用胃及结肠做食管重建。

(郭　涛　方秀才　柯美云)

病例 22　吞咽困难 10 年，加重 1 年

患者，女性，45 岁，于 2009 年 7 月 14 日就诊。

一、主诉

吞咽困难 10 年，加重 1 年。

二、病史询问

（一）初步诊断思路及问诊目的

患者病程相对较长，以吞咽困难为主要症状。吞咽困难是常见的消化道症状，多种疾病可导致吞咽困难，包括咽部、食管和贲门器质性病变或动力障碍性疾病。因此，对吞咽困难的初步诊断，要考虑是机械性还是动力性因素所致。机械性吞咽困难包括食管和贲门占位性病变、食管狭窄。动力障碍性疾病包括贲门失弛缓症、弥漫性食管痉挛、胡桃夹食管、慢性特发性假性肠梗阻累及食管以及其他系统性疾病累及食管（如硬皮病、淀粉样变性）等。通过问诊能初步判断导致吞咽困难的是机械性还是动力障碍性问题。因此，问诊的目的主要围绕发病时有无诱因、主要症状及特点、伴随症状、有无特殊既往史等。

（二）问诊主要内容及目的

1. 发病前是否有诱因？

贲门失弛缓症及其他食管动力障碍性疾病患者多有重大的精神创伤史，机械性梗阻多无明确的诱因加重症状。

2. 吞咽困难有何特点？

以贲门失弛缓症为例，食管动力障碍性疾病对流食及固体食物均常有吞咽困难，集体进餐或精神紧张时症状明显，进餐时用温热水送咽可减轻症状，进餐时间延长。机械性吞咽困难呈进行性加重，从进干食发噎发展到进软食、半流食困难，甚至饮水也困难。

3. 有何其他伴随症状？

动力障碍性吞咽困难可伴有反食、胸痛及呛咳等症状，有的贲门失弛缓症患者反出食物具有酸臭味。小部分患者可有营养不良的表现。机械性吞咽困难尤其是食管恶性疾病除伴随胸痛、吞咽痛、呛咳等症状外，可有黑便或便潜血阳性、贫血，短期内体重减轻及营养不良的表现比较突出。另外要注意与反流性食管炎导致食管狭窄所致的吞咽困难相鉴别，这部分患者往往在出现吞咽困难之前有典型的反酸、烧心、反胃等胃食管反流症状，严重者可有便潜血阳性、贫血。是否有系统性疾病、代谢疾病的表现对鉴别这些疾病累及食管有帮助。

4. 是否接受过常规及生化检查？

血常规及粪便潜血检查有助于了解有无消化道出血存在。食管癌或食管炎症者便潜血阳性、血常规 HGB 下降。贲门失弛缓症的患者少有出血。

5. 是否接受过食管钡剂造影或内镜检查？

食管钡剂造影及内镜检查是吞咽困难诊断和鉴别诊断最重要的手段，既往检查资料有助于初步诊断及指导选择进一步检查。对病程短、疾病进行性加重的吞咽困难患者，一次或一种检查结果的阴性不能完全排除器质性疾病的诊断，必要时要重复检查。某些疾病早期在内镜、造影检查的特征性表现可能不明显，不被检查者所关注，如贲门失弛缓症在内镜通过时贲门口持续关闭，推送内镜虽有阻力，但内镜尚可进入胃内；贲门失弛缓症患者食管体部的动力改变

也易被忽视。因此，问诊时要特别注意既往辅助检查中某些特征性表现。

6. 是否接受过食管动力方面的特殊检查？

通过了解既往有无动力方面的检查，帮助诊断不同类型食管动力障碍性疾病及其严重程度。

7. 既往患者采取过哪些措施缓解症状？

长期吞咽困难的患者，往往会寻找减轻症状的方法，如很少与他人共同进餐，进餐前及进餐后、睡前大量饮温热水，自行采取措施清空食管内潴留物，以减少夜间胸痛、呛咳、憋气等症状。采取上述方法能缓解症状者提示食管动力障碍性疾病：贲门失弛缓症的可能性大。

8. 既往用何药物治疗，其疗效如何？

了解是否应用过钙离子拮抗剂（如硝苯地平），是否有效，这有助于判断是否为动力障碍性引起的吞咽困难及其程度。

9. 有无特殊疾病家族史？

有消化道肿瘤家族史，特别是有食管癌家族史者要高度警惕有食管恶性病变。有慢性特发性假性肠梗阻的家族史，提示食管动力障碍性疾病的可能性大。

（三）问诊结果及思维提示

患者在发病前有重大的精神创伤史，10 年前家人遇严重车祸，闻讯后出现进食吞咽困难。病初进干食需用大量水送咽，每次进餐时间约 30 分钟，只能进半流食及流食，体重明显下降。3 个月后上消化道造影提示：食管远端狭窄，食管体部无明显异常。血肿瘤标志物 CEA（-）。患者症状重，且消瘦明显，上消化道造影不能除外食管癌；进一步胃镜检查见：食管黏膜光滑，贲门不易打开，稍用力后内镜可通过贲门，局部黏膜正常；胃未见明显异常。诊断为“贲门失弛缓症”。予以硝酸异山梨酯（消心痛）10mg 3 次/日，餐前 15 分钟舌下含服，建议密切随诊。消心痛能有效减轻症状，1 年后效果不明显。病程中症状反复波动，不能与他人共同进餐，否则不能完成正常进餐，严重时仅能进少量流食，伴严重呛咳。症状加重与情绪有关，情绪好时能完成正常进餐，而情绪差时即使进流食也出现严重的吞咽困难。近 1 年症状加重，出现咳嗽、夜间常憋醒，需要起床活动或诱发呕吐，症状才能减轻，近 1 年体重减轻 5kg。进一步询问病史患者无明显反酸、烧心，血常规正常、粪便常规及潜血试验（-），既往无特殊用药史，无误服强酸、强碱等病史。因此，可基本除外反流性食管炎，不考虑化学灼伤所致食管狭窄引起的吞咽困难。

思维提示： 患者以反复吞咽困难为主要症状，伴胸痛、咳嗽、夜间憋气，病程 10 年，上消化道造影、内镜检查均未见明显的占位性病变，无消化道肿瘤家族史，考虑恶性病变的可能性小。患者无反酸、烧心、反胃等典型胃食管反流症状，胃镜检查无食管炎和狭窄，不考虑反流性食管炎。该患者在发病前有明确的精神创伤为诱因，吞咽困难时轻时重，与情绪波动有关，因此，在除外机械性梗阻所致吞咽困难的情况下应考虑食管动力障碍性疾病。

三、体格检查

（一）重点检查内容和目的

虽然考虑患者食管动力性疾病的可能性大，但也应对患者进行系统、全面的体格检查，重点注意营养状态、有无浅表淋巴结肿大，腹部体征中要特别注意有无腹部隆起、有无肠型及肠鸣音。

（二）体格检查结果及思维提示

T 36.5℃，R 18次/分，P 70次/分，BP 110/70mmHg。营养状况差，体重指数为18.5kg/m^2。浅表淋巴结未及。心、肺无异常。腹部平软，全腹无压痛、反跳痛和肌紧张，肝脾肋下未及，肠鸣音4次/分，无减弱。

思维提示： 体格检查除营养状况差以外，没有特殊发现。考虑患者近1年症状加重，需重复胃镜、食管钡剂造影以明确诊断。

四、辅助检查

（一）初步检查内容及目的

1. 便常规和便潜血　了解粪便性状，镜检是否有红细胞、白细胞，有无潜血阳性。

2. 血常规、肝肾功能、电解质　了解有无贫血、低白蛋白血症、电解质紊乱，有助于对患者的病情程度的评估。

3. 食管钡剂造影　动态观察有助于了解食管动力状态。某些食管动力障碍性疾病有特征性的影像学表现。

4. 胃镜　进一步明确有无食管肿物、浸润性病变以及食管炎性狭窄，同时能取活检行病理检查。对怀疑贲门失弛缓症的患者在进镜过程中应特别注意贲门阻力的情况。

5. 食管动力检查　在排除食管器质性疾病后，可考虑安排食管压力测定，了解食管体部蠕动收缩及上食管括约肌、下食管括约肌功能状态，明确食管动力障碍的类型，以指导制订治疗方案。

（二）检查结果及思维提示

1. 粪便常规和便潜血　正常。

2. 血常规、肝肾功能和电解质　正常。

3. 食管钡剂造影　食管近端明显扩张，立位可见液气平面，食管远端贲门处呈“鸟嘴征”。

4. 胃镜　食管腔明显增宽，内见大量潴留液体及食物残渣，食管壁呈环状，贲门紧闭，内镜不易通过，局部黏膜无异常。胃、十二指肠球及降部未见异常。

5. 食管动力检查　下食管括约肌压力正常或增加，松弛率<50%（<85%为异常），食管体部蠕动收缩波幅低于30mmHg（<30mmHg为无效收缩），同步收缩波80%（同步收缩>30%为无效收缩）。上食管括约肌功能正常。

思维提示： 重要的检查结果有三项：①食管钡剂造影：有贲门失弛缓症的特征性改变，近端食管扩张明显，远端食管呈“鸟嘴”征；②胃镜：未见食管狭窄及肿瘤病变，贲门紧闭不易打开，食管腔扩张，内有大量潴留液；③食管压力测定：下食管括约肌松弛障碍，食管体部蠕动收缩为无效蠕动收缩——此为贲门失弛缓症的特征性改变。结合以上检查结果，该患者能够明确诊断贲门失弛缓症，同时除外了其他原因所致吞咽困难。

五、治疗方案及理由

（一）方案

1. 一般治疗　详细向患者解释病情，消除患者恐癌的疑虑。改善进餐的习惯和环境，尽量放松情绪、减少聚餐。

2. 药物治疗　对于初发的或程度较轻者可考虑应用松弛平滑肌的药物，如硝酸异山梨酯、硝酸甘油，餐前15分钟舌下含服。

3. 食管扩张或肉毒杆菌毒素局部注射治疗　对于反复发作、程度较重，药物疗效差，严重影响生活质量或营养状态者可考虑这2种内镜下治疗方案。

4. 手术治疗　不作为首选的治疗方案。如内科治疗（包括内镜下）未能获得满意的疗效，症状仍然明显，严重影响生活质量，无手术禁忌证者，可考虑手术治疗。

（二）理由

对于贲门失弛缓症所致的吞咽困难患者，应在检查后详细向患者解释病情，以消除患者的思想疑虑，尤其是症状严重、体重减轻的患者。改善患者的进餐习惯及环境有助于减轻吞咽困难及伴随症状。如让患者保持愉快的心情，在安静的环境下进餐，细嚼慢咽；嘱患者在进餐前饮用300ml温热水，有助于减少进餐过程中食管及下食管括约肌痉挛的发生，餐后再次饮同体积的温热水，通过重力的作用，让食管内存留的食物能顺利达到胃内。睡前2小时避免进餐，睡前尽量清空食管腔内残留的食物，以减少夜间症状的发生。该患者病程长，且药物治疗无效，已有营养不良的表现，应考虑内镜下扩张治疗或肉毒杆菌毒素局部注射治疗。食管扩张治疗的目的是使下食管括约肌环行肌部分撕裂达到降低下食管括约肌压力、增加松弛能力的作用，缓解临床症状。该患者接受了食管扩张治疗。

六、治疗效果及思维提示

经上述治疗后，患者吞咽困难及胸痛、咳嗽、夜间憋气症状明显好转。扩张当日能进食蛋糕、牛奶，以后进普食无明显吞咽困难。

思维提示： 贲门失弛缓症患者在初期50%～70%对药物治疗有效，少部分患者服用药物有头痛、低血压等不良反应。1年后疗效明显下降，有效率不足50%。绝大部分患者对食管扩张治疗有效，有效率几乎为100%，术后1年有效率可维持在60%～90%。食管扩张有一定的发生并发症的风险，严重的并发症为出血和穿孔，发生率约为3%。因此在扩张后应注意观察有无并发症的发生。另外，因扩张降低了下食管括约肌的压力，降低了胃-食管连接处抗反流的屏障功能，导致继发性胃食管反流病，严重者需要长期抑酸药物治疗。

七、对本病例的思考

对以吞咽困难为主诉的患者，通过详细的病史询问可初步鉴别吞咽困难是机械性还是动力障碍性，食管钡剂造影、内镜检查可明确排除反流性食管炎、肿瘤等疾病，发现贲门失弛缓症的特征性改变，食管压力测定可了解贲门失弛缓症的动力障碍表现、严重程度。同时要注意与其他食管动力障碍性疾病相鉴别，食管测压检查具有重要的鉴别诊断价值。弥漫性食管痉挛以吞咽困难和剧烈胸痛为主要特点；发作时食管钡餐造影见食管收缩呈螺旋状或串珠状；食管测压检查表现为食管体部同步收缩或重复收缩（无效收缩），大部分患者LES压力正常。胡桃夹食管主要表现为胸痛，伴或不伴有吞咽困难；其食管测压表现为食管下段高振幅（>180mmHg）、长时限的蠕动性收缩，但LES功能正常。

（孙晓红　方秀才）

病例 23　上腹痛 2 天，黑便 1 天

患者，男性，60 岁，于 2006 年 11 月 2 日入院。

一、主诉

上腹痛 2 天，黑便 1 天。

二、病史询问

（一）初步诊断思路及问诊目的

患者病史短，急性起病，表现为上腹痛伴有黑便。关于急性上腹痛，需要考虑以下常见疾病：来源于消化系统（内科急症：包括急性胃炎、急性胆囊炎、急性胰腺炎等；外科急症：包括急性阑尾炎、肠梗阻、脏器穿孔、局限性腹膜炎等）及来源于非消化系统（包括急性心肌梗死、急性胸膜炎、急性心包炎、主动脉夹层等）。此外患者还出现消化道出血表现，即黑便，进一步需行消化道出血的诊断与鉴别诊断。故问诊的目的主要围绕发病时的主要症状及伴随症状，是否接受过胃镜及超声等检查，是否有心脏或呼吸系统表现，既往有无特殊病史及用药史等方面展开。

（二）问诊主要内容及目的

1. 发病前是否有饮食不当、大量饮酒等诱因？有无与毒物接触？

急性胃炎往往与进食不当（过冷、过热、过硬、刺激性食物）、大量饮酒等有关；油腻食物可导致急性胆囊炎发作；暴饮暴食、大量饮酒等可引发急性胰腺炎。故需要详细询问发病前的诱因。此外有无误服或有意吞服毒物、强酸、强碱等，若有，需详细询问吞服时间、吞服物性质及量等。

2. 近期是否有服药史？

包括非甾体类抗炎药（NSAIDs）、肾上腺皮质激素、抗肿瘤的药物等，这些药物均可造成胃黏膜损伤而出现临床症状。

3. 腹痛的部位、性质、伴随症状、持续时间和缓解方式如何？

来源于胃的腹痛多位于上腹部，可为绞痛、胀痛或隐痛不适，多伴有反酸、烧心、恶心、呕吐、食欲下降等，若急性胃炎伴有发热、腹泻，应考虑到合并急性肠炎可能。来源于肝胆系统的腹痛多位于中上腹及右上腹，可有肩背部放射，部分出现黄疸、发热等，若为结石所致，可出现阵发绞痛，伴恶心呕吐，若为炎症或肿瘤所致，可出现持续胀痛；来源于胰腺的腹痛多位于中上腹，可有背部放射，隐痛至胀痛，弯腰可减轻；此外需除外其他外科急腹症（包括消化道穿孔、肠梗阻、急性阑尾炎、急性腹膜炎等）以及非消化系统所致腹痛（包括急性肺炎，心肌梗死，泌尿系结石，妇科疾病等，这些疾病应有其相应的临床表现，需仔细问诊以排除）。

4. 是否伴有呕血、黑便？

急性出血糜烂性胃炎部分患者可出现少量呕血或黑便，需要按"消化道出血"详细询问呕血的次数、每次的量及总量，黑便的次数、颜色、每次的量及总量，是否伴有头晕、乏力、四肢湿冷等周围循环衰竭的表现。

5. 是否有脱水、电解质紊乱等表现？

急性胃炎或急性胃肠炎的患者，呕吐量或腹泻量大而未能及时补充水及电解质的患者，可

出现口渴、眼眶凹陷、皮肤弹性减退、呼吸深大等脱水、酸中毒、电解质紊乱情况；在明确病因前需对症处理，维持水、电解质、酸碱平衡。

6. 是否接受过胃镜、腹部超声等检查？

通过外院已行辅助检查（包括胃镜、腹部超声等），更进一步判断腹痛的定位及性质，若胃镜提示有胃黏膜炎症、溃疡伴出血，则支持腹痛原因为胃炎或胃溃疡；若腹部超声提示胆囊内结石，胆囊壁增厚水肿，则更支持腹痛来源于胆系结石。

7. 既往有何种疾病？是否有手术史？

若患者既往有明确消化性溃疡，需要考虑溃疡复发或穿孔；若既往有胆石，需考虑为胆系结石所致腹痛；若有明确冠心病，长期服用阿司匹林或氯吡格雷等抗血小板药物，则需要考虑为 NSAIDs 相关性胃黏膜病变等；若患者有胃大部切除手术，则需要考虑是否存在幽门梗阻或残胃炎、肿瘤等。

（三）问诊结果及思维提示

患者发病前无不洁饮食、毒物接触、大量饮酒等诱因，于 2006 年 10 月 31 日逐渐出现中上腹部胀痛，阵发性加重，伴有恶心、轻度反酸嗳气，无呕吐，无发热、腹泻，自服吗丁林等药物，腹痛缓解不明显。2006 年 11 月 1 日晨起出现黑便，共解 3 次，每次量约 50～100ml，无呕血，无头晕、乏力等，就诊于当地医院，查血常规 WBC 9.0×10^9/L，N 0.80，HGB 106g/L，PLT 250×10^9/L，肝肾功能（-），便潜血（+），心电图检查较前无明显变化，予以禁食、洛赛克抑酸、补液等治疗，未再有黑便，腹痛略减轻。发病以来患者精神可，食欲下降，无胸闷胸痛，体重无变化，为进一步诊治入院。既往患者无溃疡病史，无胆系结石及胰腺炎病史，平素吸烟，不饮酒，近 2 个月因胸闷胸痛，当地医院心电图检查提示“冠心病”，予以阿司匹林 100mg 1 次/日，无手术史及药物过敏史。无肿瘤家族史。

思维提示：通过问诊可明确，患者腹痛为急性发作，腹痛部位于中上腹，性质为胀痛，阵发性加重，伴有恶心、反酸嗳气等上消化道症状，并在 1 天后出现黑便，总量约 200～300ml，不伴有呕血，外院便潜血（+），血红蛋白轻度下降，故病变部位应集中在上部胃肠（重点在胃及十二指肠），患者近期有明确服用 NSAIDs 药物病史，故需要警惕 NSAIDs 相关性胃病。患者有冠心病史，新近出现的上腹痛，应注意与心源性腹痛相鉴别，动态观察心电图及心肌酶的变化。此外患者病程中出现消化道出血，查体时需要检查肠鸣音，并监测血红蛋白、BUN 等变化，警惕活动性出血。

三、体格检查

（一）重点检查内容和目的

因考虑患者 NSAIDs 相关性胃病可能性大，同时合并有消化道出血，故在对患者进行系统、全面查体的同时，重点注意血压、心率，心脏杂音，腹部压痛、反跳痛、肌紧张、肠鸣音等，警惕活动性出血可能。

（二）体格检查结果及思维提示

T 36.5℃，R 20 次/分，P 90 次/分，BP 120/80mmHg（基础血压 130/80mmHg）。体型偏胖，神志清楚，轻度贫血貌。心界不大，各瓣膜区未闻及杂音。双肺查体正常。腹部未见胃肠型及蠕动波，腹软，剑突下压痛（+），无反跳痛和肌紧张，肝脾肋下未及，肠鸣音 6 次/分，无气过水声和高调肠鸣音。

思维提示：体格检查提示轻度贫血貌，心肺查体无特殊，腹部剑突下压痛(+)，肠鸣音轻度活跃。下一步需要进行胃镜及其他实验室检查来进一步明确诊断，评估病情，以制订下一步治疗方案。

四、实验室和影像学检查

（一）初步检查内容及目的

1. 血常规　了解白细胞计数及中性粒细胞计数评估有无感染问题存在，了解血红蛋白有无进行性下降，以评估有无活动性出血。

2. 便常规和便潜血　有无红细胞、白细胞以除外胃肠道感染，便潜血以了解消化道出血持续情况。

3. 肝肾功能、电解质　呕吐腹泻较重时可出现不同程度的电解质紊乱和酸碱失衡；若为药物或中毒引起者可有肝功能损害；若为活动性出血可有血尿素氮升高。

4. 胃镜　最常用，具有诊断价值，对于消化道出血者应于出血24～48小时内行急诊胃镜，发现胃内病变性质、程度；同时必要时可通过快速尿素酶法行幽门螺杆菌检测，若出血明显，可择期行^{13}C或^{14}C呼气试验来检测幽门螺杆菌情况，以指导进一步治疗。

5. 血淀粉酶　以与急性胰腺炎鉴别。

6. B超或CT　明确有无胆系结石、胰腺炎等其他消化系统疾病以利于鉴别诊断。

7. 心电图、心肌酶检查　患者有冠心病基础，主要是除外心肌缺血或心肌梗死导致腹痛表现；同时评估消化道出血对心脏的影响。

（二）检查结果及思维提示

1. 血常规　WBC $10.3\times10^9/L$，N 0.78，HGB 103g/L，PLT $260\times10^9/L$。

2. 便常规和便潜血　无红细胞、白细胞，便血潜血(+)。

3. 肝肾功能、电解质　肝功能、电解质正常，BUN 6.9mmol/L（正常范围3.2～7.1mmol/L）。

4. 胃镜　胃底和胃体可见黏膜充血水肿，可见点片状出血及多发糜烂，未见溃疡及活动性出血，Hp快速尿素酶检测(Hp-RUT)(+)。

5. 血淀粉酶　正常。

6. B超　未见胆系或泌尿系结石、胆囊壁增厚、胰腺肿大或胰周渗出等表现。

7. 心电图、心肌酶检查　心电图正常，心肌酶检测未见异常。

思维提示：重要的检查发现为便潜血(+)，血红蛋白轻度下降，但较入院前无明显变化，胃镜下可见胃底和胃体黏膜充血水肿，伴多发糜烂、点片状出血，Hp-RUT(+)。结合患者近期服用阿司匹林的病史，考虑患者腹痛及消化道出血的原因为NSAIDs所致急性糜烂出血性胃炎。同时通过临床表现和辅助检查除外胆石症、胰腺炎、心肌梗死、溃疡病等其他原因所致腹痛。进一步的处理应祛除诱因、合理饮食、保护胃黏膜及抑制胃酸分泌、抗幽门螺杆菌治疗等。

五、治疗方案及理由

（一）方案

1. 祛除病因　停用阿司匹林。

2. 一般治疗　先禁食水，观察黑便、腹部肠鸣音、血红蛋白和尿素氮等变化，若无进一步活动性出血，可逐步恢复流食-清淡饮食；补充血容量，维持水、电解质、酸碱平衡。

3. 保护胃黏膜和抑酸治疗　硫糖铝（1.0g，3～4次/日）或磷酸铝凝胶（10g，3～4次/日）；H_2受体拮抗剂（法莫替丁20mg，2次/日，静脉给药）或质子泵抑制剂（奥美拉唑40mg，2次/日，静脉给药），使胃内pH值维持在6以上，出血停止可口服给药。

4. 抗幽门螺杆菌治疗　阿莫西林[1.0g，2次/日，口服（青霉素皮试（-））]+克拉霉素（0.5g，2次/日，口服）+奥美拉唑（20mg，2次/日，口服），疗程7～14天。

（二）理由

患者急性胃黏膜病变考虑与药物相关，故祛除诱因停用相关药物很重要，待病情稳定后评估心脏情况，若冠心病诊断明确，需要予以阿司匹林或氯吡格雷进行二级预防，则需要保护性的给予H_2受体拮抗剂或质子泵抑制剂。因患者病程中有消化道出血，需要暂时禁食，观察出血情况，若便潜血转阴，血红蛋白稳定，再逐步恢复饮食。对于胃黏膜病变的治疗，原则上应予以保护胃黏膜和抑制胃酸治疗，因患者胃镜检查未发现活动性出血，故不需要药物止血和内镜下止血。患者胃黏膜病变的原因归于阿司匹林的应用以及幽门螺杆菌感染，故需根除幽门螺杆菌。

六、治疗效果及思维提示

经上述治疗后，患者腹痛缓解，大便转为黄色，1次/日，监测便潜血（-），血红蛋白103g/L，未再下降；逐步恢复清淡饮食和口服药物治疗，无腹痛及黑便出现。

思维提示：病情好转，继续原方案治疗，坚持抗幽门螺杆菌治疗。若无病情反复，于停用抗幽门螺杆菌治疗1个月后复查^{13}C或^{14}C呼气试验以评估疗效，必要时予以再次根除。

七、对本病例的思考

患者急性起病，近期有服用阿司匹林史，主要表现为上腹痛伴黑便，伴有血红蛋白轻度下降，经胃镜检查提示为急性糜烂出血性胃炎合并幽门螺杆菌感染，诊断上考虑为NSAIDs和幽门螺杆菌感染所致胃黏膜病变。予以停用阿司匹林、禁食补液、抑酸、保护胃黏膜、抗幽门螺杆菌治疗后，病情好转，逐步恢复。

对于急性上腹痛起病的急性胃炎患者需要与胆石症、胰腺炎、阑尾炎、心肌梗死等其他引起腹痛的病因相鉴别；对于上消化道出血起病者需要与溃疡病、肝硬化静脉曲张出血等相鉴别，且应在出血后24～48小时行急诊胃镜检查，以及时发现胃和十二指肠内病变性质、程度，必要时可行内镜下止血治疗。此外采集病史需详细，包括起病前诱因、伴随症状、既往用药史等，以迅速做出正确的临床诊断。对于NSAIDs所致胃黏膜病变，除常规保护胃黏膜、抑酸等治疗外，应警惕有无合并幽门螺杆菌感染，因NSAIDs合并幽门螺杆菌感染会加重胃黏膜的损伤，若存在幽门螺杆菌感染应予以根除。

（李晓青　李景南）

病例 24　间断上腹痛 3 年，加重 10 天

患者，男性，45 岁，于 2008 年 4 月 9 日就诊。

一、主诉

间断上腹痛 3 年，加重 10 天。

二、病史询问

（一）初步诊断思路及问诊目的

中年患者，慢性病程。通过问诊初步判断症状的来源，即消化系统疾病或消化系统以外疾病。

（二）问诊主要内容及目的

1. 上腹痛的性质、发作规律、伴随症状如何？

消化系统疾病症状多与进食、排便相关。消化性溃疡有较明显的发作季节性和规律性，胃食管反流病常表现为饱餐后短时间内出现的烧灼感，可以伴反酸、反食，甚至有咽部刺激症状或慢性咳嗽。胰胆疾病的症状往往于进食油腻食物后出现，有放射痛，胰腺疼痛往往于仰卧位加重，前倾位时减轻。肠梗阻往往于进食不当时诱发，疼痛多伴有明显腹胀，低位肠梗阻有排便排气停止，高位肠梗阻常出现恶心呕吐。此外，对于以非特异性症状就诊的老年患者，还应特别注意有无肿瘤的报警症状，如消瘦、吞咽困难、排便习惯改变等。

2. 此次加重前是否有诱因？

消化性溃疡往往呈复发性上腹痛，精神紧张、劳累和饮食生活不规律常常导致症状反复。而胃黏膜病变病程短，与饮酒、服用 NSAIDs 药物及应激因素有关。

3. 是否接受过内镜、B 超等检查？

消化性溃疡、胃癌和急性胃黏膜病变的诊断，主要依赖于胃镜检查。胰胆疾病和肝脏疾病往往需要 B 超甚至 CT 等影像学检查。

4. 就诊前的治疗情况及疗效如何？

消化性溃疡、胃食管反流病对于抑酸治疗有良好反应。而胰胆疾病在禁食及抗生素治疗后症状可以减轻。

5. 既往有何种疾病？有无服药史及特殊疾病家族史？

应注意有无溃疡病史、心脑血管病史、NSAIDs 或抗凝药物的服用史，以及肿瘤（如胃癌）的家族史。

（三）问诊结果及思维提示

患者以往多在进食辛辣食物后出现中上腹隐痛，伴呃逆、嗳气及反酸、烧心，症状在餐后明显，注意饮食或服用胃药后症状可逐渐缓解。10 天前进食油腻食物后症状再发，性质同前。大便 1～2 次/日，黄色成形，无脓血。体重无明显下降。无长期服药史，家中无类似病史者。

思维提示： 患者症状发作与进食有关。根据不适的部位及伴随症状，首先考虑上消化道疾病。胃镜检查十分必要。B 超检查可以协助排除肝、胆、胰腺等消化器官的病变。

三、体格检查

（一）重点检查内容和目的

体格检查时应注意：①全身营养情况及浅表淋巴结是否肿大；②腹部体征，如腹部压痛、包块、腹水征、肝脾肿大及肠鸣音情况等。

（二）体格检查结果及思维提示

T 36.6℃，R 18 次/分，P 78 次/分，BP 120/70mmHg。发育良好，营养中等。睑结膜不苍白。心、肺查体正常。腹部平软，中上腹轻压痛，无反跳痛和肌紧张，肝脾肋下未及，肠鸣音 4 次/分，无气过水声和高调肠鸣音。

思维提示：中上腹局部压痛，进一步需要进行实验室和胃镜等检查来明确诊断。

四、实验室和影像学检查

（一）初步检查内容及目的

1. 便常规和便潜血　了解大便性状，镜检是否有红细胞、白细胞，潜血有无阳性。

2. 血常规、肝肾功能、肿瘤标志物筛查　了解有无贫血、肝功能异常、电解质紊乱；了解有无肿瘤性疾病的线索。

3. B 超　了解肝脏形态，除外胆石症、慢性胆囊炎及慢性胰腺炎。

4. 胃镜　了解食管、胃及十二指肠黏膜病变情况，同时可取活检进行病理学检查和幽门螺杆菌检查。

5. 腹部 CT　与 B 超相比，可以更为详尽地了解肝脏、胰腺、胆道、肾脏及腹腔淋巴结等腹腔重要脏器的形态情况。

（二）检查结果及思维提示

1. 便常规和潜血　黄色糊状，红细胞、白细胞（-），潜血（-）。

2. 血常规　WBC 7.9×10^9/L，N 0.55，HGB 138g/L，PLT 244×10^9/L；肝肾功能和电解质正常，Alb 38g/L，胰淀粉酶（P-AMY）86U/L。

3. 血清肿瘤标志物检测　CEA、CA19-9、AFP 均正常。

4. 腹部 B 超　肝胆胰脾形态未见异常。

5. 胃镜　食管黏膜形态大致正常；胃窦黏膜不平，呈弥漫性细颗粒样改变。幽门圆，十二指肠球部及降部黏膜未见异常。幽门螺杆菌快速尿素酶试验（+）。诊断：慢性浅表性胃炎，幽门螺杆菌感染。胃窦黏膜病理：胃黏膜呈急性及慢性炎，有淋巴滤泡形成。

思维提示：胃镜检查显示胃窦黏膜呈弥漫性细颗粒样改变，黏膜病理证实有淋巴滤泡形成，这与幽门螺杆菌感染相关。

五、治疗方案及理由

（一）方案

1. 休息、规律饮食　饮食以易消化的软食为主，忌辛辣、刺激食物，戒烟酒；避免精神紧张。尽可能避免使用NSAIDs药物。

2. 根除幽门螺杆菌治疗　通常选用PPI或（和）黏膜保护剂与两种抗生素（克拉霉素、阿莫西林、甲硝唑、四环素、呋喃唑酮、左氧氟沙星等）联合治疗，疗程1～2周。

3. 对症治疗　选用H_2RA或PPI、黏膜保护剂及促动力药物缓解症状。

（二）理由

胃窦的淋巴组织增生往往与幽门螺杆菌感染有关，应积极采取根除治疗。此外，适当采用抑酸、黏膜保护剂等药物治疗，可以改善临床症状。

六、治疗效果及思维提示

经上述治疗后，患者腹痛明显改善。

> **思维提示：**根除幽门螺杆菌及对症治疗后，症状基本消失，支持临床诊断。进一步仍需要密切随诊，观察体重变化。在停用抑酸药物2～4周后应行^{13}C或^{14}C呼气试验复查幽门螺杆菌是否得到根除。必要时复查胃镜及黏膜活检。

七、对本病例的思考

慢性胃炎的诊断通过胃镜检查及黏膜活检病理即可确立。但是由于症状不特异，临床需要进行相应的鉴别诊断，并在治疗后密切随诊，观察疗效。

（吴　晰）

病例25 间断上腹不适8年，复发20天

患者,女性,65岁,于2004年4月6日就诊。

一、主诉

间断上腹不适8年,复发20天。

二、病史询问

（一）初步诊断思路及问诊目的

老年患者,病史多年,症状相对轻微,间断发生。通过问诊初步判断症状的来源,即消化系统疾病或消化系统以外疾病。消化系统常见疾病如消化性溃疡、慢性胃炎、胃食管反流病、胆石症、慢性胆囊炎、慢性肝病、胰腺炎、肠易激综合征和功能性消化不良等,消化系统以外疾病,如不典型心肌缺血等均可导致腹部不适。

（二）问诊主要内容及目的

1. 上腹不适的性质、诱因、发作规律及伴随症状如何?

消化系统疾病症状多与进食、排便相关。消化性溃疡、慢性胃炎、胃癌和功能性消化不良多呈与进食相关的上腹部胀痛或隐痛,而消化性溃疡有较明显的发作季节性和规律性,胃食管反流病常为饱餐后短时间内出现的烧灼感,可以伴反酸、反食,甚至有咽部刺激症状或慢性咳嗽。胰胆疾病的症状往往于进食油腻食物后出现。肠易激综合征的腹部症状往往与紧张情绪有关,并伴有排便的异常。此外,对于以非特异性症状就诊的老年患者,还应特别注意有无肿瘤的报警症状,如消瘦、吞咽困难、排便习惯改变等。

2. 此次加重前是否有诱因?

消化性溃疡往往呈复发性上腹痛,精神紧张、劳累和饮食生活不规律常常导致症状反复。而胃黏膜病变病程短,与饮酒、服用NSAIDs药物及应激因素有关。

3. 是否接受过内镜、B超等检查?

消化性溃疡、胃癌和急性胃黏膜病变的诊断,主要依赖于胃镜检查。胰胆疾病和肝脏疾病往往需要B超甚至CT等影像学检查。

4. 就诊前的治疗情况及疗效如何?

消化性溃疡、胃食管反流病对于抑酸治疗有良好反应。而胰胆疾病在禁食及抗生素治疗后症状可以减轻。

5. 既往有何种疾病? 有无服药史及特殊疾病家族史?

应注意有无溃疡病史、心脑血管病史、NSAIDs或抗凝药物的服用,以及肿瘤(如胃癌)的家族史。

（三）问诊结果及思维提示

患者以往多在进食不当或受凉时出现中上腹不适,无明显疼痛,伴呃逆、嗳气,无反酸、烧心及排便异常,症状以餐后明显,自行服用胃药并注意饮食后症状10~20天可逐渐缓解。20天前进食辛辣食物后症状再发,伴腹胀、进食量减少,体重无明显下降。大便1~2次/日,黄色成形,无脓血。无长期服药史,家中无类似病史者。

思维提示：通过问诊可明确，患者症状轻微，间断发作，与进食有关。根据不适的部位及伴随症状，首先考虑上消化道疾病。老年患者，要特别注意有无肿瘤的预警症状。胃镜检查十分必要。此外，B 超检查可以协助排除肝、胆、胰腺等消化器官的病变。

三、体格检查

（一）重点检查内容和目的

体格检查时应注意：①全身营养情况及浅表淋巴结是否肿大；②腹部体征，如腹部压痛、包块、腹水征、肝脾肿大及肠鸣音情况等。

（二）体格检查结果及思维提示

T 36.4℃，R 18 次/分，P 72 次/分，BP 110/70mmHg。发育良好，营养中等。睑结膜不苍白。心、肺查体正常。腹部平软，中上腹轻压痛，无反跳痛和肌紧张，肝脾肋下未及，肠鸣音 4 次/分，无气过水声和高调肠鸣音。

思维提示：中上腹局部压痛，进一步需要进行实验室和胃镜等检查来明确诊断。

四、实验室和影像学检查

（一）初步检查内容及目的

1. 便常规和便潜血　了解大便性状，镜检是否有红细胞、白细胞，潜血有无阳性。

2. 血常规、肝肾功能、肿瘤标志物筛查　了解有无贫血、肝功能异常、电解质紊乱；了解有无肿瘤性疾病的线索。

3. B 超　了解肝脏形态，除外胆石症、慢性胆囊炎及慢性胰腺炎。

4. 胃镜　了解食管、胃及十二指肠黏膜病变情况，同时可取活检进行病理学检查和幽门螺杆菌检查。

5. ECG　对于老年患者应注意除外不典型心肌缺血的可能。

6. 腹部 CT　与 B 超相比，可以更为详尽地了解肝脏、胰腺、胆道、肾脏及腹腔淋巴结等腹腔重要脏器的形态情况。

（二）检查结果及思维提示

1. 便常规和潜血　黄色糊状，红细胞、白细胞（-），潜血（-）。

2. 血常规　WBC 5.9×10^9/L，N 0.65，HGB 128g/L，PLT 244×10^9/L；肝肾功能和电解质正常，Alb 40g/L，P-AMY 93U/L。

3. 血清肿瘤标志物检测　CEA、CA19-9、AFP 均正常。

4. 腹部 B 超　肝胆胰脾形态未见异常。

5. 胃镜　食管黏膜形态大致正常；胃窦黏膜变薄，结节样不平，黏膜下血管透见。幽门圆，十二指肠球部及降部黏膜未见异常。幽门螺杆菌快速尿素酶试验（+）。诊断：慢性萎缩性胃炎，幽门螺杆菌感染。胃窦黏膜病理：黏膜腺体萎缩，可见肠化。

6. ECG　未见明显异常。

思维提示：胃镜检查及黏膜病理显示患者存在慢性萎缩性胃炎，提示患者胃黏膜存在长期活动性炎症，并已导致胃腺体的萎缩；而幽门螺杆菌感染可能是炎症持续的主要原因。慢性萎缩性胃炎可以解释患者的临床表现，但是需要随诊、观察疗效，以进一步确立诊断。

五、治疗方案及理由

（一）方案

1. 休息、规律饮食　饮食以易消化的软食为主，忌辛辣、刺激食物，戒烟酒；避免精神紧张。尽可能避免使用NSAIDs药物。

2. 根除幽门螺杆菌治疗　通常选用PPI或（和）黏膜保护剂与两种抗生素（克拉霉素、阿莫西林、甲硝唑、四环素、呋喃唑酮、左氧氟沙星等）联合治疗，疗程1～2周。

3. 对症治疗　选用H_2RA或PPI、黏膜保护剂及促动力药物缓解症状。

（二）理由

幽门螺杆菌感染是慢性萎缩性胃炎的主要致病因素，应积极采取根除治疗。需要注意的是，并非所有幽门螺杆菌感染者都需要接受根除治疗，其适应证包括：①消化性溃疡病；②MALT淋巴瘤；③萎缩性胃炎；④胃癌术后；⑤胃癌患者一级亲属；⑥个人强烈希望治疗者。此外，适当采用抑酸、黏膜保护剂等药物治疗，可以改善临床症状。

六、治疗效果及思维提示

经上述治疗后，患者腹部不适基本消失，进食量增加。

思维提示：根除幽门螺杆菌及对症治疗后，症状基本消失，体重有所增加，支持临床诊断。进一步仍需要密切随诊，观察体重变化。在停用抑酸药物2～4周后应行^{13}C或^{14}C呼气试验复查幽门螺杆菌是否得到根除。由于慢性萎缩性胃炎是胃癌的癌前病变，须叮嘱患者定期复查胃镜。

七、对本病例的思考

慢性萎缩性胃炎的诊断相对容易，通过胃镜检查及黏膜活检病理即可确诊。但是由于症状不特异，临床需要进行相应的鉴别诊断，并在治疗后密切随诊，观察疗效。

（吴　晰）

病例 26　上腹痛伴发热 1 个月

患者，女性，19 岁，于 2005 年 2 月 18 日入院。

一、主诉

上腹痛伴发热 1 个月。

二、病史询问

（一）初步诊断思路及问诊目的

患者急性起病，病程 1 个月，临床上主要表现为上腹痛伴发热，关于急性上腹痛同时伴有发热的患者，需要考虑以下几类常见病因：急性胃（肠）炎、急性胆囊炎、急性胰腺炎、急性阑尾炎、肠梗阻、急性腹膜炎等，其他需排除肿瘤（如淋巴瘤、胃癌）、血管病变（如主动脉夹层、胃肠道缺血）、风湿免疫病（如系统性红斑狼疮）等。因此问诊时主要围绕起病前是否有明确诱因，发病时主要症状的特点及伴随症状，病程中接受过哪些检查和治疗，既往有无胆石症、腹部手术史等方面进行。

（二）问诊主要内容及目的

1. 发病前是否有不洁饮食、进油腻食物或大量饮酒？

不洁饮食可导致急性胃肠炎发作；急性胆囊炎或胆石症急性发作往往与进油腻食物有关；暴饮暴食、大量饮酒可导致急性胰腺炎发作。

2. 腹痛的部位、性质，有无放散？其伴随症状、持续时间、缓解方式如何？

胃部疾病引起的腹痛多位于中上腹，可为剧烈绞痛、腹胀不适、隐痛等，多伴有恶心、呕吐、反酸、嗳气等上腹症状，可有食欲下降和体重下降，若为急性胃炎，多为非细菌性感染，临床表现较轻，于对症处理后很快缓解，若合并严重细菌感染，出现发热、白细胞升高，予抗生素治疗有效，若同时伴有下腹痛、腹泻、里急后重等表现，需考虑为急性胃肠炎或痢疾；肝胆系统病变引起的腹痛多位于中上腹及右上腹，可有肩背部放散，急性胆囊炎（或急性胆管炎）可有发热、黄疸，抗生素治疗多有效；急性胰腺炎引起的腹痛多为中上腹持续胀痛，屈曲位可减轻，合并坏死、感染时伴有发热，血淀粉酶多数升高，胰腺影像学可提示坏死和渗出；典型的急性阑尾炎表现为“转移性右下腹痛”伴发热；急性肠梗阻表现为全腹胀痛，伴恶心呕吐、排便排气停止，合并感染时伴有发热，腹部平片提示液气平面。

3. 发热属何类型？有何其他伴随症状？

急性感染性疾病引起的发热，热型不规律，可为中高热，发热前可伴有畏寒和（或）寒战，多伴有血白细胞和中性粒细胞升高，抗生素治疗有效；需询问除发热、腹痛外，有无呼吸道、泌尿系等伴随症状，以除外其他系统感染。若长期发热同时伴有肝脾肿大、皮肤病变、口腔溃疡等系统表现，需警惕淋巴瘤或风湿免疫病的可能。

4. 接受过哪些检查和治疗？疗效如何？

通过外院已行检查（包括血常规、肝肾功能、血淀粉酶、腹部超声/CT 等），以及是否给予相应治疗（包括抗感染、抑酸、抑制胰酶分泌）等，协助判断病因，并指导进一步检查和治疗的方向。若为急性胆囊炎，血白细胞、ALT、胆红素可升高，同时腹部超声可提示胆囊壁水肿增厚，胆囊内多可见结石，抗感染治疗有效；若为急性胰腺炎，血淀粉酶、脂肪酶多升高，腹部 CT

提示胰腺肿大，周围可有渗出坏死表现，抑酸、抑制胰酶分泌治疗有效。追问是否做过胃镜及活检病理，以助于诊断急性胃黏膜炎症（包括单纯性胃炎或蜂窝织炎性胃炎等），并除外淋巴瘤、胃癌等肿瘤性疾病。

5. 既往有无胆石症等病史？是否有腹部手术史？

既往有胆石症病史的患者，出现急性腹痛伴发热，需警惕急性胆囊炎、急性胆管炎或急性胰腺炎发作，重点围绕胆系来进行排查；若患者有腹部手术史，则需要详细询问有无肠梗阻的表现，并在检查中行立位腹部平片。

（三）问诊结果及思维提示

患者1个月前无明显诱因出现右上腹疼痛，为持续隐痛，阵发加重，1天后转为全腹疼痛，伴恶心、呕吐，低热，体温37.5℃，当地医院查体：右下腹压痛、反跳痛（+），考虑"急性阑尾炎"行阑尾切除术，术中见"阑尾迂曲充血，腹腔内可见少量淡黄色液体20ml"，术后病理为"阑尾慢性炎急性发作"。术后常规予以抗炎补液治疗，术后2天恢复流食后出现发热，Tmax 38.5℃，伴畏寒、寒战，并再次出现上腹胀痛、恶心、呕吐，呕吐物为胃内容物（含胆汁），并伴有腹泻，每日3～5次，为稀水样便，无咳嗽、咳痰，无尿频、尿急、尿痛，外院查血常规WBC $11.4\times10^9/L$，N 0.85，HGB和PLT正常，便常规可见大量白细胞，潜血（+），腹部超声提示胆囊结石，胆囊壁不厚，肝功能和血淀粉酶均正常，予以左氧氟沙星治疗后腹泻好转，体温高峰略下降，Tmax 38℃，但仍有上腹痛及恶心呕吐，为进一步治疗来我院。起病以来精神弱，食欲欠佳，体重下降7kg。既往体健。个人史、月经婚育家族史无特殊。否认药物过敏史。

思维提示： 经过详细询问病史，患者急性阑尾炎明确（有转移性右下腹痛，发热，查体麦氏点有压痛反跳痛，术中所见及术后病理支持阑尾炎症），已行手术。但在恢复过程中再次出现上腹痛、恶心、呕吐、腹泻，并寒战发热，抗感染治疗似乎有效，需考虑急性消化系统感染性疾病，集中在胃肠道和胆道胰腺系统感染。患者病程中有腹泻、大便常规中大量白细胞，应警惕有无菌痢或急性胃肠炎，应在体格检查时注意腹部体征，并行大便培养，但急性菌痢或急性胃肠炎一般病程短，抗感染及对症治疗后症状应很快缓解，该患者不支持，且上腹部症状突出，提示可能存在其他疾病，下一步重点检查胃和十二指肠，行胃镜、腹部CT等，警惕少见疾病如急性化脓性胃炎等存在。此外腹部超声提示有胆囊结石，应考虑到有无急性胆系感染，查体时重点注意右上腹有无压痛、反跳痛，Murphy征如何，并监测腹部超声、肝功能变化。患者有胆石症病史，此次起病后出现发热及上腹痛，持续不缓解，应警惕急性胰腺炎，急性胰腺炎多有血淀粉酶升高，但在胰腺大量坏死情况下血淀粉酶可正常，应行腹部CT了解胰腺形态及有无坏死、渗出，而腹部超声对胰腺病变诊出的敏感性不高，往往会造成漏诊。本患者是在行阑尾切除术后再次出现发热、腹痛，需考虑到有无术后致肠梗阻可能，腹部查体时注意压痛、反跳痛、肠鸣音情况，并行立位腹部平片观察有无气液平面以除外肠梗阻。

三、体格检查

（一）重点检查内容和目的

考虑患者急性胃肠道感染或急性胆系胰腺病变可能性大，故在系统行全面体格检查的基础上，重点行腹部查体，尤其是上腹部，注意有无压痛、反跳痛、肌紧张、Murphy征，肠鸣音如何，并注意检查浅表淋巴结，警惕肿瘤转移或淋巴瘤。

（二）体格检查结果及思维提示

T 37.5℃，R 20次/分，P 90次/分，BP 110/70mmHg。神志清楚，精神偏弱。全身浅表淋巴结未及肿大。心、肺查体正常。腹部平软，剑突下压痛明显，无反跳痛及肌紧张，肝脾肋下未及，Murphy征(-)，肠鸣音3次/分，无气过水声和高调肠鸣音。

思维提示：体格检查提示剑突下压痛明显，进一步需要进行实验室检查及胃镜、消化道造影以明确胃及十二指肠病变，行腹部CT除外胆道和胰腺疾病，以制订下一步治疗方案。

四、实验室和影像学检查

（一）初步检查内容及目的

1. 便常规和便潜血　进一步了解大便性状，镜检有无红细胞、白细胞，潜血是否阳性。

2. 大便培养及药敏、大便找寄生虫　了解有无菌痢或其他特殊肠道感染，以指导抗感染治疗。

3. 血常规、肝肾功能、电解质、乳酸脱氢酶（LDH）、淀粉酶和脂肪酶　了解血白细胞及中性粒细胞情况，有无贫血、转氨酶和胆红素的升高、电解质紊乱，有无淀粉酶和（或）脂肪酶的升高等，以助于疾病诊断和评估病情，了解有无乳酸脱氢酶的升高，以助于淋巴瘤的诊断。

4. 血肿瘤标志物　主要是消化系统肿瘤标志物，包括CEA、CA50、CA242、CA19-9、AFP，以除外消化系统肿瘤。

5. 胃镜和超声胃镜　了解有无胃和十二指肠病变，并行幽门螺杆菌检测，必要时可行病变活检。若胃镜提示有胃壁病变或黏膜下病变，可行超声胃镜进一步了解病变情况。

6. 上消化道造影　了解上胃肠道黏膜皱襞形态及管腔形态等。

7. 腹部CT　了解胃壁情况、胆囊大小及壁厚、胆管有无扩张、胰腺形态、胰周有无坏死渗出等，以助于诊断和病情判断。

8. 立位腹部平片　了解有无气液平面，除外肠梗阻。

（二）检查结果及思维提示

1. 便常规和便潜血　外观黄色稀水样，红细胞2～4/HP，白细胞5～10/HP，潜血(+)。

2. 大便培养及药敏、大便找寄生虫　大便培养及找寄生虫×3次(-)。

3. 血常规、肝肾功能、电解质、乳酸脱氢酶、淀粉酶和脂肪酶　WBC $11.9\times10^9/L$，N 0.8，HGB 120g/L，PLT $256\times10^9/L$；肝功能（包括转氨酶、胆红素）、肾功能、电解质均正常；淀粉酶153U/L，脂肪酶320U/L；LDH 150U/L。

4. 血肿瘤标志物　血CEA、CA50、CA242、CA19-9、AFP均正常。

5. 胃镜和超声胃镜　胃体至胃窦黏膜充血水肿，皱襞粗大迂曲呈结节状，表面散在出血、糜烂和浅溃疡，幽门结构变形，十二指肠降段黏膜多发条形充血糜烂，幽门螺杆菌快速尿素酶检测(-)，病理提示胃和十二指肠降段黏膜呈急慢性炎症；超声胃镜提示胃壁明显增厚，黏膜下多发低回声。3天后复查胃镜并行胃黏膜部分切除活检，病理提示胃黏膜急慢性炎症伴脓肿形成。

6. 上消化道造影　胃腔痉挛变形，胃黏膜皱襞粗乱。

7. 腹部CT　胃壁增厚，黏膜下多发局限性低密度影，胆囊结石，胰腺略饱满，胰周无渗出，肝脾不大。

8. 立位腹部平片　下腹部肠管积气，未见液气平面。

思维提示：辅助检查中重要的阳性发现为：①大便中可见少量红细胞、白细胞，便潜血(+)，提示肠道感染可能；②血白细胞和中性粒细胞计数增高，提示细菌感染可能；③胃镜检查提示胃黏膜弥漫充血、糜烂、浅溃疡等急慢性炎症表现，大活检病理提示黏膜下脓肿形成。其他检查包括超声胃镜(发现胃壁增厚，黏膜下多发低回声)、腹部CT(提示胃壁增厚，黏膜下多发局限性低密度影)、上消化道造影(提示胃腔变形、胃黏膜皱襞粗乱)均支持化脓性胃炎表现。至此，患者诊断终于可以明确，考虑为“急性化脓性胃炎，急性肠道感染，急性阑尾炎阑尾切除术后”。患者整个病程提示急性细菌性感染，受累器官为胃、肠道、阑尾。急性化脓性胃炎发病率低，在诊断前需要除外其他疾病，本患者既往体健，合并真菌、结核等机会性感染可能性不大；两次胃镜黏膜病理不支持淋巴瘤、胃癌等肿瘤性疾病，故不考虑；多次肝功能、胰功能、腹部CT等检查未提示有胆囊炎和胰腺炎，故胆系或胰腺感染不支持；虽有近期腹部手术史，但腹部平片未见液气平面，不支持肠梗阻诊断。下一步需针对急性化脓性胃炎予以积极的抗感染、抑酸、保护胃黏膜、营养支持治疗，注意观察腹痛、腹泻、发热情况变化。

五、治疗方案及理由

（一）方案

1. 一般治疗　休息，若腹痛、呕吐明显，可暂时禁食，予以静脉营养支持，给予足够的液体量和能量，症状减轻后逐渐恢复饮食。

2. 抗感染治疗　左氧氟沙星(可乐必妥)400mg 1次/日，静脉+黄连素0.3g 3次/日，口服。

3. 抑酸和保护胃黏膜治疗　奥美拉唑40mg 1次/日，静脉+硫糖铝1.0g 3次/日，口服。

（二）理由

急性化脓性胃炎为胃黏膜下层急性重症细菌感染，一旦诊断应予以积极应用广谱抗生素进行治疗，引起化脓性胃炎常见的致病菌为链球菌、金黄色葡萄球菌等，故可经验性选用喹诺酮类或三代头孢等予以抗感染，应予以足量足疗程治疗，本例患者选用左氧氟沙星抗炎；因患者胃黏膜病变较重，需要予以黏膜保护剂和抑酸剂治疗，促进黏膜修复及改善症状；患者病程中发热、进食差，予以液体支持很重要，改善一般状态，维持水、电解质平衡。

六、治疗效果及思维提示

予以上述治疗后，患者腹泻好转，大便减为1次/日，黄色成形软便；体温逐渐降至正常，腹痛、恶心症状明显缓解，逐步恢复饮食，体重2周内增加2kg。复查便常规+潜血(-)，血常规WBC和N正常，复查胃镜：胃黏膜皱襞粗大及黏膜充血水肿明显好转，复查超声胃镜：胃壁未见明显增厚。继续原治疗方案。

思维提示：及时诊断，并予以足量足疗程抗炎治疗，同时加强对症支持，治疗反应良好，进一步印证了临床诊断。

七、对本病例的思考

患者起病初期为急性阑尾炎典型表现，行阑尾切除后病情变化，出现发热、上腹痛、恶心、呕吐，结合胃镜、超声胃镜、腹部 CT 和上消化道造影结果，符合急性化脓性胃炎的特点，病因考虑与阑尾切除术后免疫力下降合并细菌感染有关，感染途径考虑来自肠道，可能与腹泻（急性肠道感染）为同一致病菌。急性化脓性胃炎发病率低，诊断困难，及时行胃镜、超声胃镜，必要时行黏膜部分切除大活检以寻求病理和病原学证据至关重要。早期诊断，及时进行有针对性的治疗，决定远期预后，对于保守治疗效果不好或诊断不明确的患者可以考虑手术治疗，手术方式包括单纯闭合、胃切开引流、胃次全切除和胃全切术等。

（李晓青　李景南）

病例27 反复上腹痛2年，加重伴黑便3天

患者，男性，29岁，于2006年2月16日就诊。

一、主诉

反复上腹痛2年，加重伴黑便3天。

二、病史询问

（一）初步诊断思路及问诊目的

患者为青年男性，反复上腹痛，初步考虑以下两方面疾病：消化系统疾病，常见疾病如消化性溃疡、胆石症、胰腺炎、胃食管反流病、肠道寄生虫病、肠梗阻或肠套叠等，少见疾病如炎症性肠病、过敏性紫癜、憩室炎等；消化系统以外的疾病，如泌尿系结石、肺部感染或胸膜炎等有时也可表现为腹痛。消化系统疾病的腹痛往往与进食、排便有关。患者在腹痛加重的同时出现黑便，而黑便是消化道出血的重要征象。通过仔细问诊，除外了药物和饮食的因素，以及口咽部出血，或呼吸道出血被吞入消化道的可能后，基本可以将病变定位于消化道。

（二）问诊主要内容及目的

1. 腹痛部位、性质、发作规律如何？有何伴随症状？有哪些加重和缓解因素？

上腹痛除上消化道疾病外，还可见于上段小肠或横结肠病变、胰胆疾病。上消化道疾病引起的腹痛多与进食有关，下消化道疾病的腹痛多与排便异常有关。典型的消化性溃疡呈周期性、季节性、节律性上腹痛。十二指肠球部溃疡的上腹痛多于饥饿或夜间出现，进食后可以减轻。胃溃疡多于进食后1～2个小时出现腹痛。而胃食管反流病可以在进餐后的短时间内出现上腹部或剑突下烧灼样疼痛，常常伴有反酸、烧心或胸骨后疼痛。肠梗阻的腹痛可以呈胀痛或绞痛，进食后加重，可以伴有恶心、呕吐，幽门梗阻的患者呕吐物中含有隔夜宿食，而低位肠梗阻者有排便排气减少或停止。炎症性肠病活动期或急性憩室炎患者可以出现发热，腹型过敏性紫癜患者常伴有皮肤紫癜。

2. 黑便的颜色、性状、量与频次如何？有何伴随症状？

消化道出血的问诊过程中，需要通过患者排便的颜色、性状及伴随症状等信息推断出血部位、出血量及严重程度。一般来说，上消化道出血主要表现为黑便或柏油便，如果同时伴有呕血或呕吐物中含有咖啡色液体，基本可以断定为上消化道出血。此外，上腹部不适感、恶心等伴随症状也提示上消化道病变；而下消化道出血多表现为便血，可以呈鲜红或暗红色，不伴呕血，常有下腹痛及局部包块。低位的下消化道出血如内痔、直肠或乙状结肠出血，多呈鲜血，且往往附着于大便表面，甚至为便后滴血；而小肠或右半结肠出血往往颜色发暗，并与大便相混。出血量在50～100ml/d时，可以出现黑便或柏油便；当胃内的含血量>250ml时，可以出现呕血；一次出血量>400ml时，可以出现头晕、乏力、心悸等全身症状；短时间内出血量>1000ml时，可以出现周围循环衰竭的表现。此外，通过观察患者的排便量和排便次数、性状的变化，可以粗略判断是否仍有活动性出血。单纯黑便者，出血可能来源于上消化道，也可能存在下消化道的少量缓慢出血。此患者上腹痛伴黑便，首先考虑上消化道病变导致的出血。而上消化道出血最常见的病因是：急性胃黏膜病变、消化性溃疡、食管静脉曲张破裂出血和胃癌。而前两者往往存在明显腹痛。

3. 此次加重前是否有诱因？

消化性溃疡往往呈复发性上腹痛，精神紧张、劳累和饮食生活不规律常常导致症状反复。而急性胃黏膜病变病程短，急性起病，与饮酒、服用 NSAIDs 药物及应激因素有关。

4. 是否接受过内镜检查？

消化性溃疡或急性胃黏膜病变的诊断，主要依赖于胃镜检查。上消化道出血患者应尽量在出血后的 48～72 小时内接受内镜检查。

5. 就诊前的治疗情况及疗效如何？

消化性溃疡或急性胃黏膜病变者对于抑酸治疗有良好反应。而肠梗阻患者在禁食、通便或灌肠治疗后症状可以减轻。

6. 发病前有何排便习惯？近期是否服用了影响肠道运动的药物？

黑便性状除了与出血部位和出血量相关外，还与肠道运动情况有关：长期便秘、肠道传输慢的患者，少量的下消化道出血，也可以表现为黑便；而肠道蠕动快的患者消化道出血时大便颜色往往偏红。因此问诊时还应询问患者以往的排便习惯以及近期的服药情况。

7. 既往有何种疾病？有无服药史及特殊疾病家族史？

应注意有无溃疡病史、心脑血管病史，是否服用过 NSAIDs 或抗凝药物，以及有无肿瘤（如胃癌）的家族史。

（三）问诊结果及思维提示

患者以往多在冬春季节变化时出现腹痛，发作时餐前空腹时上腹痛明显，进食后减轻，曾有夜间痛。自行服用胃药并注意饮食后症状 5～10 天可逐渐缓解。此次症状反复前，患者工作紧张、曾连续加班熬夜数天。腹痛主要位于中上腹部，呈钝痛，无放射痛，无发热、皮疹、腹泻。疼痛剧烈时伴恶心、反酸，未呕吐。3 天前发现大便发黑，呈糊状，量约 100ml，1～2 次/日。无头晕、心悸、乏力等不适。曾自行口服三九胃泰及云南白药治疗，腹痛略缓解。患者平素排便规律，1～2 天排便一次，为黄色成形软便。体重稳定。无长期服药史，家中无类似病史者。

思维提示：通过问诊可明确，患者反复上腹痛具有季节性，且有空腹痛、夜间痛的规律，进食或服用胃药后缓解。此次症状反复有明确诱因，腹痛同时伴有黑便，首先考虑为十二指肠球部溃疡合并出血。胃镜检查可以明确溃疡病的诊断。鉴别诊断方面需要除外急性胃黏膜病变、胃癌、胆道出血、肠梗阻、炎症性肠病及过敏性紫癜等疾病。患者为年轻患者，无慢性消耗症状，胃癌的可能性不大；病程中无发热、黄疸，基本可除外胆道出血。

三、体格检查

（一）重点检查内容和目的

诊断首先考虑十二指肠球溃疡合并出血，体格检查时应注意以下几个方面的征象：①提示出血量及活动性出血的征象，包括生命体征、神志情况、贫血体征、肠鸣音情况；②消化性溃疡的其他并发症，如梗阻、穿孔，包括腹膜刺激征、胃肠型、振水音等；③鉴别诊断相关的疾病，如右上腹压痛和 Murphy 征提示胆道感染，肠型、高调肠鸣音和气过水声提示肠梗阻，双下肢对称性出血点提示过敏性紫癜。

（二）体格检查结果及思维提示

T 36.5℃，R 18 次/分，P 72 次/分，BP 110/70mmHg。发育良好，营养中等。睑结膜略苍

白。心、肺查体正常。腹部平软，中上腹轻压痛，无反跳痛和肌紧张，肝脾肋下未及，肠鸣音4次/分，无气过水声和高调肠鸣音。

思维提示：体格检查显示轻度贫血，中上腹局部压痛。进一步需要进行实验室和胃镜等检查来明确诊断。

四、实验室和影像学检查

（一）初步检查内容及目的

1. 便常规和便潜血　了解大便性状，镜检是否有红细胞、白细胞，潜血有无阳性。

2. 血常规、肝肾功能、血淀粉酶、电解质、ESR、CRP　了解有无贫血、肝功能异常、急性胰腺炎、电解质紊乱和炎症指标的升高，有助于评估失血的严重程度并进行鉴别诊断。

3. B超　了解肝脏形态，除外急性胆囊炎及胆道梗阻。

4. 腹部平片　除外肠梗阻、急性消化道穿孔及泌尿系结石等引起急腹症的常见病因。

5. 胃镜　明确胃十二指肠黏膜病变及消化道出血部位，可以确立消化性溃疡或急性胃黏膜病变的诊断；同时可取活检进行病理学检查和幽门螺杆菌检查。

（二）检查结果及思维提示

1. 便常规和潜血　黑色糊状，红细胞、白细胞（-），潜血（+）。

2. 血常规　WBC 7.9×10^9/L，N 0.75，HGB 98g/L，PLT 344×10^9/L；肝肾功能和电解质正常，Alb 35g/L，P-AMY 86U/L；ESR 14mm/h；CRP 1.7mg/dl。

3. 腹部B超　肝胆胰脾形态未见异常。

4. 腹部平片　结肠内有少量积气，未见明显液气平面及膈下游离气体。

5. 胃镜　十二指肠球部前壁可见圆形溃疡凹陷，直径1.0cm，表面覆黄白苔，溃疡底部中央有红色血痂，溃疡周边黏膜充血肿胀，十二指肠球腔略狭小，内镜尚能通过；胃黏膜未见明显异常。幽门螺杆菌快速尿素酶试验（+）。

思维提示：实验室检查显示，患者存在消化道出血，并有轻度贫血。胃镜结果证实了十二指肠球溃疡并出血的诊断；形态上观察，消化性溃疡处于活动期，即A1期，幽门螺杆菌感染是消化性溃疡的主要病因。同时，辅助检查基本除外了急性胰胆疾病、肠梗阻，也不支持炎症性肠病。根据内镜所见及临床表现，患者消化道出血已经停止。因此，治疗上主要针对溃疡病，并进行幽门螺杆菌的根除治疗。

五、治疗方案及理由

（一）方案

1. 休息、规律饮食　从流食逐渐过渡到易消化的软食，忌辛辣、刺激食物，戒烟酒；避免精神紧张。尽可能避免使用NSAIDs药物。

2. 抑酸药物　PPI治疗1片/日，4～6周；也可选用H_2RA治疗6～8周。

3. 黏膜保护剂　如铋剂、硫糖铝等，现已较少作为消化性溃疡的一线用药。

4. 根除幽门螺杆菌治疗　通常选用PPI或（和）黏膜保护剂与两种抗生素（克拉霉素、阿莫西林、甲硝唑、四环素、呋喃唑酮、左氧氟沙星等）联合治疗，疗程 1～2 周。

（二）理由

正规抗溃疡治疗，除饮食生活调整外，应使用抑酸药物治疗。具体药物首选质子泵抑制剂，每日一片，治疗 4～6 周。H_2RA 抑酸作用较弱，用药疗程需要适当延长。抗溃疡治疗过程中同时合用黏膜保护剂治疗，可以提高溃疡愈合率及愈合质量，但是长期使用可引起金属中毒、便秘等副作用。

六、治疗效果及思维提示

经上述治疗后，患者腹痛逐渐减轻，局部压痛消失。大便呈黄色成形软便，1～2 次/日。大便常规：未见红细胞、白细胞，潜血（-）×3 次。用药期间，未发现药物不良反应。

思维提示：治疗反应良好，支持消化性溃疡的诊断。进一步仍需要注意饮食，在完成幽门螺杆菌根除治疗后继续服用抗溃疡药物。在疗程结束、停用抑酸药物 4 周后，复查 ^{13}C 呼气试验，以确认幽门螺杆菌根除成功，减少溃疡病复发。

七、对本病例的思考

这是一例较为典型的消化性溃疡并出血的病例。对于诊断明确的病例，除了给予正规抗溃疡治疗外，还应注意并发症的处理，兼顾病因方面的治疗。

（吴　晰）

病例28　上腹痛6小时

患者，男性，69岁，于2008年6月16日就诊。

一、主诉

上腹痛6小时。

二、病史询问

（一）初步诊断思路及问诊目的

患者为老年男性，急性上腹痛，病因包括：消化系统疾病，如急性胃肠炎、消化性溃疡、消化道穿孔、急性胆囊炎、胆道结石、急性胰腺炎、急性阑尾炎、肠梗阻、缺血性肠病、急性憩室炎等；消化系统以外的疾病，如急性心肌梗塞、肺部感染或胸膜炎、急性肺栓塞、泌尿系结石、急性心包炎、腹主动脉夹层等。

急腹症属于急症，有些疾病变化迅速，需要临床医师在简短询问后，进行重点针对性查体，做出初步判断并根据轻重缓急安排相应检查。

（二）问诊主要内容及目的

1. 腹痛诱因、性质、严重程度如何？加重或缓解因素及伴随症状有哪些？

胆囊炎、胆石症常于进食油腻食物后发作；急性胰腺炎发作前多有酗酒或暴饮暴食；老年便秘者易于发生粪石性肠梗阻；大量腹泻、脱水、低血压可以诱发缺血性肠病；急性心梗往往发生于活动、紧张或用力排便时。

突发的中上腹剧烈疼痛多见于消化道穿孔；胃肠痉挛、胆石症或泌尿系结石常为阵发性绞痛；阵发性剑突下钻顶样疼痛是胆道蛔虫症的典型表现。急性胰腺炎腹痛范围常呈束带状，放射至后背部，前屈位减轻，进食后加重；急性胆囊炎常伴有右肩部不适，并有恶心呕吐。肠梗阻的腹痛可以呈胀痛或绞痛，幽门梗阻患者呕吐物中有宿食，而低位肠梗阻者有排便排气停止。缺血性肠病者可以出现血便。急性心梗及肺栓塞者往往伴有胸闷、憋气；急性胸膜炎时的疼痛与呼吸运动有关。

2. 既往有何种疾病，有无服药史？

注意有无溃疡病、胆石症、心血管病史、糖尿病、高脂血症、下肢静脉血栓病史，是否有长期服药史，如NSAIDs类药物。

3. 就诊前的治疗情况及疗效如何？

消化性溃疡或急性胃炎者抑酸治疗有效，急性心肌缺血时服用硝酸酯类可缓解或部分缓解症状，胃肠痉挛、胆绞痛和肾绞痛者解痉治疗有效。

（三）问诊结果及思维提示

6小时前患者饱食后，突发上腹部剧烈疼痛，难以耐受、拒按，伴大汗，疼痛持续并蔓延至全腹，无恶心呕吐、腹泻及尿频尿痛，无胸闷憋气。未测体温。发病前无明显腹痛，排便正常，每日一次，黄色成形软便。既往偶有中上腹隐痛，餐前明显，进食后缓解，10年前外院胃镜诊断“消化性溃疡”。诊断高血压、糖尿病、冠心病5年，长期服用肠溶阿司匹林、β受体拮抗剂、硝酸酯类及口服降糖药，血压、血糖控制满意，近期无心绞痛发作，日常活动不受限。

思维提示：患者上腹痛，起病急骤，程度剧烈，结合以往病史，首先需要重点排除以下疾病：消化道穿孔、急性心梗、急性肺栓塞和腹主动脉夹层。

三、体格检查

（一）重点检查内容和目的

根据问诊的初步印象，体格检查时应注意以下几个方面的征象：①患者神志情况及生命体征；②心功能不全及呼吸窘迫征象；③腹部体征及腹部血管杂音。

（二）体格检查结果及思维提示

T 37.5℃，R 18次/分，P 92次/分，BP 110/70mmHg。神志清楚，痛苦面容。口唇无发绀。心、肺查体正常。全腹肌紧张呈板状，全腹压痛，以中上腹显著，伴反跳痛，肝脾触诊不耐受，肝浊音界缩小，肠鸣音低弱，0～1次/分，未闻及血管杂音。双下肢不肿。

思维提示：患者存在弥漫性腹膜炎体征，诊断考虑消化道穿孔。进一步需要进行腹部平片检查证实，并进行ECG等了解心脏等重要脏器功能并除外心梗。

四、实验室和影像学检查

（一）初步检查内容及目的

1. 急查血常规、肝肾功能、血淀粉酶、心肌酶、电解质、凝血功能及D-dimer　证实存在急性炎症反应，除外急性胰腺炎、急性心梗、肺栓塞，并为下一步手术治疗进行准备。
2. 心电图　了解心脏情况，注意有无急性心梗和肺栓塞征象。
3. 腹部平片　注意有无膈下游离气体，证实消化道穿孔的诊断。
4. B超　了解肝脏形态，除外急性胆囊炎、胆道梗阻、急性胰腺炎。

（二）检查结果及思维提示

1. 血常规　WBC 17.9×10^9/L，N 0.93%，HGB 118g/L，PLT 344×10^9/L。
2. 肝肾功能和电解质正常。
3. P-AMY 86U/L；CK及CK-MB正常。
4. 凝血功能及D-dimer正常。
5. ECG　窦性心动过速，未见明显ST-T改变。
6. 腹部平片　可见膈下游离气体，考虑消化道穿孔。
7. 腹部B超　肝胆胰脾形态未见异常。

思维提示：辅助检查证实患者存在消化道穿孔。根据病史，首先考虑溃疡病穿孔。须进行急诊手术。完善术前准备、等待手术的同时，密切观察患者生命体征，给予相应药物治疗，避免过多不必要的检查。

五、治疗方案及理由

（一）方案

1. 禁食、禁水、胃肠减压、应用抑酸药物　尽量减少消化液进入腹腔。

2. 广谱抗生素治疗　选取针对革兰阴性杆菌和厌氧菌的抗生素控制腹腔感染。

3. 急诊手术　是消化道穿孔的主要治疗措施。

4. 监测生命体征　警惕感染性休克。

（二）理由

消化道穿孔一旦确诊，需要进行急诊手术治疗，以进行穿孔修补、腹腔冲洗、控制感染。

六、治疗效果及思维提示

患者当日接受了手术，术中见十二指肠球部前壁 1.0cm 溃疡并穿孔，予以穿孔修补，并腹腔冲洗。术后患者恢复良好，无腹痛发热。患者逐渐恢复饮食。

思维提示： 手术证实了消化性溃疡穿孔的诊断。在患者术后恢复并进行抗溃疡治疗后，还需注意溃疡病致病因素的处理：NSAIDs 摄入与幽门螺杆菌感染是溃疡发生的两个独立危险因素，该患者存在药物因素，由于有明确的心血管事件的高危因素，该患者需要在服用此类药物的同时，预防性地使用抗溃疡药物，以米索前列醇和 PPI 为首选，其疗效优于 H_2RA 和硫糖铝。患者幽门螺杆菌感染情况尚不明了，但是在长期服用 NSAIDs 前根除幽门螺杆菌可以降低药物相关性溃疡的发生。

七、对本病例的思考

老年人的消化性溃疡临床表现多不典型，甚至可以无症状，而以出血、穿孔等并发症为首发表现。而且老年急腹症患者，常有多种合并症，在鉴别诊断时尤其要警惕不典型的心血管事件。在后期治疗中，还需要兼顾各系统疾病的治疗，权衡利弊，调整药物。

（吴　晰）

病例 29　间断上腹痛 3 年，腹胀、呕吐 20 天

患者，男性，49 岁，于 2004 年 12 月 16 日就诊。

一、主诉

间断上腹痛 3 年，腹胀、呕吐 20 天。

二、病史询问

（一）初步诊断思路及问诊目的

患者为中年男性，上腹痛并呕吐，主要考虑以下疾病：消化道疾病，如消化性溃疡、肠梗阻、胃食管反流病、炎症性肠病等，及消化道以外病变造成的反射性呕吐，如胆石症、胰腺炎、泌尿系结石、心肌缺血等可能。通过问诊呕吐与进食的关联、呕吐物特点及伴随症状等信息，可以初步判断病变是否来源于消化道。

（二）问诊主要内容及目的

1. 腹痛部位、性质、发作规律如何？有何伴随症状及加重和缓解因素？

上腹痛多见于胃食管、十二指肠和胰胆疾病，上段小肠或横结肠病变也可表现为上腹部疼痛。持续隐痛或钝痛多为内脏性疼痛，常源于胃肠道张力变化或炎症所致，而胀痛可能与实质器官包膜牵张有关；烧灼样痛多与化学性刺激有关，绞痛多为空腔脏器痉挛、扩张或梗阻引起。上消化道疾病引起的腹痛多与进食有关，下消化道疾病的腹痛多与排便异常有关。典型的消化性溃疡呈周期性、季节性、节律性上腹痛。十二指肠球部溃疡多于饥饿或夜间出现，进食后腹痛减轻。胃溃疡多于进食后 1～2 个小时出现腹痛。而胃食管反流病可以在进餐后的短时间内出现上腹部或剑突下烧灼样疼痛，常常伴有反酸、烧心或胸骨后疼痛。肠梗阻的腹痛可以呈胀痛或绞痛，进食后加重，可以伴有恶心、呕吐，幽门梗阻的患者呕吐物中有宿食，而低位肠梗阻者有排便排气停止。炎症性肠病活动期或急性憩室炎患者可以出现发热。

2. 呕吐有何诱因？呕吐的时间及有何特点？其与进食有何关系？呕吐物性质如何？

问诊时注意有无体位改变、咽部刺激或进食等诱因。鼻窦炎患者起床后脓液经鼻后孔刺激咽部，可出现晨起恶心、干呕。幽门梗阻多于晚间进食后出现呕吐。神经性或颅内高压性呕吐时，恶心很轻，喷射性呕吐为颅内高压的特征之一。聚餐后集体出现呕吐，多由食物中毒所致；进食后即刻呕吐，多为神经性呕吐；而幽门梗阻往往间隔数餐后再次出现大量呕吐。呕吐物含宿食或有腐败气味者，提示存在胃潴留；含有墨绿色胆汁者，梗阻部位往往在十二指肠乳头水平以下，而带有粪臭味的呕吐物提示低位小肠梗阻。

3. 既往诊治情况及疗效如何？

了解是否接受过内镜、消化道造影、B 超/CT 等相关检查，以及外院予以的具体治疗和疗效。消化性溃疡或急性胃黏膜病变者对于抑酸治疗有良好反应，肠道感染应用抗生素治疗有效，而肠梗阻患者在禁食、通便或灌肠治疗后症状可以减轻。

4. 既往有何种疾病？有无服药史？

应注意有无溃疡病、胆石症、青光眼、前庭器官疾病史，头部外伤史及服用药物史。

（三）问诊结果及思维提示

患者3年前劳累后出现上腹痛，呈隐痛，无放射痛，伴反酸、嗳气，进食前后均有不适，无发热、皮肤巩膜黄染、腹泻，症状持续数小时至数天后可自行缓解。发作不规律，2～6个月发作一次，多于受凉、饮食不当或劳累后出现。外院行胃镜检查示“胃窦糜烂、溃疡”，B超示“脂肪肝，慢性胆囊炎”。先后服用消炎利胆片及洛赛克治疗2周，症状减轻。20天前，患者进食辛辣食物后出现上腹不适，胀满、恶心，进食后加重，有排气，排便量较少；腹胀逐渐加重并出现呕吐，非喷射性，量多，为胃内容物，有隔夜宿食，不含胆汁。呕吐后腹胀缓解，可以进食。3～5天后再发呕吐。无头晕、头痛、发热、肢体麻木等不适。自服吗丁林、丽珠得乐，症状无改善。发病以来，患者精神情绪尚可，睡眠好，食欲不佳，体重下降5kg；2～5天排便一次，为黄褐色软便。无慢性病史及长期服药史，无烟酒嗜好。

思维提示：根据患者腹痛及呕吐的特点，推断病变来源于消化道，可能存在上消化道梗阻。需要进一步观察呕吐与进食的关系和呕吐物性状，必要时留置胃管，持续减压，观察胃引流量。同时注意患者有无胃型、振水音等体征。病因方面，重点寻找炎症和肿瘤方面的证据。

三、体格检查

（一）重点检查内容和目的

根据问诊提示，重点检查腹部体征，如腹部膨隆、胃肠型、蠕动波，局部压痛、包块，振水音、肝肾区叩痛、肠鸣音变化等；此外，注意有无贫血、黄疸、浅表淋巴结肿大等。上述体检结果可以初步推断是否存在消化道器质性病变，以及病变的性质。

（二）体格检查结果及思维提示

T 36.5℃，R 18次/分，P 76次/分，BP 120/70mmHg。发育良好，体型偏瘦。睑结膜色泽正常。心、肺查体正常。腹部平软，中上腹略饱满，有轻压痛，无反跳痛和肌紧张，肝脾肋下未及，肠鸣音4次/分，上腹部可及振水音。

思维提示：体格检查提示消化道潴留。进一步需要进行实验室和胃镜等检查来明确诊断。

四、实验室和影像学检查

（一）初步检查内容及目的

1. 便常规和便潜血　了解大便性状，镜检是否有红细胞、白细胞，潜血有无阳性。

2. 血常规、肝肾功能、血淀粉酶、电解质、ESR、CRP　了解有无贫血、肝功能异常、急性胰腺炎、电解质紊乱和炎症指标的升高。

3. B超　了解肝胆、胰腺形态，除外胆囊炎、胆道梗阻及胰腺疾病。

4. 腹部平片　除外肠梗阻、急性消化道穿孔及泌尿系结石等引起急腹症的常见病因。

5. 胃镜　明确食管、胃十二指肠黏膜病变，可以确立消化性溃疡或上消化道肿瘤的诊断。

（二）检查结果及思维提示

1. 便常规和潜血 黄色糊状，红细胞、白细胞(-)，潜血(+)。

2. 血常规 WBC 8.9×10^9/L，N 0.65，HGB 108g/L，PLT 244×10^9/L；肝肾功能和电解质正常，Alb 35g/L，P-AMY 86U/L；ESR 12mm/h；CRP 1.7mg/dl。

3. 腹部BUS 肝胆胰脾形态未见异常。

4. 腹部平片 结肠内有少量积气，未见明显液气平面及膈下游离气体。

5. 胃镜 食管未见静脉曲张；胃腔内大量食物潴留。胃窦腔变形、狭窄，黏膜肿胀，内镜无法通过。幽门螺杆菌快速尿素酶试验(+)。狭窄处黏膜活检病理：黏膜呈急性及慢性炎。

思维提示：胃镜显示，患者存在幽门梗阻，梗阻的病因考虑为消化性溃疡，但需除外肿瘤性病变，反复内镜下黏膜活检病理学检查是诊断的主要手段。幽门螺杆菌是消化性溃疡的主要致病因素，也是溃疡病复发的高危因素。

五、治疗方案及理由

（一）方案

1. 禁食、胃肠减压 并接袋记录24小时引流量。

2. 静脉抑酸治疗 多选用PPI治疗。

3. 营养支持治疗 进行全胃肠外营养(TPN)。

4. 根除幽门螺杆菌治疗 梗阻解除后可予以幽门螺杆菌根除治疗(PPI与两种抗生素联合用药)，疗程1～2周。

5. 手术治疗 非首选，仅在积极内科保守治疗无效时考虑。

（二）理由

幽门梗阻时，应禁食、禁水并及时置入胃管，进行持续胃肠减压，以减少胃腔内食物及胃液贮留，减轻潴留物对病变处的刺激，并密切观察记录每日胃引流量，可以间接判断梗阻的通畅程度。同时加强抑酸治疗，促进病变部位水肿消退、溃疡愈合。在梗阻解除后，应针对溃疡病的主要致病因素，即幽门螺杆菌进行根除治疗。若经过积极的内科保守治疗，梗阻仍持续存在，应考虑手术治疗。

六、治疗效果及思维提示

禁食及胃肠减压后，腹胀及呕吐消失，胃引流量从800ml/d降至200～300ml/d。2周后复查胃镜，胃腔内未见明显食物潴留，胃窦变形，幽门口充血水肿明显，管腔略狭窄，内镜尚可通过，幽门管可见不规则浅凹陷，直径0.8cm，上覆薄白苔；十二指肠球部未见明显溃疡凹陷，球后及降部未见异常。幽门处溃疡活检病理：急慢性炎症。

思维提示：经过上述保守治疗后，症状缓解，幽门梗阻消失。内镜所见幽门管处浅凹陷，为溃疡治疗后表现，重复活检仍提示良性病变，可以继续药物治疗。

七、对本病例的思考

呕吐是常见的消化道症状，但是其病因并不只限于消化道疾病，其他系统疾病也可以出现呕吐的症状。消化道梗阻是引起呕吐的常见原因，除了判定梗阻存在外，还要判断梗阻部位以及梗阻的严重程度，最后要对梗阻病变的性质进行判断。对于内科保守治疗无效或怀疑肿瘤的患者，应采取手术治疗。

幽门梗阻是消化性溃疡病的并发症之一。由于胃的容受能力大，患者的呕吐常为间断性。对呕吐物性质及呕吐量的观察常常能发现胃潴留的迹象。完全上消化道梗阻者属钡餐造影的禁忌，其病因方面的检查主要依赖内镜活检。对于暂时内镜下病灶暴露不充分的患者，治疗后短期复查十分重要。

（吴　晰）

病例 30　上腹不适伴消瘦 2 个月

患者，男性，45 岁，于 2007 年 12 月 5 日入院。

一、主诉

上腹不适伴消瘦 2 个月。

二、病史询问

（一）初步诊断思路及问诊目的

患者慢性病程，起病较缓，以上消化道症状（即上腹部不适）为主诉，同时伴有明显的体重下降，对于中年男性出现上述表现，需警惕以下几类疾病：①胃及十二指肠疾病，包括消化性溃疡、功能性消化不良等，尤其需要考虑肿瘤即胃癌的可能；②肝脏及胰腺疾病，包括肝炎、肝癌、胰腺癌等。因此问诊主要围绕上腹部症状的特点，有无腹痛及腹部包块，是否有消化道梗阻表现（恶心、呕吐），是否有消化道出血（呕血、黑便），食欲与体重情况，是否曾接受过消化道造影或胃镜检查，既往是否有溃疡病或肝炎病史，是否有肿瘤家族史等问题展开。

（二）问诊主要内容及目的

1. 上腹不适有何特点？

上腹不适为非特异性消化道症状，若为胃十二指肠病变，多与饮食相关，餐前或餐后出现症状；若为肝胆胰系统病变，多与进油腻食物或饱食相关。

2. 是否伴有腹痛？腹痛的部位、性质、程度、有无规律，与进食有何关系？抑酸剂是否有效？

消化性溃疡表现为慢性、周期性、规律性上腹疼痛，程度较重，十二指肠溃疡多为饥饿痛、夜间痛，常在两餐之间和夜间出现，规律是进食-缓解-疼痛，胃溃疡多为餐后饱胀痛，多在餐后 1 小时左右出现，规律是进食-疼痛-缓解，消化性溃疡服用抑酸剂后疼痛多减轻。而胃癌引起的腹痛多无明显的规律性，并呈现进行性加重，抑酸剂效果不佳。

3. 是否有消化道梗阻表现？

患者出现恶心、呕吐、腹部鼓包，多提示有消化道梗阻，若呕吐物为隔夜宿食，则提示存在幽门梗阻，见于严重的消化性溃疡及胃癌等。

4. 是否伴有呕血、黑便等上消化道出血表现？

呕血伴或不伴有黑便，是上消化道出血的表现，提示病变位于 Treitz 韧带以上；且上消化道出血最常见的原因是消化性溃疡、静脉曲张破裂、胃癌等，结合其他病史有助于病因判断。

5. 食欲及体重情况如何？

一般良性病变（如消化性溃疡、消化不良）多不影响食欲，体重下降多不明显；而恶性病变（如胃癌）食欲下降和消瘦往往比较突出。

6. 是否接受过消化道造影或胃镜等检查？

通过了解曾进行的检查和（或）治疗来进一步判断各种疾病可能，若外院已行消化道造影提示可疑胃部病变，下一步尽快行胃镜检查明确病变性质，以尽早得到明确诊断。

7. 既往有无特殊病史及特殊疾病家族史？

若患者既往有明确消化性溃疡病史，应警惕是否为溃疡病复发；若患者既往有长期慢性萎缩性胃炎病史，近期出现症状反复及体重下降，应警惕胃癌可能；若患者有明确肿瘤家族史，更应警惕恶性病可能。

（三）问诊结果及思维提示

患者2个月前无明显诱因出现上腹不适，表现为隐痛，并呈进行性加重，与进食无关，伴有轻度反酸，偶有恶心、呕吐，呕吐物为胃内容物，无隔夜宿食，无咖啡渣样物，大便基本如常，每日1次，为褐色成形软便，食欲下降明显，进食量为原来的一半，2个月来体重下降5kg。曾在当地医院行上消化道造影，提示胃内龛影，考虑"胃溃疡"给予洛赛克治疗，患者食欲及腹部不适无好转，为进一步诊治来我院。既往2年前曾因上腹痛在外院行胃镜检查，提示"慢性萎缩性胃炎伴肠化"，未进行规律随诊；否认肝炎结核病史；否认大量吸烟饮酒史。父亲死于食管癌；一叔伯患胃癌。

思维提示： 通过询问病史可明确，患者中年男性，以上腹隐痛为主要症状，有反酸、恶心、呕吐，食欲及体重明显下降，外院消化道造影提示胃内龛影，按溃疡病治疗效果不好，结合患者既往有"萎缩性胃炎伴肠化"病史及肿瘤家族史，应高度警惕胃癌可能。体格检查时重点检查有无肿瘤的局部及远处转移体征。

三、体格检查

（一）重点检查内容和目的

考虑患者胃癌可能性较大，因此在系统全面的查体同时，应重点检查有无贫血征象，是否可及Virchow淋巴结，腹部是否可触及肿块，是否存在振水音及移动性浊音等。注意有无消化道出血、梗阻及肿瘤转移征象。

（二）体格检查结果及思维提示

T 36.8℃，R 19次/分，P 80次/分，BP 120/70mmHg。无贫血貌，Virchow淋巴结(-)。心、肺查体正常。腹部平软，剑突下深压痛(+)，无反跳痛和肌紧张，肝脾肋下未及，无振水音及移动性浊音，肠鸣音3次/分，无气过水声和高调肠鸣音。

思维提示： 体格检查的主要阳性体征为剑突下压痛，未发现有贫血及锁骨上淋巴结肿大，无消化道梗阻体征。进一步重点检查需要行胃镜明确胃内病变性质，若考虑胃癌，进一步行超声胃镜及腹部CT评估病情，以指导下一步治疗方案。

四、实验室和影像学检查

（一）初步检查内容及目的

1. 血常规、肝肾功能　了解有无贫血、低白蛋白血症等，评估患者一般状态。

2. 便常规+潜血　了解大便性状，潜血是否阳性，以评估是否存在消化道隐性失血。

3. 肿瘤标志物　CEA、CA19-9、CA242在胃癌中可能出现异常，其诊断意义不大，但可作为术后监测及复发监测指标。

4. 胃镜　胃镜检查是诊断上消化道疾病的重要方法，内镜下可观察病变部位、形态，结合活检病理可以对疾病予以准确的诊断，尤其对于早期癌的诊断起到决定性作用。

5. X线钡餐造影　亦是诊断上胃肠道疾病的重要手段之一，其优点在于可以观察胃壁的活动度和伸展度，能较宏观的判断病变的范围，且对贲门区病变能较清楚的观察。

6. 超声胃镜　对于良恶性病变的鉴别、癌浸润深度、邻近淋巴结和重要脏器是否有转移等，有重要的诊断和鉴别作用。

7. 胸腹部增强CT　可显示胃癌累及胃壁范围并了解有无其他脏器的转移。

（二）检查结果及思维提示

1. 血常规和肝肾功能　血常规HGB 103g/L，WBC及PLT正常；肝肾功能正常。

2. 便常规　褐色软便，WBC、RBC(-)，OB(+)。

3. 肿瘤标志物　CEA、CA19-9、CA242正常。

4. 胃镜　贲门口下方至胃体上段后壁、前壁、小弯侧可见巨大溃疡性病变，管壁僵硬，管腔轻度狭窄，溃疡底部不平坦，表面覆厚白苔，周边结节状隆起，边界不清晰，活检质硬。活检病理：低分化腺癌，部分为印戒细胞癌。

5. X线钡餐检查　胃底黏膜粗乱，可见龛影，边缘不整，周围黏膜皱襞不连续，局部管壁僵硬，蠕动差。

6. 超声胃镜　胃底后壁可见一巨大溃疡，侵及贲门，病灶处胃壁五层结构破坏，低回声病变，已侵犯至浆膜外，最厚处1.7cm，病灶周围多发淋巴结肿大，考虑胃癌，分期T4N1。

7. 胸腹部增强CT　胸部CT未见明显异常；腹部增强CT提示胃底体处胃壁增厚，部分异常强化，腹腔淋巴结肿大，肝脾无异常。

思维提示：患者辅助检查有重要提示：①患者有轻度贫血，且大便潜血(+)；②胃镜及超声内镜提示胃底至胃体上段巨大溃疡性病变，根据镜下病变形态及超声内镜胃壁回声分析考虑恶性病变；③病变处活检为低分化腺癌，部分为印戒细胞癌；④影像学提示腹腔内淋巴结肿大，无远处转移证据。结合病史及上述检查结果，考虑胃癌诊断明确，进一步需明确患者的临床病理分期(TNM分期)，T：肿瘤浸润深度已至浆膜外为T4，N：仅有原发灶边缘以内的胃旁淋巴结为N1，M：无远处转移为M0，即T4N1M0，ⅢB期，且对患者进行术前评估，无手术绝对禁忌证，故下一步治疗方案选择手术+术后辅助化疗。

五、治疗方案及理由

（一）方案

1. 根治性手术　行胃大部切除，食管-胃端端吻合，并清扫腹腔淋巴结。

2. 术后辅助化疗　选择FOLFOX-4方案：奥沙利铂85mg/m^2，静脉滴注，第一天；亚叶酸钙200mg/m^2，静脉滴注2小时，第1～2天；5-氟尿嘧啶400mg/m^2，静脉注射，第1～2天；5-氟尿嘧啶600mg/m^2，持续静脉灌注44小时，2周重复一次，共6个周期。

（二）理由

患者临床病理评估为ⅢB期，属中晚期，但原发病变尚局限，无远处转移，有根治性切除的可能，故考虑予以根治性切除，包括原发病灶的切除和腹腔淋巴结清扫，且术后需要进一步辅助化疗，化疗药物可选择丝裂霉素、氟尿嘧啶、奥沙利铂、阿霉素等，多为联合化疗，本患者选择了FOLFOX-4方案，一般化疗4～6个周期，本方案的主要不良反应为血液学毒性、恶心呕吐和末梢神经感觉异常，多为Ⅰ～Ⅱ度。化疗4个周期需评估疗效，再决定下一步方案。

六、治疗效果及思维提示

经过根治性手术及术后辅助6个疗程化疗，评估病情CR，但仍需密切随诊，定期复查胃镜和胸腹部CT，警惕肿瘤复发。

思维提示：本患者目前对手术和化疗反应较好，但因患者分期ⅢB，属中晚期，化疗后仍需密切观察，定期复查便潜血、肿瘤指标、胃镜、胸腹部CT等，防止复发。

七、对本病例的思考

患者为中年男性，以非特异性上腹部不适为主要临床表现，但有明显的消瘦，便OB(+)，对于这类患者需警惕肿瘤，尽早完善胃镜检查，对可疑病变取活检，若证实为胃癌，需要进一步评定肿瘤分期，可通过超声内镜、胸腹部CT等来确定，以明确患者是否有手术切除病变的机会，术前术后是否需要化疗；同时需要评定是否有肿瘤相关并发症，如出血、梗阻等，是否需要内镜或手术干预。总之对于有报警症状的患者，需尽早完善内镜检查以除外肿瘤。

（李晓青　李景南）

病例31　反复上腹痛半年

患者，女性，38岁，于2004年3月9日就诊。

一、主诉

间断上腹痛半年余，加重一周。

二、病史询问

（一）初步诊断思路及问诊目的

患者病程相对较长，以上腹痛为主要症状。关于上腹痛的初步诊断，需要考虑以下几类常见疾病：急性胃炎、慢性胃炎、胃溃疡和十二指肠球部溃疡、肝病、急性慢性胆囊炎、胆石症、胆道系统感染、胰腺炎、肠道病变（炎症、肿瘤、缺血）等，少见情况下可见于肺脏、胸膜和心脏疾病等。因此，问诊目的主要围绕腹痛的部位、性质、反复发作的诱因、缓解因素、有无放射、伴随症状、是否接受过其他检查及其结果、是否曾使用过药物治疗、何种药物及治疗反应、本次病情反复的诱因、有无特殊既往史及家族史等问题展开。

（二）问诊主要内容及目的

1. 病情发作有何主要特点？

腹痛的部位可以提示病变的来源，上腹部最多考虑与解剖部位相关的脏器病变；性质是钝痛、烧灼痛还是绞痛（空腔脏器的平滑肌痉挛）；有无放射痛，可以提示病变对腹膜和周围脏器的累及；发作和缓解的因素；是否有季节性和规律性；与进食、体位和排便等是否相关。

2. 疼痛发作是否伴随其他症状？

是否伴有发热、黄疸、恶心、呕吐、腹泻等，有助于判断病变性质和严重程度，是否存在感染的情况；若有发热，问诊需要明确体温高峰、热型和热程。

3. 是否接受过其他检查及结果？

一些常规检查如血常规、大便常规和潜血、肝功能、肾功能、胰腺功能、腹部超声、腹部X线检查可能对疾病性质和部位有初步的提示和排除作用。感染性疾病外周血白细胞总数和中性粒细胞分类会增高；血液生化检查可以了解肝肾和胰腺功能、大便化验可以提示胃肠道病变；腹部超声检查可以了解肝胆胰脾等情况，腹部平片可以了解肠道及腹腔的一些情况。

4. 是否接受过其他治疗及治疗反应如何？

是否有可以缓解腹痛的方法，包括物理、非药物和药物等。既往的就诊情况和用药史需要了解，尤其是使得症状变化的治疗情况需要了解清楚；如果抗生素有效，则支持感染性疾病；如果抑酸剂有效则支持胃酸相关疾病；解痉剂有效支持空腔脏器平滑肌痉挛。

5. 是否接受过内镜检查？

内镜检查是诊断胃、十二指肠上段、结肠直肠疾病的直观、有效的手段，对诊断和鉴别诊断十分有意义。了解既往外院内镜检查的结果对于明确诊断有重要参考价值。

6. 近一周病情加重有何原因？

了解是否有饮食因素、季节因素、合并感染、自行改变治疗等诱因，在确定治疗方案时应注意去除相应的诱因。

7. 既往有何种基础疾病？有无特殊家族病史及特殊药物食物过敏史？

胃、十二指肠溃疡病常有反复发作的病史，有些具有季节性，与受凉、饮食相关。有传染病接触史和手术输血史要想到相关传染病。如有肿瘤病史或家族史者，需警惕肿瘤性疾病。

（三）问诊结果及思维提示

患者腹痛主要在中上腹部，为间断出现的钝痛、胀痛，发病初期伴有反酸、烧心，自觉唾液多；曾在门诊就诊，检查血常规、大便常规和潜血、肝肾功能未见明显异常，腹部B超提示脂肪肝；服用过抑制胃酸药物，症状可以缓解。有时进食不规律或饥饿时上腹痛会反复，进餐和服用药物可以缓解症状。一周前病情反复，上腹痛加重，向后背部放射，伴有恶心，但无呕吐，进食减少，发病前有进食不当和辛辣饮食的诱因，自服以往使用有效的抑制胃酸药物效果不明显，不伴有黄疸、发热、腹泻，近期体重下降3kg。遂来我院就诊。既往无结核、肝炎和急性菌痢病史，无手术及输血史，无结肠肿瘤性疾病家族史。无药物过敏史。

思维提示：通过问诊可明确，患者以间断中上腹痛为主要症状，起病初期伴有反酸、烧心，同时自觉唾液增多，口服抑制胃酸分泌药物能够缓解症状。但是进食不规律和饥饿时症状容易反复；本次病情反复前有进食不当和辛辣饮食的诱因，上腹痛加重，向后背部放射，伴有恶心、进食减少。考虑胃、十二指肠病变的可能性大，首先考虑消化性溃疡，其次考虑常见的胃炎、消化不良，胰胆疾病和肠道疾病可能性不大。应在体格检查时注意腹部查体，腹部有无固定压痛、反跳痛，有无腹肌紧张，肝脾浊音界、肠鸣音是否正常等。患者为中年起病，亚急性病程，无肿瘤家族史，无明显的慢性消耗症状，胃部肿瘤的可能性不大，但不能完全排除，需要进一步检查明确。

三、体格检查

（一）重点检查内容和目的

考虑患者消化性溃疡的可能性最大，胃部肿瘤待除外，因此在对患者进行系统地、全面地检查同时，应重点注意有无贫血、腹部体征，尤其是固定压痛、反跳痛、肌紧张和肠鸣音、肝脾浊音界。注意有无溃疡病穿孔的征象。

（二）体格检查结果及思维提示

T 36.5℃，R 18次/分，P 70次/分，BP 110/70mmHg。营养一般。无贫血貌，心、肺查体正常。腹部平软，全腹无固定压痛、反跳痛和腹肌紧张，肝脾肋下未及，肠鸣音4次/分，未闻及气过水声和高调肠鸣音。

思维提示：体格检查结果没有特殊提示。进一步需要进行实验室和胃镜检查来明确诊断，为制订治疗方案提供依据。

四、实验室和影像学检查

（一）初步检查内容及目的

1. 便常规和便潜血　了解大便性状，镜检是否有红细胞、白细胞，有无消化道出血迹象。
2. 血常规、肝肾功能　了解有无贫血、低白蛋白血症、肝肾功能受损。

3. 腹部超声　了解上腹部胃十二指肠邻近消化系统附属脏器的结构形态。

4. 胃镜　明确病变性质和程度，进行幽门螺杆菌检查，必要时取活检做病理检查。

（二）检查结果及思维提示

1. 大便常规和潜血　常规正常，潜血(-)。

2. 血常规　WBC 6.75×10^9/L，N 0.71，HGB 124g/L，PLT 301×10^9/L；肝肾功能和电解质正常，Alb 35g/L。

3. 腹部B超提示脂肪肝，胆、胰、脾未见异常。

4. 胃镜　食管未见异常；胃体小弯、胃角、胃窦黏膜明显充血、肿胀，可见多发不规则溃疡，大小不等，最大直径约2.5cm；胃窦结节不平，散在小溃疡。胃体溃疡处取活检。Hp-RUT(+)。诊断：胃多发溃疡性质待定；病理：胃黏膜呈急性、慢性炎。

思维提示：重要的检查发现：胃镜下所见，并非之前考虑的典型的消化性溃疡，而是呈现出黏膜肿胀、多发溃疡改变。同时幽门螺杆菌的快速尿素酶试验(Hp-RUT)(+)，提示合并幽门螺杆菌感染。病理提示为炎症改变。需要按照炎症进行治疗，同时予以幽门螺杆菌根除治疗。并且在治疗后要随诊复查。

五、治疗方案及理由

（一）方案

1. 一般治疗　规律进餐，以易消化食物为主。

2. 药物治疗　质子泵抑制剂(PPI)+抗菌素(两种)。克拉霉素0.5g 2次/日；如果青霉素不过敏，可以选择阿莫西林1.0g 2次/日；如果青霉素过敏，可以选择甲硝唑或替硝唑、其他抗菌素；治疗疗程为10～14天；PPI治疗可以持续4～6周，之后需要复查胃镜，停药1个月后复查幽门螺杆菌。

（二）理由

患者病情加重，胃镜下显示胃体、胃窦病变明显，弥漫充血肿胀、多发溃疡，而且幽门螺杆菌检测(+)；给予患者正规的三联抗幽门螺杆菌治疗2周，PPI治疗持续4～6周。

患者胃镜下表现不是一般的浅表性胃炎或是萎缩性胃炎，也不是典型的消化性溃疡，所以特别要注意治疗后随诊复查。

六、治疗效果及思维提示

经上述治疗后，患者上腹痛症状减轻，反酸烧心缓解。但是仍有上腹部不适，食欲和食量没有恢复。治疗4周后动员患者复查胃镜。

思维提示：治疗后患者症状减轻，提示治疗部分有效，但是因为诊断不是十分明确，胃镜下所见，到底是幽门螺杆菌感染相关的胃黏膜损伤？还是其他疾病？需要进一步检查明确，建议治疗后复查胃镜。

治疗随诊：治疗4周后复查胃镜：胃体、胃窦黏膜充血、水肿、糜烂，散在浅小溃疡。胃体、胃窦处再次取活检送病理检查。

超声内镜检查显示：黏膜及黏膜下层增厚达1.1cm，黏膜层中断，黏膜下层可见点状回声，肌层、外膜完整，周围未见淋巴结肿大。诊断：胃体胃窦溃疡性病变侵及黏膜下层。

胃体、胃窦病理：恶性肿瘤，考虑为恶性淋巴瘤，建议加做免疫组织化学检查。

免疫组织化学检查提示：胃非霍奇金恶性淋巴瘤，符合黏膜相关淋巴组织淋巴瘤（MALT淋巴瘤）；免疫组化：CD20灶性（+），CD3（-），CD43（-），CD23（-），AE1/AE3（-），CD79a（+），MPO（-）。

之后与血液科会诊讨论后完善检查，进行化疗前准备，之后予以CHOP方案进行治疗，共9个疗程，期间定期3~6个月复查胃镜。3个疗程化疗后胃镜下病变明显改善，病理检查无明确的肿瘤细胞。

七、对本病例的思考

患者最初以上腹痛起病，常规检查未见明显异常，给予抑制胃酸药物治疗2周，症状缓解。按照常见病和多发病的诊断思维，首先考虑临床常见的胃炎、消化性溃疡或消化不良。但是治疗后病情反复，症状有加重，应考虑其他疾病的可能性，进行必要的检查。第一次胃镜检查发现胃体、胃窦黏膜充血水肿，多发溃疡，幽门螺杆菌感染，给予正规三联抗幽门螺杆菌治疗后，症状虽然好转，但是因为内镜下表现不典型，诊断不是十分明确，所以治疗后随访是非常必要的。治疗4周后复查胃镜，内镜下病变没有明显改善，再次取活检进行病理检查，证实为少见的肿瘤性疾病。针对肿瘤病变给予积极的CHOP方案化疗，治疗后密切随访至病情缓解稳定。这例患者的诊治经过给我们一个提示：诊断思维是需要按照常见病、多发病考虑，需要必要的检查，尽可能明确诊断；并进行正规治疗；如果诊断不明确，治疗效果不理想，需要考虑一些少见病和疑难病，所以治疗后随诊和复查是十分必要的，以免漏诊误诊，影响治疗效果。

（朱丽明）

病例32 反复腹痛、腹泻2年

患者,女性,29岁,于2007年9月21日入院。

一、主诉

反复腹痛、腹泻2年。

二、病史询问

(一) 初步诊断思路及问诊目的

患者病程长,慢性起病,主要表现为腹痛和腹泻,反复发作,需要考虑以下常见疾病:来源于消化系统(如胃炎、消化性溃疡、胆囊炎、胰腺炎等,同时还应除外急性阑尾炎、肠梗阻、脏器穿孔、局限性腹膜炎等外科疾病)及来源于非消化系统(包括急性心肌梗死、急性胸膜炎、急性心包炎、主动脉夹层等)。此外患者还有腹泻的症状,腹痛伴有腹泻应考虑胃肠道感染性疾病,消化系统肿瘤等。故问诊的目的主要围绕发病时的腹痛和腹泻的主要症状及伴随症状,是否就诊以及相应的检查结果,是否伴有其他系统表现,以及既往史和有无特殊病史等。

(二) 问诊主要内容及目的

关于慢性腹痛的问诊应从腹痛部位、性质与程度、诱发、加重或缓解因素以及伴随症状入手询问。

1. 腹痛发生于何部位?

对于近2年的慢性腹痛病史,应首先询问疼痛的部位,一般来说腹痛的部位常与该部位的腹腔脏器病变一致。如胃及十二指肠疾病、急性胰腺炎疼痛多在中上腹部;肝、胆疾患疼痛位于右上腹;急性阑尾炎早期疼痛在脐周或上腹部,数小时后转移至右下腹;小肠绞痛位于脐周;结肠疾病疼痛多位于下腹或左下腹;膀胱炎、盆腔炎症及异位妊娠破裂,疼痛在下腹部;空腔脏器穿孔后引起弥漫性腹膜炎则为全腹痛。肺炎、心肌梗死等可因病变刺激相应脊髓节段的传入神经纤维出现牵涉性腹痛。也有腹痛呈弥漫性与不定位性,如结核性腹膜炎、腹膜转移癌、腹膜粘连、结缔组织病等。

2. 腹痛的性质和程度如何?

慢性腹痛的性质分为绞痛、钝痛等。消化性溃疡常有慢性、周期性、节律性中上腹隐痛或灼痛,如突然呈剧烈的刀割样、烧灼样持续性疼痛,可能并发急性穿孔;胆石症、泌尿道结石及肠梗阻的绞痛相当剧烈。剑突下钻顶样痛是胆道蛔虫梗阻的特征。肝癌疼痛多呈进行性锐痛。慢性肝炎与淤血性肝肿大(如右心衰竭、缩窄性心包炎)多为持续性胀痛。肠寄生虫病多呈隐痛或绞痛。肝、脾破裂,异位妊娠破裂可出现腹部剧烈绞痛或持续性疼痛。持续性、广泛性剧烈腹痛伴腹肌紧张或板状腹,提示为急性弥漫性腹膜炎。

3. 发病前是否有饮食不当、饮酒等诱因?

急性胃肠炎导致的腹痛和腹泻多与进食不当(过冷、过热、过硬、刺激性食物)或不洁饮食、饮酒等有关;油腻食物可导致急性胆囊炎发作;暴饮暴食、大量饮酒等可引发急性胰腺炎;肠炎引起的腹痛常于排便后减轻,而肠梗阻腹痛于呕吐或排气后缓解;故需要详细询问发病前的诱因。

4. 腹泻的性质、大便的性状及有无伴随症状?

慢性腹泻应着重询问每天大便的次数,大便的形状,大便的量,有无黏液和脓血,是否有不消化的食物等。同时应询问腹泻和腹痛的关系，是否伴有头晕、乏力、四肢湿冷等周围循环衰竭的表现。慢性腹泻分为渗透性、分泌性、渗出性和运动功能紊乱四种，按病因又可分为消化系统疾病和全身性疾病，消化系统疾病所致慢性腹泻包括慢性肠道感染性疾病、炎症性肠病、其他少见肠炎（如嗜酸性粒细胞性胃肠炎等）、肠道肿瘤、消化吸收不良、失蛋白性胃肠病、功能性胃肠病所致腹泻等。全身性疾病所致慢性腹泻包括内分泌、代谢障碍所致腹泻（包括甲状腺功能亢进、慢性肾上腺皮质功能减退症、腺垂体功能减退症、糖尿病性肠病、胃肠胰腺神经内分泌肿瘤等）、尿毒症、药物/食物过敏所致的腹泻等。

5. 是否有脱水、电解质紊乱等表现？

对于慢性腹泻的患者，腹泻量大而未能及时补充水及电解质的患者，可出现口渴、眼眶凹陷、皮肤弹性减退、呼吸深大等脱水、酸中毒、电解质紊乱情况；在明确病因前需对症处理，维持水、电解质、酸碱平衡。询问病史时应注意上述表现。

6. 是否曾经就诊和检查？接受过大便常规、胃镜等检查？

通过外院的就诊和已行辅助检查（包括胃镜、腹部超声等），更进一步判断腹痛的定位及性质，若胃镜提示有胃黏膜炎症、溃疡伴出血，则支持腹痛原因为胃炎或胃溃疡所致；同时大便常规检查有助于鉴别诊断。

7. 既往有何种疾病？是否有手术史？

患者既往是否有消化性溃疡病史，有无胆结石病史，需要考虑腹痛是溃疡复发或穿孔；还需考虑为胆系结石所致腹痛；若有其他疾病、有药物服用史，则需要考虑有无药物因素所致的胃肠道病变。

（三）问诊结果及思维提示

患者的腹痛为剑突下偏左部位持续性针扎样疼痛，放射至后背，平均每月发作 1 次，每次持续 2～3 天，伴反酸、烧心、嗳气、呕吐，患者每次发病前无不洁饮食、大量饮酒等诱因，发作时大便 3～4 次/日，稀便不成形，无黏液脓血。腹痛和腹泻同时存在，发作间期无任何不适，不伴发热、体重下降等；曾多次院外就诊，查便常规、血常规及胃镜检查未见明确异常，口服抑酸药可明显缓解症状。既往史、个人史和家族史无特殊。

思维提示： 通过问诊可明确，患者腹痛为慢性间断发作，腹痛部位于中上腹，伴有恶心、反酸嗳气等上消化道症状，每次发作时均伴有腹泻，多为稀便，发作间期无任何不适，故病变部位应集中在上胃肠（重点在胃及十二指肠），但外院胃镜检查未见异常，因此应考虑有无其他特殊的疾病，腹痛和腹泻症状除外感染以后，应考虑有无消化系统肿瘤，尤其是少见的神经内分泌肿瘤等。

三、体格检查

（一）重点检查内容和目的

通过病史询问考虑上胃肠道疾病可能性大，同时伴有腹痛和腹泻，要首先除外胃肠胰神经内分泌肿瘤等，因此在对患者进行系统、全面地查体同时，重点是腹部体征。

（二）体格检查结果及思维提示

T 36.5℃，R 20 次/分，P 80 次/分，BP 115/75mmHg。一般情况可，全身浅表淋巴结未触及肿大，双肺呼吸音清，心界不大，心率 80 次/分，律齐，胸骨左缘可闻及 3/6 级收缩期吹风样杂音。全腹软，上腹部触之似觉饱满，中上腹部轻压痛，无反跳痛及肌紧张，肝、脾肋下未及，全腹未扪及包块。直肠指检：未见异常。

> **思维提示：**体格检查未发现特异性阳性体征，腹部查体仅发现中上腹轻度压痛。下一步需要进行胃镜及其他实验室检查来进一步明确诊断，评估病情，以制订下一步治疗方案。

四、实验室和影像学检查

（一）初步检查内容及目的

1. 血常规　进一步了解白细胞计数评估有无感染存在，了解血红蛋白有无下降。

2. 便常规和便潜血　有无红细胞、白细胞以除外胃肠道感染，便潜血以了解有无消化道出血。

3. 肝肾功能、电解质　常规的检查明确患者的一般情况，有无电解质紊乱和酸碱失衡。

4. 胃肠激素的检测　主要应查血胃泌素水平，检查时应停用质子泵抑制剂，以避免对检查结果的影响。

5. 胃镜和结肠镜　是明确诊断上消化道和结肠疾病最具有价值的手段，患者明确有腹痛腹泻的病史，虽然外院胃镜未发现明确异常，但还应复查胃镜和结肠镜，进一步除外相关疾病。

6. 超声胃镜检查　患者病史和查体提示应除外消化系统肿瘤，尤其是有无神经内分泌肿瘤，如胃泌素瘤等，这类肿瘤多发生在胰腺头部和十二指肠，因此必要时可行超声胃镜检查明确有无占位性病变。

7. B超或CT　对于明确有无腹部病变、肺内病变以及胰腺占位有重要作用，CT检查时应行胰腺薄层扫描。

8. 生长抑素受体显像　是诊断神经内分泌肿瘤特异性的检查，可以发现肿瘤的部位。

（二）检查结果及思维提示

1. 血常规　WBC $5.4\times10^9/L$，N 0.69，HGB 146g/L，PLT $210\times10^9/L$

2. 便常规和便潜血（多次）　无红细胞、白细胞，便潜血（-）。

3. 肝肾功能、电解质　肝功能、电解质正常。

4. 血清胃泌素　382pg/ml。

5. 胃镜　胃窦可见黏膜散在浅表溃疡及多发糜烂，未见活动性出血，幽门螺杆菌快速尿素酶检测（-）。

6. 超声内镜　胰腺囊实性占位。内部低回声，内有不均匀中等回声。

7. 生长抑素受体显像　上腹部胰腺区异常所见，为生长抑素受体高表达。

8. 腹部CT及血管重建　胰腺体尾部形态及强化异常，恶性病变可能性大，神经内分泌来源病变待除外；腹腔干、肝总动脉、脾动脉、肠系膜上动脉近段被包绕，脾动脉近段不规则轻度狭窄；脾静脉、肠系膜下静脉闭塞可能性大，肠系膜上静脉近段重度狭窄；胰周、胃周及系膜区多发侧支循环开放；脾脏增大；腹膜后大量小淋巴结。

> **思维提示：**重要的检查发现为血清胃泌素升高，超声胃镜和腹部CT均提示胰腺占位性病变，生长抑素受体显像提示胰腺区占位为生长抑素受体高表达，结合本例患者的病史和体格检查，诊断胃泌素瘤明确，下一步应针对胃泌素瘤给予治疗。

五、治疗方案及理由

（一）治疗方案

因肿瘤组织包绕周围血管，手术无法切除，多科会诊建议行放射性核素治疗和灌注化疗，患者要求行奥曲肽治疗。

（二）理由

手术切除胃泌素瘤是胃泌素瘤患者的最佳治疗方法，与其他治疗方法相比，可以增加患者的生存率。除有手术禁忌证、拒绝手术及有多发肝转移已不可能手术切除者外，其他患者均应行手术治疗，力争发现并切除肿瘤。针对不可手术或术中未发现瘤体的患者，可采用内科治疗，可以减轻临床症状、抑制胃酸分泌和防止消化性溃疡。使用的药物有质子泵抑制药、H_2受体拮抗药、奥曲肽等。对恶性胃泌素瘤还可进行化疗、肝动脉栓塞等。生长抑素的治疗也是目前较为有效的内科治疗手段之一。

六、治疗效果及思维提示

给予患者5个疗程奥曲肽治疗，患者腹痛、腹泻症状明显好转。

思维提示：生长抑素治疗虽然不是胃泌素瘤治疗的最佳方法，但是对于不能手术，以及高龄或者对于应用化疗药物存在禁忌或者顾虑的患者，不失为一个较为有效的治疗方案，该患给予生长抑素治疗后临床症状明显缓解，显著提高生活质量，但是要注意定期监测患者的病情变化。

七、对本病例的思考

胃泌素瘤是胰岛内分泌肿瘤中较为常见的一种，又称为卓-艾综合征。胃泌素瘤90%以上位于胃泌素瘤三角区（指幽门、幽门窦、十二指肠部），1/2～2/3位于胰腺外（主要位于十二指肠）。胃泌素瘤患者最常见的临床表现是消化性溃疡和腹泻，溃疡的特点为症状呈持续性和进行性，对治疗的反应较差；溃疡容易并发出血和穿孔。1/3以上的胃泌素瘤患者可出现腹泻，并且腹泻症状可早于溃疡症状。腹泻的主要原因是大量酸性胃液对小肠黏膜的直接刺激所致。由于超过一半的胃泌素瘤是恶性的，因此，对于临床上原因不明的腹泻，特别是伴有溃疡或腹痛的水样腹泻，即使血清胃泌素不高，也要想到胃泌素瘤的可能性而做进一步检查。

（李景南）

病例33　上腹不适伴恶心呕吐1个月

患者,男性,29岁,于2004年9月1日入院。

一、主诉

间断上腹不适伴恶心呕吐1个月。

二、病史询问

（一）初步诊断思路及问诊目的

患者为亚急性起病,病程进展相对缓和,临床上主要为上胃肠疾病表现(上腹部不适、恶心、呕吐),需要考虑以下几类疾病:食管疾病(如胃食管反流病、贲门失弛缓症、食管裂孔疝等)、胃十二指肠疾病(如胃炎/十二指肠球炎、消化性溃疡、消化不良、胃癌等)、肝胆系统疾病(如慢性胆囊炎、慢性病毒性肝炎、脂肪肝等),此外需考虑一些相对少见的疾病,包括胃淋巴瘤(MALT淋巴瘤)、胃黏膜巨肥症、淀粉样变等。上述临床表现不特异,故在病史询问中应细致询问发病前有无诱因,主要症状的特点,有何伴随症状,重点询问是否曾行胃镜、消化道造影、腹部超声/CT等消化系统检查,结果如何,接受过何种治疗,效果如何。有无特殊既往史和过敏史等。

（二）问诊主要内容及目的

1. 发病前是否有饮食诱因?

上胃肠道疾病多与饮食有一定相关性,过冷、过硬、过刺激往往会引起消化道症状,如腹部不适、恶心等;过饱或油腻饮食可致慢性胆囊炎、脂肪肝、慢性病毒性肝炎等患者出现临床表现。

2. 主要临床表现及有何特点?

腹部不适、恶心、呕吐这些表现往往不特异,需仔细询问腹部症状的特点,腹部不适是持续存在还是与进食相关;是隐隐不适还是痉挛性疼痛;有无背部放散等,以助于判断病变部位及性质。恶心、呕吐的情况是否与进食相关,是进食后即吐——咽部及食管疾病,还是进食后几个小时后才吐,有无宿食——胃十二指肠疾病,是否伴有胸骨后疼痛及是否与体位相关——胃食管反流病等。

3. 是否伴有食欲下降及体重减轻?是否有贫血、低白蛋白血症表现?

询问患者食欲下降及体重减轻的程度,以助于判断病变的严重程度。若患者病程长或病变重,影响胃肠道吸收功能,可能会出现乏力、胸闷、下肢水肿、浆膜腔积液等贫血、低白蛋白血症表现,亦用来判断病情严重程度。

4. 是否伴有大便性状改变?

若患者出现黑便,则需要考虑是否存在溃疡病、胃癌等疾病所致消化道出血可能。

5. 是否接受过胃镜、上消化道造影、腹部B超或CT等检查?是否有针对性治疗?

胃镜和上消化道造影对诊断上胃肠空腔脏器疾病(食管、胃、十二指肠)最直观、最准确,对疾病诊断和病情判断至关重要,应详细询问这方面的检查结果。检查后是否接受过相关治疗,疗效如何?若应用 H_2受体拮抗剂或质子泵抑制剂有效,更支持为胃食管反流病或溃疡病。腹部超声或 CT 对腹部实质性脏器病变显示有一定优势,注意有无脂肪肝、胆囊炎、胰腺炎等表现。

6. 既往有无特殊疾病史?

若患者有大量饮酒史,体型偏胖,需警惕有无脂肪肝存在;若患者有胆囊结石病史,需警惕有无胆石症、慢性胆囊炎存在;有无慢性病毒性肝炎病史;若患者既往有规律上腹痛或溃疡病史,警惕溃疡病复发。

(三) 问诊结果及思维提示

患者于 1 个月前无明显诱因出现上腹部不适,伴恶心、呕吐,呕吐物为胃内容物,含胆汁,无宿食、无咖啡样物,每日呕吐 5 ~6 次,约于进食后 1 ~2 小时出现,腹部不适及呕吐与进食种类无关,偶有轻度反酸,无发热、腹泻,无黑便,自服吗丁林、法莫替丁等药物症状缓解不明显,就诊于当地医院查血常规 WBC 11.6×10^9/L,N 0.8,EOS 0.11,HGB 152g/L,PLT 320×10^9/L,大便常规正常,便潜血(+),肝肾功能:Alb 25g/L,K^+ 3.3mmol/L,余正常,腹部超声未见明显异常,胃镜检查提示糜烂性胃炎,黏膜活检病理提示慢性胃炎,伴不典型增生,当地医院予以洛赛克等抑酸治疗后,患者反酸、恶心呕吐略减轻,仍有上腹不适,并出现阵发性上腹绞痛,每日发作 10 余次,为求进一步诊治入院。病程中患者精神尚可,食欲差,进食量减少为原来的 1/2,无胸闷乏力,无下肢水肿,体重 1 个月内下降 5kg。既往体健,否认肝炎病史,否认溃疡病、胆石症病史,否认大量饮酒史。家族史无特殊。否认食物及药物过敏史。否认疫区居留史。

思维提示: 通过询问病史可基本排除食管、十二指肠、肝胆系疾病引起的不适,病变定位于胃,病变性质考虑为炎症性病变可能,即急性胃炎伴糜烂,但患者经过抑酸治疗症状缓解不明显,且存在明显低白蛋白血症、血嗜酸性粒细胞比例增高不好用急性糜烂性胃炎解释,需要警惕胃黏膜巨肥症(即 Menetrier 病)、嗜酸性粒细胞性胃肠炎等可能,此外胃镜病理提示有不典型增生,需警惕肿瘤性疾病(包括胃癌、淋巴瘤等),应复查胃镜再次取病理,并行胸腹部 CT 了解有无深部肿大淋巴结及其他脏器受累。

三、体格检查

(一) 重点检查内容和目的

因病变定位于胃,考虑急性糜烂性胃炎可能性大,不除外 Menetrier 病、嗜酸性粒细胞性胃肠炎、胃部肿瘤。故全面体格检查的同时,需重点检查浅表淋巴结情况,有无皮疹,有无下肢水肿及浆膜腔积液,腹部体征有无包块、压痛、反跳痛及肌紧张,移动性浊音如何。

(二) 体格检查结果及思维提示

T 36.5℃,R 18 次/分,P 68 次/分,BP 110/70mmHg。一般情况尚可,无贫血貌,全身无皮疹,浅表淋巴结未及肿大,双肺呼吸音清,双侧触觉语颤对称存在,心脏查体正常。腹部平软,全腹未及包块,剑突下及中上腹压痛(+),无反跳痛、肌紧张,肝脾肋下未及,移动性浊音(-),双下肢无可凹性水肿。

思维提示：体格检查除剑突下及中上腹压痛外，无其他阳性发现，进一步需要完善相关实验室检查、胃镜、消化道造影、腹部CT等来进一步明确诊断。

四、实验室和影像学检查

（一）初步检查内容及目的

1. 血常规、血涂片　了解血白细胞和中性粒细胞计数，除外合并感染；监测血红蛋白，警惕失血性贫血；了解外周血嗜酸性粒细胞比例及计数，以进一步寻找嗜酸性粒细胞升高原因。

2. 便常规、便潜血　监测便潜血情况，以观察胃部病变好转或进展情况。

3. 大便找寄生虫、血IgE、骨髓涂片　寻找有无寄生虫感染、过敏因素及血液系统疾病（如嗜酸性粒细胞增多症、淋巴瘤、白血病等）导致的嗜酸性粒细胞增多。

4. 肝肾功能　了解白蛋白水平及肝脏功能情况，判断有无肝功能不全因素导致低白蛋白血症。

5. 尿常规及24小时尿蛋白定量　除外有无肾脏丢失蛋白。

6. 血清乳酸脱氢酶、血清肿瘤标志物　淋巴瘤的患者血清乳酸脱氢酶可增高；此外血清肿瘤标志物CA242、CA50、CEA、CA19-9升高更支持胃癌。

7. 胃镜/超声胃镜　进一步了解胃黏膜病变的性质及严重程度，同时行幽门螺杆菌检测，于病变部位重复活检，必要时可多点活检或行黏膜部分切除大活检，以取得病理学证据；若需要了解胃壁各层次、肿瘤侵犯深度及周围淋巴结情况，可行超声胃镜检查。

8. 上消化道造影　了解胃蠕动情况及黏膜皱襞情况。

9. 胸腹部CT　了解有无深部淋巴结肿大及有无其他脏器受累。

10. 胃酸分泌功能检测　了解胃酸分泌情况。

（二）检查结果及思维提示

1. 血常规、血涂片　血常规WBC 9.01×10^9/L，N 0.38，EOS 0.20，嗜酸性粒细胞绝对值1.83×10^9/L，HGB 152g/L，PLT 289×10^9/L；血涂片嗜酸性粒细胞4%。

2. 便常规、便潜血　大便常规（－），便潜血（＋）×3次。

3. 大便找寄生虫、血IgE、骨髓涂片　大便找寄生虫×3次（－）；血IgE 200IU/ml（正常范围<60IU/ml）；骨髓涂片：大致正常。

4. 肝肾功能　ALT、TBil、DBil（－），TP 39g/L，Alb 23g/L，余正常。

5. 尿常规及24小时尿蛋白定量　尿蛋白（－），24小时尿蛋白定量0.05g。

6. 血清乳酸脱氢酶（LDH）、血清肿瘤标志物　血LDH 153U/L，血CA242、CA50、CEA、CA19-9（－）。

7. 胃镜/超声胃镜　复查胃镜提示胃底胃体黏膜粗大隆起，呈脑回状，黏膜表面可见多发糜烂，Hp-RUT（＋），病理提示胃黏膜呈慢性炎，部分腺体增生。超声胃镜提示胃壁增厚明显，以黏膜层为主，呈低回声或无回声，黏膜下层、肌层和浆膜层完整。黏膜部分切除大活检病理为黏膜呈急慢性炎，部分腺体变长、分枝状。

8. 上消化道造影　胃黏膜异常增粗紊乱。

9. 胸腹部CT　除胃壁增厚外无阳性发现。

10. 胃酸分泌功能检测　抽取胃液查 pH 8.5。

思维提示：辅助检查中重要的阳性发现有：①血嗜酸性粒细胞比例及计数增高，血 IgE 增高，提示可能存在过敏因素；②明显低白蛋白血症及便潜血(+)；③胃液 pH 升高提示低胃酸分泌；④胃镜、超声胃镜、上消化道造影及腹部 CT 均提示胃黏膜粗大迂曲，胃壁增厚明显，黏膜大活检提示胃体腺变形，Hp-RUT(+)。结合病史考虑 Menetrier 病诊断成立，其病因可能为幽门螺杆菌感染及可疑过敏因素，下一步治疗主要针对抗幽门螺杆菌和对症支持治疗。患者有明确的低白蛋白血症，在除外肾脏丢失和肝脏合成障碍前提下，结合胃肠道表现，应考虑蛋白丢失性胃肠病，本例需考虑蛋白丢失性胃病。胃镜检查提示胃黏膜皱襞粗大，此表现需要与淋巴瘤、Ⅳ型胃癌(皮革胃)、胃淀粉样变性、卓-艾综合征、嗜酸性粒细胞性胃肠炎等疾病相鉴别，除伴有相应疾病各自表现外，组织学检查是确诊的关键。

五、治疗方案及理由

（一）方案

1. 一般治疗　高蛋白饮食，补充足够的热卡；若进食量少，可予以静脉营养支持。

2. 根除幽门螺杆菌　阿莫西林(1.0g，2 次/日，口服)+克拉霉素(0.5g，2 次/日，口服)+奥美拉唑(20mg，2 次/日，口服)+胶体次枸橼酸铋(300mg，2 次/日，口服)，四联抗幽门螺杆菌治疗，疗程 14 天。

3. 对症支持治疗　吗丁林 10mg，3 次/日，口服，促进胃动力，减轻恶心呕吐；磷酸铝凝胶 10g 3 次/日，口服，保护胃黏膜；人白蛋白 10g，1 次/日，静脉补充白蛋白。

（二）理由

患者 Menetrier 病诊断明确，内科保守治疗缺乏特异性和针对性的治疗，主要是以对症和支持为主。患者有明确的低白蛋白血症，应予以高蛋白饮食，在补充足够热卡的前提下，适当予以输注人白蛋白，以改善和纠正低白蛋白血症。幽门螺杆菌检测提示有明确的幽门螺杆菌感染，且文献报告幽门螺杆菌感染可能为 Menetrier 病的病因之一，部分患者予以根除幽门螺杆菌后可达到治愈的目的，故予以患者标准的四联抗幽门螺杆菌治疗，疗程 14 天。此外胃镜提示有黏膜糜烂、便潜血(+)，予以黏膜保护剂促进黏膜修复。

六、治疗效果及思维提示

经过上述治疗后，患者精神食欲好转，腹痛、恶心、呕吐减轻，体重逐渐增加，腹部查体无压痛，复查血 Alb 35g/L(未输注白蛋白情况下)，便潜血(-)，外周血 EOS% 下降为 7%。

思维提示：予以根除幽门螺杆菌及对症支持治疗后，患者治疗反应好，仍需进一步予以抑酸、黏膜保护剂和促动力药物维持治疗。出院后应避免饮酒、感染、过敏等诱因，定期复查胃镜，监测幽门螺杆菌感染情况。

七、对本病例的思考

患者为青年男性，以非特异性上消化道症状起病，表现为腹部不适、恶心、呕吐，此后出现腹痛,伴有食欲和体重的明显下降及低白蛋白血症,经过系列检查,病变部位定位于胃,外院胃镜提示糜烂性胃炎,予抑酸等对症治疗效果不好。故需进一步完善检查包括复查胃镜、超声胃镜、黏膜大活检、上消化道造影、腹部CT、胃酸测定等。最终诊断为Menetrier病。对胃黏膜皱襞粗大的病变,在胃镜检查时要注意病变的分布、充气后能否撑开、胃的蠕动情况等,同一点行多块活检(即深挖活检)或行黏膜部分切除大活检可提高活检的阳性率,对于胃底部粗大黏膜皱襞的活检一定要慎重,注意与胃底静脉曲张相鉴别。欲了解病变的良、恶性和病变浸润深度等,可借助超声胃镜帮助鉴别。

Menetrier病的病因不清,可能与胃腺体肥大、酒精或化学刺激、病毒感染(乙肝病毒、巨细胞病毒)、幽门螺杆菌感染、过敏等因素相关,内科治疗缺乏特异性,主要以对症支持为主,合并幽门螺杆菌感染者应予以根除,对于内科保守治疗效果不好、出现幽门梗阻或疑为癌变者,可考虑外科手术治疗,因此类患者多存在低白蛋白血症、贫血、水肿等,胃大部分切除术后发生吻合口瘘的危险性增高,且可能出现残胃复发及癌变可能,故对于弥漫性病变,全胃切除的效果优于大部切除。

(李晓青 李景南)

病例 34　反复上腹胀、呕吐 3 年

患者，女性，62 岁，于 2006 年 12 月 17 日就诊。

一、主诉

反复上腹胀 3 年、间断呕吐半年。

二、病史询问

（一）初步诊断思路及问诊目的

患者病程相对较长，以反复上腹胀、间断呕吐为主要症状。关于上腹胀、呕吐的初步诊断，需要考虑以下几类常见疾病：胃十二指肠疾病（胃炎、消化不良、消化性溃疡幽门梗阻）、肝胆疾病（胆囊炎、肝硬化）、胰腺疾病（胰腺炎）、肠道疾病（肠梗阻、便秘、肠结核、肠道肿瘤）、腹膜疾病（腹膜炎）；少见情况下中枢神经系统疾病、全身疾病（心衰、尿毒症）、五官疾病、精神系统疾病等也可引起上述症状。因此，问诊目的主要围绕发病时主要症状及特点、伴随症状、是否接受过内镜检查、腹部影像学检查、是否曾用抗生素或激素治疗及效果如何、本次病情反复的诱因、有无特殊既往史及家族史等问题展开。

（二）问诊主要内容及目的

1. 腹胀部位、程度、频度、发作规律如何？有何伴随症状及加重和缓解因素？

腹胀的部位是局限于上腹部还是整个腹部？上腹胀除上消化道疾病外，还可见于肝脏、胰胆疾病和部分小肠或结肠病变、腹膜病变。上消化道疾病引起的腹胀多与进食有关，下消化道疾病的腹部胀痛多与排便异常有关。上腹胀的严重程度是轻度、中度、重度？是每天出现还是间断出现？有无规律性？是出现在餐前还是餐后？与进餐的量和进餐的种类是否有关？是否伴随腹痛、腹部不适、发热、反酸、嗳气等？是否伴有腹围的变化？呕吐与腹胀的关系？呕吐与进餐的关系？是餐后立即呕吐，还是餐后一段时间后呕吐？呕吐后是否可以正常进餐？呕吐后腹胀的变化？呕吐物的性状？是否有隔夜宿食？是否含有血性物？胃炎合并消化不良时出现上腹胀，多是轻到中度，有时伴有恶心，出现呕吐的不多；十二指肠球部溃疡合并幽门梗阻的上腹胀多出现于餐后，可以是逐渐加重，常常是几餐累积加重，重时伴有呕吐，呕吐物为隔夜宿食，有酸臭味；溃疡合并出血时呕吐物含有咖啡样物或血液；呕吐后上腹胀减轻，但是进食后症状会再次反复；高位小肠肠梗阻时会出现明显的上腹胀伴有呕吐，呕吐量较多，呕吐后症状可以暂时缓解。

2. 呕吐的情况、呕吐物性状、呕吐前后的症状有何变化？

对伴有呕吐的患者的问诊过程中，需要注意询问患者呕吐的病史病程、呕吐时的情况，是否为喷射样呕吐？呕吐之前是否伴有明显的恶心、腹胀、腹痛、腹部不适？是否伴有发热、腹泻？是否伴有头痛、头晕、耳鸣？呕吐物的颜色、性状和量？呕吐是频繁发生还是间断、偶尔出现？呕吐后其他症状有无变化？是否伴随头痛、头晕、耳鸣、复视等伴随症状等，判断呕吐的病因、病变部位、严重程度。一般来说，神经系统疾病所致的呕吐通常来势猛，程度重，为喷射样呕吐，常伴有头痛、头晕、耳鸣等；而上消化道病变所致的呕吐多与进食有关，呕吐物为胃内容物，伴有酸苦味，有时伴有呕血、黑便。

3. 病情反复发作前是否有诱因？

慢性胃炎消化不良往往与饮食、起居、季节、劳累、情绪变化有关；急性胃黏膜病变病程短，

急性起病，与饮酒、服用NSAIDs药物及应激因素有关；消化性溃疡往往呈复发性上腹痛，精神紧张、劳累和饮食生活不规律常常导致症状反复。

4. 以往是否接受过内镜检查及消化道造影检查？

消化性溃疡、慢性胃炎、急性胃黏膜病变的诊断，主要依赖于胃镜检查。

5. 此次就诊前的诊疗情况及疗效如何？

消化性溃疡或急性胃黏膜病变者对于抑酸治疗有良好反应。而肠梗阻患者在禁食、通便或灌肠治疗后症状可以减轻。

6. 近期是否服用了影响肠道运动的药物？

消化不良、便秘、肠梗阻等患者的胃肠运动功能紊乱，有些通便药物、止泻药物、解痉药物、止痛麻醉药物、镇静剂等都会影响胃排空和肠道蠕动功能。

7. 既往有何种疾病？其治疗控制情况如何？有无特殊疾病家族史？

应注意有无溃疡病史、高血压和心脑血管病史？有无肿瘤家族史？如果合并一些慢性疾病，治疗用药及控制监测的情况如何？尤其是糖尿病，是否给予足够重视、是否饮食控制、是否定期监测血糖等都需要了解。

（三）问诊结果及思维提示

患者近3年经常出现上腹胀，餐后明显，高脂肪饮食或进餐量较多时症状明显。减少进餐量或进食低脂易消化食物，或是自己服用促动力药物和助消化药物数天后症状可以逐渐减轻；发作时影响正常的生活和工作，发作频度和程度无明确规律性；因病情反复发作，不敢进食；近半年上腹胀发作频繁，程度加重，减少进食和服用一般促动力药物和助消化药物症状不能缓解，严重时间断恶心、呕吐胃内容物，量不多，无呕血，每周1～2次，有时伴有反酸、烧心，呕吐后上腹胀可以暂时减轻，呕吐时不伴有头痛、头晕、耳鸣等。曾在外院就诊，查血常规、大便常规、潜血、肝肾功能正常，血糖升高；胃镜检查显示浅表性胃炎；腹部超声检查提示脂肪肝；口服抑酸药、促动力药物等治疗，效果不明显。既往史：诊断糖尿病15年，最初5年未进行规律治疗，仅自行调节饮食，未监测血糖；10年前出现发作性胸闷，心电图检查提示心肌缺血，颅脑CT提示腔隙性脑梗塞；4年前出现手足麻木。平素大便干燥，2～4天排便一次。体重逐渐下降，三年下降4kg。近三年开始使用口服降糖药物治疗，但是未监测血糖水平。家族中父亲和一个兄长患有糖尿病、高血压多年。

思维提示：通过问诊可明确，患者反复上腹胀3年，与进食有关，对症处理可以暂时缓解症状；为了减少发作，不敢多进食。病情逐渐加重，近半年上腹胀严重时出现恶心、呕吐胃内容物，呕吐后症状可以暂时减轻，呕吐时无其他伴随症状。胃镜检查未发现明确的消化性溃疡、胃癌；腹部超声检查未发现明确的肝胆胰腺疾病。有糖尿病家族史，有明确的糖尿病，而且治疗不规范，没有严格监测血糖，推测血糖控制可能不理想，临床上已经出现一些糖尿病的慢性并发症，如心血管和脑血管受损、外周神经受损，综合分析，考虑患者的上腹胀与基础病相关，是消化不良或糖尿病导致的胃轻瘫。鉴别诊断方面需要除外急性胃黏膜病变、胃癌、幽门梗阻、肠梗阻、中枢神经系统病变。患者为老年患者，应当注意排除肿瘤性疾病。

胃轻瘫临床上是以胃排空延迟为特征的临床症候群，主要有餐后上腹饱胀、恶心、呕吐，严重时伴有体重下降。胃轻瘫可以分为特发性和继发性两种，特发性胃轻瘫病因不清，引起继发性胃轻瘫的原因很多，常见的有糖尿病、结缔组织病、以及感染（特别是病毒感染）、代谢异常、药物影响。糖尿病胃轻瘫是在糖尿病的基础上出现的上腹胀、恶心、呕吐等，胃肠功能检测提示存在明显的胃排空延迟。

三、体格检查

（一）重点检查内容和目的

诊断首先考虑糖尿病胃轻瘫，体格检查时应注意以下几个方面的征象：①糖尿病相关体征：营养状况、体型、外周神经、心血管体征；②腹部体征：腹部压痛、腹部外形、胃肠型和蠕动波、肠鸣音等；③鉴别诊断相关的体征，如右上腹压痛和 Murphy 征提示胆道感染，肠型、高调肠鸣音和气过水声提示肠梗阻。

（二）体格检查结果及思维提示

T 36.5℃，R 18 次/分，P 72 次/分，BP 140/90mmHg；发育正常，营养中等；心、肺查体正常；全腹部轻度膨隆，未见胃肠型，中上腹轻压痛，无反跳痛和腹肌紧张，肝脾肋下未及，肠鸣音弱，无气过水声和高调肠鸣音。

思维提示：体格检查显示中上腹局部压痛，余无特殊异常发现。需要进一步进行上消化道造影、胃排空、胃电图等检查来明确诊断，另外需要监测血糖和糖化血红蛋白水平、肝肾功能、评估糖尿病的控制及其并发症的情况。

四、实验室和影像学检查

（一）初步检查内容及目的

1. 便常规和便潜血　了解大便性状，镜检是否有红细胞、白细胞，潜血有无阳性。

2. 血常规、肝肾功能、电解质　了解有无贫血、肝功能异常、电解质紊乱，有助于评估重要脏器功能；血糖和糖化血红蛋白水平有助于了解血糖控制情况。

3. B 超　了解肝脏形态，除外急性胆囊炎及胆道梗阻。

4. 腹部平片　除外肠梗阻。

5. 胃镜　明确胃十二指肠黏膜病变，可以确立消化性溃疡或急性胃黏膜病变的诊断；同时可取活检进行病理学检查和幽门螺杆菌检查。

6. 上消化道造影　了解食管、胃、十二指肠、小肠的结构、黏膜皱襞情况，以及粗略的胃肠蠕动情况。

7. 胃排空检查　钡条法或核素法了解胃排空情况；胃电图了解胃电节律是否正常。

（二）检查结果及思维提示

1. 便常规和潜血　褐色成形，镜检未见红细胞、白细胞，大便潜血(-)。

2. 血常规　WBC 7.1×10^9/L，N 0.75，HGB 110g/L，PLT 250×10^9/L；肝肾功能和电解质正常，Alb 35g/L，空腹血糖 9.2mmol/L，餐后血糖 12.6mmol/L，糖化血红蛋白 9.6%。

3. 腹部 B 超　轻度脂肪肝，胆胰脾形态未见异常。

4. 腹部平片　结肠内少量积气，未见明显液气平面及膈下游离气体。

5. 胃镜　贲门口松弛，胃底黏液池中较多淡黄色混浊黏液，胃窦黏膜轻度充血；十二指肠球部和降部未见异常；幽门螺杆菌快速尿素酶试验(-)。

6. 消化道造影　低张力胃，余未见明显异常。

7. 5 小时胃排空显示为 10%。

思维提示：实验室检查显示，患者存在空腹血糖、餐后血糖和糖化血红蛋白明显异常，提示糖尿病控制不好。胃镜检查未见明确的消化性溃疡和胃癌；消化道造影检查显示胃张力低下；胃排空检查显示5小时胃排空仅有10%。同时，辅助检查基本除外了急性胰胆疾病、肠梗阻。根据辅助检查发现及临床表现，诊断糖尿病胃轻瘫，下一步的治疗主要是控制血糖、改善胃排空，缓解症状。

五、治疗方案及理由

（一）方案

1. 规律饮食　按照糖尿病的饮食，计算需要热量，避免高脂肪餐；适当增加活动。

2. 加强糖尿病治疗　在饮食控制、口服药物的基础上，考虑给予胰岛素治疗，控制血糖平稳；同时补充维生素，扩张血管，改善外周神经营养，阻止糖尿病并发症进展。

3. 促动力药物　如甲氧氯普胺、多潘立酮、莫沙必利、红霉素等，促进胃肠动力。

4. 必要时可以辅助胃电起搏治疗。

（二）理由

糖尿病胃轻瘫是糖尿病的并发症，所以控制糖尿病是非常重要的。饮食和运动等生活方式改善是一切治疗的基础，规律饮食和调整饮食结构也是必要的，加上促进胃肠动力药物，期望改善患者的胃排空障碍；因为胃排空异常导致进食不规律，营养物质的消化和吸收受到影响，口服降糖药物的作用不能正常发挥，所以应当开始胰岛素的治疗。在糖尿病治疗方面请内分泌科协助处理。

六、治疗效果及思维提示

经上述治疗后，患者上腹胀有所减轻，调整了饮食结构和规律，少食多餐，呕吐发生频率减少。便秘情况改善，2～3次/日。

思维提示：慢性疾病长期进展，目前治疗取得一些效果，但是需要长期巩固。综合治疗措施，维持营养状况，改善患者的生活质量。

七、对本病例的思考

这是一例较为典型的糖尿病合并胃轻瘫的病例。糖尿病的早期正规治疗是预防慢性并发症的有效措施；一旦出现并发症，应尽量明确诊断，积极控制原发病，同时给予积极的对症治疗。

（朱丽明）

病例35　间断上腹不适6年

患者,女性,53岁,于2008年11月18日就诊。

一、主诉

间断上腹不适6年。

二、病史询问

(一)初步诊断思路及问诊目的

患者为中年女性,突出的症状为上腹不适,主要考虑以下疾病:消化道疾病,如慢性胃炎、消化性溃疡反复发作、胃食管反流病等,以及消化道以外病变造成的上腹不适,如慢性胆囊炎、胆石症、胰腺炎、慢性肝病(病毒性肝炎、酒精性肝病、脂肪肝)等可能。通过问诊上腹不适与进食、排便、运动的关系、发作诱因及其他伴随症状等信息,可以初步判断病变是否来源于消化道。

(二)问诊主要内容及目的

1. 腹部不适的性质、位置、发作规律如何?有何伴随症状及加重和缓解因素?

上腹不适多见于胃、食管、十二指肠和肝脏、胰腺、胆系疾病,上段小肠或横结肠病变也可表现在上腹部。上腹不适可以是隐痛、胀满、嘈杂、烧灼等;持续隐痛或钝痛多为内脏性疼痛,常源于胃肠道张力变化或炎症,而胀满可能与胃肠排空障碍、胃肠道积气、实质器官包膜牵张有关;烧灼样痛多与化学性刺激如胃酸反流、胆汁反流有关,绞痛多与胃肠及胆系等空腔脏器痉挛、扩张或梗阻有关。上消化道疾病引起的腹部不适多与进食有关,下消化道疾病的腹部不适多与排便异常有关。典型的消化不良可以是长期反复出现上腹部不适,可以没有规律,在饮食不当或劳累、紧张、情绪不好时出现或加重,往往同时伴有嗳气、早饱、食欲不振、恶心、呕吐、反酸、烧心等。消化性溃疡多呈周期性、季节性、节律性上腹痛。十二指肠球部溃疡多于饥饿或夜间出现,进食后腹痛减轻。胃溃疡多于进食后1~2个小时出现腹痛。而胃食管反流病可以在进餐后的短时间内出现上腹部或剑突下烧灼样疼痛,常常伴有反酸、烧心或胸骨后疼痛。慢性肝病、脂肪肝时上腹不适常为右上腹闷胀不适,伴有乏力、食欲不振、厌油、纳差;慢性胆囊炎、慢性胰腺炎的腹部不适多为餐后尤其是高脂饮食后上腹不适加重,胀痛为主,有时疼痛向后背、肩部放射;胆石症胆绞痛和胰腺炎发作时表现为上腹疼痛,较为剧烈,常有饮食诱因,暴饮暴食或高脂饮食,有时伴有发热、呕吐、黄疸等。

2. 上腹不适的诱因、时间、特点及与进食的关系如何?

问诊时注意询问上腹不适与进食关系,有无明确诱因,是否伴随嗳气、早饱、恶心、呕吐、腹痛、发热、腹泻、乏力等。

3. 既往诊治情况及其疗效如何?

了解患者是否接受过血液、大便检查、是否接受过内镜、消化道造影、B超/CT等相关检查,以及最初就诊的医院给予的具体治疗和疗效。慢性胃炎消化不良在改善饮食、消化酶、促动力治疗后症状可能减轻;消化性溃疡或急性胃黏膜病变者对于抑酸治疗有良好反应;胆石症胆绞痛解痉治疗可以缓解疼痛;胰腺炎在禁食或抑制胃酸、补充胰酶制剂后症状可以缓解;脂肪肝、酒精肝在低脂饮食、休息、保肝药物治疗后可以减轻不适症状;肠道感染应用抗生素治疗有效，而肠梗阻患者在禁食、通便或灌肠治疗后症状可以减轻。

4. 既往有何种疾病？有无服药史？

应注意既往有无溃疡病、胆石症、泌尿系结石、肝病、高血脂、大量饮酒史，以及长期服用药物史；注意了解既往类似发作的诊治经过和治疗反应，以及患者对疾病的应对方式。

（三）问诊结果及思维提示

患者6年前开始于劳累、饮食不当后出现上腹不适、隐痛，疼痛不向其他部位放射，常伴反酸、嗳气、上腹灼热、两侧季肋部胀满，空腹时感饥饿不适，进食后胃部胀满，食欲不振、食量有所减少，无发热、皮肤巩膜黄染、腹泻，症状持续数天后自服胃药或自行缓解；但经常反复发作，没有规律，半个月至一个月发作一次，多于受凉、饮食不当、劳累、工作紧张或生气后出现。外院行胃镜检查提示“慢性浅表性胃炎”，B超检查示：“胆囊壁不光滑”。先后间断服用消炎利胆片和雷尼替丁治疗，服药后症状减轻，但是停药后症状反复。1个月前，患者一亲属患病住院，患者照顾家人非常劳累、担心、进食不规律后出现上腹不适、胀满、食欲不振、恶心，进食后加重，嗳气多，排便不规律，量较少，晨起恶心，但未呕吐。自服吗丁林、丽珠得乐，上腹胀满、恶心症状略有减轻，但是食欲不振、嗳气无缓解。发病以来，患者精神情绪尚可，睡眠不好，不易入睡、多梦，感乏力，体重下降2kg；1～3天排便一次，为黄褐色软便，有时干燥。无其他慢性病史及长期服药史，无烟酒嗜好。

思维提示：根据患者腹部不适的特点，推断病因来源于消化道，可能存在消化不良，结合外院胃镜检查结果，考虑功能性消化不良可能性大；但是需要明确是否存在胆系疾病——胆囊炎或胆结石。需要进一步复查腹部B超，必要时化验血常规、肝功能；观察腹部不适与进食的关系，同时注意患者症状的变化、有无其他伴随症状，必要时可以考虑复查消化道检查。

三、体格检查

（一）重点检查内容和目的

根据病史和问诊得到的提示，重点检查腹部体征，如腹部外形、局部压痛、有无异常包块、Murphy征、肝肾区叩痛、肠鸣音变化、腹部移动性浊音等；此外，注意有无贫血、黄疸、浅表淋巴结肿大、肝脾肿大等。上述体检结果可以初步推断是否存在消化道器质性病变，以及病变的性质。

（二）体格检查结果及思维提示

T 36.5℃，R 18次/分，P 76次/分，BP 140/80mmHg。发育良好，体型偏胖。睑结膜色泽正常。心、肺查体正常。腹部柔软，中上腹压之不适，肝脾肋下未及，Murphy征(-)，肠鸣音4次/分，未及高调肠鸣音。

思维提示：体格检查未见明显异常。进一步了解患者院外特殊检查的时间、检查的医院、评估检查结果的客观性，第一步可以考虑对症治疗，随访观察病情变化，必要时可以考虑复查实验室和胃镜等检查来进一步明确诊断。

四、实验室和影像学检查

（一）初步检查内容及目的

1. 便常规和便潜血　了解大便性状，镜检是否有红细胞、白细胞，潜血有无阳性。

2. 血常规、肝肾功能、血淀粉酶、电解质、ESR、CRP　了解有无贫血、肝功能异常、急性胰腺炎、电解质紊乱和炎症指标的升高。

3. B超　了解肝脏、胆囊、胆管、胰腺形态，明确是否存在慢性肝病、胆囊炎、胆道梗阻及胰腺疾病。

4. 腹部平片　除外肠梗阻、急性消化道穿孔及泌尿系结石等引起急腹症的常见病因。

5. 胃镜　明确食管、胃十二指肠黏膜病变，可以确立消化性溃疡或上消化道肿瘤的诊断。

6. 胃肠动力检查　胃排空、胃电图、胃负荷试验等，了解是否存在胃动力障碍。

（二）检查结果及思维提示

1. 便常规和潜血　褐色成形便，镜检未见红细胞、白细胞，大便潜血试验(-)。

2. 血常规　WBC 8.9×10^9/L，N 0.65，HGB 138g/L，PLT 244×10^9/L；肝肾功能和电解质正常，Alb 37g/L，P-AMY 86U/L；ESR 10mm/h；CRP 1.7mg/dl。

3. 腹部B超　肝胆胰脾形态未见明确异常。

4. 腹部平片　结肠内有少量积气，未见明显液气平面及膈下游离气体。

5. 胃镜　食管未见静脉曲张；黏液池中有较多黄白色混浊黏液，胃体黏膜皱襞排列整齐，胃角黏膜光滑，胃窦黏膜红白相间，蠕动可，幽门持续开放，十二指肠球部及降部黏膜未见异常。幽门螺杆菌快速尿素酶试验(-)。

思维提示：胃镜显示浅表性胃炎，黏液池中黏液较多，呈黄白色，提示胃动力障碍，可能有胆汁反流。幽门螺杆菌是慢性胃炎和消化性溃疡的主要致病因素之一，幽门螺杆菌检测(-)，提示未合并其感染。

五、治疗方案及理由

（一）方案

1. 解释所有的检查结果，以及与临床症状之间的可能关系，消除患者的不必要的紧张和担忧。

2. 指导患者合理的饮食规律，避免饮用刺激性强、容易产气、不易消化的饮食。

3. 鼓励患者建立规律的生活，进行必要的体育锻炼。

4. 促胃肠动力、助消化药物治疗；若有幽门螺杆菌感染，需要予以根除幽门螺杆菌治疗（PPI与两种抗生素联合用药），疗程1～2周。

5. 治疗随访，可以评估患者的胃动力状况、精神心理状态，必要时精神心理可会诊，可以辅助相关药物治疗。

（二）理由

对于中老年人，出现上消化道的一些症状时，需要鉴别诊断，明确是否存在器质性疾病。排除了器质性疾病后，给予患者恰当的解释和疾病认知治疗，对于缓解患者的紧张情绪是有益的；诊断功能性消化不良的前提是排除器质性消化不良。去除诱因，生活饮食规律，避免刺激性食物和不易消化食物，辅助以促动力药和助消化药物可能会起到一定的效果；治疗过程中应注意随访，观察病情变化，注意有无新的报警症状出现，防止某些疾病处于疾病早期，症状尚不明显，从而漏诊或误诊。另外有些患者合并明显的精神心理障碍，例如焦虑和抑郁情绪，影响疾病的进程和治疗效果，对待这些病例应分析原因，评估精神心理状态，必要时请精神心理科会诊，辅助抗焦虑抑郁药物，可能收到明显的效果。

六、治疗效果及思维提示

经过常规和胃镜的检查，未发现明确的异常，详细解释上述结果缓解患者的担忧；注意休息、调整饮食结构后嗳气症状有所减轻，加之服用促动力药物、消化酶制剂 2 周，患者的上腹不适、胀满、恶心减轻，食欲改善；但仍感上腹嘈杂、灼热，加用抑制胃酸药和胃黏膜保护剂后，症状逐渐缓解。

思维提示：经过上述保守治疗后，症状缓解，进食改善，体重稳定。提示诊断治疗得当。但是此类病情今后可能会有反复。

七、对本病例的思考

上腹不适是最为常见的消化道症状之一，但是其病因并不只限于消化道疾病，其他系统疾病有时也可出现；不限于器质性疾病，功能性疾病也可常常表现为上腹不适。上腹不适症状的程度、病程、出现的时间、伴随症状、缓解和加重因素、有无报警症状以及患者的家庭工作状态、情绪心理状态等均是临床需要考虑和关注的因素，诊断和治疗过程中需注意。同时应注意治疗随访。

（朱丽明）

病例 36　反复黏液脓血便 1 年

患者，男性，26 岁，于 2002 年 12 月 24 日入院。

一、主诉

反复黏液脓血便 1 年，加重 18 天。

二、病史询问

（一）初步诊断思路及问诊目的

患者病程相对较长，以黏液脓血便为主要症状。关于粪便带血及黏液的初步诊断，需要考虑以下几类常见疾病：肠道感染性疾病（慢性菌痢、阿米巴肠炎、肠结核等）、非感染性炎症（如溃疡性结肠炎）、结直肠肿瘤性疾病（良性息肉、结直肠癌）等，少见情况下可见于放射性肠炎、缺血性肠病等。因此，问诊目的主要围绕发病时主要症状及特点、伴随症状、是否接受过结肠镜检查、是否曾用抗生素或激素治疗及其效果如何、本次病情反复的诱因、有无特殊既往史及家族史等问题展开。

（二）问诊主要内容及目的

1. 发病前是否有不洁饮食史？

肠道感染性疾病常有一定的诱发因素（即流行病学史），如可疑不洁饮食史，尤其可出现共餐者短期集体发病。

2. 黏液脓血便的次数和量有多少？便常规镜检及培养结果如何？

有助于判断病情的严重程度。粪便检查对于明确病因有帮助。

3. 是否伴有腹痛？腹痛的性质、部位？有无里急后重感？

溃疡性结肠炎和慢性菌痢多累及直肠和左半结肠，腹痛多为左下腹痛，多伴有里急后重。而肠结核和阿米巴肠炎多累及右半结肠或回盲部，腹痛多位于右下腹。结肠肿瘤患者可有腹部隐痛，伴梗阻者呈阵发痉挛性疼痛。

4. 是否伴有发热？

感染性疾病常伴发热，而重症溃疡性结肠炎亦可出现高热。问诊需要明确病程中是否有发热及体温高峰、热型和热程。

5. 是否接受过结肠镜检查？

结肠镜检查是本类疾病诊断和鉴别诊断最重要的手段之一，了解外院结肠镜检查的结果对于明确诊断有重要参考价值。

6. 入院前是否应用了抗生素或糖皮质激素？效果如何？

通过了解院外治疗的情况来考虑各种疾病的可能性。如抗生素治疗有效，则更支持慢性菌痢；如果抗阿米巴治疗有效，则更支持阿米巴肠炎；如果糖皮质激素治疗有效，则更支持溃疡性结肠炎。并进一步分析药物的选择是否合理等问题。

7. 近 18 天病情加重，有无诱因？

了解是否有情绪波动、饮食不当、合并感染、自行停药等诱因，在确定治疗方案时应注意去除相应的诱因。

8. 既往有何种疾病？有无结核的密切接触史？有无特殊疾病家族史？

慢性菌痢患者常有急性菌痢病史。血吸虫病的患者常有疫水接触史。如有结核病史或结核密切接触史，则更需要警惕肠结核的可能性。有结肠息肉病或结直肠癌家族史者，需警惕结肠肿瘤性疾病。

（三）问诊结果及思维提示

患者在发病前有进食辛辣饮食的诱因，于2002年1月3日起出现腹泻，大便3～4次/日，为黏液脓血便，有粪质，混有鲜血，每次量80～100ml，伴脐周绞痛，便后缓解，无发热和里急后重。外院查便常规：WBC>40/HPF，RBC>20/HPF；便培养(－)。考虑"菌痢"给予左氧氟沙星治疗1周，庆大霉素+左氧氟沙星治疗1周，病情无好转。2月11日受凉后出现发热，体温38℃左右，对症治疗3天后体温正常。继续给予左氧氟沙星治疗后腹泻逐渐好转，起病40天左右大便转为黄色成形便，停止抗生素治疗。期间体重下降约10kg。此后大便正常，1次/1～2天，黄色成形。2002年12月6日大量饮酒后再次出现腹泻，为黏液脓血便，大便性状同前，每日3～5次，每次100～200ml，伴里急后重，便前有脐周绞痛，便后缓解。12月19日发热，体温最高38.7℃，1天后体温自行降至正常。近期体重下降3kg。遂来我院就诊。既往无结核和急性菌痢病史，无血吸虫疫水接触史，无结肠肿瘤性疾病家族史。对磺胺类过敏。

思维提示： 通过问诊可明确，患者以反复黏液脓血便为主要症状，伴发热和脐周绞痛，大便镜检发现大量红细胞、白细胞，但便培养(－)且按"菌痢"给予抗生素治疗疗效不佳。本次病情反复前有大量饮酒的诱因，病情较前加重且出现里急后重。考虑慢性菌痢的可能性不大，应警惕溃疡性结肠炎和其他肠道感染性疾病(肠结核、肠阿米巴病等)。应在体格检查时注意腹部查体有无压痛、反跳痛，肠鸣音是否正常等。患者为青年起病，病程较短，无肿瘤家族史，无慢性消耗症状，结直肠癌的可能性不大；同时基本可除外缺血性肠病的可能。

三、体格检查

（一）重点检查内容和目的

考虑患者溃疡性结肠炎的可能性最大，因此在对患者进行系统、全面检查的同时，应重点注意腹部体征，尤其是压痛、反跳痛、肌紧张和肠鸣音。注意有无中毒性巨结肠的征象。

（二）体格检查结果及思维提示

T 36.5℃，R 18次/分，P 70次/分，BP 110/70mmHg。营养一般。心、肺查体正常。腹部平软，全腹无压痛、反跳痛和肌紧张，肝脾肋下未及，肠鸣音4次/分，无气过水声和高调肠鸣音。

思维提示： 体格检查结果没有特殊提示。需要进行实验室和结肠镜检查来进一步明确诊断，并评价病情严重程度，为制订治疗方案提供依据。

四、实验室和影像学检查

（一）初步检查内容及目的

1. 便常规和便潜血　了解大便性状，镜检是否有红细胞、白细胞，潜血有无阳性。

2. 血常规、肝肾功能、电解质、ESR、CRP　了解有无贫血、低白蛋白血症、电解质紊乱和炎症指标的升高，有助于评估病情严重程度。

3. 便培养、便找阿米巴滋养体　除外慢性菌痢和阿米巴肠炎。对于溃疡性结肠炎，应行便培养进一步除外感染诱发病情加重。

4. ANCA 和 ASCA　这两项抗体检查对于炎症性肠病患者的鉴别诊断有一定参考价值，ANCA 更多见于溃疡性结肠炎，ASCA 更多见于克罗恩病。

5. PPD 试验　有助于除外结核病。

6. 胸片　明确有无活动性肺结核，如有，则需要警惕合并肠结核。

7. 结肠镜　明确病变性质和范围，取活检做病理检查和病原学检查。

（二）检查结果及思维提示

1. 便常规和便潜血　外观血性，红细胞大量，白细胞大量，潜血(+)×3 次。

2. 血常规　WBC 11.99×10^9/L，N 0.75，HGB 124g/L，PLT 344×10^9/L；肝肾功能和电解质正常，Alb 35.4g/L；ESR 12mm/h；CRP 0.577mg/dl。

3. 便培养(-)×3 次；便找阿米巴滋养体(-)×3 次。

4. ANCA、ASCA 均为(-)。

5. PPD(-)。

6. 胸片　右上肺和左肺尖片状影，考虑结核。

7. 结肠镜　直肠、乙状结肠至升结肠黏膜弥漫充血、水肿，点片状糜烂及浅溃疡，黏膜下血管纹理消失，以左半结肠、直肠为重；考虑溃疡性结肠炎（全结肠型，活动期）。活检病理：（乙状结肠）结肠黏膜呈急、慢性炎，有嗜酸性粒细胞浸润，伴隐窝炎及隐窝脓肿。

思维提示：重要的检查结果有三项：①大便中可见大量红细胞、白细胞；②便培养、便找阿米巴滋养体、PPD 均为(-)；③病变自直肠向近端呈连续性分布，结肠镜检查及结肠黏膜活检符合溃疡性结肠炎。结合患者的病史及上述检查结果，支持溃疡性结肠炎的诊断。进一步应进行临床分型：①临床类型：患者慢性病程，反复发作，为慢性复发型。②病情严重程度：腹泻<6 次/日，黏液脓血便的量不多，偶发热，脉搏<90 次/分，无贫血和低白蛋白血症，ESR 正常，综合考虑为轻型。③病变范围：为全结肠型；④病情分期：为活动期。进一步的处理应注意休息、饮食和营养，并给予适当的药物治疗（包括氨基水杨酸制剂和糖皮质激素，疗效不佳时可考虑加用免疫抑制剂）。

五、治疗方案及理由

（一）方案

1. 一般治疗　休息，少渣清淡饮食。

2. 药物治疗　糖皮质激素（泼尼松 40mg，1 次/日）+水杨酸制剂（5-ASA 1.0g 3 次/日）+肠道益生菌（双歧杆菌三联活菌 420mg，3 次/日）。

3. 保护性抗结核治疗　异烟肼 300mg，1 次/日。

（二）理由

患者病情复发加重，结肠镜显示病变为全结肠炎，且处于活动期，故应用糖皮质激素控制炎症并诱导缓解；因临床判断严重程度为轻型，给予患者口服糖皮质激素而未用静脉制剂，未予禁食。为了控制病情并维持缓解，应给予水杨酸类制剂，因患者对磺胺类药物过敏，因此加用 5-氨基水杨酸，而未用柳氮磺胺吡啶。没有普通细菌感染的证据，未加用抗生素。

患者胸片提示双上肺斑片状影，但边界清楚，且患者无长期低热、咳嗽、咯血、盗汗等症状，ESR 正常，PPD(-)，请呼吸科会诊，考虑不存在活动性肺结核。但患者原发病的治疗需要应用糖皮质激素，因此，给予预防性抗结核治疗。

六、治疗效果及思维提示

经上述治疗后，患者腹泻好转，大便次数 1～2 次/日，性状由稀便→糊状便→成形便，无黏液脓血，无发热、腹痛和里急后重。大便常规：外观为褐色成形便，WBC 0/HPF，RBC 0/HPF，潜血(+)×3 次。未发现药物的不良反应。

思维提示：治疗反应良好，支持溃疡性结肠炎的诊断。进一步仍需要规律服药维持缓解，并逐步减量糖皮质激素。在减药过程中，需注意避免诱发因素，防止复发。

七、对本病例的思考

患者最初以黏液脓血便起病而被临床诊断为“菌痢”，但便培养(-)且抗生素治疗效果差，应考虑其他疾病的可能性。虽然起病 40 天左右患者腹泻逐渐好转，但不一定是抗生素治疗的效果，而可能是经休息、营养等治疗后，病情本身趋于缓解。因此，应考虑溃疡性结肠炎的可能性；对于诊断有疑问的病例，应尽可能建议患者行结肠镜检查。

对于溃疡性结肠炎诊断明确的患者，每次复发、病情加重或治疗反应不佳时，均应仔细采集病史、完善检查，尽可能明确有无诱因。常见的诱因有：肠道感染、饮食不当(食物过敏?)、情绪心理因素、治疗不当或擅自停药等。如发现诱因，应尽可能去除。本例再次复发前曾大量饮酒，可能存在一定的饮食不当因素；虽然有发热，但未找到感染的证据。溃疡性结肠炎病例的临床表现有时与结肠镜下所见黏膜病变程度不一致，应规律治疗，不能仅根据大便次数及性状的好转而擅自停药，应加强宣教，增强患者的依从性。

（费贵军　孙　钢）

病例 37　腹痛、便血伴发热 5 年

患者，男性，61 岁，于 2008 年 12 月 22 日入院。

一、主诉

间断腹痛、便血伴发热 5 年，加重 1 个月。

二、病史询问

（一）初步诊断思路及问诊目的

患者为中年男性，慢性病程，病程相对较长，以腹痛、便血伴发热为主要症状。根据患者的主要症状，首先应定位于消化系统疾病。需要考虑以下几类常见疾病：①肠道感染性疾病，如慢性菌痢、阿米巴肠炎、肠结核等；②非感染性炎症，如溃疡性结肠炎、克罗恩病等；③肠道肿瘤性疾病，如大肠癌、淋巴瘤等。其次需要考虑全身疾病的消化道受累，如结缔组织病、系统性血管炎、缺血性肠病等等。因此，问诊的目的应围绕主要症状及主要伴随症状的特点、是否有多系统受累的表现、加重及减轻的诱因、是否接受过结肠镜检查、是否曾用抗生素或激素等治疗及其效果如何、有无特殊既往史及家族史等问题展开。

（二）问诊主要内容及目的

1. 腹痛的部位、性质、严重程度、与进食、排便、体位的关系如何？有何诱发及缓解因素？腹痛与发热是否伴行？是否之前有不洁饮食史？

应询问主要症状的特点。详细询问腹痛的特点有助于临床对于病变的定位。例如，肠绞痛多位于脐周、下腹部，胆绞痛多位于右上腹向右背及肩胛部放射，肾绞痛多位于腰部，并向腹股沟放射。

2. 便血的颜色、与大便的关系？便血的量？是否伴随腹痛、里急后重？患者一般情况的变化，是否有头晕、心悸甚至晕厥？是否有痔、肛周病变、胃肠道手术史？

便血的颜色及与大便的关系，有助于推测出血的部位、速度及可能的病因。如便血为鲜血不与便混，多为肛周、直肠病变。如便血为暗红色与便相混，多提示右半结肠以上出血。便血与腹痛的关系有助于鉴别病因，如便后腹痛减轻，可见于肠道感染性疾病（细菌性、阿米巴痢疾、肠结核）、炎症性肠病等。

3. 发热的最高体温是多少？体温高峰的时间？是否伴随畏寒、寒战？是否伴随盗汗？发热是持续的还是间歇的？发热与腹痛是否有伴随关系？

发热的程度、热型、频度（间歇或持续性）、诱因等有助于鉴别发热的原因。如有不洁饮食史后出现发热、腹痛、便血应首先考虑感染性疾病。如为午后发热伴盗汗，需首先警惕结核的可能。感染性疾病常伴发热，但患者病程相对较长，除慢性感染性疾病外还需要考虑非感染性炎症性疾病、结缔组织病等，肠道淋巴瘤亦不能完全除外。

4. 是否接受过结肠镜检查？

结肠镜检查是本类疾病诊断和鉴别诊断最重要的手段之一，了解外院结肠镜检查的结果对于明确诊断有重要参考价值。

5. 入院前是否应用了抗生素、抗结核药物或糖皮质激素治疗？效果如何？

通过了解院外治疗的过程及其疗效来综合鉴别各种疾病的可能性。如抗生素治疗有效，

则支持慢性细菌性感染如慢性菌痢；如诊断性抗结核治疗有效，则支持肠结核诊断；如曾使用糖皮质激素治疗有效，则支持炎症性肠病、结缔组织病、系统性血管炎、淋巴瘤等。

6. 询问患者消化系统外的伴随症状，如是否有皮疹、关节肿痛、雷诺现象、脱发、光过敏等提示结缔组织病的线索？是否有咳嗽、咳痰、气短等呼吸系统症状？是否有视物模糊、畏光、流泪？是否有血尿、夜尿增多？

通过上述消化系统外症状的询问，可初步判断患者是单纯消化系统疾病还是系统性疾病的消化道受累。系统性疾病如结缔组织病、系统性血管炎、淋巴瘤等除消化道症状外，往往同时存在皮肤、关节、呼吸系统、泌尿系统等多系统受累表现。因此，密切注意消化系统外的症状，详细地了解病史，有助于疾病的鉴别诊断。

7. 是否有肛周病变如肛瘘、肛裂、肛周脓肿等？

炎症性肠病特别是克罗恩病易合并肛周病变，因此在发病前或病程中有肛周病变的患者需警惕克罗恩病的可能。

8. 既往有何种疾病，有无结核的密切接触史？有无特殊疾病家族史？

既往如有结核病史或结核密切接触史，则需高度警惕肠结核的可能性，需要询问既往结核的部位、临床表现、治疗方案、疗程和治疗反应等等。有大肠癌家族史者，需警惕肿瘤性疾病。

（三）问诊结果及思维提示

患者自2003年3月无明显诱因出现右下腹绞痛，便血，暗红色，3次/日，总量约1000ml，与便相混，便后腹痛可减轻。伴发热，Tmax 39～40℃，午后为主，伴盗汗。无腹泻，无咳嗽、咳痰。当地医院行胃镜、乙状结肠镜未见异常。予抗生素、止血药物等对症治疗后1周症状缓解。但仍间断出现右下腹痛，伴发热，每次持续3～5天，抗生素治疗后可缓解，平均每年出现5～6次。2007年9月，外院多次查血常规示单核细胞比例升高，为10%～45%，ESR 33mm/h，CRP 27.3mg/L，PPD(－)，ANA 1∶80。结肠镜：末段回肠多发溃疡。病理示：小肠黏膜急慢性炎症，抗酸染色(－)。考虑“克罗恩病可能”，予美沙拉秦(颇得斯安)治疗，患者症状无明显缓解，因用药后出现皮疹而停用。2008年11月上述症状再次加重，无便血，排便2～3次/日，为不成形稀便。体温最高39～40℃，傍晚为主。伴体重下降，近1个月体重下降3kg。无皮疹、口腔、外阴溃疡，无关节肿痛、视物模糊。无肛周疼痛、溢液。既往无结核及结核接触史。吸烟20支/日×15年，饮白酒5两/日×15年。无肿瘤家族史。

思维提示：通过问诊可明确，患者的病史迁延，以反复腹痛、发热为主要症状，病程中曾出现一次下消化道出血。发热与腹痛有着紧密的伴随关系。发热多为高热，伴有盗汗、体重下降。病程反复发作，每次经抗生素治疗有一定疗效。上述病史首先提示患者的病变部位在下消化道，病变的性质由于病程较长、对抗生素治疗有一定的反应，故首先考虑炎症性疾病的可能性。但因发热、消耗症状存在，不能除外恶性疾病。应在体格检查时注意外周淋巴结、腹部查体有无压痛、反跳痛，压痛的部位、是否存在腹部包块、肠鸣音是否正常等。

三、体格检查

（一）重点检查内容和目的

在对患者进行系统、全面地检查同时，应重点注意外周淋巴结、皮疹、口腔溃疡，腹部体征，尤其是压痛、反跳痛、腹块和肠鸣音。注意有无外阴溃疡及肛周病变如肛裂、肛瘘、肛周脓肿等。

（二）体格检查结果及思维提示

T 37.5℃，R 18 次/分，P 90 次/分，BP 110/70mmHg。消瘦，BMI 18kg/m^2，浅表淋巴结未触及明显肿大，心、肺查体正常。腹部平软，右下腹麦氏点压痛，无反跳痛和肌紧张，肝脾肋下未及，无移动性浊音，肠鸣音 6 次/分，无气过水声和高调肠鸣音。

思维提示：体格检查结果提示：患者病程呈慢性消耗状态，因此体重指数（BMI）下降。右下腹麦氏点压痛，结合病史中提供外院结肠镜结果，可以判断病变部位在回盲部可能性大。回盲部的病变导致临床以腹痛、发热、便血为主要表现的，如果按发病率的高低排序，应该考虑如下疾病的可能：肠结核、克罗恩病、自身免疫病、淋巴瘤等。依照上述思路，需进一步进行相应的实验室检查、结肠镜检查并活检、影像学检查以协助明确诊断。

四、实验室和影像学检查

（一）初步检查内容及目的

1. 便常规和便潜血　了解大便性状，镜检是否有红细胞、白细胞，潜血有无阳性。便中有红细胞、白细胞多提示病变位于左半结肠。便潜血的持续阳性，提示存在器质性病变。

2. 血常规、尿常规、肝肾功能、电解质、ESR、CRP　了解有无贫血、低白蛋白血症、电解质紊乱和炎症指标的升高，有助于评估病情的严重程度和活动度。

3. PPD 试验　有助于鉴别结核病与炎症性肠病。

4. 血 ANCA、ASCA 和 HLA-B5　ANCA、ASCA 检查对于炎症性肠病患者的鉴别诊断有一定参考价值，ANCA 更多见于溃疡性结肠炎，ASCA 更多见于克罗恩病。HLA-B5 有助于鉴别白塞病。

5. 胸片、必要时胸部 CT　明确有无活动性肺结核，如有，则需要警惕肠结核。

6. 结肠镜　明确病变部位、范围和性质，取活检做病理检查和病原学检查。

7. 腹盆腔增强 CT+小肠重建　有助于病变部位的定位，了解肠壁增厚的情况，有助于明确腹腔脓肿、瘘管、肠系膜淋巴结肿大等。

8. 消化道（小肠）造影　对于小肠部分狭窄性病变、黏膜病变可以与腹盆腔增强 CT+小肠重建互为补充，明确狭窄的部位及程度。

（二）检查结果及思维提示

1. 便常规和便潜血　外观褐色糊便，镜检未见红细胞、白细胞，潜血（+）×3 次。

2. 血常规　WBC 3.38×10^9/L，N 0.50，单核细胞 0.14，淋巴细胞 0.26，HGB 94g/L，PLT 121×10^9/L；肝肾功能和电解质正常，Alb 28g/L；尿常规正常；ESR 69mm/h；CRP 153mg/L。

3. PPD（5U，72 小时）　（－）。

4. ANCA、ASCA、HLA-B5　均为（－）。

5. 胸片未见明显异常。

6. 结肠镜　末段回肠多发溃疡，溃疡边界清楚，溃疡底部可见新鲜血痂，升结肠多发散在溃疡。活检病理：（末段回肠）小肠黏膜呈急性及慢性炎。（升结肠）炎性渗出物及结肠黏膜急慢性炎，可见隐窝脓肿；抗酸染色(-)。

7. 腹盆腔增强CT+小肠重建　第五、六组小肠及回盲部节段性病变，增强后明显强化，周围脂肪密度增高，肠系膜淋巴结肿大，符合炎症性肠病。

思维提示：从上述检查结果中可以明确：①病变的部位：位于末段小肠(五、六组)及升结肠；②炎症指标如ESR、CRP均明显升高；③实验室检查(PPD)、影像学检查(胸片、腹部CT)及组织学活检(抗酸染色)无明确结核病的提示。通过上述结果，需进一步结合临床进行诊断和鉴别诊断。在我国目前回盲部的病变仍以肠结核为主，但该患者无明确结核接触史，无肠外结核如肺结核证据，PPD(-)，病史长达5年，组织学活检无明确结核证据，因此分析肠结核可能性小。肠结核与克罗恩病的鉴别有时极为困难，临床和内镜活检病理均不能有所提示，在这种情况下，可以考虑诊断性抗结核治疗8～12周。其次需要考虑的是肠淋巴瘤，淋巴瘤的临床表现多种多样，如出血、消化道穿孔、发热、消耗症状等，个别患者也可病史较长，临床与克罗恩病鉴别很困难，主要依赖于病理组织学诊断，必要时可重复活检，加做免疫组化甚至基因重排等。如除外上述两种疾病，考虑该患者为克罗恩病的可能性大。克罗恩病约50%的病例为回结肠受累为主，从该患者的临床表现、炎性指标、内镜表现等方面判断目前病情活动。可以应用克罗恩病临床疾病活动指数(CDAI)或简化CDAI评估患者的疾病活动度。

五、治疗方案及理由

(一) 回结肠型克罗恩病的治疗方案

1. 一般治疗　休息，戒烟，少渣饮食。

2. 药物治疗

(1) 轻度：口服足量水杨酸制剂(5-ASA 1.0g 4次/日)；

(2) 中重度：糖皮质激素泼尼松1mg/(kg·d)；合并感染者加用抗生素。早期复发、激素治疗无效或依赖者加用硫唑嘌呤1.5～2.5mg/(kg·d)。

(二) 理由

该患者经CDAI评分为中度活动，故给予泼尼松1mg/(kg·d)治疗以诱导缓解。因患者长期吸烟，向患者进行宣教，嘱其戒烟。少渣饮食。

六、治疗效果及思维提示

经上述治疗后，患者体温正常，腹痛减轻，大便次数2～3次/日，褐色糊状便。大便常规：WBC、RBC 0/HPF，便潜血(+)。未发现药物的不良反应。监测血压、血糖等指标均为正常范围。

思维提示：患者初始治疗反应良好，支持炎症性肠病的诊断。进一步仍需要规律服药维持缓解，并逐步减量糖皮质激素。在治疗的过程中需注意监测药物治疗的副作用。治疗过程中随诊炎症指标、内镜表现等，如炎症指标、内镜表现均有好转，则克罗恩病的诊断进一步明确。

七、对本病例的思考

克罗恩病是一种肠道非特异性炎症性肠病。其发病率在我国逐年增高，诊断主要仍依赖于临床和实验室检查，获得病理学证据的条件有限。因此，诊断仍较为困难，漏诊率、误诊率高。

目前我国克罗恩病的诊断最首要的问题是与肠结核的鉴别。回结肠型克罗恩病的受累部位可与结核完全相同，镜下表现均可为节段性改变。结核患者多有既往结核病史或先有肠外结核表现，内镜下溃疡多为横行或环行。组织病理学特征对两者的鉴别诊断最有价值，结核患者病理为干酪样肉芽肿、抗酸染色阳性，克罗恩病患者病理为非干酪样肉芽肿。临床不能除外结核时，应首先行诊断性抗结核治疗 8～12 周，治疗后对患者的临床、内镜、影像学进行再次的评估。本例患者通过临床、实验室检查、内镜表现评估结核可能性小、克罗恩病可能性大。因此，给予泼尼松治疗。但在糖皮质激素治疗的过程中，仍要记得患者克罗恩病的诊断为临床诊断，不能完全除外结核或淋巴瘤，因此在治疗的过程中观察患者的治疗反应、实验室检查和内镜表现尤为重要。

（李　玥　钱家鸣）

病例38　发热、乏力伴大便异常1个月

患者，女性，47岁，于2007年10月25日入院。

一、主诉

发热、乏力2个月，大便异常1个月。

二、病史询问

（一）初步诊断思路及问诊目的

患者亚急性起病，以非特异性全身症状为主要首发症状，随着病程的发展，逐渐出现大便异常，对于中年患者出现上述表现，同时伴有大便异常，首先需要考虑以下疾病：①肠道慢性感染，包括慢性菌痢，慢性结肠炎，肠结核，肠道寄生虫感染等；②自身免疫性疾病的胃肠道表现，包括白塞病等；③消化系统肿瘤，包括肠道淋巴瘤、结肠癌等。因此问诊应从发热、乏力入手，着重询问是否有伴随症状；然后应针对大便异常问诊，明确大便异常的特点和性质；同时还应询问发病以来的食欲和体重变化情况，以及是否就诊及检查的结果，既往有无结核病史和其他病史，是否有肿瘤家族史等问题。

（二）问诊主要内容及目的

1. 发热、乏力的特点和伴随症状如何？

发热、乏力是非特异性全身症状，近2个月的病史中应询问体温的波动情况，是否伴有呼吸道、消化道、泌尿系统等不适，发热和乏力的相关性，乏力的持续情况等，同时有无其他伴随症状等，通过询问病史，明确有无感染性疾病，可能感染灶的部位，乏力是与感染有关还是其他疾病的表现等。

2. 大便异常的特点和伴随症状如何？

随着发热和乏力的发展，逐渐出现排便异常，因此应询问每天大便的次数，大便的性状，有无脓血和颜色的改变，是否伴有腹痛、恶心呕吐等消化系统症状，大便异常和发热、乏力的关系等，同时还应询问大便异常和进食的关系，发作的频率等。一般肠道感染常为腹泻，大便为稀水样，可见脓血，伴有腹痛；肠结核的主要表现为大便不规律，晨起排便，可伴有低热、乏力等，肠道肿瘤根据部位表现为便中带血或黑便，也可伴有低热等表现。

3. 食欲及体重情况如何？

感染性疾病和上腹部疾病常出现食欲下降，进食减少可导致体重下降，肠道疾病对食欲和进食影响不明显，肿瘤常引起体重改变，同时应询问有无恶心、呕吐、腹部鼓包等消化道症状。

4. 是否就诊并行相关检查？

患者病史2个月余，症状逐渐加重，应询问是否就诊，是否行相关检查及检查结果，如院外曾行相关检查，对于明确诊断具有重要的参考价值。

5. 既往有无特殊病史？有无特殊疾病家族史？

若患者既往有结核病史，对于诊断消化道结核性病变有重要意义；若患者既往有反复肠道感染的病史或慢性肠道炎症的病史，应考虑有无肠道感染的复发等；若患者有明确肿瘤家族史，更应警惕恶性病的可能。

（三）问诊结果及思维提示

患者于2个月前无明显诱因出现高热、体温39.7℃，伴咽痛，外院诊断为“化脓性扁桃体

炎”，给予抗菌、抗病毒治疗4天后体温降至正常。此后患者自觉乏力、怕冷，间断低热，每周出现2～3天，无明显时间规律，Tmax 37.3℃，无盗汗、腹痛、腹胀、腹泻、恶心、呕吐等不适，曾在外院就诊、检查，因未见异常出院。9月初查血常规：WBC 7.26×10^9/L，HGB 97g/L，PLT 340×10^9/L；未继续诊治。1个半月前排暗红色大便2次，成形，大便每日一次，无其余不适，未在意，后大便1～3次/日，成形，间断暗红色便。近1周来自觉乏力明显，上一层楼即出现心慌，无胸闷、憋气，因既往有甲状腺疾病病史，10月24日就诊我院内分泌科，查大便常规潜血(+)；血常规：WBC 5.48×10^9/L，HGB 85g/L，PLT 307×10^9/L；ESR 18mm/h。为进一步检查收入院。自发病以来，患者精神、睡眠、食欲可，体重下降5kg。10年前因“肺炎”住院，疑诊为“肺结核”，但未进行抗结核治疗；1998年发现胆囊息肉；2003年诊为“结节性甲状腺肿、甲减”，服用甲状腺素片治疗，半年前查甲状腺功能正常后停药。否认高血压、糖尿病及传染病病史。无药物过敏史，月经婚育史、个人史、家族史无特殊。

思维提示：通过询问病史可明确，患者为中年女性，以低热、乏力、贫血为主要表现，病史并不复杂。起病初期有明显发热，以低热为主。曾行常规检查未见异常。但仅在数天后查血常规提示HGB下降，半月后出现血便，但未引起注意。后因心悸患者就诊于内分泌门诊，进一步查体发现轻度贫血貌，右上腹包块。检查示小细胞低色素性贫血，化验大便潜血(+)，至此才考虑到贫血由慢性消化道失血所致，因此推测病变位于肠道的可能性较大。病因考虑如下：①肠结核：患者既往有肺结核病史，起病以发热为首发症状，并有乏力、体重下降等结核中毒症状，不能除外肠结核的可能性。②结肠癌：病变早期症状隐匿，随着病变的进展症状逐渐加重。常见症状为血便和贫血，根据病变的部位，表现各异，如大便性状的改变，黑便、暗红色或鲜血便，可以伴有低热、乏力。同时右半结肠癌以肿块型多见，由于右侧结肠肠腔宽大，通常腹部的症状不明显，当肿物体积较大发现腹部包块时才就诊。该患者属于结肠癌高发年龄，有很多支持点，因此要高度警惕。③其他肠道病变：如结肠息肉，肠道感染性疾病均可以表现为间断便血或便潜血阳性，该患者病史较短；但有相关症状，应考虑到这些病变的可能性。

三、体格检查

（一）重点检查内容和目的

根据病史询问，考虑患者肠道病变可能性较大，因此在系统全面的查体同时，应重点对肠道进行相关的检查，外周是否可及淋巴结肿大，腹部是否可触及肿块，是否存在振水音及移动性浊音，肛诊是否正常等。同时应注意贫血的体征，消化道出血、梗阻及肿瘤转移征象等。

（二）体格检查结果及思维提示

T 37.6℃，R 19次/分，P 91次/分，BP 105/65mmHg。轻度贫血貌，浅表淋巴结未触及肿大，心肺听诊无异常，腹部无压痛，右上腹可触及直径约3cm的包块，边界欠清，质偏硬，无压痛，肝脾肋下未触及，移动性浊音(－)，肠鸣音3次/分。双下肢无水肿，肛诊指套未见血迹。

思维提示：体格检查的主要阳性体征：右上腹可触及边界欠清包块，轻度贫血。因此应首选考虑结肠的病变，进一步重点需要行结肠镜和腹部CT检查明确腹部包块的性质，以指导下一步治疗方案。

四、实验室和影像学检查

（一）初步检查内容及目的

1. 血常规、肝肾功能 进一步了解贫血的程度，了解肝、肾功能，有无低白蛋白血症等，评估患者一般状态。

2. 便常规+潜血 了解大便性状，潜血是否阳性。

3. 肿瘤标志物 CEA、CA19-9、CA242 等消化系统肿瘤的标志物对肿瘤的诊断具有一定意义，尤其是 CEA 对于结肠癌的诊断有一定的特异性，同时还可作为术后监测及复发监测指标。

4. 结肠镜 结肠镜检查是诊断结肠疾病的重要方法，内镜下可观察病变部位、形态，结合活检病理可以对疾病予以准确的诊断，因此该患者应首选结肠镜检查，对诊断会起到决定性作用。

5. 胸腹部增强 CT 可显示胸腹部病变，进一步了解腹部包块的性质，明确有无呼吸系统疾病和腹腔脏器的情况。

6. 小肠 CT 重建或 X 线小肠造影 对除外小肠病变具有重要作用，可观察有无小肠的占位性病变，黏膜有无充血、水肿等，在结肠镜未发现病变时应行本检查。

7. 胃镜 根据上述检查结果决定是否行胃镜除外胃病变引起的消化道出血。

（二）检查结果及思维提示

1. 血常规和肝肾功能 HGB 76g/L，HCT 26.6%，MCV 68.4fl，MCHC 286g/L，WBC 及 PLT 正常；肝肾功能正常，总蛋白、白蛋白正常。

2. 便常规 褐色软便，WBC、RBC(-)，潜血(+)。

3. 肿瘤标志物 CEA、CA19-9、CA242 正常。

4. 结肠镜 横结肠近肝曲肿物，分叶状，长 6~7cm，似有蒂，表面尚光滑，无糜烂及溃疡，肠腔狭窄，内镜无法通过。结肠病理：结肠绒毛腺管状腺瘤，上皮中度不典型增生。

5. 胃镜 轻度贫血胃黏膜改变。

6. 胸腹部增强 CT 胸部 CT 示双侧胸膜下散在小结节影，右肺尖条索状影，考虑陈旧性肺结核可能性大。腹盆腔 CT 提示横结肠肝曲处占位，局部肠套叠，肝脏多发小囊肿，脾大。

7. 甲状腺功能 未见异常。

思维提示：患者辅助检查有重要提示：①患者有中度贫血，且大便潜血(+)；②结肠镜明确发现横结肠占位性病变，病理提示腺瘤伴中度不典型增生。结合病史及上述检查结果，考虑结肠占位性，结肠癌不除外。至此本病例的诊断通过结肠镜检查得以明确，与临床表现较为符合。病理活检虽然为腺瘤伴不典型增生，该患者的结肠腺瘤性息肉表面虽然没有糜烂、出血和溃疡，但已经有发生癌变的可能，同时由于内镜下活检组织小，有时不能反映病变的全貌，而且由于息肉体积较大，已经引起了肠腔狭窄和肠套叠的并发症，因此有手术切除的指征，应积极做术前准备，手术治疗。

五、治疗方案及理由

（一）方案

1. 根治性手术 行右半结肠切除术，手术中见横结肠肝曲肿瘤，呈肿块型，约 4cm×5cm，似未侵出浆膜，肝脏、大网膜、腹膜未见转移。手术病理：结肠高分化腺癌，侵透肠壁全层达浆膜层，两断端未见癌，淋巴结转移癌（肠周 1/8，回肠动脉旁 0/5，结肠中动脉周围 0/6）。术后分期：横结肠高分化腺癌（T4N1M0 ⅢB 期）。

2. 术后辅助化疗　选择 FOLFOX-4 方案：奥沙利铂 85mg/m^2，静脉滴注，第 1 天；亚叶酸钙 200mg/m^2，静脉滴注 2 小时，第 1 ~ 2 天；5-氟尿嘧啶 400mg/m^2，静脉注射，第 1 ~ 2 天；5-氟尿嘧啶 600mg/m^2，持续静脉灌注 44 小时，2 周重复一次，共 6 个周期。

（二）理由

患者临床病理评估为ⅢB 期，属中晚期，但原发病变尚局限，无远处转移，有根治性切除的可能，故予以根治性切除，因未见腹腔淋巴结转移，不需行腹腔淋巴结清扫，且术后需要进一步辅助化疗，化疗药物可选择丝裂霉素、氟尿嘧啶、奥沙利铂、阿霉素等，多为联合化疗，本患者选择了 FOLFOX-4 方案，一般化疗 4 ~ 6 个周期，本方案的主要不良反应为血液学毒性、恶心呕吐和末梢神经感觉异常，多为Ⅰ ~ Ⅱ度。化疗 4 个周期需评估疗效，再决定下一步方案。

六、治疗效果及思维提示

经过根治性手术及术后辅助 6 个疗程化疗，患者病情平稳，一年后复查结肠镜未见异常，仍需密切随诊，定期复查血 CEA、结肠镜和胸腹部 CT，警惕肿瘤复发。

思维提示：本患者目前对手术和化疗反应较好，但因患者分期ⅢB，属中晚期，化疗后仍需密切观察，定期复查便潜血、肿瘤指标、结肠镜、胸腹部 CT 等，防止复发。

七、对本病例的思考

本病例并不是疑难病，诊断也比较明确。通过这一病例旨在提醒临床医生，对于结肠癌的早期诊断在临床上还是很容易误诊的。现已公认，大多数结肠癌起源于结肠腺瘤性息肉癌变，此过程需要 5 ~ 10 年的时间，如果临床上能早期发现这些息肉样病变并予以切除，可以预防结肠癌的发生。这也是结肠癌筛查的重要理论依据。临床上遇到的可疑病例，我们应及时发现，早期行相关检查，明确诊断并予以治疗。结肠癌筛查在很多国家已开展并使结肠癌的发病率明显下降。虽然在我国尚未具备开展筛查的条件，但各位临床医生不应对有肿瘤高危倾向的就诊患者有所遗漏。

（李景南）

病例39　右下腹痛伴发热8个月

患者，男性，23岁，于2010年2月3日入院。

一、主诉

反复右下腹痛伴发热8个月

二、病史询问

（一）初步诊断思路及问诊目的

患者为青年男性，慢性病程，以腹痛伴发热为主要症状。根据患者的主要症状“右下腹痛”、“发热”，首先考虑消化系统疾病可能性大。需要考虑以下几类常见疾病：①肠道感染性疾病，如肠结核、慢性菌痢、阿米巴肠炎等；肠结核表现以腹痛、腹块、发热为主，而慢性菌痢、阿米巴肠炎临床表现以腹泻、黏液血便为主。从临床问诊、实验室检查等方面可加以鉴别。②非感染性炎症，如溃疡性结肠炎、克罗恩病等。两者的临床表现不尽相同，溃疡性结肠炎的黏液脓血便突出，腹痛多在排便前，且左下腹为主；克罗恩病的患者可以腹痛、发热为主要表现，因以回盲部受累多见，故可表现为右下腹痛。③肠道肿瘤性疾病，如大肠癌、淋巴瘤等。患者为青年，腹痛同时伴有发热，需要警惕肠道淋巴瘤。其次需要考虑全身疾病的消化道受累，如结缔组织病、系统性血管炎、缺血性肠病等等。因此，问诊的目的应围绕主要症状及主要伴随症状的特点、是否有多系统受累的表现、加重及减轻的诱因、是否接受过结肠镜检查、是否曾用抗生素、抗结核药物或糖皮质激素等治疗及效果如何、有无特殊既往史及家族史等问题展开。

（二）问诊主要内容及目的

1. 主要症状的特点：腹痛的部位、性质、严重程度、与进食、排便、体位的关系如何？诱发及缓解因素有哪些？腹痛与发热是否伴行？

详细询问腹痛的特点有助于临床对于病变的定位。例如，肠绞痛多位于脐周、下腹部，胆绞痛多位于右上腹向右背及肩胛部放射，肾绞痛多位于腰部，并向腹股沟放射，回盲部病变多为右下腹。

腹痛的性质和程度与病变性质密切相关。隐痛、钝痛多为内脏性疼痛，多由胃肠道张力变化或炎症引起。胀痛可能为实质脏器的包膜牵张所致。

询问腹痛与进食排便的关系，有助于判断腹痛的病因。如缺血性肠病多为餐后加重，多在餐后20～30分钟，症状剧烈，但体征相对较轻。空腹痛、夜间痛，餐后减轻的上腹痛多提示消化性溃疡可能。如腹痛在进食后加重，伴有停止排气排便，或排气排便后腹痛减轻，需要警惕存在消化道梗阻。进一步问诊需要询问患者是否存在腹部活动性的鼓包，查体注意是否存在胃肠型，并认真听诊，注意肠鸣音的活跃程度。

2. 发热的最高体温是多少？体温高峰的时间？是否伴随畏寒、寒战？是否伴随盗汗？发热是持续的还是间歇的？发热与腹痛是否有伴随关系？

发热的程度、热型、频度（间歇或持续性）、诱因等有助于鉴别发热的原因。如有不洁饮食史后出现发热、腹痛、腹泻应首先考虑感染性疾病。如为午后发热伴盗汗，需首先警惕结核的可能。感染性疾病常伴发热，除慢性感染性疾病外还需要考虑非感染性炎症性疾病、结缔组织病、肠道淋巴瘤等。

3. 是否存在其他的伴随症状如腹泻、呕吐、血尿、皮疹、体重下降、咳嗽、咳痰、咯血等？

伴随腹泻的患者需考虑消化吸收障碍、肠道炎症、溃疡或肿瘤等病因。进一步需询问腹泻的次数、大便的性状等等。伴呕吐者往往提示上消化道病变，呕吐量大者需警惕消化道梗阻；腹痛伴肉眼血尿或镜下血尿，需警惕泌尿系结石，另外警惕结缔组织病、系统性血管炎等。伴随呼吸系统症状如咳嗽、咳痰、咯血等需警惕结核病，肠结核患者多同时合并存在肺结核。因此，问诊中需认真询问呼吸系统症状。

4. 是否接受过结肠镜检查？

结肠镜检查是本类疾病诊断和鉴别诊断最重要的手段之一，了解外院结肠镜检查的结果对于明确诊断有重要参考价值。同时询问外院结肠镜下活检的病理结果。

5. 入院前是否应用了抗生素、抗结核药物或糖皮质激素治疗？效果如何？

通过了解院外治疗的过程及其疗效来综合鉴别各种疾病的可能性。如抗生素治疗有效，则支持慢性细菌性感染如慢性菌痢；如诊断性抗结核治疗有效，则支持肠结核诊断；如曾使用糖皮质激素治疗有效，则支持炎症性肠病、结缔组织病、系统性血管炎、淋巴瘤等。克罗恩病患者短期抗结核治疗、肠结核患者短期应用糖皮质激素治疗，临床症状均可能有减轻的趋势，因此临床判断上述治疗的效果并不能仅依赖于患者的主诉。可以进一步询问患者治疗后实验室检查以及复查结肠镜检查的结果。

6. 既往有何种疾病？有无结核的密切接触史？有无特殊疾病家族史？

既往如有结核病史或结核密切接触史，则需高度警惕肠结核的可能性，需要询问既往结核的部位、临床表现、治疗方案、疗程和治疗反应等。有大肠癌家族史者，需警惕肿瘤性疾病。

（三）问诊结果及思维提示

患者自2009年6月运动后出现右下腹持续性隐痛，不放射，与体位、进食和排便无明显关系，伴发热，Tmax 38.5℃，无畏寒、寒战，伴有盗汗。不伴腹泻、咳嗽、咳痰。自服“肠炎灵”无明显效果，行消化道造影提示“回肠末段黏膜刺激征，阑尾较长”，考虑“急性阑尾炎”，于2009年7月行阑尾切除术。术后病理“符合慢性阑尾炎，阑尾腔内见粪石填塞”。术后患者腹痛消失，仍间断发热，Tmax 38～38.5℃，午后为主。2009年8月底再次出现右下腹绞痛，渐加重，伴右下腹鼓包，排气排便后可减轻，不伴呕吐、排气排便停止。排便1次/1～2天，褐色成形便，无黑便、血便。外院查血常规：WBC 10.51×10^9/L，N 0.84，HGB 99g/L；便常规：RBC、WBC（-），潜血（+）；ESR 67mm/h，CRP 100mg/L，PPD（+）。结肠镜：回盲部溃疡，回肠末端狭窄，直肠、结肠多发糜烂。病理：（回盲部）重度慢性炎伴溃疡形成，黏膜固有层淋巴滤泡形成及大量嗜酸性粒细胞浸润。胸部X线片：右上肺斑片渗出影。考虑结核病可能大，给予“异烟肼（0.3g，1次/日）、利福平（0.45g，1次/日）、吡嗪酰胺（1.25g/d）、乙胺丁醇（0.75g/d）四联抗结核治疗。3个月后（2010年1月）患者自觉右下腹痛较前减轻，仍间断低热，Tmax 38℃。复查结肠镜：回肠末段溃疡数量明显减少，病变充血水肿程度有所减轻。回盲部、升结肠多发环形溃疡。病理：（回盲部）重度慢性炎症伴溃疡形成，溃疡周围腺上皮呈修复性改变。为进一步诊治入院。患者发病以来口腔内反复多发痛性溃疡，无外阴溃疡，无皮疹、关节痛、脱发、光过敏。体重下降5kg。否认结核病史及结核接触史。无烟酒嗜好。

思维提示：上述问诊结果提示患者为慢性病程，腹痛、发热为主要表现。伴有盗汗、体重下降。突出的特点是患者具有消化系统和呼吸系统两个系统的受累。消化系统受累的部位通过问诊基本可明确在回盲部。胃肠道造影发现“回肠末段黏膜刺激征”，结肠镜发现“回肠末段、回盲部、升结肠多发溃疡”。呼吸系统受累的证据通过问诊明确虽无呼吸道受累临床表现，但外院影像学方面提示右上肺斑片渗出影。消化系统以及呼吸系统同时受累，患者又是青壮年，因此通过问诊首先考虑结核的可能性大，进一步问诊患者对抗结核药物的治疗反应也支持临床判断。判断抗结核治疗的反应需要仔细问诊患者抗结核的治疗方案是否正规、疗程是否足够、治疗后临床症状的改善情况、实验室检查尤其是炎性指标的下降程度、结肠镜以及影像学的改善程度均是临床判断抗结核治疗效果的重要依据。因此问诊过程中应着重询问上述问题。其次，消化系统以及呼吸系统的同时受累仍不能除外克罗恩病、淋巴瘤、系统性血管炎等。上述疾病均可能累及呼吸道，但影像学表现不尽相同。可以通过下面的辅助检查手段加以鉴别。

通过问诊发现：患者病程在给予抗结核治疗前存在逐渐加重的趋势，如间断出现右下腹鼓包，排便排气后减轻的表现。同时外院结肠镜提示回肠末段狭窄。因此，可以判断患者可能存在下消化道的不全梗阻，位置在末段小肠。下一步体格检查中腹部查体视诊应着重注意右下腹有无肠型；听诊需注意局部肠鸣音是否活跃亢进；叩诊是否为鼓音；触诊注意是否有局部压痛以及包块。除腹部查体外，还应着重呼吸系统的查体，尤其注意叩诊是否存在胸腔积液，听诊是否有干湿啰音。全身方面，需注意外周淋巴结及皮肤、黏膜的查体，如口腔、外阴溃疡是否存在等。重视问诊、查体过程中的细节，可以为诊断和鉴别诊断提供重要的线索。

三、体格检查

（一）重点检查内容和目的

如上所述，在对患者进行全身查体的同时，应重点注意外周淋巴结、皮疹、口腔、外阴溃疡，肺部及腹部体征。同时还需要注意有无肛周病变如肛裂、肛瘘、肛周脓肿等。

（二）体格检查结果及思维提示

T 37.0℃，R 18次/分，P 76次/分，BP 100/60mmHg。BMI 14.9kg/m^2，体型消瘦，软腭可见一直径1cm的口腔溃疡，浅表淋巴结未触及肿大，心律齐，心音正常，无杂音；双肺叩诊呈清音，呼吸音清，无干湿啰音；腹部未见胃肠型，触诊略韧，右下腹可及直径3cm×4cm包块，局部压痛（+），无肌紧张、反跳痛，肝脾肋下未触及，Murphy征（-）；叩诊呈鼓音，移动性浊音（-）；肠鸣音2次/分，未闻及气过水声和高调肠鸣音。无外阴溃疡。

思维提示：体格检查结果提示：患者BMI明显低于正常，提示疾病的消耗状态较为突出。腹部右下腹麦氏点可触及包块及局部压痛，结合病史及外院影像学、结肠镜检查结果，判断病变部位位于回盲部。临床表现为腹痛、腹块、发热，伴有盗汗、体重下降，抗结核治疗有效等均支持肠结核的诊断。其他因患者存在反复口腔溃疡，抗结核治疗有效但临床仍有发热，尚不能完全除外克罗恩病、白塞病、淋巴瘤等。首先用一元论分析问题，但临床亦可能存在肠道非结核感染的炎症性疾病合并肺结核的情况。下一步，需要应用各种辅助检查手段评价患者抗结核治疗的效果。例如：炎症性指标的变化、影像学（尤其是胸部CT）的变化、结肠镜下病变的愈合情况等。

四、实验室和影像学检查

（一）检查内容及目的

1. 便常规和便潜血　了解大便性状，镜检是否有红细胞、白细胞，潜血有无阳性。提示存在器质性病变。

2. 血常规、尿常规、肝肾功能、电解质、ESR、CRP　了解有无贫血、低白蛋白血症、电解质紊乱和炎症指标的升高，有助于评估病情的严重程度和活动度。

3. PPD试验　有助于鉴别结核病。

4. 血ANCA、ASCA和HLA-B5、针刺反应　ANCA、ASCA检查对于炎症性肠病患者的鉴别诊断有一定参考价值，ANCA更多见于溃疡性结肠炎，ASCA更多见于克罗恩病。HLA-B5、针刺反应有助于鉴别白塞病。

5. 胸部CT　明确是否存在活动性肺结核，并与治疗前影像学资料相对比，判断治疗效果。

6. 结肠镜　明确病变部位、范围和性质，与外院结肠镜比较，判断抗结核治疗效果，同时再次取活检进行组织病理学检查，高度怀疑肠结核患者需同时行组织病理标本的抗酸染色检查。

7. 立位腹部平片　临床疑有消化道梗阻的患者需常规行立位腹部平片，明确有无肠管扩张、气液平面并判断可能的梗阻部位。

8. 腹盆腔增强CT+小肠重建　有助于病变部位的定位，确定病变范围，了解肠壁的受累情况。同时有助于明确腹腔脓肿、瘘管、肠系膜淋巴结肿大、钙化等。克罗恩病的CT表现多为肠壁的增厚、黏膜的异常强化和肠系膜多发淋巴结肿大。但对于与肠结核、淋巴瘤等的鉴别仍缺乏特异性。

9. 消化道（小肠）造影　对于小肠部分狭窄性病变、黏膜病变，消化道造影可以与腹盆腔增强CT+小肠重建互为补充。对于判断狭窄的部位及程度，消化道造影的敏感性优于腹盆腔增强CT+小肠重建。对于完全性肠梗阻的患者行消化道造影属禁忌证，可造成梗阻的进一步加重。肠结核的消化道造影可表现为回盲部激惹征、升结肠短缩等特征。

（二）检查结果及思维提示

1. 便常规和便潜血　外观褐色糊便，镜检未见红细胞、白细胞，潜血（-）×3次。

2. 血常规　WBC 7.92×10^9/L，N 0.79，HGB 126g/L，PLT 322×10^9/L；尿常规正常；肝肾功能和电解质正常，Alb 39g/L；ESR 22mm/h；CRP 38.3mg/L。

3. PPD（5U，72小时）（+）。

4. ANCA、ASCA、HLA-B5、针刺反应　均为（-）。

5. 胸部CT　右肺上叶、下叶外基底段、左肺上叶间后段多发结节斑片索条状影，考虑结核纤维增殖病变可能；两侧胸膜局限性增厚。

6. 结肠镜　末段回肠、回盲部多发溃疡及隆起性病变，溃疡大小较外院结肠镜图片有缩小。活检病理：（末段回肠、回盲瓣、升结肠）黏膜呈急性、慢性炎症；抗酸染色（-）。

7. 立位腹部平片　右下腹及盆腔少许小肠积气。

8. 腹盆腔增强CT+小肠重建　回盲部肠壁增厚伴异常强化，病变累及回肠末端、盲肠及近端升结肠；周围肠系膜多发淋巴结；肝多发钙化灶，脾大。

思维提示： 完善上述辅助检查后，首先从实验室检查方面，患者的便潜血持续3次(－)，而病程中便潜血(＋)；同时患者的血HGB水平由99g/L升高至126g/L；ESR、CRP等炎性指标与治疗前比较也明显下降(ESR 67→22mm/h；CRP 100mg/L→38.3mg/L)均提示抗结核治疗后患者的临床情况好转。其次，ANCA、ASCA、HLA-B5结果(－)，不支持炎症性肠病、白塞病等。但由于上述实验室检查的敏感性不高，因此阴性结果仅供参考，还需要结合临床表现、影像学、组织病理学检查等。影像学检查：胸部CT表现为纤维索条状、渗出、增殖同时存在的特点，是支持肺结核诊断的有力依据。结肠镜病变范围在治疗后缩小，因此考虑用一元论解释更为合理。内镜下组织病理学行抗酸染色阳性率低，因此即使抗酸染色阴性仍考虑肠结核的可能性大。

五、治疗方案及理由

肠结核的治疗目的是消除症状、改善全身情况、促使病灶愈合及防止并发症。

1. 一般治疗　休息与营养是药物治疗的基础。

2. 抗结核化学药物治疗　是治疗的关键。早期、联合、适量、规律和全程用药是治疗的原则。

（1）抗结核治疗的药物：一线药物包括异烟肼、利福平、吡嗪酰胺、链霉素；二线药物包括乙胺丁醇、对氨基水杨酸等。

（2）治疗方案：目前主张前2个月应用强化的治疗方案，即3～4个一线药物联合治疗。总疗程1.5～2年。

3. 手术治疗　适应证包括完全性肠梗阻、急性肠穿孔或慢性肠穿孔粪瘘经内科治疗而未能闭合者、肠道大量出血经积极抢救不能满意止血者。

六、治疗效果及思维提示

患者病程中抗结核治疗的方案正规，临床症状有所改善，辅助检查炎性指标下降，影像学有好转趋势。因此判断抗结核治疗有效。建议继续抗结核治疗，在现有治疗的基础上加用丁胺卡那(0.4g静脉滴注，1次/日)后患者无明显发热。

思维提示： 对于结核病初治患者临床效果不理想需考虑：抗结核药物强度不够；患者是否存在依从性不好，未按时规律用药；是否存在多重耐药问题等等。本例患者从临床判断治疗反应有效，耐药可能性小。进一步加强治疗后体温正常，支持结核病诊断。进一步仍需要规律服药，提高依从性。在治疗的过程中需注意监测药物治疗的副作用。治疗过程中随诊炎症指标、胸部影像学及结肠镜内镜表现等。

七、对本病例的思考

本例患者的肠结核诊断明确，诊断依据如下：①青壮年患者，有肠外结核，主要是肺结核；②临床表现有腹泻、腹痛、右下腹压痛和包块，可疑不全肠梗阻，伴有发热、盗汗等结核毒血症状;③结核菌素试验(+);④抗结核治疗2~6周有效,因此可做出肠结核的临床诊断。本病的临床表现、影像学、内镜表现与克罗恩病非常类似。可以从以下方面来鉴别:①结核多伴有肠外结核的证据,尤其是肺结核;②克罗恩病的病程一般比肠结核更长,且有缓解与复发的趋势;克罗恩病的病变以回肠末段为主,呈节段性分布;③肠结核瘘管等并发症的发生率低于克罗恩病;④肛周病变如脓肿、肛瘘等克罗恩病更为常见;⑤克罗恩病抗结核治疗多无效;⑥两者组织病理学表现均属肉芽肿性炎,结核为肉芽肿伴有干酪坏死,而克罗恩病为非干酪坏死性肉芽肿。此外,本例患者在起病之处曾因腹痛行阑尾切除术,值得注意的是,克罗恩病、肠结核患者均有被误诊为急性或慢性阑尾炎的。提示我们对于青壮年患者尤其是反复慢性腹痛,怀疑阑尾炎的同时需与肠结核、克罗恩病相鉴别。如需手术,可考虑同时探查回盲部、末段小肠,必要时取肠系膜淋巴结活检。

(李　玥　钱家鸣)

病例 40　反复腹痛、腹泻 2 年余

患者，男性，38 岁，于 2009 年 5 月 18 日来我院门诊就诊。

一、主诉

反复腹痛、腹泻 2 年余。

二、病史询问

（一）初步诊断思路及问诊目的

患者为青年男性，病程相对较长，腹痛、腹泻为主要临床表现。腹痛、腹泻可以见于多种消化系统疾病以及全身疾病，既可见于器质性疾病还可见于功能性疾病。慢性腹痛、腹泻需要考虑的疾病包括：①消化系统疾病：肠道感染性疾病（慢性菌痢、肠结核等）、非感染性炎症（如克罗恩病、溃疡性结肠炎、结肠多发性息肉、吸收不良综合征）、肠道肿瘤（腺瘤、腺癌、间质瘤、胃泌素瘤、类癌综合征、淋巴瘤等）、胰腺疾病（慢性胰腺炎）、肝胆疾病（肝硬化、慢性胆囊炎与胆石症等）；②全身性疾病：内分泌及代谢障碍疾病（甲状腺功能亢进、肾上腺皮质功能减退、糖尿病等）、结缔组织病（系统性红斑狼疮、硬皮病、干燥综合征）；③药物：利血平、甲状腺素、洋地黄类药物等；④功能性疾病：肠易激综合征（IBS）等。虽然慢性腹痛、腹泻的临床鉴别诊断范围广泛，但是通过最基本的问诊可以帮助医生明确进一步诊治的方向。问诊的目的主要围绕主要症状及特点（如腹痛的部位、诱因、与进食排便的关系、缓解因素等，腹泻的诱因、与腹痛的关系、排便次数、性状、排便的量、气味、是否有不消化食物等）、伴随症状（发热、盗汗、体重下降、里急后重、水肿等）、是否接受过结肠镜检查、是否曾用抗生素治疗及效果如何、有无特殊既往史、用药史、工作、生活、情绪等情况。

（二）问诊主要内容及目的

1. 腹痛的部位、性质和程度如何，有什么诱因？与进食排便的关系、与体位的关系如何？缓解因素有哪些？

通过问诊腹痛的基本特征有助于判断病情的严重程度及病因。腹痛的部位多为病变所在部位。

2. 腹泻需进一步询问每日的便次多少？每日大便的总量有多少？排便的性状？稀水样、稀糊状、黏稠？是否有黏液、脓血？是否可以看到不消化食物？是否有恶臭、表面是否见油花？是否查过大便常规？

通过询问大便的性状、量次有助于鉴别不同机制的腹泻。如水样便且便量多，需考虑渗透性腹泻或分泌性腹泻；黏液脓血性大便需考虑渗出性腹泻；黏稠恶臭有油花需考虑脂肪泻。粪便检查对于明确病因有帮助。

3. 腹痛与腹泻的伴随关系如何？

4. 伴随症状有哪些（如发热、皮疹、里急后重、水肿、关节痛等）？

通过询问腹痛、腹泻的伴随症状有助于判断病因及严重程度。有助于鉴别系统性疾病消化道受累及消化系统本身的疾病。

5. 患病后一般情况变化，如是否有脱水、消瘦、乏力、四肢抽搐等？

有助于判断疾病的严重程度。

6. 是否接受过大便常规以及消化道内镜检查（如胃镜或结肠镜）？

大便常规以及消化道内镜检查是本类疾病诊断和鉴别诊断最重要的手段之一。了解外院已行的内镜检查结果对于明确诊断有重要参考价值。

7. 曾经服用过哪些药物？疗效如何？

通过了解治疗的情况来分析并鉴别不同疾病。抗生素治疗对慢性感染性腹泻有效，糖皮质激素治疗对炎症性肠病有效，补充胰酶制剂对慢性胰腺炎脂肪泻有效等等。并进一步分析药物的选择是否合理等问题。

8. 既往有何种疾病？手术史？有无特殊疾病家族史？有无特殊用药史？

慢性菌痢患者常有急性菌痢病史。如有结核病史或结核密切接触史，则需要警惕肠结核的可能性。有大肠癌家族史者，需警惕肠道肿瘤性疾病。腹部手术史需警惕术后粘连、肠瘘等并发症。

9. 工作、生活是否处于紧张焦虑状态？睡眠质量如何等？

询问患者的情绪、睡眠、精神心理状态等有助于鉴别器质性疾病与功能性疾病。

（三）问诊结果及思维提示

患者2年前开始反复于进冰冷食物或冷水后出现脐周、下腹绞痛，程度不剧烈，不放射，不影响日常生活。伴腹泻，3～5次/日，为黄色稀水或稀糊便，不含油滴及未消化食物，无脓血，无恶臭，不伴里急后重。腹痛多在腹泻后缓解。上述症状多在每日上午出现，进早餐后加重，如不进早餐症状减轻，夜间无腹泻。不伴发热、皮疹、体重下降、水肿等。曾于外院查便常规未见异常。未接受过结肠镜检查。服用双歧杆菌嗜酸乳杆菌肠球菌三联活菌（培菲康）、地衣芽孢杆菌活菌（整肠生）等肠道益生菌自觉有效，避免进食冰冷食物可控制症状。既往体健，无结核、肝炎病史，无外伤、手术史，无大肠癌家族史。无食物药物过敏史。无长期用药史。

思维提示：通过上述问诊可明确，患者反复腹痛、腹泻，病史2年，一般情况好，无体重下降等消耗症状，且曾于外院查便常规未见异常。结合患者的年龄、病程，考虑恶性病变基本可除外。患者腹泻但不伴有黏液血便，无发热，便检正常，亦不支持慢性感染性腹泻、炎症性肠病等，可进一步完善大便病原学检查、结肠镜检查等除外这2种疾病。患者既往体健，无糖尿病史，无长期特殊用药史，无多系统症状，因此，系统性疾病的消化系统受累、药物所致腹痛、腹泻基本可除外。通过病史的询问，目前倾向于患者为功能性疾病的可能性大。

三、体格检查

（一）重点检查内容和目的

虽然通过问诊考虑功能性疾病可能，对患者进行完整的、系统的体格检查仍然是必要的。

（二）体格检查结果及思维提示

T 36.4℃，BP 120/70mmHg，HR 64次/分，营养良好。浅表淋巴结未触及肿大，心、肺查体正常。腹部平软，全腹无压痛、反跳痛和肌紧张，肝脾肋下未及，肠鸣音6次/分，无气过水声和高调肠鸣音。

思维提示：体格检查无异常发现，进一步提示患者为功能性疾病的可能性大。下一步需要完善基本的实验室和影像学检查以除外器质性疾病。

四、实验室和影像学检查

（一）初步检查内容及目的

1. 粪便检查　包括常规检查、潜血、苏丹Ⅲ染色和寄生虫检查等，如考虑感染性腹泻需进一步行便培养、便找阿米巴滋养体。

2. 血常规、血生化检查　血常规对发现患者轻度贫血和其他异常有帮助。血生化检查包括肝、肾功能、血糖、电解质等，对明确有无其他引起腹痛、腹泻的疾病如慢性肝病、肾功能不全、糖尿病等有帮助。

3. 甲状腺功能检查　甲状腺功能异常可引起排便习惯和粪便性状的改变。

4. 血红细胞沉降率（ESR）和C反应蛋白（CRP）　临床常用的炎症指标，对疾病诊断的特异性不高。但如ESR、CRP均在正常范围，则不提示感染性或炎症性疾病。

5. 腹部盆腔超声检查　有助于除外腹盆腔实质性脏器病变所致的腹痛、腹泻，如慢性肝病等，超声还有助于发现肠壁增厚、肠系膜淋巴结肿大、腹盆腔包块等。

6. 消化道造影或腹盆腔增强CT扫描等　消化道造影包括全消化道造影、小肠气钡双重对比造影和结肠气钡双重对比造影。上述造影检查和腹盆腔增强CT扫描均有助于发现肠壁增厚、狭窄、肠系膜淋巴结肿大、胰腺病变和腹腔内占位性病变等。

7. 结肠镜　结肠镜检查对于黏膜病变观察清晰，可明确病变性质和范围，还可取活检做病理检查和病原学检查。

（二）检查结果及思维提示

1. 粪便常规和便潜血　WBC、RBC（-），便潜血（-）×3次；便苏丹Ⅲ染色（-）。

2. 血常规　WBC 7.8×10^9/L，N 0.65，HGB 132g/L，PLT 257×10^9/L；肝肾功能、电解质正常。

3. 甲状腺功能　T_3、T_4、TSH均正常范围。

4. ESR 10mm/h；CRP 0.7mg/dl。

5. 腹部超声　肝胆胰脾及双肾未见明显异常。

6. 全消化道造影　未见异常。

7. 结肠镜　进镜至末段回肠10cm，所经末段回肠、结肠、直肠黏膜未见异常。

思维提示：上述实验室检查和影像学检查结果均无明显异常，结合患者的临床表现，提示功能性肠病可能性大。功能性肠病包括IBS、功能性腹胀、功能性便秘、功能性腹泻和非特异性功能性肠病。IBS的诊断标准：反复发作的腹痛或腹部不适，最近3个月内每月发作至少3日，伴有以下两项或两个以上选项：①排便后症状改善；②发作时伴有排便频率的改变；③发作时伴有粪便性状（外观）改变；诊断前症状出现至少6个月，近3个月内符合以上诊断标准。IBS需要与慢性感染性肠炎、炎症性肠病、结直肠肿瘤、盆腔疾病（女性）、代谢（糖尿病、甲状腺功能亢进、甲状腺功能低减）和系统性疾病（系统性红斑狼疮、系统性硬化、干燥综合征、白塞病）、神经系统疾病和药物等因素引起的IBS样症状相鉴别。本例患者临床症状典型，通过实验室检查、内镜、影像学检查等基本可除外上述器质性疾病。因此，IBS诊断明确。

五、治疗方案及理由

IBS 的治疗原则是建立在对每位患者症状的性质和严重程度进行分析和评估的基础上的。根据患者相应症状的类型、严重程度、发作频率，遵循个体化原则，采取综合性的治疗措施。

1. 建立良好的医患关系。

2. 饮食治疗　避免过度饮食、大量饮酒，避免摄入咖啡因、富含动植物脂肪的食物及导致腹胀和产气的食物（如豆类）、山梨糖醇及果糖等。调整膳食纤维，对于腹泻的 IBS 患者建议选择低纤维饮食或排除性饮食疗法。对于便秘的 IBS 患者建议选择高纤维饮食。排除性饮食疗法即设法找到 IBS 患者不耐受的食物并避免进食这些食物以减轻症状。本例患者多在进食后出现腹部不适、腹泻，嘱患者进食低纤维食物包括肉类、奶类、精白面制品、蔬菜（马铃薯、胡萝卜）、水果（苹果、柑橘、去皮梨）等等。

3. 药物治疗

（1）解痉剂：最常用，可缓解肠道的痉挛及由此导致的腹痛症状。常用的解痉剂有：选择性胃肠平滑肌钙离子通道阻滞剂，如匹维溴胺等；离子通道调节剂，如曲美布汀；抗胆碱能药物，如东莨菪碱、山莨菪碱等。

（2）导泻剂：针对便秘型 IBS 患者，通常包括容积性泻剂、渗透性泻剂、刺激性泻剂和润滑性泻剂等。一般主张选用温和的缓泻剂以减少不良反应和药物依赖性，常选用的代表药物是乳果糖、聚乙二醇等。

（3）止泻剂：针对腹泻型 IBS 患者，包括阿片受体激动剂如洛哌丁胺，吸附剂如双八面体蒙脱石等。

（4）微生态制剂：可补充肠道益生菌或促进其生长繁殖，并在肠黏膜表面形成生物学屏障，改善机体免疫功能。如双歧杆菌、乳酸菌等制剂。

4. 心理治疗。

六、治疗效果及思维提示

患者经过饮食指导、匹维溴铵、肠道益生菌的治疗后，腹痛、腹泻症状好转。大便 1 ~2 次/日，为成形或糊状便。

思维提示： IBS 的治疗除药物治疗外，更加重要的是健康宣教和心理治疗。对于 IBS 患者，耐心细致的解释、认真的倾听有时候可取得药物治疗所无法取得的效果。健康宣教包括对患者日常活动、饮食的调整以及压力应对方式教育等多方面内容。IBS 患者的治疗可反映出医疗模式由生物医学模式向生物-心理-社会医学模式的转换。

七、对本病例的思考

IBS 的临床表现具有一定的特点，腹痛、腹部不适是核心症状，腹痛、腹部不适与排便相关是突出的特点，排便习惯、粪便性状改变提示症状源于肠道。本例患者属典型病例，诊断并不困难。IBS 罗马Ⅲ诊断标准属于基于症状的诊断标准，诊断须建立在除外器质性疾病的基础上，要根据患者的具体情况有针对性地选择辅助检查。具有警报征象和发病年龄≥40 岁患者需要进一步排除器质性疾病。警报征象包括便血、贫血、体重减轻、腹部包块、结直肠癌家族史等。IBS 可与其他功能性疾病、器质性疾病合并存在，需要和其他功能性胃肠病、结直肠癌、炎症性肠病、小肠吸收不良等疾病鉴别。同时，IBS 的治疗中除药物治疗外，健康宣教、心理治疗占有更加重要的地位。

（李　玥　钱家鸣）

病例 41　腹痛半月余

患者，男性，18 岁，于 2008 年 12 月 25 日入院。

一、主诉

腹痛半月余。

二、病史询问

（一）初步诊断思路及问诊目的

患者以急性腹痛为主要症状，病因复杂多样，包括腹腔内炎症、空腔脏器阻塞或扩张、脏器扭转或破裂、腹腔内血管阻塞、腹壁疾病以及全身疾病导致的腹痛等。单纯腹痛的症状常不能鉴别腹痛的病因，必须结合伴随症状及其他辅助检查才能明确诊断。因此，问诊目的需要尽量明确腹痛的性质，伴随的食欲、大便等情况，有无恶心、呕吐；有无全身症状如发热、盗汗、乏力、体重下降等；曾做过的检查、给予的治疗以及治疗反应等。

（二）问诊主要内容及目的

1. 关于腹痛的问诊内容，主要涉及疼痛的部位、性质、程度、与饮食及排便的关系、加重及缓解因素等。尽可能明确腹痛的特点，对于进一步分析腹痛的原因至关重要。

2. 是否伴有纳差、恶心、呕吐、腹泻、呕血、便血等消化系统伴随症状。

3. 是否有全身症状如发热、乏力、盗汗、消瘦等。

4. 曾做过什么检查，如常规化验、腹部 B 超、CT、胃镜等。

5. 曾采取的治疗措施以及疗效如何。

（三）问诊结果及思维提示

2008 年 12 月 8 日患者无诱因出现腹痛，为阵发性疼痛，剑突下和左上腹为主，持续 2～3 分钟可自行缓解，与进食和体位无关，按压及热敷后可缓解。偶有反酸、烧心、恶心、呕吐胃内容物。每天均有腹痛发作，多于夜间睡觉前出现疼痛，同时出现大便颜色变黑，为不成形软便，2～3 次/日，无后背疼痛。起病次日发热 38.0℃，自服退热药两天后热退。12 月 14 日出现晨起颜面部水肿，自觉腹胀，无双下肢水肿。自觉尿量减少，约为平时 1/3，尿色加深，腹痛加重，持续时间延长。12 月 16 日就诊于当地医院，住院期间 3 次出现手足搐搦，均出现在腹痛之后，与腹痛程度无明显关系，手足搐搦时神志清楚。查血常规：WBC $15.6\times10^9/L$，N 0.72，EOS 0.02，HGB 183g/L，PLT $268\times10^9/L$；肝肾功能：ALT 21U/L，Alb 18g/L，Na^+ 124mmol/L，K^+ 3.55mmol/L，Ca^{2+} 1.56mmol/L；血淀粉酶正常；尿常规正常；ANA、抗 ds-DNA、抗 SSA、抗 SSB（-）；胸片：双侧胸腔积液；腹部 CT：胰腺体积增大，边缘模糊，腹腔积液。抽取腹腔积液检查，呈乳白色液体，常规：细胞总数 $18\times10^6/L$，单核 70%；积液生化：TP 1g/L，LDH 20U/L；积液病理：大量淋巴细胞。给予抑酸、头孢类抗生素、补液支持治疗后患者自觉腹痛无缓解。为进一步诊治转入笔者医院。起病以来，精神、食欲、睡眠差，大便 2～3 次/日，不成形，尿量少，体重减轻，具体不详。既往史、个人史、婚育史、家族史：环卫工人，工作环境卫生条件差，余无特殊。

思维提示：通过问诊基本明确：①主要症状为急性起病的腹痛，剑突下和左上腹为主，阵发性疼痛，进行性加重；②伴有腹泻，有一过性发热；③逐渐出现全身性水肿；④检查发现血白细胞升高、白蛋白降低、电解质紊乱，腹腔积液为漏出液；⑤抑酸药和抗生素治疗无效。

根据患者的初步问诊结果，以急性腹痛、腹泻、水肿、低白蛋白血症、腹腔积液为主要表现，血白细胞升高，诊断应考虑腹腔内炎症。结合检查结果，提示腹腔内实质脏器（肝、胆、胰、脾、肾）疾病的可能性不大，着重应考虑胃肠道的炎症。患者为环卫工人，工作环境卫生条件差，因此首先要除外肠道感染性炎症。短期内进行性加重的水肿、血白蛋白明显降低、尿蛋白(-)提示有胃肠道丢失蛋白的可能，综合考虑可能是由于肠道病变而继发的蛋白丢失。胸、腹腔积液可以用严重低白蛋白血症解释。没有发现多系统受累的证据，抗核抗体等检查(-)，可初步排除系统性红斑狼疮等结缔组织病所致多浆膜腔积液的可能。

三、体格检查

（一）重点检查内容和目的

患者的主要症状是腹痛，重点应注意腹部体征，主要是压痛的部位、程度、有无反跳痛，有无腹腔积液，有无包块，肠鸣音有无减弱或亢进。另外患者有全身性水肿，应注意有无眼睑水肿、胸腔积液、腹腔积液、下肢水肿等体征。

（二）体格检查结果及思维提示

T 36.7℃，P80 次/分，R18 次/分，BP110/75mmHg。营养不良。双肺肩胛下线第 8 肋间以下叩诊浊音，双下肺呼吸音减低。心脏未及异常。腹软，左上腹轻压痛，无肌紧张、反跳痛，肝脾肋下未及，移动性浊音(+)，肠鸣音无减弱或高亢。肛诊未见明显异常。双下肢水肿。

思维提示：体格检查结果发现左上腹压痛，胸腹腔积液的体征、下肢可凹性水肿，同时有营养不良的表现。结合病史，检查应注意寻找肠道感染和丢失蛋白的证据，明确感染的病因。

四、实验室和影像学检查

（一）初步检查内容及目的

1. 血常规　了解有无白细胞升高、白细胞分类情况，有无贫血及其严重程度。

2. 便常规、便潜血、便苏丹Ⅲ染色　了解大便中有无红细胞、白细胞，提示有无肠道炎症；潜血有无阳性，有无脂肪泻。

3. 便找寄生虫、便培养　有无肠道寄生虫或细菌感染的证据。

4. 尿常规　有无肾脏丢失蛋白。

5. 肝肾功能　有无低白蛋白血症及其严重程度，肝脏和肾脏功能是否正常，有无电解质紊乱。

6. ESR、CRP 炎症指标，了解有无炎症反应及其严重程度。

7. 胸片和腹部 B 超　明确有无浆膜腔积液。如有浆膜腔积液，应抽取积液检查，明确积液性质。

8. 胃镜和消化道造影　了解胃肠道有无病变。

（二）检查结果及思维提示

1. 血常规　WBC $11.7\times10^9/L$，N 0.62，EOS 0.13，HGB 188g/L，PLT $160\times10^9/L$。骨髓涂片：嗜酸性粒细胞比例增高。

2. 便常规和便潜血　WBC 2～5/HPF，RBC 0/HPF，潜血(+)×3 次。便苏丹Ⅲ染色(-)。

3. 大便找寄生虫　可见蓝氏贾第鞭毛虫×2 次。大便培养(-)。

4. 尿常规　正常。

5. 肝肾功能　ALT 48U/L，Alb 16g/L，Na^+ 128mmol/L，K^+ 3.55mmol/L，Ca^{2+} 1.75mmol/L，Cr 106μmol/L。

6. ESR 2mm/h，CRP<1.0mg/L。

7. 胸腔积液常规　WBC $20\times10^6/L$，单核 20%；积液生化：TP 3g/L，Alb 1g/L，LDH 36U/L；乳糜试验(-)。

8. D-木糖试验 1.7g/5h（正常>1.2g/5h）。

9. 胸片　双侧胸腔积液。腹部 B 超：腹水，肝胆胰脾肾未见异常。

10. 全消化道造影　胃黏膜弥漫性增粗，多发腔外龛影，蠕动差。胃镜：胃底体皱襞粗大，幽门区可见 4～5 片糜烂。超声内镜：胃底、胃体黏膜层水肿，肌层及浆膜层结构完整。

思维提示： 重要的检查结果有：①血和骨髓均提示嗜酸性粒细胞增多，支持寄生虫感染；②大便中发现蓝氏贾第鞭毛虫；③低白蛋白血症，且尿蛋白(-)；④有胸腔积液和腹腔积液，且胸腔积液为漏出液；⑤胃底体皱襞粗大，黏膜水肿。结合病史和体格检查，诊断考虑蓝氏贾第鞭毛虫感染。胃底体皱襞粗大的原因与低白蛋白血症黏膜水肿有关。而且，患者没有导致失蛋白胃肠病的其他病因如小肠淋巴管扩张症、巨大肥厚性胃炎、恶性肿瘤（胃肠癌、淋巴瘤等）、心功能不全、Whipple 病等，考虑蛋白丢失继发于肠道感染。

五、治疗方案及理由

（一）方案

替硝唑抗寄生虫治疗，抑酸、保护胃黏膜、静脉营养支持、间断利尿等治疗。

（二）理由

患者大便中发现蓝氏贾第鞭毛虫，诊断考虑为肠道寄生虫感染，应给予相应的抗寄生虫治疗，观察治疗反应。同时，患者有严重的低白蛋白血症、营养不良及胃窦黏膜糜烂，故应给予相应的支持治疗。

六、治疗效果及思维提示

患者腹痛缓解，尿量增加，胸腹腔积液减少，血清白蛋白水平升高，大便找寄生虫(-)×2 次，复查胃镜见胃底体黏膜皱襞增粗和糜烂较前好转。

思维提示： 抗寄生虫治疗有效，进一步证实了蓝氏贾第鞭毛虫感染的诊断。感染控制后，不再从胃肠道丢失蛋白，经过一段时间的对症支持治疗，患者病情好转，也支持蛋白丢失是继发于感染的诊断。最终诊断：蓝氏贾第鞭毛虫感染，蛋白丢失性肠病。

七、对本病例的思考

蓝氏贾第鞭毛虫流行遍布全世界，以热带和亚热带为最多，也是我国人体常见的寄生虫。多数散在发病，在特殊情况下也可引起暴发流行。人体感染贾第鞭毛虫后，无临床症状者称带虫者。本病主要症状是腹痛、腹泻、腹胀、呕吐、发热和厌食等，典型患者表现为以腹泻为主的吸收不良综合征，腹泻呈水样粪便，量大、恶息、无脓血。儿童患者可由于腹泻，引起贫血和营养不良，导致生长滞缓。若不及时治疗，多发展为慢性，表现为周期性稀便，反复发作，大便甚臭，病程可长达数年。诊断方法：便或十二指肠引流液涂片寻找有无虫体和虫卵，也可用ELISA方法检测相应的抗体。治疗常用药物有甲硝唑、丙硫咪唑、氯硝唑、痢特灵等。本病的诊断方法很简单，关键是临床医生要有足够的警惕性。本例患者工作环境卫生条件差，接触各种致病微生物的机会多，急性腹痛、腹泻伴发热，很容易想到肠道感染的诊断，而应用抗菌素无效，且血常规示嗜酸性粒细胞增高，则应想到寄生虫感染的可能性，给患者进行相应的检查及治疗。

（费贵军　孙　钢）

病例 42　间断腹泻、消瘦 6 年

患者,女性,31 岁,于 2003 年 9 月入院。

一、主诉

间断腹泻、消瘦 6 年,加重 8 个月。

二、病史询问

(一) 初步诊断思路及问诊目的

患者以慢性腹泻为主要症状,应围绕这一点做鉴别诊断。根据不同的病理生理机制,可将腹泻分为渗透性、分泌性、肠运动功能紊乱性和渗出性腹泻 4 大类。根据病因分类,则包括:①肠道感染性炎症如慢性菌痢、慢性阿米巴痢疾、肠结核、肠寄生虫病等;②非感染性肠道炎症如炎症性肠病、放射性肠炎、缺血性结肠炎、嗜酸性粒细胞性胃肠炎等;③肿瘤如神经内分泌肿瘤(VIP 瘤、胃泌素瘤)、大肠癌、淋巴瘤等;④小肠吸收不良:导致小肠对营养成分消化和(或)吸收不足的各种原因,如胰源性腹泻、乳糖酶缺乏、短肠综合征、维生素 B_{12} 缺乏、小肠淋巴管扩张、乳糜泻等;⑤肠运动功能异常性腹泻如肠易激综合征、胃大部切除术后、甲状腺功能亢进、糖尿病植物神经病变等;⑥药源性腹泻:如泻药及某些抗生素等;⑦其他如硬皮病、淀粉样变、低丙种球蛋白血症。通过问诊,应初步明确患者腹泻属于哪一类以及可能的病因提示。

(二) 问诊主要内容及目的

1. 腹泻的具体情况,主要是起病及病程、腹泻次数、大便量、大便性状、有无黏液脓血便,有无未消化食物和油滴,与进食的关系,与药物的关系等。

不同类型的腹泻有各自不同的特点。渗透性腹泻的特点为禁食后腹泻停止或显著减轻;粪便渗透压差增大。分泌性腹泻的特点为水样便,量大但便次并不多,禁食后腹泻仍持续存在;粪便渗透压差减小。肠运动功能异常性腹泻的特点是粪便不带渗出物和血。渗出性腹泻的特点是粪便含有渗出液和血。通过问诊可初步判断患者腹泻属于哪一类。

2. 是否有发热、腹痛、恶心、呕吐、里急后重、贫血、消瘦、继发性闭经等伴随症状?

慢性腹泻伴发热常提示肠道炎症(感染性或非感染性)或肿瘤;伴腹绞痛常提示肠管梗阻;伴里急后重常见于慢性菌痢、溃疡性结肠炎和结肠癌等;伴明显消瘦常见于恶性肿瘤或吸收不良综合征。

3. 曾做过什么检查,如便常规、便培养、腹部 B 超、胃镜、结肠镜等?

4. 曾采取的治疗措施有哪些以及疗效如何?

(三) 问诊结果及思维提示

患者于 1997 年孕 7 个月时,进食冷饮后出现腹泻,为大量水样便,持续数天,因孕期未行任何治疗,并于数天后经阴道早产一男婴。此后间断腹泻,进食生、冷、油腻食物时加重,约 6~7次/日,进食稀粥、米饭等食物时略有缓解,大便约 2~3 次/日,禁食后腹泻明显减轻。多在餐后 2~3 小时腹泻,为黄色水样便,含未消化食物残渣和油滴,无脓血,量大。伴排便时腹部不适,便后缓解。曾服用中药汤剂治疗,效果不佳。2003 年 2 月起上述症状加重,大便 8~10 次/日,出现饱食后自觉反流、呕吐,有便前肠鸣,便后乏力、心慌、口干,并有头晕、失眠,双下肢水肿,体重下降 5kg 左右。无发热、腹痛、里急后重、关节疼痛、皮疹等症状。于当地医院就诊，诊断为“慢性胃炎，十二指肠球部溃疡，营养不良”，给予乳酸菌素片、黄连素、补脾益肠丸治疗，常在好转数月后症状反复。为进一步诊治收入我院。发病以来，一般情况差，进食少，以稀粥、素食为主，睡眠差，小便正常，6年来体重下降20kg。既往史：因“肛瘘”于1991年、1992年、1993年共三次行肛瘘挂线术，之后痊愈。平素偏食，喜食方便面和火腿肠等食物，近几年在工厂打工，以素食等为主。月经史：16岁，3~5天/30天，末次月经(LMP)2003年5月，已闭经3个月。个人史、家族史：无特殊。

思维提示：通过问诊基本明确：①慢性腹泻为水样便，次数多，量大，含未消化食物残渣和油滴，进食生、冷、油腻食物时加重；②伴有明显消瘦、水肿；③无发热、腹痛、里急后重、黏液脓血便、恶心、呕吐等；④大便中无红细胞、白细胞和潜血，⑤伴有大细胞性贫血，低白蛋白血症，低钾血症。

本例患者慢性腹泻为稀水便，无黏液脓血，大便镜检未见红细胞、白细胞，不支持渗出性腹泻。禁食后腹泻可明显减轻，不支持分泌性腹泻。此外，也没有肠动力异常性腹泻的证据。渗透性腹泻的两大特点是：①禁食后腹泻停止或显著减轻；②粪便渗透压差增大。本例符合渗透性腹泻的特点，患者大便中有未消化食物，进食油腻饮食后腹泻加重，同时有消瘦、水肿、贫血、低钾、低蛋白等营养不良的表现，提示有可能是消化吸收不良导致的渗透性腹泻。

三、体格检查

（一）重点检查内容和目的

患者的主要症状是慢性腹泻，重点应注意腹部体征，主要是有无压痛和反跳痛，有无腹腔积液，有无包块，肠鸣音有无减弱或亢进。另外应注意有无消瘦、贫血、水肿等营养不良的表现。

（二）体格检查结果及思维提示

T 36.2℃，P90次/分，R20次/分，BP 95/55mmHg。慢性病容，消瘦，贫血貌。舌苔少，舌面光滑。心肺未及异常。腹软，无肌紧张、压痛、反跳痛，肝脾肋下未及，移动性浊音(-)，肠鸣音正常。双下肢轻度可凹性水肿。

思维提示：体格检查结果提示患者有消瘦、贫血、水肿等营养不良表现，且腹部查体基本正常。重点应检查消化吸收功能。另外，存在较典型的镜面舌，提示需要注意维生素B_{12}是否缺乏。

四、实验室和影像学检查

（一）初步检查内容及目的

1. 血常规　了解有无贫血、贫血类型及其严重程度。

2. 便常规、便潜血，便苏丹Ⅲ染色　了解大便中有无黏液、红细胞和白细胞，潜血有无阳性。大便中是否含有脂肪。

3. 便培养和便找寄生虫　除外肠道感染。

4. 肝肾功能、电解质、血糖、血脂　有无低蛋白、低钾、低血糖、血脂降低等营养不良的证据。

5. D-木糖试验　评价小肠吸收功能。

6. 尿 PABA 试验　评价胰腺外分泌功能。

7. 叶酸、维生素 B_{12} 等　了解是否有维生素缺乏。

8. 腹部 B 超或 CT　了解腹腔内实质脏器尤其是胰腺有无病变，腹腔内有无肿块。

9. 胃肠造影或内镜　明确胃肠道有无病变。

（二）检查结果及思维提示

1. 血常规　WBC 7.86×10^9/L，HGB 80g/L，MCV 121.7fl，MCH 38.7pg，MCHC 318g/L，PLT 240×10^9/L。

2. 便常规和便潜血　未见红细胞、白细胞，潜血(-)。便苏丹Ⅲ染色(+)。

3. 便找寄生虫、便培养(-)。

4. 肝肾功能正常，Alb 22.5g/L；血糖正常；电解质：K^+ 3.0mmol/L，Na^+ 133mmol/L，Cl^- 102mmol/L，Ca^{2+} 7.8mmol/L；血脂：TG 1.3mmol/L，CHO 2.0mmol/L。

5. D-木糖试验　0.9g/5h（正常>1.2g/5h）。

6. 尿 PABA 试验　40%（正常≥60%）。

7. 血清叶酸　1.8ng/ml（正常>3.0ng/ml），维生素 B_{12} 126pg/ml（正常>150pg/ml）。

8. 腹部 CT 未见明显异常。

9. 胃镜　十二指肠球部变形，黏膜肿胀，Hp-RUT(++)，活检病理为小肠黏膜慢性炎症。小肠造影：未见明显异常。

思维提示：重要的检查结果有：①大细胞性贫血；②便苏丹Ⅲ染色(+)；③低白蛋白、低钾、低脂血症；④D-木糖吸收试验和胰功肽试验(BT-PABA 试验)均明显降低；⑤血清叶酸和维生素 B_{12} 均降低。结合病史和体格检查，考虑患者腹泻为水样泻，有大量未消化食物，禁食后腹泻明显减轻。有明确的脂肪泻的证据，合并有消瘦、贫血、低钾、低白蛋白、低脂血症等营养不良的表现。结合 D-木糖吸收试验和胰功肽试验均明显降低，考虑小肠吸收不良诊断是明确的。吸收不良的原因方面，检查没有发现胰腺病变征象；可以明确的是维生素 B_{12} 缺乏，但这是否是吸收不良性腹泻的原因有待证实。

五、治疗方案及理由

（一）方案

补充叶酸、维生素 B_{12} 治疗。

（二）理由

存在明确的维生素缺乏，且贫血明显，需要纠正这些异常。同时，补充维生素治疗后可以观察腹泻症状的变化，帮助判断吸收不良的原因。

六、治疗效果及思维提示

患者腹泻逐渐缓解，大便 2 次/日，为黄色糊状便或成形便，食欲好，进食明显增多（包括肉类），体重增加 9kg。复查血 HGB 98g/L，Alb 34g/L，K^+ 4.04mmol/L，血清胆固醇逐渐升高接近正常。

思维提示：补充维生素治疗后，贫血得到纠正，提示骨髓造血得到改善；同时，腹泻症状显著缓解，提示肠道黏膜应该也得到修复，消化及吸收功能改善。所以，尽管进肉食等明显增加，但并没有出现相应腹泻，治疗有效。从治疗反应来推测，提示腹泻的原因与维生素 B_{12} 缺乏有关。

七、对本病例的思考

吸收不良综合征是由于各种疾病所致小肠对营养成分吸收不足而造成的临床症候群。它的病因有 3 大类：①消化不良：包括胰酶缺乏、胆盐缺乏和肠黏膜刷状缘酶缺乏；②吸收不良：包括黏膜表面积减少、黏膜损害等，如炎症性肠病、肠结核、淋巴瘤；③黏膜转运障碍，包括淋巴或血流障碍，如小肠淋巴管扩张、缺血性肠病等。

本例患者没有萎缩性胃炎、回盲部病变等因素导致维生素 B_{12} 吸收减少。其维生素缺乏的原因应该是长期偏食所致摄入不足。维生素 B_{12} 是核酸代谢中很重要的辅酶，其缺乏影响核酸代谢，进而影响细胞的更新。不但骨髓造血受影响，体内其他细胞更新快的组织亦受明显影响，出现相应的临床表现，如镜面舌。胃肠道黏膜层上皮更新很快，维生素 B_{12} 缺乏影响了黏膜上皮更新、修复，势必影响到黏膜上皮的功能，其中包括消化和吸收，出现腹泻、消瘦等吸收不良的临床表现。仔细询问病史及全面细致的体格检查，对于本例患者后续的诊断及治疗有很重要的提示意义。

（费贵军　孙　钢）

病例 43　反复腹泻 6 年

患者,女性,25 岁,于 2007 年 9 月入院。

一、主诉

反复腹泻 6 年,加重伴腹围增加 3 个月。

二、病史询问

（一）初步诊断思路及问诊目的

患者以反复慢性腹泻为主要症状,伴随腹围增加,提示可能存在腹腔积液。因此,问诊目的需要尽量明确大便的性状、腹泻的特点、是否存在腹腔积液、腹腔积液的特点等问题,分析慢性腹泻的病理生理类型、腹腔积液的性质以及两者之间可能的关系。

（二）问诊主要内容及目的

1. 关于腹泻的问诊内容,主要涉及大便的性状、次数、总量、与饮食的关系、加重及缓解因素等。结合患者为年轻女性,长期反复腹泻,还需要注意是否有乳糖不耐受、麦胶过敏等特殊因素。

2. 是否伴有恶心、呕吐、腹痛、里急后重等消化系统伴随症状?

3. 是否确认腹腔积液,是否进行了腹穿抽液检查?

腹围增加提示存在腹腔积液。腹腔积液的性状及检查有助于判断其性质,对于下一步的检查及诊断、鉴别诊断非常重要。

4. 是否伴随下肢水肿、尿量减少等症状? 针对腹腔积液的可能原因,进行了哪些相关检查和治疗,效果如何?

腹腔积液的原因可能有心源性、肾源性、肝源性、腹膜病变、全身系统性疾病等多种因素。需要在问诊中了解是否存在相关病史及临床表现。已采取治疗手段的疗效如何对于判断病因也有一定参考意义。

（三）问诊结果及思维提示

患者于 2001 年 3 月起出现腹泻,每日排便 10 余次,为黄色成形粪便伴有牛奶样水便,表面有油花,大便量 50～100ml/次不等,进食油腻食物后加重,与进食奶制品及面食无关,无恶心、呕吐、腹胀、腹痛、里急后重,不伴发热、乏力、盗汗,无肢体水肿。就诊于当地医院,便常规"未见明显异常",予中药治疗 1 周无好转,自行停药,2001 年 10 月患者腹泻自行好转。2006 年 8 月无诱因再次出现腹泻,每日 5～10 余次,粪便性状同前,无明显伴随症状,未诊治。后腹泻逐渐加重,每日排便 10～20 次,餐后及夜间频繁,含未消化食物及少量黏液、血丝,肠鸣音活跃,半年体重减轻 5kg。2007 年 6 月出现腹胀、腹部膨隆、腹围增加,双下肢可凹性水肿,晨轻暮重。当地查血常规:WBC 6.41×10^9/L,淋巴细胞 10%,HGB 149g/L。尿常规:未见异常。粪常规:未见异常,潜血(+)。血清生化:Alb 21.9g/L,余无明显异常。B 超提示少量胸腔积液,大量腹腔积液,肝、胆、胰、脾、双肾未见明显异常。腹腔积液:常规:呈乳白色,WBC 0.36×10^9/L,(淋巴细胞 90%),李凡他试验(-);生化:Alb 0.73g/L,LDH 62.0U/L;乳糜试验(+)。胃镜:慢性浅表性胃炎伴胆汁反流;结肠镜:未见明显异常。腹腔镜:可见大量乳白色腹水,腹膜、肠系膜、子宫及双附件未见异常。予补充白蛋白、肠外营养、抽取腹腔积液后患者下肢水肿消退,腹泻、腹胀缓解,停止治疗后,症状再次加重。病来精神、食欲、睡眠可,但因腹胀进食稍减少，近数月觉尿量减少，无尿中泡沫增多。平素无光过敏、皮疹、脱发、口眼干、口腔溃疡、关节疼痛、口腔外阴溃疡等表现。近1个月体重增加5kg。既往史：1个月前患水痘。个人史、婚育史：无特殊。家族史：母亲患“类风湿关节炎”。

思维提示：通过问诊基本明确：①腹泻的特点是脂肪泻；腹泻原因方面，可初步排除麦胶过敏或乳糖不耐受；②存在大量乳糜性腹腔积液；③严重低白蛋白血症；④无明确心脏、肝脏、肾脏方面的基础疾病，并初步排除了腹膜及卵巢等病变；⑤补充白蛋白有一定效果。

根据患者慢性病程，没有肝脏基础疾病，无慢性消耗性疾病证据，可基本除外白蛋白合成减少、蛋白消耗过多等因素导致血清白蛋白下降。患者进食情况好，不存在蛋白摄入不足的情况，但有明确的脂肪泻，提示可能存在消化吸收不良，这可以导致血清白蛋白下降。另外，还需要考虑是否存在蛋白丢失过多的因素。在病理情况下，血清蛋白可经过肾脏、胃肠道、皮肤、浆膜腔等途径丢失。患者没有肾脏病变、皮肤破损的证据，不考虑这方面的蛋白丢失。患者有大量腹腔积液，但其蛋白含量低，李凡他试验(-)，因此经腹腔积液丢失蛋白难以解释整体病情。结合患者显著的脂肪泻，大量乳糜性腹腔积液，且外周血淋巴细胞减少，应重点考虑腹部(尤其是肠道)淋巴回流异常，这也可以导致经胃肠道大量丢失蛋白，出现低白蛋白血症。外院查便潜血(+)，而胃镜、结肠镜未见特殊异常，应进一步明确是否存在小肠病变。

三、体格检查

（一）重点检查内容和目的

患者的主要症状是腹泻和腹围增大，重点注意腹部体征，主要是腹腔积液的体征、腹膜炎的体征以及肠鸣音。另外需要检查有无腹腔积液常见病因的相关体征，如肝硬化、右心衰竭、肾病等的体征。

（二）体格检查结果及思维提示

T 36.8℃，R 20次/分，P 84次/分，BP 120/70mmHg。发育正常，营养良好。皮肤巩膜无黄染，无肝掌、蜘蛛痣。眼睑无水肿。颈静脉无怒张。心肺未及异常。腹略膨隆，腹壁静脉未见曲张，无脐疝，腹软，无压痛及反跳痛，未触及异常包块，肝脾肋下未及。移动性浊音(+)。肠鸣音4～5次/分。肛检未及异常，退指指套无染血。双下肢膝关节以下可凹性水肿，脊柱、关节未见异常。生理反射存在，病理反射未引出。

思维提示：体格检查结果提示腹腔积液、下肢水肿。没有发现肝病、右心回流障碍、肾病、系统性疾病(如系统性红斑狼疮)的征象。进一步需要进行腹腔积液及血清蛋白方面的检查。

四、实验室和影像学检查

（一）初步检查内容及目的

1. 便常规、便潜血和便苏丹Ⅲ染色　了解大便性状，镜检是否有红细胞、白细胞，潜血有无阳性，大便中是否含有脂肪。

2. 血常规　了解有无贫血，淋巴细胞计数有无减少。

3. 尿常规　了解有无尿蛋白，是否有经肾脏丢失蛋白的问题。

4. 肝肾功能和血脂　了解有无低白蛋白血症及其严重程度；了解肝脏功能，除外白蛋白合成障碍的可能；了解有无肾功能异常。

5. 免疫球蛋白定量　小肠淋巴管扩张可有血 IgA、IgG、IgM 等下降。

6. D-木糖试验　判断小肠吸收功能。

7. 抽取腹腔积液检查，明确积液性质。

8. PPD 试验、自身抗体等免疫指标和肿瘤标志物　有助于除外结核病、自身免疫病和恶性肿瘤，明确有无继发的小肠淋巴管扩张。

9. 淋巴管核素显像　是否有淋巴管扩张及渗漏表现。

10. 胃镜和结肠镜　明确胃肠道有无病变，小肠淋巴管扩张可见肠黏膜白色点状突起，活检可发现扩张的淋巴管从而确诊。

（二）检查结果及思维提示

1. 便常规和便潜血　无白细胞和红细胞。潜血（-）；苏丹Ⅲ染色（+）×2 次。

2. 血常规　WBC 4.72×10^9/L，HGB 143g/L，PLT 323×10^9/L，淋巴细胞 0.25×10^9/L。

3. 尿常规　未见异常，蛋白定性（-）。

4. 肝肾功能和血脂　ALT 32U/L，TP 40g/L，Alb 19g/L，TBil 5.1μmol/L，DBil 1.2μmol/L，Cr 52μmol/L，BUN 1.95mmol/L，CHO 5.30mmol/L，TG 0.80mmol/L。

5. 免疫球蛋白　IgG 5.11g/L，IgA 1.56g/L，IgM 1.45g/L。

6. D-木糖试验　0.8g/5h（正常>1.2g/5h）。

7. 腹水　常规：乳糜试验（+），WBC 180/mm^3，单核 97%，多核 3%，黎氏试验（+）；生化：Alb 3g/L，LDH 27U/L，TG 5.15mmol/L，ADA 2.4U/L。

8. PPD（-）；ANA：（+）核包膜型 1∶320；核点型 1∶640；抗 ENA：（-）；CEA、CA50、CA19-9 和 CA242 均正常；ESR、CRP 正常。

9. 淋巴管核素显像　腹腔异常放射分布及结肠异常显影，考虑部分淋巴液漏入肠腔。乳糜腹水。

10. 胃镜　镜下胃黏膜光滑，胃窦部黏膜红白相间。十二指肠降部黏膜可见弥漫性针尖样白点状病变。病变处活检病理：小肠黏膜呈慢性炎，绒毛淋巴管扩张。结肠镜：回肠末段白色点状黏膜隆起病变。

11. 超声心电图未见异常。

12. 淋巴管造影　下肢、腰干、乳糜池、胸导管引流通畅。

思维提示：重要的检查结果有：①便苏丹Ⅲ染色（+）；血淋巴细胞计数降低；低白蛋白血症；ANA（+）；②腹水为乳糜腹水；③小肠淋巴管显像提示部分淋巴液漏入肠腔；④内镜检查发现十二指肠和末段回肠可见白色点状黏膜隆起病变，活检病理可见绒毛淋巴管扩张。结合患者的病史及上述检查结果，支持小肠淋巴管扩张的诊断。

诊断小肠淋巴管扩张症后，首先要查找有无继发性因素，如果完善检查后仍难以明确，则考虑原发性小肠淋巴管扩张症。常见继发性因素包括腹腔结核、外伤、腹膜后病变、右心衰竭、结缔组织病等。经过入院检查，仅发现抗核抗体（+），未发现其他继发性因素的征象。考虑患者为年轻女性，有类风湿关节炎家族史，检查有抗核抗体强阳性，其小肠淋巴管扩张症是否继发于自身免疫病有待除外，但目前难以确定诊断，应随诊。

五、治疗方案及理由

（一）方案

饮食治疗：中链甘油三酯（MCT）饮食，每日热量1500～1600kcal，主食5两，蛋白质1.5g/kg，总量75kg/d，低脂、少渣饮食。

（二）理由

由于患者病变弥漫，不能考虑手术切除病变肠段。治疗以饮食治疗为主，MCT通过门静脉吸收，无需经过淋巴管，避免了长链脂肪酸吸收后淋巴管内压力的升高，减少淋巴液漏出，血浆蛋白水平提高，对治疗小肠淋巴管扩张有效。患者自身免疫病待除外，但ESR和CRP等炎症指标正常，没有应用糖皮质激素和免疫抑制剂的指征。

六、治疗效果及思维提示

患者便次逐渐减少，无牛奶样水便，每日黄软便1～2次，表面有油花，腹围逐渐下降，水肿消退。血清白蛋白升高至25g/L。三个月后血清白蛋白39g/L。

思维提示： MCT饮食治疗有效，支持小肠淋巴管扩张的诊断。但原发病因应进一步找寻，目前免疫病不除外，应注意随诊。

七、对本病例的思考

患者大量脂肪泻、乳糜腹水和严重的低白蛋白血症，鉴别诊断可从低白蛋白血症入手。宜从蛋白的合成、代谢的生理过程方面进行系统分析。本例患者无摄入不足、合成障碍以及经肾脏、皮肤和浆膜腔积液丢失蛋白，应考虑胃肠道丢失蛋白的可能性。结合患者外周血淋巴细胞减少以及血清IgG、IgA下降，应考虑到小肠淋巴管扩张症。进一步应行淋巴管显像和内镜检查，典型病例淋巴管核素显像可见淋巴液漏入肠腔。而内镜检查则应注意观察小肠有无病变，如果小肠发现白色点状黏膜隆起样病变且活检病理发现绒毛淋巴管扩张即可确诊。

小肠淋巴管扩张症一旦诊断，应积极查找有无继发因素。继发性小肠淋巴管扩张出现于结核、腹膜后肿瘤、腹膜后纤维化、外伤、SLE、硬皮病、慢性胰腺炎、缩窄性心包炎、充血性心衰等疾病。本例患者为年轻女性，有自身免疫病家族史，且高滴度抗核抗体（+），应高度警惕自身免疫性疾病，虽然目前还不能确诊，但应密切随诊。

（费贵军　孙　钢）

病例 44　反复柏油便 15 年

患者,女性,49 岁,于 1999 年 6 月 17 日入院。

一、主诉

反复柏油便 15 年。

二、病史询问

(一) 初步诊断思路及问诊目的

患者慢性病程,以柏油便为主要症状,考虑为消化道出血,上消化道或小肠上段出血可能性大,考虑为良性病变。良性病变引起上消化道或小肠出血常见原因有:消化性溃疡、食管胃底静脉曲张、消化道良性肿瘤(息肉、平滑肌肿瘤、间质瘤等)、消化道血管畸形、克罗恩病、肠结核等。因此,问诊目的主要围绕发病时主要症状及特点、伴随症状、接受过何种检查、治疗情况、有无特殊既往史等问题展开。

(二) 问诊主要内容及目的

1. 发病有无诱因?

如长期大量饮酒或服用某些药物(如 NSAIDs),可引起消化性溃疡、出血性胃炎、肝硬化等。

2. 便血的颜色、性状、次数和量如何? 便常规和便潜血检查结果如何?

有助于判断病变部位、病情的严重程度。如柏油便多提示为上消化道或上段小肠出血,暗红色及鲜血便多考虑为结肠或下段小肠出血。便潜血检查(+)可以明确消化道出血。

3. 是否伴有呕血?

如伴有呕血,考虑为上消化道出血。

4. 是否伴有腹痛和腹痛的性质、部位?

如消化性溃疡为规律性上腹痛,肿瘤患者可有腹部隐痛,伴肠梗阻者呈阵发痉挛性疼痛。

5. 有无贫血症状,皮肤出血点?

如头晕、心慌、乏力。皮肤出血点有助于血液性疾病的诊断。

6. 是否接受过胃镜、结肠镜、消化道造影及其他特殊检查?

了解上述检查的结果对于明确诊断有重要参考价值。

7. 既往有何种疾病,有无结核、肝炎、消化性溃疡病史? 有无特殊疾病家族史?

如有慢性肝病史,要考虑食管胃底静脉曲张破裂出血。如有结核病史或结核密切接触史,则更需要警惕肠结核的可能性。有消化道息肉病或癌家族史者,需警惕肿瘤性疾病。

(三) 问诊结果及思维提示

患者于 1984 年 6 月无明显诱因出现柏油便,大便 1 ~ 3 次/日,不成形,伴有头晕、心慌、乏力,无呕血、腹痛、发热等症状。住外院查便潜血(++++),血常规 HGB 73g/L,胃镜未发现出血性病变,全消化道造影及钡灌肠未见异常,予以输血、止血等治疗,柏油便持续约 20 余天,出血停止出院,病因不明。此后每年均有排柏油便,持续数天,多为 1 次/日,成形便,偶有脐周隐痛。就诊于多家医院,多次行胃镜、消化道造影、钡灌肠、结肠镜检查,未找到出血原因。给予止血及中药等对症治疗。1999 年 5 月 16 日至 18 日无明显诱因再次出现柏油便 6 次,量约

1000ml，伴有脐周隐痛，头晕、心慌、乏力，在外院查血常规 HGB 78g/L，给予输液、止血等治疗，出血停止。近3天又出现柏油便，大便1次/日，不成形，而来我院就诊，查便潜血（+），血常规 HGB 89g/L。起病以来食欲正常，体重无下降，无腹泻。既往否认结核、肝炎、消化性溃疡病史。个人史、家族史无特殊。

思维提示：通过问诊可知，患者慢性病程，主要症状为反复柏油便，伴头晕、心慌、乏力等贫血症状及脐周隐痛，无呕血。胃镜、结肠镜及消化道造影未见异常。初步考虑为小肠出血。

三、体格检查

（一）重点检查内容和目的

体格检查时注意生命体征，腹部有无静脉曲张、压痛、反跳痛、肿块，肠鸣音是否活跃。肛诊了解直肠肛门有无病变。

（二）体格检查结果及思维提示

T 36.4℃，R 18次/分，P 94次/分，BP 120/70mmHg。轻度贫血面容。皮肤黏膜苍白，无出血点。心率94次/分，律齐，双肺查体正常。腹壁无静脉曲张，全腹无压痛、反跳痛和肌紧张，肝脾肋下未及，未扪及包块，肠鸣音6次/分。肛诊指套带少许黑便，未触及肿物，无内外痔。

思维提示：体格检查结果无特殊阳性体征。进一步需要行实验室、内镜检查和影像学检查来明确诊断。

四、实验室和影像学检查

（一）初步检查内容及目的

1. 便常规和便潜血　了解大便性状、颜色、量，潜血有无阳性。

2. 血常规、肝肾功能、电解质　了解有无贫血、血小板降低、低白蛋白血症、电解质紊乱等。

3. 腹部B超　了解有无肝硬化、门静脉高压。

4. 胃镜、结肠镜检查　可以明确胃十二指肠、结肠有无病变。

5. X线钡剂造影检查　如全消化道造影、小肠气钡双重造影。对发现小肠病变有帮助。

6. 放射性核素检查　病变有活动性出血时，行此检查有助于发现出血病变的部位。

7. 选择性动脉血管造影检查　病变有活动性出血时，可以确定出血部位；对判定病变性质有帮助（如胃肠道血管畸形、平滑肌瘤、间质瘤等）。

（二）检查结果及思维提示

1. 便常规和便潜血　外观黑色，镜检无红细胞、白细胞，潜血（+）。

2. 血常规　WBC 6.3×10^9/L，HGB 90g/L，PLT 147×10^9/L；肝肾功能和电解质基本正常；凝血功能正常。

3. 胸片　未见异常。

4. 腹部B超　未见异常。
5. 胃镜　慢性浅表性胃炎。结肠镜未见异常。
6. 小肠气钡双重造影　未见异常。
7. 放射性核素显像　第2、3组小肠处活动性出血。
8. 选择性动脉血管造影　提示:第2组小肠多血管染色区,考虑小肠平滑肌瘤可能性大。

思维提示: 胃镜及结肠镜未发现病变,疑小肠出血性病变,而小肠气钡双重造影未见异常,有条件者,一定要行放射性核素显像和(或)选择性动脉血管造影检查,本例患者通过此项检查发现病变。

五、治疗方案及理由

(一) 治疗方案

手术:空肠上段可见一外生性生长的类球形肿物,直径约5cm,切除病变肠段。病理:间质瘤,生长活跃。

(二) 理由

手术切除病变肠段,是治疗该病唯一有效的方法。

间质瘤被认为是一种具有潜在恶性倾向的肿瘤,其生物学行为不易预测。因此,要定期随访。

随访10年,无复发征象。

六、对本病例的思考

患者主要表现为反复消化道出血,有时伴有腹部隐痛,而胃肠道间质瘤主要的临床表现为消化道出血、腹痛、腹部包块,因此对不明原因的消化道出血,要考虑小肠间质瘤的可能。X线钡剂造影检查对小肠病变的检出率不高。有条件者,在病变出血时,行放射性核素和(或)选择性动脉造影检查可以判定出血部位,对明确病变性质有帮助。选择性动脉血管造影检查对小肠间质瘤有较高的诊断价值。本例患者患病15年一直未明确诊断,主要是未能及时行进一步检查(如放射性核素、选择性动脉造影检查),当然,胶囊内镜和小肠镜,也是发现小肠病变的重要检查手段。

(陈伟光　孙　钢)

病例 45　反复便血 10 个月

患者,女性,51 岁,于 1987 年 2 月 14 日入院。

一、主诉

反复便血 10 个月。

二、病史询问

(一) 初步诊断思路及问诊目的

患者病程相对较长,以便血为主要症状,考虑为消化道出血。引起消化道出血的原因很多,常见原因有:消化性溃疡、食管胃底静脉曲张、消化道良恶性肿瘤(癌症、淋巴瘤、息肉、平滑肌肿瘤等)、炎症性肠病、痔疮、感染性疾病(慢性菌痢、阿米巴肠炎、肠结核等),少见原因有血管畸形、缺血性肠病、胆道疾病、血液病等。因此,问诊目的主要围绕发病时主要症状及特点、伴随症状、接受过何种检查、治疗情况、有无特殊既往史等问题展开。

(二) 问诊主要内容及目的

1. 发病前是否有诱因?

如大量饮酒、刺激性食物、药物(NSAIDs 类)等。可引起消化性溃疡、出血性胃炎。

2. 便血的颜色、形状、次数和量如何? 便常规、便潜血检查结果如何?

有助于判断病变部位,病情的严重程度。如黑便多提示为上消化道出血,暗红色及鲜血便多考虑为下消化道出血。便潜血检查(+)可以明确存在消化道出血。

3. 是否伴有呕血?

如伴有呕血,考虑为上消化道出血。

4. 是否伴有腹痛和腹痛的性质、部位?

如消化性溃疡为规律性上腹痛,肿瘤患者可有腹部隐痛,伴梗阻者呈阵发痉挛性疼痛。

5. 是否伴有发热、体重下降、食欲下降?

感染性疾病常伴发热,恶性肿瘤常伴有体重下降、食欲下降,可有发热。

6. 有无贫血症状,皮肤有无出血点?

头晕、心慌、乏力提示可能存在贫血。皮肤出血点提示血液病可能。

7. 是否接受过胃镜、结肠镜、消化道造影及其他特殊检查?

了解上述检查的结果对于明确诊断有重要参考价值。

8. 既往有何种疾病? 有无结核、肝炎、消化性溃疡病史? 有无特殊疾病家族史?

如有慢性肝病史,要考虑食管胃底静脉曲张破裂出血。如有结核病史或结核密切接触史,则要警惕肠结核的可能性。有消化道息肉病或癌家族史者,需警惕肿瘤性疾病。有高血压、动脉粥样硬化、糖尿病史者,要考虑缺血性肠炎的可能。

(三) 问诊结果及思维提示

患者于 1986 年 4 月无明显诱因出现黑便,大便 1 ~ 2 次/日,不成形,伴有头晕、心慌、乏力,无呕血、腹痛、发热等。住外院查便潜血(++++),血常规 HGB 71g/L,胃镜、消化道造影及钡灌肠等检查未见异常,予以输血、止血等对症治疗,出血停止后出院,诊断不明。1987 年 1 月再次出现上述症状,到外院急诊,查血常规 HGB 82g/L,给予输液、止血等治疗,大便 3 天后变为黄色。1987年2月6日因劳累后出现心慌、头晕、乏力、出虚汗,腹部不适,随后排暗红色血便3次,每次量约300~400ml,伴有晕厥,来我院查血常规HGB 60g/L,急诊予以输血、止血等治疗,出血停止后收入院进一步诊治。起病以来,食欲正常,体重无下降,无腹泻。既往1978年因子宫肌瘤行子宫全切术,否认结核、肝炎、消化性溃疡等病史。个人史、家族史无特殊。

思维提示: 通过问诊可明确,患者主要症状为反复便血,表现为黑便和暗红色便,伴头晕、心慌、乏力等贫血症状,无呕血、腹痛、发热、食欲下降、体重下降,慢性病程,胃镜、消化道造影及钡灌肠检查未见异常。考虑为下消化道出血,小肠出血可能性大。

三、体格检查

(一)重点检查内容和目的

体格检查时注意生命体征,腹部有无腹壁静脉曲张、压痛和反跳痛、肿块,肠鸣音是否活跃等。肛诊是必要的。

(二)体格检查结果及思维提示

T 36.4℃,R 20次/分,P 100次/分,BP 110/60mmHg。贫血面容。皮肤黏膜苍白,无出血点。心率100次/分,律齐,双肺查体正常。腹部平软,全腹无压痛、反跳痛和肌紧张,肝脾肋下未及,未扪及肿块,肠鸣音4次/分。肛诊指套无血迹,未触及肿物,无内外痔。

思维提示: 体格检查结果除贫血表现外,没有特殊提示。进一步需要进行实验室、内镜检查和影像学检查来明确诊断。

四、实验室和影像学检查

(一)初步检查内容及目的

1. 便常规和便潜血　了解大便性状、颜色、量,镜检是否有红细胞、白细胞,潜血有无阳性。

2. 血常规、肝肾功能、电解质　了解有无贫血、血小板降低、低白蛋白血症、电解质紊乱。

3. 腹部B超　了解有无肝硬化、门静脉高压。

4. 胃镜、结肠镜检查　可以明确胃十二指肠、结肠有无病变。

5. X线钡剂造影检查　如全消化道造影、小肠气钡双重造影、钡灌肠。对发现肠道病变有帮助。

6. 如胃镜、结肠镜,X线钡剂造影检查均未发现病变,疑小肠病变,当病变有活动性出血时,应行放射性核素和(或)选择性动脉造影检查。放射性核素检查有助于判定出血部位;选择性动脉造影检查可以明确出血部位,对确定病变性质有帮助。

(二)检查结果及思维提示

1. 便常规和便潜血　外观黑色,镜检无红细胞、白细胞,潜血(+)。

2. 血常规　WBC 5.8×10^9/L,HGB 81g/L,PLT 284×10^9/L;肝肾功能和电解质基本正常;凝血功能正常。

3. 胸片　未见异常。

4. 腹部B超　未见异常。

5. 胃镜　萎缩性胃窦炎。结肠镜：进镜60cm至横结肠未见异常。

6. 全消化道造影未见异常。钡灌肠：未见异常。小肠气钡双重造影：未见异常。

7. 住院期间3月10日再次出现柏油样便，量较多。行急诊选择性血管造影提示：第5组小肠平滑肌瘤可能性大。

思维提示：如胃镜、结肠镜、全消化道造影及小肠气钡双重造影未能发现病变，疑小肠病变，应行选择性血管造影检查。选择性血管造影检查对发现病变部位及性质有很大帮助。

五、治疗方案及理由

（一）治疗方案

手术：回肠上段可见一外生性生长的球形肿物直径约4cm，切除病变肠段。病理：平滑肌瘤，生长较活跃。

（二）理由

手术切除病变肠段，是治疗该病唯一有效的方法。

随访21年，无复发征象。

六、对本病例的思考

患者反复消化道出血是其唯一临床表现，而消化道出血是小肠平滑肌瘤主要临床表现之一，对不明原因消化道出血，要考虑本病的可能。患者曾两次在外院就诊，行胃镜、消化道造影未见异常，诊断不明。在本院行胃镜、结肠镜，全消化道造影、小肠气钡双重造影、钡灌肠，均未发现病变，可见X线钡剂造影检查对小肠病变的检出率不高。有条件者，在病变出血时行放射性核素和（或）选择性动脉造影检查可以明确出血部位，对明确病变性质也有帮助。选择性动脉造影检查对小肠平滑肌瘤有较高的诊断价值。当然，目前随着胶囊内镜和小肠镜的发展，对小肠疾病的诊断提供了更多检查手段。

（陈伟光　孙　钢）

病例 46 腹胀 3 个月，加重伴腹痛、发热 2 个月

患者，女性，67 岁，于 2007 年 4 月入院。

一、主诉

腹胀 3 个月，加重伴腹痛、发热 2 个月。

二、病史询问

（一）初步诊断思路及问诊目的

患者以腹胀为主要症状，伴随腹痛、发热，提示患者腹腔内存在炎症反应，需要考虑以下几类疾病：感染性疾病、肿瘤性疾病和炎症性肠病等。因此，问诊目的需要尽量明确腹胀、腹痛的性质，伴随的食欲、大便等情况，有无恶心、呕吐；发热的程度和热型，是否伴随畏寒、寒战，有无全身消耗症状如盗汗、乏力、体重下降等。

（二）问诊主要内容及目的

1. 腹胀的部位、程度，与进食以及排便的关系如何？

2. 关于腹痛的问诊内容，主要涉及疼痛的部位、性质、程度、与饮食及排便的关系、加重及缓解因素等。老年女性腹胀伴腹痛、发热，需要怀疑是否存在肠管梗阻。问诊腹痛的性质、加重及缓解因素等尤其重要，可以帮助判断是否是梗阻所致腹部绞痛。

3. 是否伴有纳差、恶心、呕吐、排便习惯改变等消化系统伴随症状？

4. 发热的时间、程度、热型如何？是否需用退热药物？

5. 是否有全身消耗症状如乏力、盗汗、消瘦等？

6. 曾做过什么检查，如腹部 B 超、CT、胃镜、结肠镜等？

7. 曾采取的治疗措施以及疗效如何？

（三）问诊结果及思维提示

2007 年 1 月，患者无诱因出现腹胀，进食后明显，无腹痛，活动后症状可以稍缓解，伴有食欲下降，每日进食约平时 1/3 左右，大便习惯改变（由 1～2 次/日变为 1 次/2～3 日），大便较前干燥，呈球状，难以排出，大便量减少。无黑便、黏液脓血便，便中无食物残渣，有肛门排气，无恶心、呕吐、反酸等不适。应用吗丁林等药物治疗，症状无明显缓解。2007 年 2 月患者腹胀加重，同时出现中上腹及左下腹疼痛，呈持续性胀痛，阵发加重。不向其他部位放射，夜间疼痛明显，影响睡眠，偶有夜间痛醒。按压或取左侧蜷曲体位时疼痛稍减轻。进食后疼痛加重，排便或排气后疼痛症状稍减轻。伴有发热，体温最高 38.5℃，多于午后达高峰，可自行降至正常。夜间盗汗明显，乏力较重。就诊于当地医院查肝功：LDH 296U/L，余正常；ESR 54mm/h；AFP、CA19-9 正常。腹部 B 超：腹主动脉、肠系膜上动脉内壁光滑，少量腹水。腹部 CT、盆腔 MRI 示肝左叶血管瘤可能，子宫肌瘤，盆腔积液。胃镜：慢性萎缩性胃炎，十二指肠球炎。结肠镜：直肠、乙状结肠慢性充血、水肿，散在少许糜烂，有较多白色黏液。予以抗感染治疗（具体不详），上述症状无明显缓解。为进一步诊治就诊于我院。发病以来，睡眠差，食欲明显下降，精神紧张，焦虑，无咳嗽、咳痰，无尿频、尿急、尿痛等不适。体重下降 10kg。既往史：高血压病史 6～7 年，服用尼群地平（10mg 1 次/日）控制血压满意。30 年前"甲状腺功能亢进"行甲状腺切除术。否认结核、糖尿病、冠心病史。个人史、婚育史、家族史：无特殊。

思维提示：通过问诊基本明确：①主要症状为进行性腹胀以及中上腹和左下腹痛，进食后加重；②伴有食欲减退、排便困难，无恶心呕吐；③午后中等程度的发热；④有盗汗、乏力、消瘦等全身消耗症状；⑤腹部影像学检查和胃镜、肠镜检查未发现明确病因；⑥普通的抗感染治疗无效。

根据患者的初步问诊结果，以腹胀、腹痛、排便困难为主要症状，提示有不全肠梗阻的可能，伴有发热、消瘦等主要表现，诊断应考虑腹腔内感染、肿瘤、炎症性肠病等疾病。结合检查结果，提示腹腔内实质脏器（肝、胆、胰、脾、肾）疾病的可能性不大，着重应考虑空腔脏器的问题，结合外院胃镜和肠镜未见特殊异常，重点应排除小肠的疾病，即肠结核、克罗恩病以及肿瘤。

三、体格检查

（一）重点检查内容和目的

患者的主要症状是腹胀、腹痛，重点应注意腹部体征，主要是压痛的部位、程度、有无反跳痛，有无腹腔积液，有无包块，肠鸣音有无减弱或亢进。另外患者有发热，应注意有无皮疹，关节肿胀、压痛，全身浅表淋巴结和肝脾有无肿大等详细的全身查体。

（二）体格检查结果及思维提示

T 37.5℃，P 80次/分，R 18次/分，BP 120/80mmHg。营养稍差，神清合作。皮肤黏膜苍白，浅表淋巴结不大。心肺未及异常。腹软，中上腹、左下腹轻压痛，无肌紧张、反跳痛，左下腹可疑包块，直径约3cm，边界不清，肝脾肋下未及，肠鸣音无减弱或高亢。肛诊未见明显异常。

思维提示：体格检查结果提示患者左下腹压痛和可疑包块，同时有消瘦、贫血等消耗表现。重点应检查小肠，行小肠造影，必要时行小肠镜检查，同时应完善结核、肿瘤方面的一些筛查（如PPD、血清肿瘤标志物等）。

四、实验室和影像学检查

（一）初步检查内容及目的

1. 血常规　了解有无贫血及其严重程度。

2. 便常规、便潜血　了解有无少量消化道出血。

3. ESR、CRP　炎症指标，了解有无炎症反应及其严重程度。

4. PPD试验、肿瘤标志物和自身抗体等免疫指标　有助于除外结核病、恶性肿瘤和自身免疫病。

5. 腹部CT　了解腹腔内有无包块。

6. 小肠造影　了解小肠有无病变。

7. 结肠镜　了解末段回肠有无病变，同时可以进一步除外结肠的病变。

8. 小肠镜　进一步明确有无小肠病变，并可取活检。

（二）检查结果及思维提示

1. 血常规　WBC 7.06×10^9/L，HGB 91g/L，MCV 74.5fl，MCH 24.1pg，MCHC 323g/L，PLT

325×10^9/L。

2. 便常规和便潜血　潜血(+)×3 次。

3. ESR 70～81mm/h，CRP 66.1～39.6mg/L。

4. PPD(-)。CEA、CA50、CA242、CA19-9 正常。ANA、抗 dsDNA、ACL 均(-)。

5. 腹部 CT　左下腹结肠壁局限性增厚。

6. 小肠造影　第 2、3 组小肠交界区肠腔内充盈缺损，黏膜不光滑，局部肠管形态较固定。

7. 结肠镜　未见异常。

8. 小肠镜　第 3 组小肠黏膜散在 3 处较大溃疡，呈环形，大小约(0.4～0.8cm)×(0.6～1.2cm)，底覆薄白苔，溃疡边缘黏膜呈环形隆起，充血明显，质软，溃疡间小肠黏膜光滑，未见异常。活检病理回报：小肠炎性渗出物及小肠黏膜重度急性及慢性炎。

思维提示：重要的检查结果有：①小细胞低色素性贫血；②多次便潜血(+)；③炎症指标增高；④第 3 组小肠可见散在 3 处较大环形溃疡；病理提示黏膜重度急慢性炎症。结合病史和上述检查结果，消化道失血致缺铁性贫血基本明确，病变位于近段小肠。患者老年女性，有午后发热、盗汗等结核中毒症状，ESR、CRP 明显升高；小肠镜提示为小肠环形溃疡，活检炎症；综合考虑提示肠结核可能性大。建议先予诊断性抗结核治疗，观察患者症状及炎性指标变化。

五、治疗方案及理由

(一) 方案

加用异烟肼、利福平、乙胺丁醇、吡嗪酰胺抗结核治疗。

(二) 理由

患者临床疑诊结核，但没有找到抗酸杆菌或发现干酪样肉芽肿等结核的病原学或病理学证据，需要结合诊断性抗结核治疗的疗效来明确诊断并决定进一步的治疗方案。

六、治疗效果及思维提示

治疗一周后患者发热、乏力、盗汗等症状无明显变化，ESR 未降。且出现恶心、呕吐并进行性加重，排气排便减少，伴腹部胀痛，腹部平片见不全肠梗阻。给予禁食、胃肠减压、补液、静脉营养、口服食用油、灌肠等治疗，症状缓解不明显，且体温升高、血象升高，予胃肠减压，改静脉抗结核药(异烟肼、丁胺卡那霉素)。保守治疗 2 周梗阻症状无缓解，胃肠减压引流量大，血白蛋白下降。

思维提示：诊断性抗结核治疗约 3 周无效，患者出现肠梗阻并进行性加重，保守治疗无缓解，没有时间再进一步观察抗结核治疗的疗效，由于治疗时间短，目前尚不能完全除外肠结核的诊断。因肠梗阻需要外科介入，剖腹探查除了解除梗阻外，也有助于明确病因。

七、调整治疗方案及疗效

(一) 新方案

手术剖腹探查，术中见“距屈氏韧带约 100cm、120cm、130cm、140cm 处空肠环形狭窄，近端空肠扩张明显;距屈氏韧带约200～220cm处小肠环形缩窄、粘连内瘘形成;大网膜与小肠、肠壁粘连明显"行粘连松解,病变小肠段切除,大网膜切除术。术后病理:(小肠)非霍奇金淋巴瘤(T细胞性)。术后化疗:第1程CHO方案(因手术后时间短,未用泼尼松);第2程CHOP方案。

(二) 疗效

患者无腹胀、腹痛、恶心、呕吐、发热等不适主诉,每日少量多餐,精神、饮食、睡眠好。查体:心肺未及异常。腹软,无肌紧张、压痛、反跳痛,肝脾肋下未及,移动性浊音(-),肠鸣音正常。

最终诊断:小肠非霍奇金淋巴瘤(T细胞型,Ⅳ期B)。

八、对本病例的思考

小肠的长度占整个胃肠道的75%,但小肠肿瘤仅占胃肠道肿瘤中的3%～6%,小肠恶性肿瘤为胃肠道恶性肿瘤中的1%,比较罕见。小肠肿瘤常见的临床表现为腹痛、便血、腹部包块以及全身症状(发热、消瘦、乏力、贫血等),可并发肠梗阻和肠穿孔。由于小肠肿瘤的症状和消化系统其他疾病的症状相似,且小肠不易检查,故容易漏诊。

本例患者多次便潜血(+),在胃镜和结肠镜没有明确发现时应警惕小肠疾病,入院后积极行小肠造影和小肠镜检查,确定病变部位。结合临床表现考虑肠结核可能,给予诊断性抗结核治疗。由于小肠镜下活检仅能取黏膜活检,组织标本小,所以病理仅发现急慢性炎症,而淋巴瘤的诊断有时需要反复活检才能明确,受病变部位的限制,较难重复并行大活检。随着病情进展患者出现肠梗阻,保守治疗无效,积极创造条件进行剖腹探查,最终明确诊断为非霍奇金淋巴瘤。因此,对于诊断不明确且内科治疗无效的病例,应积极剖腹探查以明确诊断。

(费贵军　孙　钢)

病例47　间断鲜血便2个月

患者，女性，42岁，于2010年1月20日就诊于消化科门诊。

一、主诉

间断鲜血便2个月。

二、病史询问

（一）初步诊断思路及问诊目的

对于疑有消化道出血的患者，诊治过程中须依次考虑以下问题：①能否肯定是消化道出血：需排除咯血、口腔或鼻咽部出血、肛周出血、检验误差等。②出血量有多大：可根据病史和生命体征变化进行初步判断，一般而言，丢失15%的血容量可造成头晕、心悸和心动过速，丢失25%的血容量可造成体位性低血压，而损失30%～40%的血容量可造成失血性休克。③出血部位在哪里：一般而言，先呕血后黑便者，出血多在胃和食管；严重黑便或鲜血便却无呕血者，出血部位应在幽门远端；鲜血便多系下消化道出血，但短时间内上消化道大量出血也可表现为鲜血便；左半结肠出血通常不会形成黑便。④出血病因是什么：上消化道出血最常见于溃疡病，其特点是先腹痛，后出血，出血后由于胃酸得到一定的中和，故腹痛可有减轻。大量呕血者需考虑食管胃底静脉曲张破裂；下消化道出血多见于肿瘤、息肉、炎症性肠病和血管畸形等。⑤是否仍有活动性出血：有无反复呕血或黑便，生命体征是否稳定，胃管引流液性状如何，肠鸣音是否仍然活跃，血红蛋白是否继续下降，以及血尿素氮是否进行性升高等均有助于判断。

（二）问诊主要内容及目的

1. 鲜血便的特点是什么？

鲜血便不同于黑便，后者提示上消化道出血的可能性更大（敏感性71%，特异性88%）。首先要询问鲜血便的次数和总量，以估计出血的严重程度。鲜血便的性状必须详加询问，若鲜血出现于排便终末，且不与粪便混合，则提示直肠和肛管病变可能性大；反之，若鲜血与黄色粪便完全混合，则高度提示结肠出血，且以左半结肠可能性更大（已有黄色粪便形成），若出血突发突止，病程反复，时间较长，则血管源性病变可能性相对较高。若粪便全系鲜血，且出血速度较快，则上消化道出血亦不能完全排除，但此种情况相对少见。有研究指出，鲜血便对于下消化道出血的敏感性虽仅有46%，但特异性高达90%，阳性似然比4.6，阴性似然比0.6。

2. 腹部有何伴随症状？

鲜血经肠道下泻时，常伴有腹部痉挛性疼痛，排便后缓解。若伴有恶心、呕吐咖啡渣样物等表现，则仍应考虑上消化道出血。伴有局限性腹痛、腹胀、腹部包块者，需考虑炎症性肠病，肠结核虽然较少导致鲜血便，但文献亦曾有过报道。鲜血便伴有肠梗阻表现者，应高度怀疑恶性肿瘤，例如结肠癌。有里急后重者，应当立即做直肠指诊检查，有可能马上诊断直肠癌。伴有腹水、黄疸等慢性肝病表现的患者，应考虑门静脉高压所致出血。

3. 全身有何伴随症状？

随着出血量的增多，会引起机体一系列的代偿反应，表现为心率增快、心悸、头晕、体位性低血压等，若一次出血量大，超出了机体代偿的范围，即可引起低血容量性休克，除上述表现外，还可出现少尿和意识障碍。鲜血便伴发热者，需考虑炎症性肠病、淋巴瘤、缺血性肠病以及感染性肠炎等。

4. 既往有何病史？

消化道出血可能是某些系统性疾病在局部的一个表现，了解患者病情的“背景”，有时对于诊断极为有利。例如，全身严重动脉粥样硬化的老人，突然出现腹痛、鲜血便和发热，应首先考虑缺血性结肠炎。既往严重肝病的患者出现消化道出血，除了食管、胃底静脉曲张外，还要考虑到门静脉高压性胃肠病。长期服用阿司匹林等NSAIDs的患者，尤其是老年人，易患药物性胃肠道黏膜损伤，从而导致出血。华法林、低分子肝素以及组织纤溶酶原激活剂等抗凝、抗栓药物也增加消化道出血的风险。曾接受盆腔放疗的患者，结直肠也可能会因“放射性肠炎”而出血。近期曾接受内镜下治疗（例如息肉电切除）或肠道手术的患者，出血有可能与治疗因素有关。随着上述治疗手段应用的日益频繁，此类“医源性”消化道出血的风险不容低估。

5. 有何家族史？

消化道恶性肿瘤、息肉等疾病有一定的遗传倾向，故消化道出血的患者应当仔细了解家族史。一旦患者确诊某些遗传性疾病（例如Gardner综合征），须建议其直系亲属做相应筛查。

（三）问诊结果及思维提示

患者2个月前无诱因出现排便次数增多，2～3次/日，为成形软便，有间歇性鲜血便，每次约100～200ml。无腹痛、恶心、呕吐、呕血、里急后重等表现，不发热。外院结肠镜检查发现降结肠、乙状结肠多发息肉（100余枚）。家系调查发现患者母亲以及哥哥均患有此病。进食尚可，体重基本平稳。既往无慢性肝胆疾病史。否认近期用药史。无烟酒嗜好，无消化道肿瘤及病毒性肝炎家族史。一年前行常规体检，自述粪便潜血“（+）”。

思维提示：中青年女性，下消化道出血诊断明确，结肠镜是下消化道出血的首选检查，对于病因诊断有着重要意义，有时还能实现在内镜下控制出血，甚至根治病变（例如镜下息肉切除）的目的。本例外院已行结肠镜检查，发现多发结肠息肉（超过100枚），应高度怀疑家族性腺瘤性息肉病（familial adenomatous polyposis，FAP）。FAP往往在青春期或青年期发病，到了40～50岁左右出现息肉恶变。大多数FAP患者可以没有症状。早期症状多为腹泻、便血和腹痛等，以后可以逐步出现贫血、消瘦和肠梗阻等症状。FAP患者的整个大肠均有多发性腺瘤，多数有蒂，息肉数从100到数千不等，体积可从黄豆大小至直径数厘米不等，结肠镜容易观察到其特征性表现，诊断并不困难。

1950年Gardner发现FAP尚有广泛的结肠外病变，故将此类FAP单列出，称Gardner综合征。但随后发现，结肠外病变不限于最初所称的骨瘤及皮肤、皮下组织病，综合起来有：①骨瘤：多见于颅骨、下颌骨及上颌骨，常为多发；②表皮样囊肿：常发生于面部、头皮、肩部及四肢，还有皮肤纤维瘤、皮脂腺囊肿、平滑肌瘤、脂肪瘤等；③牙齿异常：阻生齿，齿囊肿，多生牙等；④结肠外恶性肿瘤：较常见于壶腹部、甲状腺、肾上腺、卵巢等；⑤视网膜色素上皮增生。若无上述表现尚不能排除FAP，若有则对诊断较为有利。

因此，就本例而言，在高度怀疑诊断为FAP之后，后续临床工作还需考虑几个问题：①有无结肠外表现；②本例息肉是否已经恶变；③本例是否应当接受肠切除手术；④有无手术的条件；⑤是否需要对其直系亲属进行结肠镜筛查。

三、体格检查

（一）重点检查内容和目的

本例须密切注意生命体征变化，估计大致出血量，体检时注意有无 FAP 的肠外表现。通过肠鸣音是否活跃，判断是否有活动性继续出血。警惕与 FAP 并发的恶性肿瘤。对于所有怀疑下消化道出血的患者，均需做直肠指诊。

（二）体格检查结果及思维提示

T 36.5℃，R 20 次/分，P 98 次/分，BP 110/70mmHg。慢性病容，贫血貌。未见皮肤异常病变，未见肝掌、蜘蛛痣。浅表淋巴结无肿大。心脏未闻及病理性杂音，双肺查体（-）。腹部平软，全腹无压痛、反跳痛和肌紧张，肝脾肋下未及，移动性浊音（-），肠鸣音正常。双下肢不肿。直肠指诊：未及异常，指套退出无血染。

思维提示：体检除了消化道出血导致心率增快和贫血外，没有发现特殊的阳性体征。无慢性肝病的证据，也不支持直肠癌。由于并非所有 FAP 患者均有上述胃肠外表现，例如最常见的软组织肿瘤发生率也仅有 60%，故未出现这些胃肠外症状或体征，并不能否认 FAP 的诊断。

四、实验室和影像学检查

（一）初步检查内容及目的

1. 血常规　了解贫血严重程度，有无血小板下降等加重出血的因素，活动期消化道出血的患者常有白细胞升高。

2. 粪便常规　尽管已有明确的鲜血便，但是粪便常规检查仍然有意义，包括：①确证消化道出血的存在；②若粪便中有大量白细胞，则炎症性病变（例如感染性结肠炎）的可能性明显增加。

3. 凝血酶原时间　一定程度上反映肝脏合成功能，了解有无加重出血的因素。

4. 肝肾功能　以除外慢性肝肾疾病，两者均明显增加消化道出血的风险。

5. 结肠镜　虽然外院 1 个月前已经完成结肠镜检查，但当时由于条件所限，未取病理。此次重复结肠镜检查的目的包括：①进一步明确出血部位和原因；②评估息肉是否已有恶变；③必要时内镜下争取止血。FAP 之诊断主要靠结肠镜检及病理检查。随着年龄增长，息肉数目往往会增加，体积变大，数目 300～3000 个不等，常以 100 个与多发性腺瘤为数目分界线。

6. 胃镜　FAP 患者勿忽略上消化道的内镜检查，原因在于胃各处特别是体上部、穹隆部可见散在性粟粒状白色隆起（息肉）存在，十二指肠 90% 可见到白黄色小隆起，甚至小肠也有类似所见。

7. 基因检测　有条件的单位，可以开展 FAP 的基因检测。FAP 是一种典型的常染色体显性遗传疾病，近 50% 的患者家族中可测出有结肠腺瘤样息肉病（APC）基因突变。需要指出的是 APC 基因突变其实不仅发生于 FAP 患者，大约 80% 以上的大肠腺瘤均有 APC 基因突变。正常上皮细胞形成息肉要两个 APC 等位基因同时突变，保留一个野生型 APC 基因足以使细胞正常生长。但是 FAP 患者中 APC 的一个等位基因已经先天性发生了突变，一旦另一个等位基因再突变就会导致大肠腺瘤发生。这就可以解释为什么 FAP 患者比普通人更容易患大肠腺瘤。APC 基因检测的意义在于,若患者该基因(+),则家庭中所有直系亲属均要筛查 APC 基因,阳性者需接受结肠镜的检查和随访,阴性者处理同常人。

若决定手术治疗的患者,还需评估营养状态、心肺功能等。对于接受手术治疗的患者,在结肠镜检查时仔细观察直肠有无息肉甚为重要,因为这关系到手术方式的选择。

（二）检查结果及思维提示

1. 血常规 WBC $4.2\times10^9/L$,中性 0.62,HGB 89g/L,PLT $182\times10^9/L$。

2. 粪便常规及潜血 大量红细胞,潜血(+)。

3. 凝血酶原时间 正常。

4. 肝肾功能+电解质 正常。

5. 结肠镜 可见大量密集分布于全结肠的息肉,直肠尤为多见。形态上从广基逐渐增大为有蒂、球形、梨形密集,有如大杨梅或地毯样,大小自数毫米至 5cm 以上,约为 1000 个左右。结肠镜共摘取 1cm 左右息肉 12 枚,病理:管状腺瘤 6 枚,管状绒毛状腺瘤 2 枚,绒毛状腺瘤 4 枚,其中一枚顶端已有恶变。

6. 胃镜 基本正常。

7. APC 基因突变(-)。

思维提示: FAP 疾病的自然经过可分为潜伏期、腺瘤期及癌肿期三个阶段。一般说来,婴儿期无息肉亦无症状,5～10 岁以后逐渐出现息肉(腺瘤性),20～30 岁症状愈来愈明显,30～40 岁即有部分患者开始癌变。因此,一旦患有 FAP,几乎所有患者都终将癌变,此点已为世界各国学者所共识。因此,FAP 一经确诊以尽早手术为上策。

在息肉尚未癌变之前,很多患者通常难以接受手术治疗,因此又有了药物预防的另一条思路。有临床试验发现 800mg/d(为治疗类风湿关节炎推荐剂量的 4 倍)塞来昔布(Celecoxib),一种选择性的环氧化酶-2(COX-2)抑制剂,可有效地减少 FAP 患者大肠腺瘤的发生。但是目前认为这类药物有严重的心血管副作用,临床应用需谨慎。近来有动物实验发现调脂药阿托伐他汀(Atorvastatin)可增强塞来昔布的抑瘤作用,这样就有可能减少塞来昔布剂量,从而避免相关副作用的发生。

由于本例已有息肉恶变的证据,故只能选择手术治疗。

五、治疗方案及理由

（一）方案

全结直肠切除+回肠造瘘术。

（二）理由

已确诊有癌变者,随诊中息肉体积增大者,息肉直径>2cm 者,便血、腹痛等症状加重者应及时外科手术治疗。手术方法中全结肠切除+回肠直肠吻合术较易被患者接受,但本例直肠亦有大量息肉形成,且已经发生癌变的一处息肉即来自此处,故只能一并切除,并进行回肠造瘘。术前如一般情况较差者,应加强营养、支持治疗措施,为手术创造更好的条件。20 岁以下症状不明显的患者或可暂缓手术治疗,但应密切随访,每半年至 1 年结肠镜检查 1 次。随访中还要注意有无结肠外恶性肿瘤。

六、治疗效果及思维提示

患者术后恢复顺利，进食可，一周后出院。目前正在门诊随访中。

思维提示：通过及时的手术治疗，使得 FAP 的自然史得到干预，从而改善了患者的预后。

七、对本病例的思考

普通人一生有 5% ~6% 的机会患大肠癌，约 30% 的大肠癌发生于大肠癌高危人群中。遗传性家族性息肉病是最典型的大肠癌高危因子。其中，FAP 最早被认识，研究也最为透彻。大约每年有 0.5% ~1% 的新发大肠癌来自 FAP 患者。FAP 的男女比约 1∶1，种族差异不大。FAP 往往在青春期或青年期发病，到了 40 ~50 岁左右出现息肉恶变。通过本例的诊治，我们对于 FAP 的自然史和治疗原则，会有一个更深的认识。

（吴 东　孙 钢）

病例48　间断腹胀6个月，腹泻3个月，加重伴呕吐3日

患者，男性，50岁，于2010年1月入院。

一、主诉

间断腹胀6个月，腹泻3个月，加重伴呕吐3日。

二、病史询问

（一）初步诊断思路及问诊目的

患者为中年男性，慢性病程，以腹胀、腹泻为主要的临床表现，近期病情急性加重，伴呕吐。问诊内容要包括3个主要症状。

腹胀，即腹部膨胀的感觉，可伴有或不伴有可测量的腹围增加。产生腹胀的主要原因有：①消化道内大量气体或液体积聚，常见于胃肠道梗阻、消化吸收不良等；②腹腔内积聚过多气体、液体，如消化道穿孔、大量腹腔积液等；③腹腔内有较大囊性或实性肿物；④腹肌无力；⑤功能性胃肠病，如功能性消化不良、吞气症、功能性腹胀、慢性便秘等。问诊时主要围绕是否伴有腹围增加，是否与进食行为有关，是否伴有恶心、呕吐或排气排便停止，是否伴有腹痛、腹鸣、腹泻及其程度，是否伴有慢性心、肾或肝脏疾病，是否伴有急慢性消耗症状，以及病程特点如何等方面展开。

腹泻按发病机制可分为：渗透性腹泻、分泌性腹泻、渗出性腹泻、胃肠运动功能异常性腹泻。在临床上，通常腹泻并非单一机制所致，而是多种因素共同作用的结果。其问诊要点在于：起病及病程、粪便的性状及气味、便量、加重与缓解因素、是否群体发病、病后一般情况变化等。

呕吐包括反射性呕吐、中枢性呕吐及前庭障碍性呕吐。问诊时除需围绕呕吐本身的特点，如呕吐时间、与进食关系、呕吐物性质外，还要详细问诊伴随症状，包括腹痛、腹泻、发热、黄疸、头痛、眩晕等。

该患者的主要症状均集中在腹部，可能是原发于腹部的疾病引起了这些症状，亦可能是全身系统性疾病在腹部的表现，因此，问诊时除详细询问每个症状的特点及这些症状之间的相关性外，还应问诊全身情况、合并疾病及既往史等。

（二）问诊主要内容

1. 腹胀的部位及病程特点如何？

全腹进行性加重的腹胀，不随排便、排气而缓解，尤其是合并双下肢水肿时，提示腹腔积液；腹腔局部膨隆且位置固定不变，常提示腹腔内肿物；腹胀伴位置固定或不固定性“鼓包”现象（即胃肠型），在进食后加重，排气、排便后缓解，常提示肠梗阻。

2. 腹胀与进食及排气、排便的关系如何？

若腹胀症状在进食后加重，伴排气、排便消失，并可在通便、排气后缓解，则提示存在肠梗阻；若腹胀与进食的性质有关，如进食乳制品、油腻食物或豆制品等食物后加重，则提示可能存在消化吸收不良。

3. 腹泻的特点如何？

腹泻的次数、粪便量及性状有助于判断腹泻的类型及病变部位。分泌性腹泻粪便量常超

过每日1L,禁食后粪便量无明显减少,而渗出性腹泻粪便远少于此量。黏液脓血便常提示病变位于结直肠。粪便中带黏液而无红细胞、白细胞,常见于肠易激综合征。大便奇臭者多存在消化吸收障碍。

4. 腹泻与腹胀的关系如何?

肠梗阻的典型表现是腹胀、腹痛、呕吐及停止排气排便,而腹泻在肠梗阻患者中亦不少见,尤其是假性肠梗阻患者,与肠道细菌过度生长、菌群移位等因素有关。此类患者多腹胀在先,腹泻在后。

5. 呕吐物的性质如何?

了解呕吐物的特征及呕吐物性状、气味有助于判断呕吐物的来源,从而推测消化道梗阻部位。例如,呕吐物带发酵、腐败气味提示胃潴留,带粪臭味提示低位小肠梗阻、肠-胃瘘,呕吐物不含胆汁表明梗阻水平在十二指肠乳头以上,无酸味者可能为贲门狭窄或贲门失弛缓症所致呕吐。

6. 起病前有何诱因?

了解起病前是否存在手术与创伤、特殊饮食摄入、用药(包括抗生素、生长抑素、镇痛剂、解痉剂)等,一方面有助于病因诊断,另一方面在制订治疗方案时应注意避免相应的诱因。

7. 病程中曾接受哪些治疗?疗效如何?

了解病程中各种治疗的疗效有助于判断病因及确定进一步治疗方案。例如,抗感染治疗有效,提示感染性病变;禁食、润肠、通便治疗有效,提示肠梗阻。

8. 既往有何种疾病?是否伴有全身其他系统症状?

很多全身系统性疾病都可累及消化系统,如系统性自身免疫病、内分泌系统疾病、血液系统疾病、中毒等。详细了解既往史及目前伴发的全身其他系统症状将有助于疾病病因的判断。

(三)问诊结果及思维提示

患者6个月前无明显诱因出现腹胀,为全腹胀,无恶心、呕吐、发热、腹痛、腹鸣、腹泻,排便习惯由平素1次/日变为1次/2~3日,为成形褐色软便,排便、排气后腹胀可缓解1~2小时。腹胀症状逐渐加重,严重时腹部呈球形膨隆,服用中药,效果不明显。3个月前出现腹泻,大便3~10次/日,为黄色稀水样便,量800~1000ml/d,无黏液及脓血,不含油滴及未消化食物,无恶臭,不伴发热。当地医院查血常规、肝肾功能、粪便常规、潜血(-),多次粪便细菌培养(-)。腹部超声检查示肠腔胀气、扩张明显。立位腹部平片示腹部肠腔明显积气、扩张伴多个高低不等宽大气液平面。诊断"肠梗阻",给予禁食水、胃肠减压、灌肠通便等治疗,腹胀、腹泻症状可缓解,恢复进食后症状反复。3日前患者腹胀症状明显加重,并出现恶心、呕吐5次,呕吐物为胃内容物,有粪臭。患者发病以来,无皮疹、关节肿痛、口腔溃疡,体重下降20kg。既往无手术史、外伤史,无长期用药史,无食物及药物过敏史。

思维提示:通过问诊明确患者以腹胀、腹泻为主要症状,严重时伴恶心、呕吐,立位腹部平片显示肠梗阻征象,粪便镜检及培养未见明显异常,禁食水、胃肠减压及灌肠通便治疗可缓解症状。综合上述特点,诊断首先考虑为肠梗阻。但病程中频繁出现的腹泻症状无法用常见的肠梗阻解释。对于每一位拟诊肠梗阻的患者,均应明确以下问题:梗阻部位?急性抑或慢性?单纯性抑或绞窄性?完全性抑或不完全性?机械性、动力性抑或血运性?在此基础上进一步明确病变的性质。综合问诊资料,考虑该患者为慢性低位不完全性肠梗阻。

三、体格检查

(一) 重点检查内容和目的

体格检查时除系统全身检查外,应注意腹部膨隆是否对称,是否可见胃肠型、蠕动波,肠鸣音是否亢进或减弱,有无压痛、反跳痛,是否可触及包块,是否存在移动性浊音。肛门直肠指检是必查项目,应注意有无肛周脓肿、肛门括约肌紧张度如何、有无直肠肿物或粪块等。

患者病程中因肠梗阻影响进食,加之频繁腹泻,体格检查时应注意生命体征,计算体重指数。

(二) 体格检查及思维提示

T 36.5℃,R 16 次/分,P 80 次/分,BP 110/70mmHg,BMI 18.5kg/m^2。体型消瘦,锁骨上淋巴结(-),双肺清,心音正常。全腹对称性膨隆,上腹可见肠型,未见蠕动波,全腹无肌紧张,无压痛、反跳痛,未触及包块,肝脾肋下未及,肠鸣音减弱,2 次/分,移动性浊音(-)。肛诊未发现异常。

思维提示: 体格检查全腹无压痛、反跳痛及包块,提示肠梗阻为单纯性,而非绞窄性;全腹膨隆,上腹部可见肠型,但无蠕动波,不伴肠鸣音亢进,不支持机械性梗阻。患者病程中频繁的腹泻症状亦可用动力性肠梗阻解释,但动力性肠梗阻的诊断必须建立在除外机械性肠梗阻的基础上。梗阻部位尚难确定。进一步需要进行实验室和影像学检查来明确诊断。

四、实验室和影像学检查

(一) 检查内容及目的

1. 血常规、肝肾功能、电解质 了解有无贫血、低白蛋白血症、电解质紊乱,特别是低钾血症,有助于评估一般情况。

2. 粪便常规和潜血 了解粪便性状,镜检是否有红细胞、白细胞,有无潜血。

3. 粪便找阿米巴滋养体、细菌培养 除外慢性感染性腹泻。

4. ANCA 和 ASCA 这二项抗体检查(-)有助于排除炎症性肠病的诊断。

5. 肿瘤标志物,包括 CEA、CA242、CA19-9 等,有助于寻找肿瘤证据。

6. 立位腹部平片 在症状加重时检查更有意义,通过肠腔扩张和液气平面的部位、扩张肠管皱襞形态等帮助判断梗阻部位。

7. 结肠镜 明确是否存在结肠梗阻。

8. 小肠钡剂造影 可明确小肠的结构异常以及动力情况。但对于梗阻症状严重的患者,存在大量钡剂残留肠腔、加重肠梗阻的风险,因此应慎重选择,必要时可用稀钡剂(如 40% 硫酸钡),造影后口服石蜡油促进钡剂排出。

9. CT 小肠重建 可明确小肠是否存在梗阻性病变,同时可显示肠壁及肠外病变。小肠钡剂造影和 CT 小肠重建均为针对小肠的检查,应根据患者的实际情况选择。

10. 腹盆腔 CT 平扫加增强 明确是否存在腹盆腔内占位性病变。

11. 腹腔血管彩色多普勒超声 明确是否存在血栓栓塞性病变。

（二）检查结果及提示

1. 血常规、肝肾功能能、电解质、血糖　HGB 120g/L，Alb 40g/L，K^+ 4.2mmol/L，Glu 6.0mmol/L。

2. 粪便常规和便潜血　未见红细胞、白细胞，潜血(-)。

3. 粪便找阿米巴滋养体、细菌培养　未见寄生虫卵及致病菌。

4. ANCA 和 ASCA　均(-)。

5. 肿瘤标志物　CEA、CA242、CA19-9 均正常。

6. 立位腹部平片　小肠积气扩张，伴多个宽大液气平面。

7. 结肠镜　进镜至回盲部，结肠及直肠未见明显异常。

8. 小肠钡剂造影　胃蠕动功能差，小肠各段显影缓慢，黏膜清楚，未见明显破坏，管壁柔软，钡剂排空缓慢，可见少量钡剂滞留现象，回盲瓣显示形态结构无明显改变。

9. CT 小肠重建　鉴于小肠钡剂造影已明确显示患者的小肠情况，未再安排此项检查。

10. 腹盆腔 CT 平扫加增强　多发肝囊肿，小肠积液、扩张，未见其他异常。

11. 肠系膜动静脉血管彩超　未见异常。

思维提示：综合各项影像学检查结果，提示小肠弥漫性扩张伴排空减慢，无机械性梗阻的证据。据此，可诊断为慢性假性小肠梗阻。

慢性假性肠梗阻(chronic intestinal pseudo-obstruction，CIP)是由肠道肌肉或支配这些肌肉的神经病变引起的运动障碍性疾病，患者表现为肠梗阻的症状和体征，但无机械性梗阻的证据。根据病因将 CIP 分为原发性和继发性。原发性由肠道平滑肌或神经本身疾病引起，例如：家族性内脏神经病、散发性内脏神经病。继发性是其他疾病引起的肠道平滑肌或神经损害，常继发于进行性系统性硬化症、皮肌炎、系统性红斑狼疮、嗜酸性粒细胞性胃肠炎、淀粉样变、进行性肌萎缩、帕金森病、糖尿病、甲状腺疾病、甲状旁腺功能减退、严重低血钾、某些病毒(如 CMV、EB 病毒)感染，一些药物(如酚噻嗪类、三环类抗抑郁药、阿片类等)也可影响肠道动力表现为假性肠梗阻。

继发性 CIP 通过对原发病的治疗可改善肠梗阻症状，原发性 CIP 目前尚无有效治疗方法，对症治疗效果不佳。因此，对于 CIP 患者，应积极寻找原发疾病的线索。对该患者应进一步完善自身抗体、血清免疫电泳、小肠黏膜活检、甲状腺及甲状旁腺功能、CMV 及 EBV 抗体等检查。

检查结果：ANA、抗 ENA、抗 Scl-70 均(-)；血清免疫电泳未见 M 蛋白；甲状腺及甲状旁腺功能正常；CMVpp65(-)，EBV-IgM(-)；小肠黏膜活检提示慢性炎症，刚果红染色(-)。

追问病史：无酚噻嗪类、三环类抗抑郁药、阿片类药物应用史。

综上所述，该患者确定诊断为原发性慢性假性小肠梗阻。对诊断原发性假性肠梗阻的患者，如果有条件，可安排小肠或结肠道压力测定，帮助明确病变累及部位、判断病变为肌源性或神经源性。

五、治疗方案及理由

（一）治疗方案

1. 急性发作期　禁食、禁水，胃肠减压和(或)肛管排气，静脉输液，保持水和电解质平衡。

2. 非急性发作期

（1）给予低脂肪、低纤维、低乳糖、富含维生素的饮食，少食多餐。

（2）口服抗生素：如甲硝唑或喹诺酮类。

（3）促胃肠动力药：如甲氧氯普胺或多潘立酮或莫沙必利，疗效常不满意，必要时可适当增加剂量，如：多潘立酮（20mg 3次/日）或莫沙必利（10mg 3次/日）。也可试用红霉素（250mg 3次/日）。

（4）肠道益生菌：培菲康（420mg 3次/日）或枯草杆菌肠球菌二联活菌（美常安）（0.5g 3次/日）。

（5）消胀药物：西甲硅油1～2ml按需服用。

（二）理由

患者此次因腹胀加重，伴呕吐入院，属于肠梗阻的急性发作期，应按照肠梗阻的治疗原则给予禁食水、胃肠减压、肛管排气及静脉营养治疗。这些可减轻腹胀症状，减少肠腔内细菌和毒素，改善肠壁血液循环，改善全身情况。急性发作控制后可逐渐恢复进食。口服抗生素对肠道细菌过度生长引起的腹泻有效。肠道益生菌有助于建立肠道正常菌群，加强黏膜屏障，注意要与抗生素使用错开时间。促动力剂通过各种机制改善肠道运动。因该患者病变范围累及全小肠，即使保守治疗疗效不佳，也无法选择手术治疗。

六、治疗效果及思维提示

患者的急性肠梗阻症状经治疗后迅速缓解，腹围明显减小，肠鸣音亦有所恢复。但逐渐增加进食后症状反复。莫沙必利（10mg 3次/日）疗效欠佳。遂加用红霉素（250mg 3次/日），并嘱患者严格控制饮食质量。

思维提示：对于原发性假性肠梗阻，目前尚无有效的治疗方法，以促动力剂为主的治疗方案疗效常不满意。饮食控制在治疗过程中处于重要地位，对不能耐受一般饮食的患者，可考虑应用肠内营养制剂，若仍无法耐受，只能选择静脉营养。另外，应避免导致肠动力进一步减低的诱发因素，如低钾血症、钙拮抗剂等。

七、对本病例的思考

慢性假性肠梗阻属少见病，因其有机械性肠梗阻常见的腹胀、呕吐等症状，常被误诊为机械性肠梗阻，甚至进行剖腹探查。鉴别诊断首先建立在详细询问病史的基础上。大多数假性肠梗阻患者伴有腹泻症状，或表现为便秘、腹泻交替，腹泻与肠道细菌过度生长有关。腹泻在机械性肠梗阻时少见。此外，机械性梗阻时腹痛症状常更突出，并伴腹鸣，而假性肠梗阻时多无明显腹痛，且肠鸣音减弱。

对任何诊断慢性假性肠梗阻的患者，应广泛排查寻找原发病、病因，包括自身免疫病、内分泌系统疾病、肿瘤、神经系统疾病、血液系统疾病、药物因素等，甚至铅中毒亦可导致假性肠梗阻。继发性假性肠梗阻可通过治疗原发病来缓解症状，而原发性假性肠梗阻目前无特效治疗，预后差。

（舒慧君　方秀才）

病例 49　上腹痛 1 年半

患者,女性,68 岁,于 2007 年 5 月入院。

一、主诉

上腹痛 1 年半,加重半年。

二、病史询问

(一) 初步诊断思路及问诊目的

患者以慢性腹痛为主要症状,病因复杂多样,包括腹腔内脏器的慢性炎症、消化性溃疡、空腔脏器的扭转或不全梗阻、实质脏器的包膜张力增加、慢性缺血、肿瘤压迫及浸润、胃肠神经功能紊乱等。因此,问诊目的需要尽量明确腹痛的发病经过、部位、性质、与体位的关系、加重及缓解因素,伴随的食欲、排便等情况;有无恶心、呕吐、呕血、便血等消化系统伴随症状;有无全身症状如发热、乏力、消瘦等。

(二) 问诊主要内容及目的

1. 关于腹痛的问诊内容,主要涉及疼痛的部位、性质、程度、与饮食及排便的关系、加重及缓解因素等。本例为老年人慢性腹痛,尤其需要警惕胃肠道肿瘤、肠道缺血等原因。需要问诊时明确腹痛是否为空腔脏器梗阻所致绞痛性腹痛;进食后是加重还是缓解,这对于腹痛病因的诊断有不同的提示意义。

2. 是否伴有纳差、恶心、呕吐、排便习惯改变、呕血、便血等消化系统伴随症状?

单纯腹痛的症状常不能鉴别疼痛的病因,必须结合伴随症状以协助诊断。伴有恶心呕吐的常提示为食管、胃或胆道疾病,呕吐量大提示胃肠梗阻可能;伴腹泻提示为肠道急慢性炎症、吸收不良、胰腺疾病、慢性肝脏疾病;伴呕血和(或)黑便常为上消化道出血,见于消化性溃疡或出血糜烂性胃炎;伴鲜血便常为下消化道出血,见于炎症性肠病、结直肠癌等。

3. 是否有全身症状如发热、乏力、消瘦等?是否有胸闷、胸痛、疼痛与活动是否相关?

伴发热常提示为炎症、自身免疫病和恶性肿瘤。老年患者反复上腹痛,还应警惕冠心病可能,应注意问诊相关内容。

4. 曾做过什么检查,如常规化验(血常规、尿常规、粪便常规、肝肾功能等)、腹部 B 超、CT、胃镜、结肠镜等?

5. 曾采取的治疗措施以及疗效如何?

(三) 问诊结果及思维提示

患者 2005 年 9 月开始出现上腹部疼痛,主要位于剑突下,进食约半小时后明显,可持续 1 ~2 小时,严重时需用哌替啶止痛。无恶心、呕吐、反酸、烧心、呕血、黑便、腹泻、便秘等伴随症状。大便 1 次/2 天,为黄色成形软便。服用胃黏膜保护剂无效。2006 年 11 月患者腹痛次数增加,进食前后均能出现,疼痛较前剧烈,影响夜间睡眠。外院胃镜提示:胃底溃疡、食管炎、慢性浅表糜烂性胃炎。停用阿司匹林,给予抑酸(奥美拉唑 20mg,2 次/日)和保护胃黏膜治疗一个月,症状无好转。2007 年 1 月以来上述症状进一步加重,有时呕吐胃内容物。复查胃镜提示胃底溃疡及糜烂较前有好转。无发热、咳嗽、咳痰、胸闷、胸痛等不适。先后给予奥美拉唑、多潘立酮和中药治疗,腹痛无好转。2007 年 4 月外院查血常规和肝肾功能均正常,腹部 B

超提示胆囊息肉，胸腹部CT提示胸主动脉、冠状动脉、降主动脉及其分支(包括腹腔干、肝动脉、脾动脉、肠系膜动脉、肾动脉)、髂动脉多发钙化，管腔狭窄。为进一步诊治就诊于我院。发病以来，精神差，因腹痛近半年睡眠差，因进食后腹痛，近半年以软食和流食为主，体重4个月内下降10kg。既往史：2005年4月因头晕检查发现左颈动脉80%狭窄，行支架置入术，术后头晕缓解，术后口服阿司匹林(200mg，1次/日)，至2006年11月自行停用。高血压20余年，收缩压最高200mmHg，长期服用降压药控制血压于150/80mmHg左右。否认冠心病、糖尿病史。血脂情况不详。个人史：吸烟40余年，20支/日，已戒2年。月经、婚育史、家族史：无特殊。

思维提示： 通过问诊基本明确：①主要症状为上腹痛，进食后加重；②近半年症状加重，进食前后均有疼痛，并出现呕吐胃内容物；③外院胃镜提示胃底溃疡和慢性浅表糜烂性胃炎；CT提示多发动脉硬化；④抑酸、保护胃黏膜治疗无效；⑤既往有高血压、颈动脉狭窄、长期大量吸烟史，曾长期服用阿司匹林。

胃溃疡常有进食后上腹痛。患者胃底溃疡经抗溃疡治疗后好转，但临床症状没有缓解。还需要考虑其他餐后上腹痛的原因，如胆囊疾病、胰腺疾病、缺血性肠病、横结肠肿瘤、NSAIDs相关性急性胃黏膜损伤等。结合多种动脉硬化危险因素、既往颈动脉硬化伴供血不足病史、以及外院的诊治经过，尤其是CT检查发现多发动脉硬化，患者餐后上腹痛的原因应重点考虑缺血性肠病。

三、体格检查

(一) 重点检查内容和目的

患者的主要症状是上腹痛，重点应注意腹部体征，主要是压痛的部位、程度、有无反跳痛，有无腹腔积液，有无包块，肠鸣音有无减弱或亢进。另外，患者有多发动脉硬化，应注意腹部有无血管杂音。

(二) 体格检查结果及思维提示

T 36.5℃，P 78次/分，R 16次/分，BP 130/70mmHg。心肺未及异常。腹软，中上腹轻压痛，无肌紧张、反跳痛，肝脾肋下未及，肠鸣音活跃，4～6次/分，脐上可闻及柔和收缩期血管杂音。肛诊未见明显异常。

思维提示： 体格检查发现中上腹压痛，脐上有血管杂音。结合病史考虑应完善以下辅助检查：腹部血管超声，必要时行血管造影以除外缺血性肠病；复查胃镜明确有无食管炎或胃黏膜损伤；肿瘤标志物以筛查肿瘤。

四、实验室和影像学检查

(一) 初步检查内容及目的

1. 血常规、尿常规、便常规和便潜血等常规检查。
2. 肝肾功能和血脂　了解肝肾功能是否正常，有无高脂血症。
3. 肿瘤标志物　筛查肿瘤。

4. 心电图　有无冠心病，排除心绞痛可能。

5. 血管超声　了解有无腹腔干和肠系膜上动脉硬化狭窄，以明确是否为缺血性肠病；评价全身动脉粥样硬化的范围和严重程度。

6. 腹部B超　了解腹部实质脏器有无病变。

7. 胃镜　了解有无反流性食管炎、NSAIDs相关性急性胃黏膜损伤等疾病。

8. 腹部CT+血管重建　进一步了解腹腔内血管的情况。

9. 血管造影　明确血管病变的金标准，同时可以行介入治疗如球囊扩张、放置支架等。

（二）检查结果及思维提示

1. 血常规　WBC $9.08\times10^9/L$，HGB 135g/L，PLT $146\times10^9/L$。尿常规、便常规和便潜血：正常。

2. 肝肾功能正常；血脂：CHO 5.81mmol/L，TG 2.25mmol/L，LDL-C 3.63mmol/L，HDL-C 1.44mmol/L。

3. CEA、CA50、CA242、CA19-9正常。

4. 心电图　Ⅰ、Ⅱ、Ⅲ、avF、$V_5\sim V_6$ ST段压低，Ⅱ、Ⅲ、avF T波低平、双向。

5. 血管超声　双侧颈动脉分叉处多发斑块形成；肠系膜上动脉粥样硬化伴斑块形成，不除外合并狭窄；双肾动脉阻力高。

6. 腹部B超　脂肪肝。

7. 胃镜　慢性浅表性胃炎。

8. 腹部CT+血管重建　腹主动脉及分支广泛管壁钙化、斑块形成，腹腔干根部、肠系膜上动脉及双肾动脉管腔内非钙化斑块形成，管腔轻至重度狭窄。

9. 血管造影　术中见腹部动脉重度钙化，肠系膜上动脉及腹腔干开口重度狭窄并钙化。

思维提示：重要的检查结果有：①高脂血症；②全身多发动脉粥样硬化伴狭窄，包括腹腔干和肠系膜上动脉；③胃镜无特殊发现；没有发现消化系统肿瘤的征象。结合病史和上述检查结果，考虑患者为老年女性，进食后腹痛为主要症状，有高血压、高脂血症、长期大量吸烟等动脉粥样硬化的高危因素，血管造影发现腹腔干和肠系膜上动脉重度狭窄，缺血性肠病诊断明确。

五、治疗方案及理由

（一）方案

1. 血管造影+介入治疗　腹腔干根部行球囊扩张，肠系膜上动脉行球囊扩张和置入支架。

2. 抗凝和抗血小板治疗　介入治疗术后低分子肝素抗凝2天，之后改为阿司匹林300mg 1次/日（长期服用）和氯吡格雷75mg 1次/日（疗程3个月）抗血小板治疗。

3. 降压、降脂治疗　美托洛尔12.5mg，每12小时1次；左旋氨氯地平2.5mg，每12小时1次；阿托伐他汀20mg，每晚睡前1次。

（二）理由

血管造影明确腹腔干和肠系膜上动脉重度狭窄，介入治疗可以解除狭窄，恢复血流灌注，从而缓解肠缺血。术后需要给予抗凝和抗血小板治疗以免支架再狭窄。同时，患者有全身动脉粥样硬化症，应注意控制高危因素如降压、降脂、戒烟等。

六、治疗效果及思维提示

介入治疗后患者腹痛缓解。查体:生命体征平稳。心肺未及异常。腹部平软,无压痛和反跳痛,肝脾肋下未及,肠鸣音正常。

思维提示: 介入治疗后患者腹痛缓解,进一步证实了缺血性肠病的诊断。

七、对本病例的思考

缺血性肠病是一组因小肠、结肠血液供应不足导致的不同程度局部组织坏死和一系列症状的疾病。凡全身循环动力异常,肠系膜血管病变及其他某些全身性或局部疾病引起进入肠管的血流量减少,不能满足肠管的需要致肠壁缺血时,均可发生该病。该病常在一些疾病基础上发生,最多见于心脑血管疾病,如高血压、冠心病、动脉粥样硬化、糖尿病等。据发病机制可分为血管阻塞性缺血和非血管阻塞性缺血两种。前者包括动脉粥样硬化、肠系膜上动脉栓塞及血栓形成、肠系膜上静脉血栓形成这三类疾病。其中动脉粥样硬化是引起肠缺血的最常见病因,病变动脉的横径缩小至正常的2/3以下时,就会出现缺血的症状。小肠缺血常表现为进餐后腹痛,而结肠缺血常表现为腹痛伴血便。

本例患者以进食后腹痛为主要症状,虽然胃镜发现胃部溃疡和糜烂,但抑酸和保护胃黏膜等治疗无效。因此,不能仅满足于已发现的胃溃疡和胃炎的诊断,应进一步寻找病因。对于老年人的慢性腹痛,尤其是伴有吸烟、高血压、高血脂和动脉粥样硬化症的患者,应考虑到缺血性肠病、肠绞痛的可能。一旦疑诊本病,血管超声是最经济简便无创的检查,但敏感性相对较差,可以作为初筛检查。而CT血管重建可以进一步明确有无血管病变。血管造影不但是检查血管的金标准,同时可以对狭窄的血管行介入治疗。

（费贵军　孙　钢）

病例 50　肥胖、右上腹隐痛半年

患者,男性,34 岁,于 2008 年 2 月 24 日就诊于消化科门诊。

一、主诉

右上腹痛半年。

二、病史询问

（一）初步诊断思路及问诊目的

青年男性,主要症状为慢性右上腹痛。鉴别诊断范围较广,需考虑肝脏、胆囊、胃、十二指肠、胰腺、右半结肠、小肠、肾脏、腹腔血管等常见疾病,还需警惕胸膜、肺、心脏等胸腔病变,少数系统性疾病也可能以腹部症状为突出表现,例如尿毒症、甲亢、重金属中毒、卟啉病等。详实、全面而有条理的病史对于腹痛有重要的诊断意义。为防止遗漏,询问腹痛症状可按照 PQRST 的顺序进行,即 Provoke(诱因),Quality(疼痛性质),Refer & Radiation(疼痛部位,有无放射痛),Severity(疼痛的严重程度),Time(疼痛发生的时间、次数)。以腹痛就诊的门诊患者以功能性疾病居多,但是具有下述情况的患者,则需警惕器质性疾病:年龄>50 岁,黑便,便中带鲜血,体重下降,消化道肿瘤家族史等(报警症状)。除症状外,我们还要了解既往史、个人史和家族史。

（二）问诊主要内容及目的

1. 疼痛有无诱因?怎样才能缓解?

某些疾病所致腹痛常有明显诱因,有利于诊断。以进食为例,餐后腹痛加重可见于胃溃疡、胆囊炎、胰腺炎、缺血性肠病等,进食后腹痛减轻提示十二指肠溃疡。排便前腹痛加重,便后腹痛缓解往往是结肠病变。为缓解疼痛而取屈曲位的患者,病变很可能位于腹膜后。腹痛时喜按的患者应考虑空腔脏器痉挛。疼痛若导致患者在床上不停翻滚,几乎可以除外弥漫性腹膜炎。在弯腰或负重时急起剧烈腹痛,应警惕腹主动脉夹层。

2. 疼痛性质如何?

医生一定要注意倾听,尽量让患者用自己的语言来描述,这对诊断非常重要。若患者形容为"拧"、"扯"、"拽"样腹痛,且阵发性加重,则可能是空腔脏器(胃、肠道、胆道)痉挛,但需警惕血管病变。若是"胀"、"鼓",提示腹压升高或脏器包膜受牵拉,需考虑肠梗阻、腹水、脏器肿大等。若是"刀割"、"针扎"样锐痛,则多见于炎症因素,例如急性胰腺炎,腹膜炎等。当然,由于腹腔病变具有高度复杂性,以及疼痛感受的个体差异较大,腹痛的性质对诊断有提示作用,但并不具有决定性意义。很多患者,尤其是文化水平不高的老年人,甚至难以准确形容腹痛特点,需要医生耐心询问。

3. 疼痛部位,有无放射痛?

综合分析腹痛部位与脏器解剖结构的关系,对于诊断有重要价值,此处不再赘述。放射痛也有一定的意义,腹痛向后背放射提示腹膜后病变,需考虑胰腺、肾脏、腹腔血管等。腹痛向右肩放射是胆囊炎的典型表现。腹痛向腹股沟放射需考虑泌尿系结石和睾丸扭转。若腹痛自上而下放射,则一定要警惕腹主动脉夹层。少数上腹部病变的患者也可能主诉为胸痛,例如急性胰腺炎。

4. 疼痛程度如何？

虽然疼痛的剧烈程度与病情轻重并无绝对的相关性，但一般而言，剧烈腹痛往往提示病情较重，需要尽快评估和干预。值得注意的是，很多老年人存在不同程度的痛觉减退，即使发生严重的器质性病变（例如胆囊坏疽），也可能没有明显腹痛，在临床工作中必须小心。

5. 疼痛何时发生，次数多少？

起病越突然，疼痛越剧烈，患者对腹痛时间的记忆越清晰。夜间发生的腹痛以器质性疾病居多，尤其以溃疡病、胰腺炎和恶性肿瘤多见。因功能性疾病（例如功能性消化不良）而长期腹痛的患者若近期腹痛性质发生变化，需警惕器质性疾病。

6. 有无报警症状？

若患者年龄较大、近期体重下降、有消化道出血等报警症状，器质性疾病可能性较大，应积极安排各项检查，例如血常规、大便潜血、肿瘤标志物、腹部超声，内镜等。

7. 既往史、个人史和家族史如何？

必须了解患者的既往健康状况，职业、生活习惯、用药史和家族病史，目的是把握环境、疾病和患者三方面的关系，为日后实施全方位的综合治疗打下基础。

（三）问诊结果及思维提示

患者右上腹隐痛，无放射，程度轻微，劳累后比较明显。偶感乏力，无恶心、呕吐、发热、腹泻、黑便等伴随症状。近半年来腹痛性质和程度没有变化。既往无慢性肝胆疾病史。否认近期用药史。从事电脑程序员工作，长期体重超标，无烟酒嗜好，无消化道肿瘤及病毒性肝炎家族史。一个月前行常规体检，自述“转氨酶升高”，超声发现“脂肪肝”。

思维提示：青年男性，轻微腹痛和乏力，一般情况好，无报警症状，近期病情无明显变化，严重器质性疾病尤其是恶性肿瘤可能性较小。患者无酗酒史，但长期超重，结合体检结果，应考虑为非酒精性脂肪性肝病（NAFLD）。NAFLD 是普通人群中肝功异常最常见的病因，在西方国家成年人中约占 20% ~30%。随着我国人民饮食结构和生活方式的转变，国内 NAFLD 发病率也有快速上升的势头。NAFLD 可以解释本例临床表现，但还需除外其他因素造成的肝损伤，尤其是病毒性肝炎。

三、体格检查

（一）重点检查内容和目的

本例须评估有无代谢综合征，应计算体重指数，量腰围，测血压。国外资料表明，12% ~40% 的 NAFLD 的患者可缓慢进展（8 ~13 年）为非酒精性脂肪性肝炎（NASH），15% 甚至进展为肝硬化，因此体检还需注意有无慢性肝病体征。

（二）体格检查结果及思维提示

T 36.5℃，R 16 次/分，P 72 次/分，BP 120/70mmHg。体型较胖，腰围 110cm，体重指数 28.6kg/m^2。未见皮肤色素沉着、肝掌、蜘蛛痣。浅表淋巴结无肿大。心肺查体（-）。腹部平软，全腹无压痛、反跳痛和肌紧张，肝脾肋下未及，移动性浊音（-），肠鸣音正常。双下肢不肿。

思维提示：体检没有发现慢性肝病的证据，也排除了高血压。患者存在腹型肥胖，提示胰岛素抵抗，均是 NAFLD 的危险因素。腹部没有明显的阳性体征，也符合 NAFLD 的特点。

四、实验室和影像学检查

（一）初步检查内容及目的

1. 肝功能　了解肝脏病变严重程度。NAFLD 转氨酶升高大多不超过正常上限 5 倍，ALT/AST 通常>1（严重病变除外），ALP 和 GGT 也可有轻度升高。

2. 血脂和糖耐量检查　本例有肥胖症，需了解血脂水平。高脂血症有利于 NAFLD 的诊断，血脂升高本身也需要干预。本例有腹型肥胖，胰岛素抵抗可能性较大，即使空腹血糖正常，也不能排除 2 型糖尿病，因此须行糖耐量检查。

3. 腹部超声　超声对 NAFLD 的诊断价值与 CT 相仿，是该病的首选影像检查，其敏感性为 89%，特异性为 93%，阳性似然比为 12.7，阴性似然比为 0.12。超声另一优势在于除外其他疾病，例如肝脏占位、胆囊炎和胰腺病变，缺点在于无法对 NAFLD 的病变严重程度进行精确分级。

4. 乙肝五项和丙肝抗体　虽然本例病史没有提示，但考虑到病毒性肝炎在我国相当常见，在诊断 NAFLD 之前必须予以除外。

5. 血常规和大便常规　筛查有无贫血和隐匿的消化道出血，进一步排除其他疾病。

尚有其他一些检查，由于验前概率相对较低或有一定的创伤性，目前可以暂缓，待初步结果回报后再决定是否全面检查。包括：①自身抗体和血清球蛋白水平：目的是除外自身免疫性肝炎，该病发病率远低于 NAFLD，且女性多见，本例可能性小。②甲胎蛋白：用于诊断原发性肝癌和生殖细胞肿瘤，本例目前无证据。③血清铜蓝蛋白、铜氧化酶吸光度和 K-F 环：用于除外 Wilson 病，该病发病率低，本例发育正常，无神经系统异常，尚无临床线索支持。④肝穿刺：肝穿刺活检是 NAFLD 诊断和评估的金标准，但有一定的创伤性，虽然整体风险很小，但并非所有患者都能同意。

（二）检查结果及思维提示

1. 肝功能　ALT 85U/L（参考范围 5～40U/L），AST 68U/L（参考范围 5～37U/L），ALP 135U/L（参考范围 30～120U/L），GGT 105U/L（参考范围 10～67U/L），Alb 45g/L（参考范围 35～51g/L），TBil 12.6μmol/L（参考范围 5.1～22.2μmol/L），TBA 2.6μmol/L（参考范围0.1～10.0μmol/L）。

2. 血脂和糖耐量　甘油三酯 6.45mmol/L（参考范围 0.45～1.70mmol/L），胆固醇 4.8mmol/L（参考范围 2.85～5.70mmol/L），低密度脂蛋白 2.45mmol/L。空腹血糖 4.6mmol/L，2 小时 OGTT 试验（-）。

3. 超声　肝脏弥漫性回声增强，符合 NAFLD。肝脏血管、胆管、胆囊及胰腺未见异常。

4. 乙肝五项及丙肝抗体　均（-）。

5. 血常规和大便常规/潜血　均（-）。

思维提示： 按照国内《非酒精性脂肪性肝病诊疗指南》的标准，凡具备下列①～⑤项和第⑥或第⑦项中任何一项者即可诊断为 NAFLD：①无饮酒史或饮酒折合乙醇量男性每周<140g，女性每周<70g。②除外病毒性肝炎、药物性肝病、全胃肠外营养、肝豆状核变性等可导致脂肪肝的特定疾病。③除原发疾病临床表现外，可有乏力、消化不良、肝区隐痛、肝脾肿大等非特异性症状及体征。④可有体重超重和或内脏性肥胖、空腹血糖增高、血脂紊

乱、高血压等代谢综合征相关组分。⑤血清转氨酶和谷氨酰转肽酶水平可有轻至中度增高(<5 倍正常值上限),通常以丙氨酸氨基转移酶增高为主。⑥肝脏影像学表现符合弥漫性脂肪肝的影像学诊断标准。⑦肝活检组织学改变符合脂肪性肝病的病理学诊断标准。

由此看来,本例属于较为典型的 NAFLD。需要强调的是,制定诊断标准的目的在于规范和统一临床对于某些疾病的认识,但在临床实践过程中,切忌不加分析地、机械地套用诊断标准。本例的诊断经历了从症状分析、体征评价和辅助检查选择等各个环节的思考,在除外了其他疾病的基础上,方才参考 NAFLD 的诊断标准做出结论。

五、治疗方案及理由

（一）方案

1. 降低体重　建议患者改变饮食习惯,以清淡食物为主,逐步降低体重。需要指出的是体重下降不宜过快,否则反而可能加重肝脏损伤。

2. 加强锻炼　从病史得知患者平素很少锻炼,故建议其增加活动量,例如慢跑,这样有利于减轻体重,控制血脂水平。

3. 降低血脂　患者甘油三酯水平明显升高,对于 NAFLD 的恢复不利,应予控制。若在充分锻炼和饮食调整的基础上,3 ~ 6 个月后血脂水平仍有异常升高,则给予贝特类药物治疗。

4. 保肝药物　本例给予多烯磷脂酰胆碱及多种维生素口服。

5. 嘱患者定期监测体重、腰围、血压、血糖和血脂变化。3 个月后门诊复查。

（二）理由

NAFLD 的根本治疗在于去除肥胖、糖尿病、高血脂等危险因素,针对肝病的药物仅作为辅助治疗手段。可参考病情严重程度,酌情选用抗炎、抗氧化、抗纤维化等药物。本例目前虽无高血压和糖尿病,但仍需加强监测。

六、治疗效果及思维提示

患者遵医嘱改变生活方式,加强锻炼,清淡饮食。3 个月后体重下降 10kg,腰围减至 95cm,复查肝功能已完全正常,甘油三酯降至 2. 1mmol/L。自觉精神和体力均较前好转,右上腹隐痛基本消失。

思维提示: 对于 NAFLD 这样的慢性疾病,不仅要正确治疗,更要加强管理。医生应当与患者耐心沟通,引导患者充分认识自身病情,取得患者对治疗的理解和配合。正确而有效的宣教是诊治 NAFLD 的关键。

七、对本病例的思考

非酒精性脂肪性肝病(NAFLD)是指除外酒精和其他明确的肝损伤因素所致的,以弥漫性肝细胞大泡性脂肪变为主要特征的临床病理综合征,包括单纯性脂肪肝(steatosis)以及由其演变的脂肪性肝炎(steatohepatitis)和肝硬化,小部分患者甚至可引起肝细胞肝癌(HCC)。一般认为,胰岛素抵抗和遗传易感性与NAFLD的发病关系密切,NAFLD本身也参与了2型糖尿病和动脉硬化的发病。随着肥胖和糖尿病的发病率增加,NAFLD现已成为我国常见的慢性肝病之一,严重危害人民健康。合理诊治NAFLD已具有重大的公共卫生意义。通过本例的诊治,我们可以看到,早期诊断NAFLD,并从生活方式转变入手,进行全面而合理的干预,有望改善该病的自然转归。

(吴 东　朱 峰)

病例51　肝大、黄疸2周

患者，男性，56岁，于2009年3月2日收入消化科病房。

一、主诉

右上腹胀痛3个月，黄疸2周。

二、病史询问

（一）初步诊断思路及问诊目的

按照病理生理机制的不同，可将黄疸粗略分为肝前性、肝性和肝后性三种。作为肝前性黄疸的代表，溶血性贫血的特点是胆红素轻度升高，且以非结合胆红素为主。肝性黄疸多见于严重肝脏疾病，胆红素多为双向升高。肝后性黄疸系指肝外胆管存在梗阻，胆汁排泌受到影响，黄疸以结合胆红素为主。但上述规律不是绝对的，例如非结合胆红素升高除溶血外还可见于Gilbert综合征、心衰和脓毒症。肝脏疾病若造成肝内胆汁淤积，黄疸也以结合胆红素为主，且伴有胆管酶明显升高。长期肝外胆管梗阻且黄疸较重者，若引起肝细胞损伤，胆红素也可能双向升高。就本例而言，除黄疸外还有右上腹痛，提示肝胆疾病的可能性比溶血更大。

（二）问诊主要内容及目的

1. 腹痛的特点，其有何诱因？性质如何？程度如何？有无放射？有何伴随症状？

病史对于腹痛的诊断有重要价值。右上腹痛伴黄疸首先考虑肝胆疾病，不同疾病的腹痛特点有很大的不同，例如肝脏肿大的患者多表现为持续性胀痛，胆绞痛往往在进食后加重，疼痛部位比较弥散，若胆石长时间嵌顿于胆囊颈部引起胆囊炎，则腹痛部位相对固定于右上腹，且伴有腹膜炎体征。胰腺癌造成黄疸者多已进入晚期，典型病例会出现顽固性上腹痛，向腰背部放射。

2. 黄疸有何特点？

需要了解黄疸持续的时间（病程）和变化规律（好转还是加重）。近期出现的黄疸提示急性或亚急性病程，可见于各类肝炎（酒精性、药物性、病毒性），黄疸进行性加深说明肝病严重，见于梗阻性黄疸（例如胰头癌），胆汁淤积性肝炎，肝功能衰竭等。

3. 有何伴随症状？

黄疸的伴随症状也很重要，例如黄疸伴严重瘙痒，提示病变位于肝内小胆管，是原发性胆汁性肝硬化和（或）硬化性胆管炎的特征性表现。严重肝病患者多有非特异性全身症状，例如乏力、纳差等。若出现发热和右上腹痛，需考虑胆系感染、肝脓肿、肝癌等，酒精性肝炎也可有发热。伴有剧烈寒战、意识障碍和休克者，应警惕化脓性胆管炎，必须立即处理。黄疸伴有贫血症状，如乏力、气短、耳鸣等应考虑溶血性贫血。

4. 有无饮酒史、用药史？有无既往病毒性肝炎病史？

肝脏是人体内重要的代谢器官。酒精、药物等多种因素均可造成肝脏损伤。酒精性肝病包括脂肪肝、酒精性肝炎和肝硬化等多种类型。酒精性肝炎的典型表现包括乏力、黄疸、肝脏痛性肿大，可伴有低热。若本例有大量饮酒史，则必须考虑该诊断。我国乙型病毒性肝炎极为常见，所有肝病患者均要除外该病。

（三）问诊结果及思维提示

患者右上腹轻度胀痛，劳累后比较明显。黄疸此前未曾发现，感乏力，纳差，有低热，体温最高38℃，不伴畏寒、寒战。无瘙痒、呕吐、腹泻、黑便等。近3个月来腹痛性质和程度没有变化。既往否认慢性肝病史。否认近期用药史。患者为政府官员，由于工作关系长期大量饮酒，近10年来平均每日饮高度白酒300g。不吸烟。去年常规体检发现“转氨酶升高”，超声发现“肝大，脂肪肝”。

思维提示：中年男性，长期大量饮酒，右上腹痛伴黄疸，结合查体结果考虑酒精性肝病可能性很大。酒精性肝病不仅取决于饮酒的绝对量，与遗传易感性也有一定的关联。该病在国内外均很常见，在酗酒者中发病率约为10%～35%。酒精性肝病可以解释本例症状，但还需要进一步体检和辅助检查，以排除其他疾病，同时评估肝损害严重程度。

三、体格检查

（一）重点检查内容和目的

约38%～56%的酒精性肝病患者可进展为肝硬化，在组织病理学上，急性病变（酒精性肝炎）和肝硬化往往同时存在，因此体检必需注意有无慢性肝病体征。严重肝病失代偿可出现肝性脑病、腹水、消化道出血等并发症。另外，酗酒患者常有不同程度的其他脏器损害，例如酒精性心肌病，慢性胰腺炎，营养不良，巨细胞贫血等，也需要同时评估。

（二）体格检查结果及思维提示

T 35.5℃，R 16次/分，P 72次/分，BP 110/70mmHg。神志清楚，计算力、定向力和记忆力正常。体型偏瘦，体重指数21.6kg/m^2。未见皮肤色素沉着、肝掌、蜘蛛痣、扑翼样震颤。浅表淋巴结无肿大。心肺查体(-)。腹部平软，全腹无压痛、反跳痛和肌紧张，肝肋下2cm，质软，边缘较钝，压痛(+)，脾肋下未及。移动性浊音(-)，肠鸣音正常。双下肢不肿。

思维提示：体检没有发现脾大、腹水、蜘蛛痣等肝硬化的证据，但有明确的肝肿大，进一步支持酒精性肝炎的诊断。从病史和体检结果来看，尚未发现酒精对其他脏器造成伤害。下一步要通过辅助检查了解肝损害程度，估计预后，并同时除外其他慢性肝病。

四、实验室和影像学检查

（一）初步检查内容及目的

1. 血常规　长期酗酒者易发生大细胞贫血，无贫血者平均红细胞体积(MCV)也可有升高。酒精性肝炎可有白细胞增多。

2. 肝功能　了解肝脏病变严重程度。酒精性肝炎转氨酶升高大多不超过正常上限6～7倍。约70%～80%的患者AST/ALT>2，有利于诊断。在一项研究中，酒精性肝炎患者AST/ALT比值平均为2.6，而非酒精性脂肪性肝病平均为0.9，该比例有一定的鉴别诊断意义。酒精性肝炎GGT常有升高，且GGT/ALP多>2.5。总胆红素水平非常重要，可通过黄疸程度来估计预后（见下）。若白蛋白明显下降，则提示慢性肝病。

3. 凝血酶原时间　严重肝病时肝脏合成能力下降，凝血时间会有不同程度的延长。在

Maddrey 判别函数中，可通过胆红素和凝血酶原时间来估计病死率，该函数计算公式为：血浆总胆红素(μmol/L)/17+2.4×[凝血酶原时间-对照时间(秒)]。

若 Maddrey 函数值>32，则 30 天病死率高达 35%～45%。

4. 腹部超声　超声对酒精性肝病的诊断价值在于：①除外其他疾病，例如肝占位、胆道梗阻等；②了解肝脏形态、大小和脂肪浸润的程度；③通过腹水、脾大、门静脉增宽等间接征象提示有无肝硬化。

5. 乙肝五项和丙肝抗体　虽然本例病史没有提示，但考虑到病毒性肝炎在我国相当常见，在诊断酒精性肝病之前必须予以除外。

6. 血清Ⅳ胶原　评价肝脏纤维化。

7. 大便常规　筛查有无隐匿的消化道出血。

8. 肝穿刺　肝穿刺活检是酒精性肝病诊断和评估的金标准，但有一定的创伤性，虽然整体风险很小，但并非所有患者都能同意。慢性酒精性肝病可引起一系列组织学改变，其中最关键的是肝细胞内脂肪聚集，导致肝细胞损害(Mallory 透明样变性、中性粒细胞浸润)，通常肝细胞普遍有非常明显的受损。

（二）检查结果及思维提示

1. 血常规　WBC 10.9×10^9/L，N 0.76，HGB 124g/L，MCV 116fl，PLT 344×10^9/L。

2. 肝功能　ALT 125U/L(参考范围 5～40U/L)，AST 388U/L(参考范围 5～37U/L)，ALP 145U/L(参考范围 30～120U/L)，GGT 415U/L(参考范围 10～67U/L)，Alb 42g/L(参考范围 35～51g/L)，TBil 72.6μmol/L(参考范围 5.1～22.2μmol/L)，DBil 40.1μmol/L(参考范围 0～8.6μmol/L)。

3. PT 18.7 秒，INR 1.6。

4. 超声　肝大，肝脏弥漫性回声增强，形态尚可。肝脏血管、胆管、胆囊及胰腺未见异常。

5. 乙肝五项及丙肝抗体　均(-)。

6. Ⅳ型胶原和大便常规/潜血　均(-)。

思维提示：按照国内《酒精性肝病诊疗指南》的标准，凡具备下列第①、②、⑤项，以及第③或第④项中任何一项者即可诊断为酒精性肝病：①有长期饮酒史，折合成乙醇量男性≥40g/d，女性≥20g/d；或 2 周内有大量饮酒史，≥80g/d。②临床表现缺乏特异性，可有乏力、纳差、体重下降、肝区隐痛等非特异性症状及体征。病情加重者可出现肝硬化体征。③血清天门冬氨酸转移酶(AST)、丙氨酸氨基转移酶(ALT)、谷氨酰转肽酶(GGT)、总胆红素(TBil)、凝血酶原时间(PT)和平均红细胞体积(MCV)可有升高。④肝脏影像学表现较为典型。⑤除外病毒性肝炎、药物及中毒性肝损伤。

由此看来，本例属于较为典型的酒精性肝病。由于本例转氨酶和胆红素均有明显升高，又有发热、腹痛等症状，系酒精性肝炎的典型表现。本例病情较单纯的酒精性脂肪肝更重，而目前并无酒精性肝硬化的证据，因此就临床分型而言，考虑酒精性肝炎可能性更大。需要强调的是，诊断标准仅仅是做出诊断的依据之一，临床上不同疾病有相同表现的例子不胜枚举，符合某病的诊断标准未见得就一定是该病，在做出最终诊断之前还需仔细推敲，尤其要除外容易混淆的其他疾病。本例的诊断经历了从症状分析、体征评价和辅助检查选择等各个环节的思考，在除外了其他疾病(病毒性和药物性肝炎)的基础上，方才参考诊断标准做出酒精性肝炎的诊断。

五、治疗方案及理由

（一）方案

1. 戒酒　戒酒是酒精性肝病最重要的治疗。
2. 营养支持　给予多种B族维生素口服，并适当增加热卡摄入。
3. 糖皮质激素　本例给予100mg/d琥珀酸氢化可的松静点。
4. 保肝药物　属于辅助治疗，本例给予多烯磷脂酰胆碱及多种维生素口服。

（二）理由

酒精性肝炎的根本治疗在于戒酒。若患者继续饮酒，会持续造成肝脏损害，一旦进展至肝硬化，则缺乏能够逆转病情的根本治疗。因此，医生有责任与患者充分沟通，争取帮助患者成功戒酒。由于本例饮酒时间较长，骤然戒除可能会出现戒断综合征，出现儿茶酚胺过度释放的一系列症候群，例如失眠，烦躁，激动，心率增快，出汗，谵妄，严重者甚至昏迷。因此，在戒酒过程中，医生需与患者保持密切的联系，一旦出现上述情况需立即就诊，必要时给予适当的镇静治疗。以往有研究指出，在酒精性肝炎的急性期糖皮质激素有助于减轻肝脏炎症，促进恢复，尽管有效性目前仍有争议，但由于本例存在发热，白细胞升高等炎症表现，故在没有明显禁忌证（如活动性感染）的情况下，可酌情给予小剂量的糖皮质激素治疗。

六、治疗效果及思维提示

应用糖皮质激素后患者体温正常，一般情况明显好转。食欲恢复。患者遵医嘱成功戒酒，过程顺利。三个月后复查，肝功能明显好转。半年后复查，肝功完全正常。嘱定期门诊随诊。

思维提示： 对于酒精性肝炎这样的慢性疾病，治疗的关键不在于医生使用何种药物，而是劝说患者改变不健康的生活方式。医生要与患者耐心沟通，赢得患者的信任，取得患者对治疗的理解和配合。戒酒不仅是治疗酒精性肝炎的关键，也是其他酒精相关性疾病（例如酒精性心肌病）的根本治疗。

七、对本病例的思考

酒精性肝病是由于长期大量饮酒所致的肝脏疾病。初期通常表现为脂肪肝，进而可发展成酒精性肝炎和酒精性肝硬化，严重酗酒时可诱发广泛肝细胞坏死甚或肝功能衰竭。随着国民生活方式的改变，该病在我国日益常见，公共卫生负担逐渐凸显。酒精性肝病的治疗原则是戒酒和营养支持，减轻酒精性肝病的严重程度，改善已存在的继发性营养不良，以及对症治疗酒精性肝硬化及其并发症。通过本例的诊治，我们可以发现，早期诊断酒精性肝病，劝说患者改变生活方式，成功戒酒，有望改善该病的自然转归。

（吴 东　朱 峰）

病例52 乏力、纳差半年，尿色加深1个月

患者，女性，46岁，于2009年12月3日入院。

一、主诉

乏力、纳差半年，尿色加深1个月。

二、病史询问

（一）初步诊断思路及问诊目的

患者为中年女性，慢性病程，以乏力、纳差为主要症状。在病程进展过程中出现尿色加深。乏力、纳差均为非特异性症状，不论是消化系统疾病，还是全身其他系统疾病，甚至没有任何疾病的健康人，均可出现上述表现。此时，详细问诊其相关的伴随症状对于确定诊断方向至关重要。尿色加深，是指尿色出现异常颜色。正常人的尿为淡黄色或深黄色，澄清透明，如尿液出现红色、茶色、黄褐色、绿色、黑色等尿色加深现象，都应视为尿色异常，如出现持续性尿色加深，则是一些疾病的信号。因此，问诊目的应主要围绕乏力、纳差的伴随症状、尿色、尿量情况及其伴随症状等问题展开。

（二）问诊主要内容及目的

1. 乏力有何伴随症状？

乏力，是主观上一种疲乏无力的感觉，为非特异性症状，有病理性的，也有生理性的。生理性乏力见于睡眠不足、精神紧张、工作学习劳累、月经期、抑郁状态等；病理性乏力见于多种疾病状态，常见原因有糖尿病、贫血、慢性心肝肾脏疾病、神经系统疾病及内分泌性疾病如甲状腺功能减退症等。明确伴随症状有利于确定诊治方向。

2. 纳差有何伴随症状？

"纳差"为中医学词汇，意思是患者不思饮食，甚至厌食，也就是西医所说的"食欲不振"。其原因有很多，亦可分为生理性和病理性两大类。生理性的食欲不振见于疲劳、紧张、孕早期、精神抑郁等，病理性的食欲不振最常见于胃肠疾病及肝病，亦见于慢性肾脏、心脏、内分泌等系统疾病。问诊时可围绕"是不想吃，还是吃了不舒服？"、"进食后是否有恶心、呕吐、腹痛等症状？"、"起病前有何诱因？"等问题展开。

3. 尿色异常有何伴随症状？

尿色异常对诊断有很大提示作用，但其亦可受食物及药物等因素干扰，例如服用抗结核药物利福平可使尿液呈砖红色。在排除食物及药物因素后，如尿液为淡红色、洗肉水样或血样尿，提示血尿，疾病可能位于泌尿系统，或来源于可引起出血倾向的全身疾病；如尿液为浓茶色、红葡萄酒色或酱油色，提示血红蛋白或肌红蛋白尿，暗示存在溶血性或肌肉细胞坏死性疾病的可能；如尿液呈深黄色或棕黄色，振荡后形成黄色泡沫，提示胆红素尿，可能存在肝细胞性或梗阻性黄疸；若尿液呈白色混浊状或云雾状，提示脓尿或菌尿，要注意泌尿系统感染性疾病；若尿液呈牛奶状，提示乳糜尿或脂肪尿，可能存在泌尿系统淋巴管破裂。其他伴随症状，如发热、腰痛、尿频、尿急、尿痛等亦有助于病因判断。

4. 诊治经过如何？

由于乏力、纳差症状的非特异性，接诊时即使很详细的询问病史、查体，亦无法明确诊断，

此时需要参考患者此次就诊前在外院进行的辅助检查结果,以指导进一步诊治。

5. 既往有何种疾病?

慢性肝脏、肾脏及心脏病史者,需警惕原有疾病的复发或加重;有长期用药史者,需警惕药物的毒副作用。

（三）问诊结果及思维提示

患者半年前于劳累后出现乏力、纳差,进食量较原来减少1/3,偶有厌油腻,进食后自觉腹胀,无发热、头晕、心悸、恶心、呕吐、腹痛、腹泻等其他伴随症状,未就诊。1个月前自觉尿色较前加深,呈棕黄色,无腰痛及尿频、尿急、尿痛,无尿量减少,无皮肤、巩膜黄染。大便1次/日,为成形黄褐色便。遂就诊于当地医院,查血、尿、便常规+潜血(-),肝功能:ALT 595U/L,AST 282U/L,Alb 45g/L,ALP 132U/L,GGT 343U/L,LDH 264U/L,TBil 42.67μmol/L,DBil 19.21μmol/L。腹部B超未见明显异常。给予保肝、降黄等治疗,肝功能改善不明显,遂来我院就诊。发病以来,体重下降2kg。病程中无脱发、皮疹、口腔溃疡、关节肿痛、口眼干等伴随症状。既往体健,无肝炎、结核等传染病史,无长期用药史,无食物及药物过敏史。不嗜烟酒,无家族性遗传病史。

思维提示: 通过问诊可明确,患者为中年女性,以乏力、纳差、尿色加深为主要症状,辅助检查发现肝功能异常,特点为以转氨酶升高为主、胆管酶轻度升高、胆红素轻度双向升高。既往无肝炎病史,无长期用药史及大量饮酒史,无家族性遗传病史。引起肝功能异常的常见病因包括:病毒性、酒精性、药物性、肿瘤性、非酒精性脂肪肝;少见原因包括:自身免疫性、中毒性、血管性、遗传代谢性及妊娠相关性等。该患者起病前无大量饮酒史、无用药史、无毒物接触史,中年发病不支持遗传代谢性原因。其他病因尚无法排除,有待于进一步检查。查体时应注意是否存在肝硬化相关体征。

三、体格检查

（一）重点检查内容和目的

考虑患者临床表现与肝功能异常有关,病毒性、非酒精性脂肪肝、肿瘤性、自身免疫性、血管性病因均不能除外,在对患者进行系统、全面检查的同时,应重点注意是否存在以下体征:皮肤巩膜黄染、肝掌、蜘蛛痣、颈静脉怒张、胸腹壁静脉曲张、肝脾肿大、移动性浊音、下肢水肿等。考虑到自身免疫性肝病可能合并其他自身免疫性疾病,还应注意是否存在皮疹、牙齿片状脱落、关节肿痛、甲状腺肿大等。

（二）体格检查结果及思维提示

T 36.5℃,R 16次/分,P 66次/分,BP 120/80mmHg。全身皮肤、巩膜无黄染,未见皮疹,无肝掌、蜘蛛痣,颈静脉无怒张,甲状腺不大,齿列整齐,心、肺查体正常,胸腹壁未见静脉曲张,腹部平软,全腹无压痛及包块,肝脾肋下未及,移动性浊音(-),肠鸣音正常,双下肢无水肿。全身关节无红肿及压痛。

思维提示: 体格检查结果没有特殊提示。进一步需要进行实验室和影像学检查来明确诊断,必要时肝穿刺活检行病理学检查。

四、实验室和影像学检查

（一）初步检查内容及目的

1. 血常规　了解患者是否存在血三系改变，是否有病毒感染的迹象。

2. 肝功能全项、肾功能、电解质　了解目前肝肾功能情况。包含 ALT、AST、ALP、GGP、TBil、DBil、Alb 在内的肝脏功能全项有利于了解肝损害的特点，从而有助于鉴别诊断。

3. ESR 和 CRP　炎症指标的升高，有助于评估病情活动程度。

4. 凝血功能　可判断肝脏的合成功能，从而进行肝功能分级。

5. 尿常规　明确尿色加深的原因。

6. 病毒性肝炎及嗜肝病毒标志物检测　包括 HAV、HBV、HCV、HEV、EBV 和 CMV 的抗体及（或）抗原检测。确定或除外引起肝功能损害的病毒性因素。

7. 甲胎蛋白　除外肿瘤性因素。

8. 自身抗体　包括 ANA、抗 ENA、ANCA、SMA、AMA、AMA-M2、LKM1、SLA/LP 等。有助于自身免疫性肝病的诊断。

9. 免疫球蛋白定量　有助于自身免疫性肝病的鉴别诊断。

10. 腹部 B 超和增强 CT　有助于脂肪肝及肿瘤性疾病的诊断。

11. 肝穿刺活检　为有创性检查，但是肝脏疾病诊断的金标准。

12. 甲状腺功能及甲状腺 B 超　明确是否合并自身免疫性甲状腺疾病。

13. 胸片及 PPD 试验　若患者需要激素及免疫抑制剂的治疗，治疗前需除外陈旧性或活动性结核感染。

（二）检查结果及思维提示

1. 血常规　WBC 4.9×10^9/L，N 0.72，LY 0.26，HGB 130g/L，PLT 188×10^9/L。

2. 肝功能全项、肾功能、电解质　ALT 480U/L，AST 202U/L，Alb 42g/L，ALP 112U/L，GGT 208U/L，TBil 51.34μmol/L，DBil 26.86μmol/L。

3. ESR 和 CRP　ESR 26mm/h，CRP 正常。

4. 凝血功能　正常。

5. 尿常规　未见异常。

6. 病毒性肝炎及嗜肝病毒标志物检测　HAV、HCV、HEV、EBV 和 CMV 的抗体均（-），HBsAg（-）。

7. 甲胎蛋白　正常。

8. 自身抗体　ANA 1∶640，抗 ENA、ANCA（-），SMA 1∶640，AMA（-），anti-LKM1（-）。

9. 血清蛋白电泳和免疫球蛋白定量　IgG↑24.8g/L，IgM、IgA 正常；γ 球蛋白 31.5%。

10. 腹部 B 超和增强 CT　未见明显异常。

11. 肝穿刺活检　肝索排列紊乱，部分肝细胞浊肿，小叶结构大部分破坏，有广泛界面性肝炎表现，部分已形成桥接状及小结节形成，汇管区大量淋巴细胞及浆细胞浸润，纤维组织增生并深入到小叶内。

12. 甲状腺功能及甲状腺 B 超　正常。

13. 胸片及 PPD 试验　（-）。

思维提示：以上检查结果显示：①多项自身抗体(+)，包括 ANA 和 SMA；②血免疫球蛋白升高，以 IgG 升高为主；③没有病毒性、肿瘤性、血管性及脂肪浸润性肝病的证据；④肝穿刺病理的典型表现为界面性肝炎，无胆管炎。结合患者的病史及上述检查结果，可确定诊断为自身免疫性肝炎(AIH)。根据1998年修订的国际 AIH 诊断评分标准，治疗前>15分为确定诊断，该患者为19分[女性2分；ALP/AST<1.5，2分；IgG 水平高于正常值上限>2，3分；ANA、SMA>1∶80，3分；病毒性肝炎指标(-)，3分；无用药史，1分；酒精摄入<25g/d，2分；病理提示界面性肝炎，3分]。患者无其他系统自身免疫性疾病的表现，AMA、SSA、SSB均(-)，IgM 正常，肝穿刺病理未见胆管炎表现，不支持 AIH 与原发性胆汁性肝硬化、原发性硬化性胆管炎或干燥综合征等疾病的重叠综合征。进一步的处理应注意休息、饮食和营养，给予对症保肝治疗，根据病因酌情加用激素及免疫抑制剂。

五、治疗方案及理由

（一）方案

1. 一般治疗　休息，避免饮酒、药物等加重肝损害的因素。
2. 药物治疗　泼尼松龙60mg 1次/日。
3. 一般保肝及解毒药物

多烯磷脂酰胆碱(易善复)	456mg 3次/日
维生素C	0.2g 3次/日
复合维生素B	2片3次/日

（二）理由

国际公认的 AIH 治疗指征为：①血清转氨酶水平高于正常上限10倍者(Ⅰ级)；②血清转氨酶水平高于正常上限5倍同时血清丙种球蛋白水平高于正常上限至少2倍者(Ⅰ级)；③肝组织学检查呈桥接坏死或多小叶坏死者(Ⅰ级)；④不符合上述三项标准的患者应根据临床评价进行个体化治疗。界面性肝炎及组织学检查不存在桥接坏死或多小叶坏死者不需治疗(Ⅲ级)。该患者具有治疗指征。

治疗方案可选择糖皮质激素单药或与硫唑嘌呤联合用药。

鉴于患者对免疫抑制剂的应用存在顾虑，故采用泼尼松龙60mg/d[约为1mg/(kg·d)]。用药后应注意检测肝功能改善情况，以及激素相关副作用的发生，如高血压、高血糖、神经精神异常、感染、低钾血症等。

六、治疗效果及思维提示

经上述治疗后，患者乏力、纳差症状明显好转，尿色逐渐恢复正常。1个月后复查肝功能：ALT 127U/L，AST 66U/L，GGT、ALP 降至正常，未发现药物的不良反应。

思维提示：治疗反应良好，进一步支持自身免疫性肝炎的诊断。进一步仍需要规律服药维持缓解，并逐步减量糖皮质激素。在减药过程中，需注意避免可加重肝损害的因素，防止复发。

七、对本病例的思考

肝功能异常是临床常见的表现，可由多种病因导致，常见病因包括：病毒性、酒精性、药物性、肿瘤性、非酒精性脂肪肝；少见原因包括：自身免疫性、中毒性、血管性、遗传代谢性及妊娠相关性等。其中自身免疫性肝病，既往认为是少见疾病，近年来由于检测手段的提高及广大医生对该病认识程度的提高，发现该病在临床上并不少见。研究显示，早期、及时、适当的治疗可使患者的生存期达到或接近正常人水平，而未经治疗的AIH患者，5年死亡率可高达50%，不适当或延误治疗会导致治疗相关性或疾病相关性并发症发生率增加，诊断时已进展至肝硬化阶段的患者，长期生存率明显低于无肝硬化者。可见，早期诊断和正确治疗至关重要。因此，临床上对于以肝损害就诊的患者，尤其是女性患者，应完善自身抗体、免疫球蛋白定量等指标的筛查，以期早期诊断、早期治疗、改善预后。

（舒慧君　朱　峰）

病例53 发现肝功能异常4年余，皮肤瘙痒1年，右上腹不适半年

患者，女性，65岁，于2007年5月8日入院。

一、主诉

发现肝功能异常4年余，皮肤瘙痒1年，右上腹不适半年。

二、病史询问

（一）初步诊断思路及问诊目的

患者为老年女性，慢性病程，起病时无明显临床症状，体检时发现肝功能异常，逐渐出现皮肤瘙痒及右上腹不适。

肝功能异常按病因分类可分为感染性（主要为病毒感染）、酒精性、药物性、中毒性、梗阻性、自身免疫性、肿瘤性、淤血性、遗传代谢性、非酒精性脂肪性肝病等；按肝功能异常的实验室指标分类可分为肝酶升高为主型、胆管酶升高为主型及胆红素升高为主型；按胆红素升高的特点又可分为结合胆红素升高为主型、非结合胆红素升高为主型和双向升高型。

皮肤瘙痒症是指无原发皮疹，但有瘙痒症状的一种皮肤病，有泛发性和局限性之分。其发病机制尚不清楚，但多认为与某些全身性疾病有关，如糖尿病、胆汁淤积性肝病、慢性肾衰等。结合本患者伴有肝功能异常，考虑存在胆汁淤积性肝病的可能性。而在众多胆汁淤积性肝病当中，原发性胆汁性肝硬化（PBC）和原发性硬化性胆管炎（PSC）的皮肤瘙痒症状相对突出和严重。

问诊时应主要围绕肝功能异常的上述病因进行，同时应兼顾自身免疫性疾病相关的症状，如皮疹、关节肿痛、口腔溃疡等。起病时肝功能检查的特点及随治疗的演变过程亦需详细询问。

（二）问诊主要内容及目的

1. 起病时肝功能异常有何特点？

有助于对肝病病因的判断、疾病发展趋势的判断和治疗疗效的评估。以转氨酶升高为主时常提示肝细胞性损害，明显升高多见于急性病毒感染，药物性肝病、酒精性肝病等其他肝病亦会有不同程度的升高；当AST显著高于ALT时，在除外肌源性损害的情况下，高度提示酒精性肝病；以胆管酶升高为主时常提示胆汁淤积性肝病；但当仅有ALP升高，不伴有GGT平行升高时，应考虑骨骼疾病或儿童的生理性升高；以结合胆红素升高为主时常提示肝内胆汁淤积或肝外胆道梗阻；以非结合胆红素升高为主时常提示溶血或部分先天性胆红素代谢异常性疾病；胆红素双向升高多见于肝细胞损害性疾病，如病毒性肝炎、药物性肝病等。

2. 起病前是否有酒精、药物、感染、中毒等诱因？

有助于对肝病病因的判断。起病前出现感冒样症状，常提示病毒感染的可能。

既往饮酒时间和饮酒量有助于酒精性肝病的诊断。酒精性肝病的定义为：饮酒超过5年，折合乙醇量男性>40g/d、女性>20g/d，或2周内有大量饮酒史（>80g/d），导致肝功能异常及出现相关临床症状者。乙醇量换算公式为：克=饮酒量（毫升）×酒精含量（度数）×0.8（乙醇比重）。

怀疑药物性肝病时，对起病前3个月内使用过的药物，包括剂量、用药途径、持续时间及同时使用的其他药物等均应详细询问。成分不明的中药偏方、抗结核药物、解热镇痛药及抗生素等应列为重点问诊对象。

了解患者的职业接触史有助于中毒性肝病的诊断。

起病前大量饮酒或暴饮暴食的患者，尤其伴有发热、右上腹痛者支持肝外梗阻的诊断。

3. 是否存在其他腹部和全身症状?

伴皮疹、关节肿痛常提示自身免疫性疾病，伴发热、右上腹痛常提示胆管梗阻合并感染，伴进行性消瘦常提示恶性肿瘤性疾病。

4. 是否做过包括肝脏CT在内的影像学检查? 结果如何?

根据影像学检查特点可对病变进行初步的定性和定位。应注意有无局灶性占位性病变，有无肝内外胆管的扩张，有无肝内外胆管系统内结石，有无肝脏形态、大小和比例异常，有无肝脏密度变化，有无胰腺占位性病变等。

5. 曾接受何种治疗? 疗效如何?

治疗反应有助于病因学诊断。除一般的保肝、降黄治疗外，应着重问诊干扰素、激素、免疫抑制剂等特殊药物的应用史及疗效。

6. 是否有遗传病家族史?

遗传性肝病包括遗传性高胆红素血症、肝豆状核变性、血色病、肝糖原贮积症、α1-抗胰蛋白酶缺乏症、卟啉病等。阳性家族史对患者的诊断有提示意义。

(三) 问诊结果及思维提示

患者4年前单位体检时发现肝功能异常，ALP 309U/L，GGT 288U/L，ALT 42U/L，AST及胆红素正常，腹部B超未见明显异常。当时患者无发热、腹痛、皮疹、关节肿痛等症状，体检前亦无饮酒、服药、劳累史。遵医嘱短期服用维生素B、维生素C及葡醛内酯治疗后，未再继续诊治。1年前无诱因自觉皮肤瘙痒，累及全身，夜间明显，不伴皮疹及皮肤干燥脱屑，不伴皮肤巩膜黄染。就诊于皮肤科，给予止痒乳膏、炉甘石薄荷洗剂等外用对症治疗，症状无明显缓解。半年前患者无诱因出现右上腹不适，为持续性，伴乏力、纳差，进食油腻食物后加重，无发热、腹痛、黄疸等症状，当地查血、尿常规正常，肝功能ALT 78U/L，AST 80U/L，TP 79.5g/L，Alb 35g/L，ALP 453U/L，GGT 440U/L，TBil 34.5μmol/L，DBil 25.5μmol/L，腹部B超示肝弥漫性病变。给予复方甘草酸苷(美能)、易善复保肝治疗，监测肝功能无明显好转，为进一步诊治入院。发病以来，体重下降3kg，二便正常。无皮疹、关节肿痛、脱发、口腔溃疡、口眼干及雷诺现象。既往无慢性肝病史，无急性肝炎史，无食物及药物过敏史，因高血压长期服用硝苯地平(拜心同)，血压控制理想。20年前诊为“亚急性甲状腺炎”，长期服用甲状腺素片，无其他长期用药史。无烟酒嗜好。无家族性遗传病史。

思维提示：通过问诊可明确，患者起病隐匿，慢性病程。主要表现为肝功能异常、皮肤瘙痒伴右上腹不适。肝功能异常的特点为以胆管酶升高为主，转氨酶和胆红素仅轻度升高。结合其皮肤瘙痒及右上腹不适症状，首先考虑为胆汁淤积性肝病。又因其无可疑用药史、无长期饮酒史、无家族性遗传病史，合并亚急性甲状腺炎病史，腹部B超显示无脂肪肝表现、无肝内外胆管梗阻表现，因此考虑原发性胆汁性肝硬化可能性大，不除外原发性硬化性胆管炎。应在体格检查时注意有无皮肤巩膜黄染、皮疹、内眦黄瘤、关节红肿、甲状腺肿大，腹部有无肝脾肿大。

三、体格检查

（一）重点检查内容和目的

考虑患者原发性胆汁性肝硬化可能性最大，因此在对患者进行系统、全面地检查同时，应重点注意有无皮肤巩膜黄染、皮疹、内眦黄瘤、肝掌、蜘蛛痣、关节红肿、甲状腺肿大、肝脾肿大等体征，同时注意有无肝硬化的体征。

（二）体格检查结果及思维提示

生命体征平稳，全身皮肤巩膜轻度黄染，躯干及四肢可见多处搔抓痕，无肝掌、蜘蛛痣，甲状腺无肿大，浅表淋巴结未触及肿大，右眼内眦可见黄色瘤。心、肺查体正常。胸腹壁无静脉曲张，腹部平软，无压痛、反跳痛，肝肋下2cm，质韧，无触痛，脾肋下未及，肝区叩痛（-），肠鸣音3～4次/分，双下肢不肿。关节无肿胀及畸形。

思维提示： 体格检查见多处皮肤搔抓痕，提示皮肤瘙痒症状明显。另见轻度黄疸，肝大，质韧，无触痛。进一步需要实验室和腹部影像学检查来明确诊断。

四、实验室和影像学检查

（一）初步检查内容及目的

1. 血常规　了解患者是否存在血三系改变。

2. 生化全项　了解目前肝肾功能情况。包含ALT、AST、ALP、GGP、TBil、DBil、Alb在内的肝脏功能全项有利于了解肝损害的特点，从而有助于鉴别诊断。

3. ESR和CRP　炎症指标的升高，有助于评估病情活动程度。

4. 凝血功能　可判断肝脏的合成功能，从而判断肝储备功能。

5. 病毒性肝炎及嗜肝病毒标志物检测　包括HAV、HBV、HCV、HEV、EBV和CMV的抗体及（或）抗原检测。确定或除外引起肝功能损害的病毒性因素。

6. 甲胎蛋白　进行肝脏肿瘤学筛查。

7. 自身抗体　包括ANA、抗ENA、ANCA、SMA、AMA、AMA-M2、LKM1、SLA/LP等。有助于自身免疫性肝病及其他自身免疫性疾病的诊断。

8. 免疫球蛋白定量　有助于自身免疫性肝病的诊断和鉴别诊断。

9. 腹部B超和增强CT　有助于脂肪肝及肿瘤性疾病的诊断，有助于肝硬化的形态学诊断。

10. 肝穿刺活检　必要时，在上述检查后仍无法明确诊断时进行此检查。有助于诊断和鉴别诊断。

11. 甲状腺功能及甲状腺B超　明确目前是否存在甲状腺功能和形态异常。

12. 口腔科及眼科会诊　有助于干燥综合征的诊断。

（二）检查结果及思维提示

1. 血常规　WBC 4.43×10^9/L，N 0.69，HGB 136g/L，PLT 155×10^9/L。

2. 生化全项　Alb 35g/L，ALT 31U/L，ALP 496U/L，GGT 499U/L，TBil 44.5μmol/L，DBil 35.5μmol/L，余肝肾功能指标正常。

3. ESR和CRP　ESR 64mm/h，CRP 2.63mg/L。

4. 凝血功能　PT 12.8秒，APTT 37.2秒。

5. 病毒性肝炎及嗜肝病毒标志物检测　HAV和HEV的IgM、乙肝五项、HCV-Ab、EBV和CMV的IgM均(-)。

6. 甲胎蛋白　20μg/L。

7. 自身抗体　ANA(+)核点型1:640，AMA(+)1:1280，AMA-M2>300RU/ml，抗ENA、ANCA、SMA、LKM1、SLA/LP均(-)。

8. 免疫球蛋白定量　IgA↑5.23g/L，IgM↑4.91g/L，IgG 15.8g/L。

9. 腹部B超和增强CT　肝弥漫性病变，肝内外胆管无扩张。

10. 肝穿刺活检　肝细胞肿胀伴点状坏死，汇管区大量浆细胞浸润，胆管数目较少。

11. 甲状腺功能及甲状腺B超　T_3、T_4、TSH均在正常范围，甲状腺B超未见明显异常。

12. 口腔科及眼科会诊　唾液流率正常，腮腺造影见主导管及分支导管无扩张及串珠样改变。

思维提示：从上述检查结果可获得以下结论：①肝功能异常以胆管酶升高为主，伴胆红素升高，以结合胆红素升高为主，转氨酶无升高；②多种自身抗体，尤其是AMA及AMA-M2(+)；③血IgM升高，而IgG正常；④反映炎症活动的指标ESR和CRP升高；⑤影像学检查提示肝脏弥漫性病变，无肝内外胆管机械性梗阻的证据；⑥病理学表现为小胆管周围炎症及胆小管减少；⑦病毒性肝炎标志物均(-)。结合患者的临床表现及上述辅助检查结果，考虑原发性胆汁性肝硬化(PBC)诊断明确。虽然称为"肝硬化"，但临床及血清学、影像学、组织病理学表现均提示病程尚未进入肝硬化阶段。鉴别诊断主要包括原发性硬化性胆管炎(PSC)及一些可以引起继发性胆汁淤积的疾病，如慢性胆道梗阻、药物性胆汁淤积等，本患者临床表现均不支持。另外，尚需除外重叠综合征的可能性，主要是PBC与自身免疫性肝炎(AIH)的重叠以及PBC与其他自身免疫性疾病如干燥综合征(SS)的重叠。患者转氨酶升高不明显，AIH相关自身抗体(-)，抗SSA、SSB(-)，肝脏病理无AIH典型的桥接样坏死及玫瑰花环样改变，不支持重叠综合征。

五、治疗方案及理由

（一）方案

1. 一般治疗　休息，避免过度劳累，清淡饮食，避免应用有肝损害作用的药物。

2. 主要治疗药物　熊去氧胆酸(优思弗)，250mg，3次/日[13～15mg/(kg·d)]；布地奈德6mg，1次/日。

3. 辅助药物　易善复456mg，3次/日；碳酸钙D3 600mg，1次/日。

（二）理由

熊去氧胆酸是目前美国FDA唯一推荐用于PBC治疗的药物，长期应用可有效延缓肝硬化的进展、减少肝移植率，也可缓解皮肤瘙痒症状，且副作用小，推荐剂量为13～15mg/(kg·d)。

布地奈德是一种具有高效局部抗炎作用的新型糖皮质激素，其全身副作用小于常用激素。国外研究显示其与熊去氧胆酸合并应用可显著改善肝脏的组织学异常。推荐剂量为6mg/d。本例患者ESR及CRP明显升高，肝脏病理提示大量炎细胞浸润，因此笔者认为有加用布地奈德的指征。由于该药目前国内尚未正式引进，替代治疗可选择短期应用泼尼松龙，但应密切监测副作用，包括骨质疏松、高血糖等。亦有部分学者对糖皮质激素的应用持否定态度。在临床应用中，建议医生根据患者具体病情选择。

六、治疗效果及思维提示

经上述治疗后，患者皮肤瘙痒症状明显好转，右上腹不适亦逐渐缓解。复查肝功 Alb 38g/L，ALT 28U/L，ALP 201U/L，GGT 105U/L，TBil 20.5μmol/L，DBil 13.5μmol/L，ESR 20mm/h，CRP 1.8mg/L，Glu 5.5mmol/L。

思维提示：治疗反应良好，未见激素相关副作用。进一步熊去氧胆酸仍需要长期应用，糖皮质激素可逐渐减量。在减药过程中，需密切监测肝功能。定期随诊复查肝功能、免疫球蛋白定量、腹部B超是必要的。

七、对本病例的思考

患者起病时无明显临床症状，仅在体检时发现胆管酶 ALP 及 GGT 升高，而转氨酶、胆红素及肝脏影像学检查均正常，未予重视。随着病情缓慢进展，出现皮肤瘙痒、右上腹不适、黄疸等胆汁淤积性肝病症状，最终诊断为 PBC。

本例患者提醒我们，对于无症状的胆管酶升高患者，尤其是女性患者，应积极寻找病因，以便于早期治疗，改善预后。

（舒慧君　朱　峰）

病例54 乏力、腹胀3年，加重伴黑便1个月

患者,男性,55岁,于2008年4月24日入院。

一、主诉

乏力、腹胀3年,加重伴黑便1个月。

二、病史询问

（一）初步诊断思路及问诊目的

患者为中年男性,慢性病程,以乏力、腹胀为主要临床表现,近期症状加重并出现黑便。乏力、腹胀均属非特异性症状,可见于多种疾病,慢性心、肺、肝、肾等疾病均可引起。黑便是指示性很强的症状,若除外食物、药物等因素影响,即可判断为消化道出血。消化道出血除见于消化道本身疾病外,亦可见于多种全身性疾病,如血液系统疾病、肝脏疾病、心衰、肾衰等。结合上述两组症状,对本例患者应将诊断思路集中在慢性心、肝、肾脏疾病上,问诊时应围绕主要症状的特点、伴随症状、是否接受过实验室及影像学检查、是否曾就医并接受治疗、有无特殊既往史及家族史等问题展开。

（二）问诊主要内容及目的

1. 乏力是否伴有皮肤苍白、纳差、消瘦等表现?

乏力虽然是主观、非特异性症状,但详细询问其伴随症状亦可缩小鉴别诊断范围,如面色苍白伴乏力提示贫血,纳差、消瘦伴乏力提示慢性消耗性疾病,如肿瘤、结核等。

2. 腹胀有何特点?

全腹呈进行性加重的腹胀,不随排便、排气而缓解,尤其是合并双下肢水肿时,提示腹腔积液;腹腔局部膨隆且位置固定不变,常提示腹腔内肿物;腹胀伴位置固定或不固定性“鼓包”现象(即胃肠型),在进食后加重,排气、排便后缓解,常提示不完全性肠梗阻;腹胀时好时坏,与生气、精神紧张或进食不当有关时,常提示功能性消化不良。明确腹胀的特点可有针对性地安排进一步检查。

3. 针对乏力及腹胀是否曾接受检查?结果如何?

诊治过程中的检查结果,包括血常规、大便常规+潜血、肝肾功能、电解质水平、立位腹部平片、腹部B超等,不仅有助于明确诊断,还有助于对疾病严重程度的判断。

4. 是否曾接受治疗?疗效如何?

通过了解院外治疗的情况来考虑各种疾病的可能性。如利尿治疗有效,提示腹腔积液;若润肠、通便治疗有效,提示不完全性肠梗阻;若调节肠道菌群、促消化治疗有效,则提示功能性消化不良。

5. 黑便的发生有无诱因?便量、便次及伴随症状如何?

首先必须明确的是:黑便的出现不等于消化道出血。因为,某些食物或药物也会使大便颜色变黑,例如,进食猪肝、动物血,或服用某些中草药、活性炭、铁制剂,以及一些治疗溃疡病的药物如复方铝酸铋片(胃必治)、铋剂等。问诊时首先必须排除。

其次,黑便不等于上消化道出血。只要出血量和胃肠动力关系合适,消化道任何部位的出血都可以表现为黑便。因此,问诊时应详细询问便次和便量以推测出血部位。

此外,诱因和伴随症状对出血部位、性质及严重程度的判断亦至关重要。例如,黑便伴呕

血时，提示上消化道出血；黑便伴头晕、心悸、黑矇，提示消化道大出血；进食坚硬食物后的黑便，提示食管胃底静脉曲张出血；大量饮酒后的黑便，提示急性胃黏膜糜烂出血等。

6. 既往有何种疾病史？

慢性肝病患者，在出现门静脉高压后可表现为腹水、消化道出血等并发症，从而出现腹胀、黑便症状。慢性心衰患者，亦可因消化道淤血而表现为腹胀和黑便。慢性肾脏疾病患者，在严重低白蛋白血症、水钠潴留的情况下可出现腹胀、腹水，甚至黑便。

（三）问诊结果及思维提示

患者3年前因工作紧张劳累出现乏力，伴腹胀，无头晕、心悸，无发热、腹痛、腹泻、黑便，自觉食欲减退，进食量较前减少，腹胀时轻时重，与排气、排便无关，未就诊。近1个月无明显诱因上述症状加重，自觉腹围进行性增大，伴双下肢可凹性水肿，同时尿色加深、尿量减少，大便1次/日，为成形黑便，量不多，无脓血。遂就诊于当地医院，查血常规：WBC $3.98\times10^9/L$，HGB 100g/L，PLT $68\times10^9/L$；大便潜血（+）；肝功能：ALT 46U/L，AST 37U/L，Alb 31g/L，TBil 55μmol/L，DBil 32.5μmol/L；肾功能正常；腹部B超：肝脏弥漫性病变，大量腹水。给予保肝、利尿治疗，但患者乏力、腹胀症状仍进行性加重，为进一步诊治收入我院。近1个月患者体重增加6kg。既往无高血压、冠心病及糖尿病史，20年前车祸致右股骨颈骨折，手术治疗，期间有输血史。不嗜烟酒，偶饮少量啤酒，无长期用药史。

思维提示：通过问诊可明确，患者以乏力、腹胀伴黑便为主要症状，辅助检查提示血三系减少、便潜血(+)、肝功能异常及大量腹水。初步保肝、降黄治疗疗效不明显。既往有输血史。综合上述特点考虑肝硬化可能性大。进一步应评价肝硬化的病因、严重程度及并发症。此外，心源性疾病及血管源性疾病，如布-加(Budd-Chiari)综合征，亦不能完全除外。体格检查时应注意有无肝掌、蜘蛛痣、皮肤巩膜黄染及瘀斑、瘀点，有无颈静脉怒张及肝颈静脉回流征，有无心界扩大及心脏杂音，双肺有无干湿啰音，胸腹壁有无静脉曲张，血流方向如何，腹部有无压痛、反跳痛及包块，肝脾是否肿大，有无移动性浊音，双下肢是否水肿等。

三、体格检查

（一）重点检查内容和目的

考虑患者肝硬化的可能性最大，因此在对患者进行系统、全面地检查同时，应重点注意慢性肝病的体征，以及具有鉴别诊断意义的体征，如肝颈静脉回流征、腹部静脉曲张血流方向、心脏杂音、肺部啰音等。

（二）体格检查结果及思维提示

T 37.0℃，R 21次/分，P 102次/分，BP 100/70mmHg。发育正常，体型偏瘦。自主体位，神清语利，定向力、计算力、理解力正常。面色晦暗，面部可见毛细血管扩张，未见肝掌，胸前可见1枚蜘蛛痣，全身皮肤未见瘀斑、瘀点及出血点。结膜苍白，巩膜轻度黄染，颈静脉无怒张，心肺(-)，腹部明显膨隆，张力较大，未见腹壁静脉曲张，全腹无压痛、反跳痛，肝肋下未及，脾肋下3cm，质韧，移动性浊音(+)，双下肢膝盖以下可凹性水肿。

思维提示：体格检查结果支持肝硬化合并腹水的诊断。进一步需要进行实验室和影像学检查来明确其病因、严重程度及是否存在其他并发症，为制订治疗方案提供依据。

四、实验室和影像学检查

（一）初步检查内容及目的

1. 血常规　明确是否存在血三系减低及其严重程度。

2. 尿常规　有助于黄疸的鉴别诊断，并可除外可能同时共存的肾脏疾病。

3. 便常规和潜血　了解大便性状，潜血有无阳性。确定消化道出血的诊断。

4. 肝肾功能全项　评价肝功能异常的严重程度，除外急慢性的肾功能不全及电解质紊乱。

5. 凝血功能　有助于肝功能的评估。

6. 血清蛋白电泳　评价是否存在A/G倒置，γ球蛋白是否升高，有助于肝硬化诊断。

7. Ⅲ型前胶原氨基末端肽、Ⅳ型胶原、透明质酸、层粘连蛋白　有条件时，评价肝纤维化的存在及其程度。

8. 肝炎病毒血清学标志物的检测　包括乙肝五项、HCV-Ab，必要时HDV-Ab检测，有助于肝硬化病因的分析。

9. 免疫球蛋白定量及自身抗体检测　包括ANA、抗ENA、ANCA、AMA、SMA、SLA，IgG、IgA、IgM定量等，有助于肝硬化病因的分析。

10. AFP　根据基础值及动态变化情况，协助确诊或除外肿瘤性病变。

11. 上消化道造影或胃镜检查　明确是否存在食管胃底静脉曲张及门静脉高压性胃病。

12. 腹部B超和（或）腹部增强CT　协助诊断肝硬化，除外合并原发性肝癌的情况。

13. 心脏彩超及门静脉、肝静脉、下腔静脉彩超　除外肝后性及肝前性门静脉高压可能及是否存在血栓或瘤栓。

14. 肝穿刺活检　必要时，用于早期诊断和鉴别诊断。

15. 腹水穿刺检查　包括腹水常规、生化、细菌培养、找肿瘤细胞等，用于明确腹水性质。

（二）检查结果及思维提示

1. 血常规　WBC $3.3\times10^9/L$，HGB 98g/L，PLT $57\times10^9/L$。

2. 尿常规　BIL（+），UBG（+）。

3. 便常规和潜血　未见红细胞、白细胞，潜血（+）。

4. 肝肾功能全项　ALT 66U/L，AST 56U/L，GGT 107U/L，ALP 35U/L，TBil 92.1μmol/L，DBil 48.4μmol/L，Alb 28g/L；Cr、BUN正常；K^+ 3.1mmol/L，Na^+ 133mmol/L，Glu 5.6mmol/L。

5. 凝血功能　PT 16.6秒，APTT 44.3秒。

6. 血清蛋白电泳　A/G 1.0，γ球蛋白%↑25.7%。

7. Ⅲ型前胶原氨基末端肽、Ⅳ型胶原、透明质酸、层粘连蛋白　未查。

8. 肝炎病毒血清学标志物的检测　乙肝五项（-），HCV-Ab（+），HCV-RNA 1×10^5 U/ml（正常 $<10^3$ U/ml）。

9. 免疫球蛋白定量及自身抗体检测　自身抗体谱均为（-），IgG↑25.1g/L，IgA、IgM定量正常。

10. AFP　18μg/L。

11. 胃镜　食管胃底静脉曲张（重度），门静脉高压胃，幽门螺杆菌（-）。

12. 腹部B超及CT平扫+增强　肝脏体积缩小，表面凸凹不平，密度不均，未见占位性病变；脾大；大量腹腔积液。

13. 心脏彩超及门静脉、肝静脉、下腔静脉彩超　门静脉增宽(1.5cm)，其内未见异常信号；心脏彩超及下腔静脉、肝静脉未见明显异常。

14. 肝穿刺活检　未查。

15. 腹水检查　淡黄色透明，WBC 88/μl，单核 80%，多核 20%，黎氏试验(-)，比重 1.008；TP 20g/L，Alb 11g/L，腹水需氧及厌氧菌培养(-)，未见肿瘤细胞。

思维提示：上述病史及检查结果提示以下结论：①肝硬化诊断明确，因已出现门静脉高压等多种临床表现，临床分期属失代偿期；②并发症包括：脾大、脾功能亢进，食管胃底静脉曲张，门静脉高压性胃病，上消化道出血，腹腔积液；③肝脏储备功能分级(Child-Pugh 分级)为 12 分，属 C 级；④肝硬化的病因为 HCV 感染，可能由于 20 年前输血感染；⑤腹水性质为门静脉高压性(SAAG 17g/L)，无自发性腹膜炎证据；⑥AFP 正常且肝脏影像学未见占位性病变，无原发性肝癌证据。

五、治疗方案及理由

(一) 方案

1. 一般治疗　休息，避免劳累。

2. 饮食　高热量、高蛋白及维生素饮食，避免坚硬、粗糙食物，限制钠盐摄入(每日 NaCl 摄入量 1.5～2g)；戒酒，避免服用肝损害药物。

3. 抗病毒治疗　因目前肝功能失代偿已达到 Child C 级，不建议进行抗病毒治疗。

4. 利尿治疗　初始剂量呋塞米(20mg，1 次/日)+螺内酯(40mg，1 次/日)，以后再视利尿效果分别逐步加大两药剂量(最大剂量螺内酯 400mg/d，呋塞米 160mg/d)。理想的利尿效果为每天体重减轻 0.3～0.5kg(无水肿者)或 0.8～1kg(有下肢水肿者)。

5. 提高血浆胶体渗透压　人白蛋白 20g，静脉滴注，1 次/日×3 日。

6. 降低门静脉压力　普萘洛尔(10mg，1 次/日)起始，逐渐加量至静息心率降低为基础心率的 75%左右，或心率不低于 55 次/分。

7. 抑酸及胃黏膜保护剂　埃索美拉唑(40mg，1 次/日)+硫糖铝(10ml，3 次/日)。

(二) 理由

患者慢性丙肝肝硬化诊断明确，目前存在多种并发症。虽然积极的抗病毒治疗可以减轻肝损害，延缓肝硬化的进展，但因多数失代偿期患者对干扰素治疗无法耐受，美国及我国肝病学会都不推荐使用。目前阶段治疗的主要目的在于阻止肝硬化进一步发展，积极防治并发症。

患者在病程中未进行过正规治疗，因此应从最基本的治疗开始，根据治疗反应逐渐调整药物剂量。治疗过程中应密切关注体重、心率、血压、腹围、水肿、肝肾功能、电解质、便潜血等各项指标。必要时采取介入或手术治疗。

因消化道出血诊断明确，从胃镜结果分析，与门静脉高压性胃病有关，采取降低门脉压及抑酸、黏膜保护治疗，观察疗效。

六、治疗效果及思维提示

经上述治疗后，患者双下肢水肿消退，腹胀症状减轻，监测腹围较前明显缩小，大便颜色亦由黑色转变为黄褐色。复查血常规：WBC 4.3×10^9/L，HGB 108g/L，PLT 77×10^9/L；大便潜血(-)；肝功：Alb 35g/L，TBil 48.1μmol/L，DBil 26.9μmol/L，K^+4.0mmol/L；PT 13.4 秒。

思维提示： 患者治疗反应良好，进一步仍需要规律服药，并根据体重、尿量、心率等指标调整药物剂量。每年定期做随诊，早期诊断及治疗并发症，并监测肿瘤的发生。

七、对本病例的思考

患者以乏力、腹胀为主要临床表现，逐渐加重并出现黑便。经实验室及影像学检查诊断肝硬化并无困难。对于任何一例肝硬化患者，在明确诊断的基础上必须进行病因评估、严重程度评估和并发症评估。从病因上讲，酒精性肝硬化、原发性胆汁性肝硬化、淤血性肝硬化及病毒性肝炎后肝硬化，在原发病因控制或消除后，病变进程可趋向静止，这也就是明确病因的意义所在。

在治疗方面，肝硬化的治疗是综合、长期的治疗，必须在治疗中不断根据治疗反应调整药物剂量，定期随诊亦至关重要。

（舒慧君　朱　峰）

病例55　右上腹痛3个月，伴发热2周

患者，男性，42岁，于2006年3月6日就诊。

一、主诉

右上腹痛3个月，发热2周

二、病史询问

（一）初步诊断思路及问诊目的

腹痛和发热的鉴别诊断均较为广阔，单独从其中一个症状入手，分析容易流于空泛。这里涉及一个临床思维结构的问题。根据疾病表现进行诊断分析，通常有两种方式，一种是从单个异常入手进行鉴别诊断，然后找出各种思路的“交集”。例如，患者有ABC三个重要的病情表现，可以从A开始分析，找一个既可以出现A又可以解释B和C的病；也可以从B入手，找到一个既可以解释B，也可合并A和C的病，最终哪个疾病能够满意地同时解释ABC三项异常，就是最可能的诊断；另一种思维方式从一开始就把ABC捆绑起来思考，寻找同时兼有这三项异常的几种可能疾病，在这个范围内进行鉴别。在医生知识储备足够的前提下，前一种分析方法思考范围较宽，不易有遗漏，但绕的圈子较大，可能会走弯路；后一种思维方式更贴近临床实际，直截了当，效率较高，但如果一开始方向定得不对，后续思考很可能发生重大偏差，从而错过诊断，因此需要更丰富的经验和更深厚的功底。实际工作中常同时并用这两种思维方式。就本例而言，发热伴有右上腹痛，容易让人联想到肝胆系统疾病，但这种估计是否正确，尚有待更多的病史信息来补充修正，甚至推翻。

（二）问诊主要内容及目的

1. 腹痛有何特点？

本例先有腹痛，再有发热，腹痛是贯穿整个病程的重要表现，须详加询问和了解。一般而言，右上腹痛常见于肝脏、胆道、结肠和肾脏病变，个别情况下还可见于胸腔、右下肺、脊柱、以及少数全身性病变（例如镰状细胞贫血）。不同病变的腹痛性质不一，有利于鉴别：肝脏占位性病变（例如肝癌）多表现为持续性钝痛，若肿瘤体积较大，已侵犯肝包膜，则疼痛更为剧烈。胆石症所致胆绞痛往往定位较模糊，部分患者餐后加重。单纯胆绞痛发展至急性胆囊炎后，疼痛可固定于右上腹，严重者出现腹膜炎体征。结肠病变所致疼痛可有空腔脏器的特点，例如阵发性痉挛性绞痛，排便排气后缓解等。胸腔和肺部病变除呼吸系统症状（咳嗽、呼吸困难）外，疼痛可于深吸气时加重，原因是深吸气时壁层和脏层胸膜摩擦加剧，在炎症情况下可造成明显疼痛。

2. 发热有何特点？

本例发热在病程后期出现，就原发病的诊断思维而言，发热相对处于从属地位。但这并不意味着发热就不重要，因为在病程后期新出现的症状，常常提示病情有了新的变化。不同疾病的发热有不同的特点，例如发热时畏寒是某些感染性疾病的特点，胆道等小管腔感染甚至可有剧烈寒颤，而恶性实体肿瘤（不包括淋巴瘤等血液肿瘤）或自身免疫病寒颤则多不明显。仔细询问体温变化的规律，对于诊断常有很大帮助。

3. 有何伴随症状？

除发热和右上腹痛外，若有其他伴随症状，往往有助于缩小鉴别诊断范围。例如，本例患

者若伴有黄疸,则肝胆疾病的可能性大大增加。急性病毒性肝炎(例如甲型肝炎)患者常有明显的恶心和厌油腻,乏力明显。伴有腹泻、血便等症状则应重点考虑肠道病变,胆道出血偶尔也可有周期性发热。伴有腹膜刺激征者,则应高度怀疑腹膜炎。某些患者虽然发热,但周身无明显不适,甚至在发热时仍可下床活动、读书看报等,这种发热时无其他症状,体温虽高,但一般状况甚好的患者,需考虑以下三种情况:①药物热;②自身免疫病发热;③伪热。

4. 一般状况如何?

对患者一般状况的评估,不仅对疾病的鉴别诊断有帮助,也是制订治疗方案的重要依据之一。以不明原因发热(FUO)为例,若FUO患者食欲很好却体重下降,则应考虑慢性感染性疾病、自身免疫性病以及甲状腺功能亢进;若食欲和体重均明显下降,且乏力明显,则恶性肿瘤的可能性更大,个别患者还要想到肾上腺皮质功能不全。需要手术治疗的患者,若一般情况甚差,则手术风险也会明显增加。

5. 既往病史有何特点?

有些医生重视现病史,却忽视既往史,理由是既往史与目前疾病不一定有关,不值得再花费大量时间去了解。其实,患者的既往史和现病史并不是孤立的两种信息,而是有着内在关联的同一病史。如果现病史比喻为一副图画,既往史就是图画的背景。现病史的诸多内容均是从该背景中衍生而来,两者往往有相同或相似的病理生理机制,在疾病发生上有着前后延续的逻辑关联。以本例而言,若患者既往有明确的胆石症病史,新近出现发热和右上腹痛,则胆系感染是最可能的诊断。既往患有慢性乙型病毒性肝炎或酒精性肝炎的患者,应警惕肝癌。若既往有糖尿病,且血糖控制不佳,罹患肝脓肿的可能性就会明显增加。因此,病史的各个部分是一个有机整体,各有其重要意义,不可偏废。无论是初入医途的医学生和年轻医生,还是资深的专科医师,都需要不断打磨自己采集和书写病史的技巧,这方面的锻炼和提高是永无止境的。

(三) 问诊结果及思维提示

3个月前患者开始出现右上腹隐痛,后转为持续性钝痛,进行性加重,与呼吸无关。2周前开始发热,最高体温38℃,体温高峰多于下午出现,可自行降至正常,无畏寒、寒颤。家属发现其巩膜黄染。无睡眠倒错、意识障碍,无恶心、呕吐、腹泻、便血等。自觉乏力明显,食欲减退,3个月来体重下降10kg。既往慢性乙型肝炎病史20年,4年前诊为"乙肝后肝硬化",此后未再就诊。

思维提示:我国95%的原发性肝癌(PLC)患者具有乙肝病毒(HBV)感染的背景,本例既往明确有乙肝后肝硬化,新近出现腹痛和发热,腹痛的性质为持续性钝痛,有明显加重的趋势,结合黄疸、乏力、食欲减退、体重下降等信息,应高度怀疑PLC。PLC是目前临床上最常见的恶性肿瘤之一,我国发病率很高,目前发病人数约占全球的55%,在肿瘤相关死亡中仅次于肺癌。体积较大的肝癌瘤体内常有坏死,引起无菌性炎症,因此患者可有中低度发热;若PLC患者体温明显升高,且伴有寒颤等中毒症状,不仅要除外其他部位感染,有时肿瘤坏死亦可合并细菌感染,造成类似肝脓肿样表现。个别PLC患者最初临床表现甚至与肝脓肿无异,经抗感染治疗体温下降,坏死物吸收后,肿瘤体积不减反增,这才引起临床怀疑,最终获得诊断。

三、体格检查

（一）重点检查内容和目的

我国大多数 PLC 患者既往有慢性肝病，可出现肝硬化的诸多并发症，加之肝癌本身可有低血糖症等副癌综合征表现，也可发生肿瘤破裂，造成腹腔内大出血，因此首先要注意生命体征是否稳定，其次要评估有无意识障碍等神经系统改变，还要观察有无肝病面容、蜘蛛痣、肝掌、黄疸、脾脏肿大和腹水等慢性肝病表现。最后要注意腹部有无异常体征，例如肝脏大小，有无肿块等。

（二）体格检查结果及思维提示

T 37.5℃，R 16 次/分，P 85 次/分，BP 120/60mmHg。神志清楚，消瘦，一般状况差。全身浅表淋巴结未及。双侧瞳孔等大、等圆、对光反射正常。巩膜轻度黄染，肝病面容，可见肝掌、蜘蛛痣。心、肺查体正常。腹软，无压痛、反跳痛和肌紧张，肝脏肋下 5cm，边缘不光滑，质硬。脾肋下 2cm，质中。移动性浊音（-），肠鸣音 2～3 次/分。双下肢不肿。

思维提示：体格检查发现较多慢性肝病体征，符合乙肝后肝硬化。本例肝脏明显肿大，质硬，虽然未触及肿物，但仍应高度怀疑肝癌。神志清楚，临床暂无脑病表现，对于亚临床型的肝性脑病患者，可能需要精细的认知行为检测才能发现。体检的另一目的在于除外其他部位（例如肺部、腹腔等）感染，目前尚无阳性发现。本例一般状况甚差，对于手术治疗不利。

四、实验室和影像学检查

（一）初步检查内容及目的

1. 血常规　白细胞升高对感染有提示作用。严重肝病可引起贫血，而红细胞增多症也是肝癌的副癌综合征之一，少数患者甚至以此为首发表现。门静脉高压导致脾亢者则可造成血细胞减少。

2. 粪便潜血　除外消化道出血。

3. 肝功能+血糖　属于必做的检查。通过肝功能检查来评估肝损害严重程度以及肝功能的储备情况，为能否手术治疗提供依据。严重肝病患者肝糖原储备减少，易出现低血糖，故血糖也属于必查项目。

4. 肾功能+电解质　严重肝病患者可合并肾功能障碍（肝肾综合征）。

5. 甲胎蛋白（AFP）　作为肝癌标志物，AFP 并非十分完美，例如，并非所有 PLC 患者血清 AFP 均（+），除 PLC 外，妊娠、活动性肝病以及生殖腺胚胎源性肿瘤也会造成 AFP 升高。然而目前 AFP 仍是我国肝癌定性诊断的重要检查，理由是：①我国 60% 以上肝癌病例的血清 AFP>400μg/L；②目前尚缺少其他肿瘤标志物的特异性可与 AFP 相媲美；③AFP 检测不依赖影像学设备和新技术，费用低廉，容易开展。

6. 凝血检查　活化部分凝血酶原时间（APTT）、凝血酶原时间（PT）以及纤维蛋白原（FBG）水平可反映肝脏的合成功能。

7. 超声检查　超声检查为非侵入性检查，对人体组织无任何不良影响，其操作简单、低廉方便，在临床应用较广。超声联合 AFP 是肝癌筛查和早期诊断的首选检查，对于肝癌与肝囊肿和肝血管瘤的鉴别诊断亦有参考价值，还可用于肝癌的普查和治疗后随访。实时超声造影对于小肝癌的鉴别诊断具有重要的临床价值。就本例而言，超声还可了解肝脏形态、肿瘤大小，侵犯范围以及与门脉等大血管的关系。

8. CT　CT 的分辨率高于超声，图像稳定，能全面客观地反映肝癌的特性。CT 增强扫描还可清楚地显示肝癌的大小、数目、形态、部位、边界、肿瘤血供丰富程度以及与肝内管道的关系。对门静脉、肝静脉和下腔静脉是否有癌栓，肝门和腹腔淋巴结是否有转移，肝癌是否侵犯邻近组织器官都有重要的诊断价值。因此 CT 已经成为肝癌诊断重要的常规手段。

此外，还可酌情考虑其他影像学检查，例如磁共振成像（MRI），肝动脉选择性血管造影，正电子发射断层扫描（PET-CT）等。

（二）检查结果及思维提示

1. 血常规　WBC 4.2×10^9/L，N 0.64，HGB 94g/L，PLT 124×10^9/L。

2. 粪便常规及潜血　（-）。

3. 肝功能+血糖　ALT 35U/L，AST 12U/L，TBil 68μmol/L，DBil 42μmol/L，Alb 27g/L，血糖 5.4mmol/L。

4. 肾功能+电解质　均正常。

5. AFP　>40 000μg/L。

6. 凝血检查　PT 18.2 秒，PT% 45%，INR 1.56，APTT 48.2 秒。

7. 腹部超声和增强 CT　肝右叶可见一 10cm 大小占位性病变，内有液化坏死，肿物包绕门静脉，肝门部及腹膜后多发肿大淋巴结。肝左叶增大，肝裂增宽，肝周少量积液；脾脏增大，肋下 2cm；影像特点符合肝硬化合并巨块型肝癌。

思维提示：PLC 的诊断分为临床诊断标准和病理诊断标准两种。本例虽无病理证据，但 PLC 临床诊断可以成立，依据有：①既往有明确的乙肝后肝硬化病史；②血清 AFP 明显升高；③影像学检查结果符合肝癌。对于肝脏占位性病变，若临床和影像表现提示恶性肿瘤，有时还需鉴别是否为转移癌。肝脏转移癌大多来自消化道，本例并无相关症状，粪便潜血（-），且肝转移癌通常为多发，且 AFP 很少升高，因此基本可以除外。

五、治疗方案及理由

（一）方案

1. 一般治疗　与家属沟通，告知目前病情；征求其对后续治疗的看法。密切观察生命体征、腹部症状和意识状态。

2. 支持治疗　营养支持，保证热卡摄入，调整水电解质平衡，纠正低白蛋白血症。

3. 外科会诊，决定有无手术指征。

4. 介入科会诊，决定能否介入治疗。

（二）理由

PLC 的治疗方法众多，包括手术（包括肿瘤切除手术和肝移植手术）、介入治疗（包括肝动脉栓塞、肝动脉化疗等）、消融治疗、放射治疗、全身化疗和生物治疗等。目前公认的是，具备手术条件的患者应力争手术切除肿瘤，不能手术再考虑其他治疗手段。影响手术的重要因素包括肿瘤的大小和数目、累及的部位和范围、有无门静脉癌栓与远处转移、肝功能代偿程度及全身状况。本例一般状况差，既往长期肝硬化，造成肝功能代偿不足，肿瘤体积巨大，包绕了门静脉，已有淋巴结广泛转移，故已失去了手术切除的机会。能否行肝移植治疗，需要外科医生与患者共同讨论决定。若不能手术，应优先考虑介入治疗。

六、治疗效果及思维提示

经多科会诊后，患者得知了自己的诊断、预后以及可能的治疗选择。经与家属充分商议后，患者表示放弃上述治疗，自动出院。

思维提示： 从本例诊治经过可以看出，PLC在我国不仅发病率高，治疗也存在诸多难点，包括：①大多数患者具有慢性肝炎和肝硬化背景，常合并肝功能障碍，限制了手术等治疗手段的发挥；②发病年龄相对较低，进展迅速，诊断时常已经失去了手术时机；③仅部分患者可接受手术治疗，根治性切除率仍然较低。这也促使我们在提高肝癌诊断水平和治疗效果方面，继续做更多的努力。

七、对本病例的思考

本例是一例典型的肝癌，诊断并不复杂，但预后甚差，根本原因在于发现过晚，已失去了最佳治疗时机。肝癌的早期诊断至关重要，只有提高了早期诊断率，才能提高手术切除率，预后才能得到明显改善。就早期诊断而言，对于患者的慢性肝病背景应予充分重视。我国PLC的专家共识推荐，对下列危险人群应特别加以关注：中老年男性中HBV载量高者、HCV感染者、HBV和HCV重叠感染者、嗜酒者、合并糖尿病者以及有肝癌家族史者。上述人群在35～40岁后，建议每6个月定期进行筛查（包括血清AFP检测和肝脏超声检查），当出现AFP升高或肝区“占位性病变”时，应立即进入诊断流程，严密观察，力争早诊断，早治疗。

（吴东　朱峰）

病例 56　间断发热 40 天，右上腹痛 1 周

患者，男性，42 岁，于 2005 年 12 月 23 日入院。

一、主诉

间断发热 40 天，右上腹痛 1 周。

二、病史询问

（一）初步诊断思路及问诊目的

患者病程相对较短，以间断发热为主要症状，近期出现右上腹痛。发热可见于多种疾病，诊断时需找到适合的切入点，进行有针对性的检查。临床问诊和体格检查对确定诊断方向尤为重要。该患者近期出现的右上腹痛症状即为有针对性的病因提示。问诊时应主要围绕发热的诱因、特点、伴随症状、缓解因素、治疗反应、腹痛与发热的关系、腹痛的性质、伴随症状等进行。既往病史，尤其是感染疾病史亦应着重询问。

（二）问诊主要内容及目的

1. 发热的热型如何？是否伴有畏寒、寒战？

明确发热的热型有助于对发热病因的判断，如稽留热常见于大叶性肺炎及伤寒，弛张热常见于败血症及化脓性炎症，波状热常见于布氏杆菌病，回归热常见于淋巴瘤等，不规则热常见于结缔组织病及结核病等。

发热伴畏寒、寒战常提示感染性疾病，但也可见于药物热、急性溶血等疾病。

明确上述特点有助于发热病因的判断。

2. 腹痛的部位及性质如何？

一般腹痛部位多为腹部病变部位，因此问诊时必须反复确定，甚至需要患者当场用手指示以定位。

肝胆系统、结肠肝曲、胰腺十二指肠及右肾疾病是常见引起右上腹痛的病因，此时，进一步问诊疼痛的性质有助于进一步定位和定性。例如，阵发性绞痛多见于胆石症或泌尿系统结石；隐痛或钝痛多为内脏性疼痛，见于胃肠张力变化或轻度炎症等；胀痛多见于消化道梗阻或实质脏器牵张性疾病，如肝淤血、肝脓肿等。此外，亦不能忽视一些少见病因，如皮肤带状疱疹、胸椎病变等。

3. 发热伴右上腹痛的同时是否伴有皮肤、巩膜黄染？

伴皮肤、巩膜黄染时有助于胆系疾病的诊断，但不能忽视的是肝脏病变亦可表现为黄疸。

4. 是否伴有血白细胞和中性粒细胞比例升高？

发热伴血白细胞和（或）中性粒细胞比例升高常提示感染性疾病。但经抗感染治疗后其数值有可能下降。因此，应尽量获得起病时的检查结果。

5. 是否已行腹部影像学检查？

影像学检查在腹部疾病的诊断和鉴别诊断中起到至关重要的作用，了解外院影像学检查结果对于明确诊断有重要参考价值。

6. 入院前是否应用了抗生素治疗？效果如何？

了解院外治疗情况一方面有助于确定诊断，另一方面有助于确定进一步的治疗方案。

对于以发热为突出表现的患者,应详细询问病程中抗细菌、抗病毒、抗真菌等治疗的药物选择、疗程及疗效,同时还应涉及解热镇痛药物及糖皮质激素的应用情况。通过综合分析确定诊断。

7. 既往有何种疾病?有无引起免疫力低下的慢性消耗性疾病?

长期发热主要见于以下4大类疾病:感染、血液病、风湿性疾病及恶性肿瘤。其中感染性疾病包括细菌、病毒、寄生虫、真菌等,血液病包括恶性淋巴瘤、急性白血病、再生障碍性贫血等,风湿性疾病包括系统性红斑狼疮、成人Still病等。另外,长期罹患糖尿病也易导致感染的发生。因此,详细问诊患者的既往史,尤其是慢性消耗性疾病史对确定检查方向至关重要。

(三)问诊结果及思维提示

患者40天前劳累后出现发热,伴畏寒、寒战,Tmax 39℃,无咽痛、咳嗽、咳痰、腹痛、腹泻等伴随症状,自服退热药,体温可降至正常。此后,上述症状反复出现,约每周发作一次,每次均服用退热药物有效。1周前无诱因出现右上腹痛,为持续性钝痛,向右肩背部放射,无皮肤、巩膜黄染。遂就诊于当地医院,查血常规:WBC 11.78×10^9/L,N 0.81,HGB 102g/L;尿Pro(++),尿Glu(+++);大便常规+潜血(-);血生化:ALT 28U/L,Alb 29g/L,Cr 162μmol/L,Glu 22.8mmol/L。腹部B超:肝右叶低回声占位。为进一步诊治收入院。患者发病以来,二便正常,体重下降2kg。既往史:5年前诊断糖尿病,口服降糖药物,血糖控制不理想。无肝炎及结核病史。无慢性腹泻史。无食物及药物过敏史。无烟酒嗜好。

思维提示:通过问诊可明确,患者以间断高热为主要症状,近一周伴右上腹痛,辅助检查提示血WBC及中性粒细胞比例升高,腹部B超提示肝右叶低回声占位性病变。既往有糖尿病史,血糖控制不佳。综合上述特点,诊断首先考虑感染性疾病,肝脓肿可能性大。

常见肝脓肿包括细菌性和阿米巴性两种。阿米巴性肝脓肿多继发于阿米巴痢疾,患者病程中无脓血便史,因此不支持。细菌性肝脓肿的病源可来自胆道、肝动脉或门静脉,亦可由邻近病灶直接侵入,在患者抵抗力低下时发生肝脓肿。该患者有多年糖尿病史,且血糖控制不佳,形成免疫力低下状态,为肝脓肿的发生提供了可能性。入院后在体格检查和辅助检查时,除注重肝脏局部外,还应积极寻找原发感染病灶。

鉴别诊断主要包括肝癌、肝结核。患者无肿瘤家族史、无慢性肝病史、无结核病史及结核接触史、热型为间断高热而非持续低热,不支持这两项诊断。但均不能完全排除,入院后应行相关的检查以明确诊断。

三、体格检查

(一)重点检查内容和目的

考虑患者肝脓肿的可能性最大,因此在对患者进行系统、全面检查的同时,应重点注意肝胆系统的体征,包括视诊右上腹局部皮肤有无红肿,触诊腹部有无压痛、肌紧张、肝下界、Murphy征,叩诊肝区有无叩痛等。

考虑鉴别诊断的需要,应注意是否存在慢性肝病及肝癌体征,包括肝掌、蜘蛛痣、腹壁静脉曲张、移动性浊音、锁骨上淋巴结肿大等。

(二)体格检查结果及思维提示

T 37.9℃,R 16次/分,P 70次/分,BP 110/70mmHg。神清语利,身体消瘦。无肝掌及蜘

蛛痣,左锁骨上淋巴结未扪及,心、肺查体未见异常。腹壁未见静脉曲张,肝区皮肤未见红肿,无压痛,腹部平软,右上腹压痛(+),无反跳痛和肌紧张,肝肋下2cm,触痛(+),脾肋下未及,Murphy征(-),肝区叩痛(+),肠鸣音正常。

思维提示: 体格检查结果未见慢性肝病表现,而肝大、肝区压痛及叩痛(+)均支持肝脓肿诊断。进一步需要进行实验室、影像学及病原学检查来明确诊断。

四、实验室和影像学检查

(一)初步检查内容及目的

1. 血常规　了解是否存在白细胞升高及贫血。

2. 尿、便常规和便潜血　了解大便性状,镜检是否有红细胞、白细胞,潜血有无阳性。外院检查时发现尿蛋白(+),入院后应进一步评价。

3. 肝肾功能、电解质　了解有无低白蛋白血症、电解质紊乱,有无基础肝肾疾病。

4. 便找阿米巴滋养体　除外慢性阿米巴肠炎。

5. PPD试验　有助于除外结核病。

6. 胸片　明确有无肺部感染、肺结核等疾病。

7. AFP、CA19-9、CEA　肿瘤标志物有助于对消化系统肿瘤的筛查。

8. 腹部B超　对肝胆胰脾进行形态学检查,了解肝占位的部位、大小、回声特点,有无基础慢性肝病表现,有无肝内外胆管梗阻表现。

9. 腹部CT或MRI　进一步明确肝占位的特点。

(二)检查结果及思维提示

1. 血常规　WBC 11.41×10^9/L,N 0.67,HGB 96g/L。

2. 尿、便常规和便潜血　尿Pro>3g/L,大便常规+潜血(-)。

3. 肝肾功能、电解质　Alb 20g/L,ALP 731U/L,GGT 534U/L,ALT、AST、TBil、DBil及电解质均正常,Cr 112μmol/L,BUN 7.28mmol/L,Glu 13.5mmol/L。

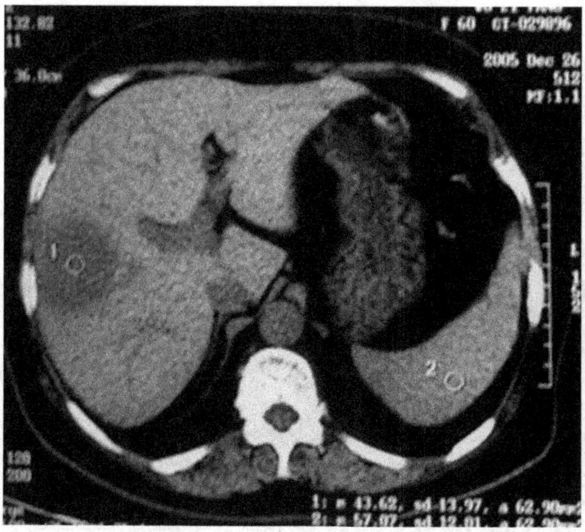

图56-1　腹部CT平扫(治疗前)

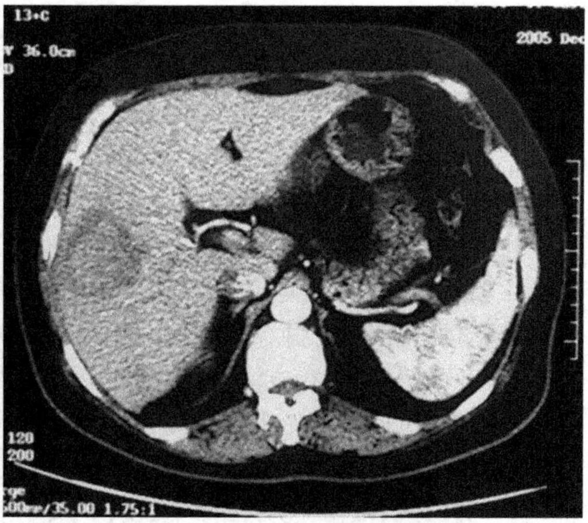

图56-2　腹部CT增强(治疗前)

4. 便找阿米巴滋养体 （-）。

5. PPD 试验 （-）。

6. 胸片 未见明显异常。

7. AFP、CA19-9、CEA CA19-9↑100.3U/ml(参考范围0～37U/ml)；AFP 1.2μg/L(参考范围0～20μg/L)，CEA 1.49ng/ml(参考范围0～5ng/ml)。

8. 腹部B超 肝右叶见4cm×4cm低回声占位性病变，边界不清，内可见无回声区，周边可见绕行血管。胆囊、肝内外胆管、胰腺、脾脏、双肾未见异常。

9. 腹部CT 肝右叶见类圆形低密度区，边界欠清晰(图56-1)，增强后周围可见“晕征”(图56-2)。

思维提示：从以上检查结果可获得以下结论：①血WBC升高伴轻度贫血；②糖尿病可确诊，血糖控制差，伴大量蛋白尿及低白蛋白血症；③未发现肠道、呼吸道及肝外胆道感染的证据；④腹部B超及CT提示肝右叶占位性病变；⑤除CA19-9升高外，CEA及AFP均正常。

结合患者的病史及上述检查结果，细菌性肝脓肿的诊断基本确立。细菌性肝脓肿多为继发性，但本例患者的初步检查未发现肝脏以外的感染性病灶，考虑可能与糖尿病引起的免疫力低下状态有关。原发性肝癌仍然是需要鉴别的主要疾病。典型肝脓肿和肝癌的临床及影像学特点均具特征性，不难鉴别；但早期肝脓肿液化不完全时，或肝癌肿块较大，中央出现坏死，特别是并发感染时，两者不易鉴别。此时需结合病史、AFP、多种影像学检查，必要时行肝穿刺活检以明确诊断。

五、治疗方案及理由

（一）方案

1. 一般治疗 休息，低脂糖尿病饮食，发热时对症退热。

2. 降糖治疗 加用胰岛素皮下注射严格控制血糖在理想范围。

3. 支持治疗 适当补液，维持水、电解质平衡，补充维生素，间断输注白蛋白纠正低白蛋白血症。

4. 抗生素治疗 甲硝唑(0.915g，静脉滴注，1次/12h)+头孢曲松(2g，静脉滴注，1次/日)。

（二）理由

抗生素治疗是针对细菌性肝脓肿的主要治疗，应使用较大剂量。由于肝脓肿的致病菌以大肠杆菌、金黄色葡萄球菌及厌氧菌为常见，在未确定病原菌之前，可首选对此类细菌有作用的抗生素，如头孢菌素类、氟喹诺酮类、甲硝唑等药物。如临床有效，可继续应用。若临床无效，再根据血培养或脓肿穿刺脓液培养结果和抗生素敏感试验结果选择有效抗生素。支持治疗亦是不可缺少的治疗方法，可起到增强抵抗力、促进病灶愈合的目的。

B超或CT引导下经皮穿刺置管引流术适用于单个较大的脓肿，具有以下优点：①在引流脓液的同时可获得病理学证据，进一步除外肝脏肿瘤性病变；②可获得细菌学证据，为进一步抗生素治疗提供依据；③方法简单、创伤小、疗效满意。对于脓肿巨大或经上述治疗后全身中毒症状仍较严重或出现并发症，如脓肿穿透胸腔、穿入腹腔引起腹膜炎或穿入胆道等情况，应考虑手术治疗。

六、治疗效果及思维提示

经上述治疗后，患者体温很快降至正常，右上腹疼痛症状逐渐减轻。复查血常规：WBC $7.4\times10^9/L$，N 0.51，HGB 106g/L。肝功能：Alb 30g/L，ALP 331U/L，GGT 234U/L。2 周后将静脉用抗生素改为口服左氧氟沙星+甲硝唑。治疗 4 周后复查腹部 CT（图 56-3），与前次 CT 相比，肝右叶病灶明显缩小。

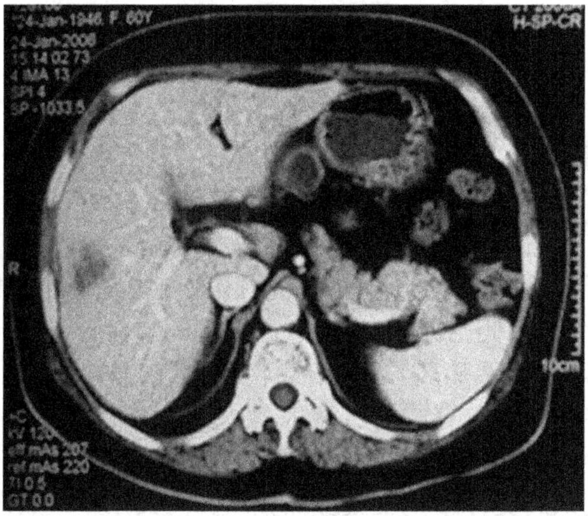

图 56-3　腹部 CT 增强（治疗后）

思维提示： 治疗反应良好，进一步支持细菌性肝脓肿的诊断。因病灶仍未完全吸收，进一步仍需要规律口服抗生素，直至病灶完全吸收。同时调整胰岛素用量，使血糖控制在理想范围，避免再次感染。

七、对本病例的思考

患者以间断发热起病，逐渐出现右上腹痛，辅助检查提示血 WBC 升高，空腹血糖明显升高伴大量蛋白尿，影像学提示肝右叶占位性病变，B 超显示为低回声占位，其内有无回声区域，CT 平扫显示为低密度病灶，增强后周边显示为"晕征"，此为肝脓肿的典型影像学表现。本例诊断并不困难，但仍必须与肝癌相鉴别，且治疗后必须长时间随诊。

涉及病原菌进入肝脏的途径，胆道系统、门静脉系统、肝动脉系统及淋巴系统是细菌侵入的主要途径，而原因不明的肝脓肿，即隐匿性肝脓肿亦不少见，其中约 1/4 伴有糖尿病。在治疗肝脓肿的同时，积极治疗易患因素，对于预防类似症状的发生亦至关重要。

（舒慧君　朱　峰）

病例57　意识障碍3天

患者，男性，62岁，于2009年12月20日就诊于我院急诊。

一、主诉

意识障碍3天。

二、病史询问

（一）初步诊断思路及问诊目的

单纯以意识障碍为主要表现的患者常首诊神经内科，而同时合并其他症状者则可能就诊相应专科。无论哪个科室接诊这类患者，都必须明确：正常的意识状态有赖于中枢神经系统的正常运转，而神经系统对机体代谢的异常变化又极为敏感，因此意识障碍并不仅见于脑部病变，也可见于全身代谢异常。按照原发病的解剖部位不同，我们可以粗略地将意识障碍的病因分为中枢神经系统疾病（35%）和其他器官疾病（65%）两大类，前者包括脑血管病，颅内感染、颅脑外伤等；后者包括肝性脑病、尿毒症脑病、低血糖症、呼吸衰竭引起的肺性脑病等，又常被称为代谢性脑病；此外，某些药物（例如阿片类镇痛药）、毒物（海洛因、酒精）亦有可能造成意识障碍。因此，面对意识障碍的患者，鉴别诊断应有广阔的思路，切忌将诊断思维局限于中枢神经疾病。

由于意识障碍的患者常不能主动提供病史，因此须通过其他渠道（向其亲属或朋友询问，参考既往就诊资料等），了解尽可能多的信息，重点在于意识障碍的起病经过、严重程度、伴随症状、既往病史和用药史等。

（二）问诊主要内容及目的

1. 意识障碍的起病情况如何？

发病速度对意识障碍的鉴别诊断有提示意义。数秒钟之内突然起病者需考虑癫痫和颅内出血；数分钟至数小时内急性起病多见于低血糖、药物性脑病、缺氧脑病等；数小时至数天起病者见于肝性脑病、尿毒症脑病和脓毒症；经过数月甚至数年时间缓慢起病者，应考虑痴呆症。

2. 意识障碍的性质如何？

意识障碍伴有注意力下降，且严重程度一日之内有波动者多见于谵妄。肝性脑病、低血糖症、电解质紊乱和脓毒症引起的脑病，常以定向力障碍为突出表现。意识障碍以记忆力受损为主要表现者，需考虑痴呆症。

3. 有无伴随症状，尤其是提示严重疾病的报警症状？

意识障碍伴严重头痛者，需警惕颅内肿瘤、脑膜炎和蛛网膜下腔出血。有视物模糊者应考虑高血压脑病、垂体卒中、海绵窦病变等。伴眩晕者应重点怀疑小脑或脑干病变。酒精或毒品戒断可伴有失眠、出汗、狂躁、心动过速等交感系统兴奋表现。其他系统伴随症状也很重要，例如伴黄疸、腹水者需考虑肝性脑病；有水肿、尿量减少需考虑肾性脑病；出现气短、发绀者则需怀疑肺性脑病。

4. 有无外伤史？

颅脑创伤造成的颅内并发症（例如硬膜外血肿）可表现为意识障碍。

5. 有无特殊用药史？

某些药物完全可能造成意识障碍，尤其对于老年人、长期住院患者以及肿瘤患者更应注意。例如胰岛素或降糖药过量可引起低血糖脑病，阿片类镇痛药过量可引起幻觉或谵妄，镇静剂过量则会造成嗜睡甚至昏迷。

6. 有无大量饮酒史？

饮酒史对于意识障碍是重要的诊断线索。一次大量饮酒可造成酒精中毒，严重者可以昏迷甚至死亡；亦可因酒精大量消耗肝糖原而造成低血糖，从而引起意识障碍。长期酗酒不仅可以造成酒精性肝硬化，引发肝性脑病，还可因维生素 B_1 缺乏而引起 Wernicke 脑病。

7. 既往病史如何？

既往病史常常是意识障碍鉴别诊断的重要出发点。有器官功能不全的患者，例如慢性阻塞性肺疾病、尿毒症、肝硬化等，需首先怀疑系这些疾病造成的代谢性脑病。

（三）问诊结果及思维提示

3 天前患者出现睡眠倒错，白天嗜睡，夜间失眠，且逐渐出现定向力障碍，不能叫出家属姓名。长期便秘，近 1 周未排便。无发热、腹痛、呕血及血便。既往长期酗酒，3 年前诊为“酒精性肝硬化”，此后成功戒酒。近期未使用任何药物。

思维提示：本例有明确的肝硬化病史，新近出现睡眠倒错和定向力障碍，应高度怀疑肝性脑病。肝硬化患者出现脑病常有明确诱因，例如感染、消化道出血、电解质紊乱、摄入蛋白较多等，发现并去除这些诱因是成功治疗肝性脑病的关键。就目前掌握的信息来看，便秘应是本例发生肝性脑病的诱因。肝硬化患者肝功能严重受损，肝脏降解肠源性毒素的能力减弱，若同时存在便秘，肠道内细菌分解产氨增多，极易诱发脑病。因此，保持大便通畅，避免便秘，对于肝硬化患者有特殊重要的意义。由于本例已成功戒酒，且近期未使用其他药物，酒精或药物相关的脑病可能性不大。

三、体格检查

（一）重点检查内容和目的

首先要注意生命体征是否稳定。其次要评估意识障碍程度和瞳孔变化等神经系统改变，还要观察有无肝病面容、蜘蛛痣、肝掌、黄疸、脾脏肿大和腹水等慢性肝病表现。最后还要注意有无其他脏器病变的证据，包括皮温变化、水肿以及异常心肺体征等。

对于意识障碍程度较深的患者，可通过格拉斯哥（GCS）昏迷评分来作定量评估。GCS 评分可分为睁眼、语言和反应三个部分，具体评分标准为：①睁眼：自主睁眼 4 分，呼之睁眼 3 分，疼痛睁眼 2 分，无法睁眼 1 分；②语言：清晰交流 5 分，语言模糊 4 分，用词不当 3 分，无法理解 2 分，不能发音 1 分；③反应：遵嘱活动 6 分，疼痛定位 5 分，疼痛回缩 4 分，疼痛屈曲 3 分，疼痛伸展 2 分，无反应者 1 分。GCS 最高 15 分，说明意识状态基本正常；最低 3 分，提示对外界刺激完全无反应，为深度昏迷；通常认为 GCS8 分以下者，已属较重的意识障碍，患者可能已经失去了自主保护气道的能力，必要时应考虑气管插管等手段以控制气道。

（二）体格检查结果及思维提示

T 36.5℃，R 18 次/分，P 95 次/分，BP 100/60mmHg。GCS 评分：12 分（睁眼 4 分，语言 3 分，反应 5 分）。双侧瞳孔等大、等圆、对光反射正常。皮温正常，巩膜轻度黄染，肝病面容，可见肝掌、蜘蛛痣。心、肺查体正常。腹部平软，全腹无明显压痛、反跳痛和肌紧张，肝肋下未及，脾肋下3cm，质地较硬。移动性浊音(-)，肠鸣音较弱，1~2次/分。双下肢不肿。双侧病理征(-)。

思维提示： 体格检查发现较多慢性肝病体征，结合意识障碍情况，符合肝性脑病。本例已经出现脑病症状，故不难诊断；而对于亚临床型的肝性脑病患者，可能需要精细的认知行为检测才能发现。根据意识障碍的程度不同，临床上可将肝性脑病划分为4级：①亚临床改变；②轻度意识障碍、嗜睡、定向力减退；③木僵状态；④昏迷。上述4个阶段之间并无截然的分界线，但可据此大致评估脑病的严重程度。

四、实验室和影像学检查

(一) 初步检查内容及目的

1. 血常规　肝硬化患者免疫力下降，易出现感染(尤其是自发性腹膜炎)，白细胞升高对感染有提示作用。严重肝病本身可引起大细胞贫血，而血红蛋白短时间内明显下降则应警惕消化道出血。门静脉高压导致脾亢者则可造成血三系或两系(通常是血小板和白细胞)减低。

2. 粪便潜血　除外消化道出血。

3. 肝功能+血糖　属于必做的检查。通过肝功能检查来评估肝损害严重程度，严重肝病患者肝糖原储备减少，易出现低血糖，故血糖也属于必查项目。

4. 肾功能+电解质　严重肝病患者可合并肾功能障碍(肝肾综合征)，电解质紊乱(低钠血症)可以造成意识障碍，也可以是肝性脑病的诱因(低钾血症)。

5. 动脉血气分析　对于病因不明的急性意识障碍患者，动脉血气分析是首选检查。现代血气分析仪回报结果迅速，不仅可以评估体内酸碱状态，还可了解电解质、血红蛋白、胆红素、一氧化碳结合血红蛋白以及乳酸的水平，在最短的时间内为临床诊治提供重要信息。

6. 血氨水平　血氨升高有利于肝性脑病的诊断，但须明确：①血氨升高并非肝性脑病的唯一致病因素；②除肝性脑病外，血氨升高还可见于其他病理状态，例如感染、应用糖皮质激素、胃肠外营养等；③血氨升高的绝对值与肝性脑病的严重程度并无明确相关性。

7. 凝血检查　APTT、PT以及FBG水平可反映肝脏的合成功能。

8. 酌情考虑某些影像学检查，包括肝脾和门静脉超声以明确有无腹水，并了解肝脏功能和门静脉高压程度；有神经系统定位体征者必要时还须完善中枢神经方面的检查(例如头颅CT、MRI)

(二) 检查结果及思维提示

1. 血常规　WBC 3.9×10^9/L，N 0.62，HGB 134g/L，PLT 86×10^9/L。

2. 粪便常规及潜血　(-)。

3. 肝功能+血糖　ALT 35U/L，AST 72U/L，TBil 52μmol/L，DBil 34μmol/L，Alb 32g/L，ALP 342U/L，血糖5.4mmol/L。

4. 肾功能+电解质　Cr及BUN均正常。K^+ 3.6mmol/L，Na^+ 132mmol/L，HCO_3^- 22mmol/L，Cl^- 98mmol/L。

5. 动脉血气　pH 7.46，$PaCO_2$ 32mmHg，HCO_3^- 23mmol/L，乳酸正常。

6. 血氨　95μmol/L。

7. 凝血检查　PT 17.2 秒,PT% 65%,FBG 及 APTT 正常。

8. 腹部超声　肝脏回声增强,肝右叶缩小,左叶增大,肝裂增宽,肝周少量积液;脾脏增大,肋下 3cm;门静脉增宽至 15mm,入肝血流流速减慢,以上所见符合肝硬化合并门静脉高压。头颅 CT 未见明显异常。

思维提示:肝性脑病本身并无特异性实验检查,需综合考虑肝功能受损程度和意识障碍的特点,并除外其他病因方可诊断。本例已有轻度黄疸,白蛋白下降和腹水产生,PT 轻度延长,肝性脑病严重程度为Ⅱ级,因此肝功能属于 Child 分级中的 B 级。血红蛋白正常,粪便潜血(-),不支持消化道出血。白细胞正常,体温不高,无腹痛、咳嗽、尿频等局灶感染症状,感染可能性小。肝硬化患者常有轻度呼吸性碱中毒和低钠血症,本例即是如此,但不足以解释意识障碍。头颅 CT 未见异常,结合体检结果基本可以除外原发颅内病变所致意识障碍。综合病史、体征和辅助检查结果,本例肝性脑病诊断可以成立,便秘可能是最重要的诱因。

五、治疗方案及理由

（一） 方案

1. 一般治疗　收入消化科病房。与家属沟通,告知目前病情及下一步处理方案;密切观察生命体征和意识状态。

2. 限蛋白饮食　为减轻肝脏负担,减少肠道细菌产氨,通常在肝性脑病急性期需暂时控制蛋白摄入(60 ~ 80g/d)。

3. 支持治疗　保证热卡摄入,适当补钾、补锌,纠正低白蛋白血症。

4. 抗生素治疗　口服某些不为肠道吸收的抗生素(例如利福昔明、新霉素),可能有助于减少肠道细菌数量,改善肝性脑病的病情。

5. 乳果糖　乳果糖可以酸化肠道,抑制肠道细菌,减少细菌产氨。乳果糖尚有通便作用,便秘是本例肝性脑病的重要诱因,乳果糖更有重要的治疗意义。首剂可给予 45ml,随后每日可予 60 ~ 90ml,还可与生理盐水混合保留灌肠,目标是让患者每日排便 2 ~ 3 次。

6. 导泻　严重便秘且对乳果糖反应不佳者,可考虑给予硫酸镁等药物适当导泻,但需注意避免水电解质平衡紊乱。

7. 支链氨基酸　支链氨基酸与芳香族氨基酸之间的失衡,是肝性脑病的发病机制之一,条件允许可给予患者 250 ~ 500ml/d 的支链氨基酸输入。

（二） 理由

本例肝功能损害尚处于 Child B 级,肝性脑病有明确的诱因,因此尚有治疗逆转的希望。只要肝功能暂时能保持稳定,没有继续恶化,去除诱因后脑病患者大多都能恢复。对于肝功能严重受损,短期内恢复无望者,尤其是急性肝衰竭和慢性肝病终末期的患者,肝移植可能是唯一的选择。

六、治疗效果及思维提示

经上述治疗后,患者开始每日排 2 ~ 3 次糊状软便,神志逐渐恢复。5 日后重新评估 GCS 评分已到 15 分。复查肝功能除 Alb 升至 37g/L 外,余无明显变化。

思维提示：本例诊断已经明确，经针对性治疗后迅速好转。肝性脑病本身无根本性治疗，分析脑病诱因并采取针对性措施，同时积极维护已经受损的肝脏功能，避免对肝脏造成进一步损伤（例如禁用或慎用某些肝损害药物），是肝性脑病治疗的关键。

七、对本病例的思考

本例是典型的肝性脑病病例，最终诊断并不复杂。通过本例的诊治，我们要掌握意识障碍的鉴别诊断思路，了解这类患者病史采集和体格检查的重点。在此基础上合理选择某些常规检查，有助于缩小鉴别诊断范围，其中动脉血气分析占有特殊重要的地位。发现并去除诱因，是肝性脑病得以成功诊治的关键。

（吴东　朱峰）

病例58　腹膨隆、水肿3个月

患者，男性，72岁，于2009年6月3日入院。

一、主诉

腹膨隆、腹胀伴双下肢水肿3个月。

二、病史询问

（一）初步诊断思路及问诊目的

腹膨隆、腹胀的病因大致可分为三类：①胃肠腔内压力增加（例如肠梗阻）；②胃肠道外腹腔病变（例如腹水、腹腔镜术后气腹等）；③实质性脏器体积增加（例如肝脾肿大）。由于本例在腹胀的同时伴有水肿和腹围增加，故考虑腹水的可能性相对更大。

询问病史除了注意水肿发生的时间和严重程度外，还要了解水肿是否双侧对称。双侧对称性水肿的病因往往是系统性疾病，而单侧水肿常须考虑局部因素，例如深静脉血栓。双下肢水肿最常见于三类疾病：①慢性心力衰竭；②肝硬化；③肾脏疾病（急性肾炎、肾病综合征、肾功能衰竭）。上述疾病的水肿各有特点，伴随症状也有所不同。例如慢性心衰的水肿多于下午加重，晨起后减轻，多伴有活动后气短，患者可能需高枕卧位。肝硬化的患者一旦出现下肢水肿，往往已有腹水，常伴有纳差、乏力、甚至肝性脑病、消化道出血。而肾病患者可有尿量变化，夜尿增多，水肿还可见于组织较为疏松的部位，例如眼睑，而该部位水肿通常很少见于心衰患者。

这三类疾病通过询问病史，往往可获诊断线索。同时还应了解与上述疾病相关的其他基础疾病，例如糖尿病、高血压、慢性病毒性肝炎等，了解患者的生活方式和既往治疗情况也很重要。

（二）问诊主要内容及目的

1. 腹胀有何特点？

腹胀的部位、产生速度以及伴随症状对判断病因很有帮助。局限性腹胀需要考虑实质性脏器病变，例如右上腹腹胀常见于肝脏肿大，中上腹腹胀需考虑胃及十二指肠病变，左上腹腹胀以脾脏肿大更为多见，一侧下腹腹胀可见于巨大卵巢囊肿。低位肠梗阻和腹水可造成全腹腹胀。若腹水短时间内出现，且进行性加重，需考虑：①恶性肿瘤（例如肝癌、卵巢癌等）；②门脉压力急剧升高（例如门脉血栓，布-加综合征等）。伴随症状对于病因鉴别意义很大，例如恶性肿瘤往往有明显的体重下降，而肝小静脉闭塞症几乎均有体重增加。重度COPD的患者在病程终末期出现腹水，需考虑肺心病。腹水患者出现发热，病因可以是腹腔感染（例如腹膜炎），也可以是原发病（例如巨块型肝癌、间皮瘤等）。

2. 下肢水肿有何特点？

首先须确定水肿系双侧还是单侧，两者鉴别诊断的考虑范围截然不同。对于单侧水肿，可通过局部皮温变化和周身症状，将水肿分为炎性（例如丹毒）和非炎性（单纯水肿）两大类，然后再做进一步分析。双侧对称性水肿应了解其严重程度、一日之内的波动情况以及伴随症状。水肿对外界压力的反应有一定的诊断意义。甲状腺功能减低和淋巴回流受限这两类疾病，由于组织液中蛋白含量很高，因此局部皮肤常有明显增厚，水肿多为非可凹性。对于可凹性水肿，有研究指出，测量水肿部位凹陷后的恢复时间对于鉴别诊断有帮助。具体方法是手指按压水肿部位造成凹陷，然后观察凹陷部位完全恢复平坦所需时间。若凹陷能在45秒内恢复，则提示水肿形成原因以静水压升高为主（例如心衰）；若45秒内不能完全恢复，则多见于低白蛋白血症导致的水肿，例如肝硬化。

值得注意的是，长期卧床的患者由于双下肢已不再是身体的低垂部位，因此水肿可能首先出现于骶尾部而非下肢。

3. 有无伴随症状？

引起水肿的原发病各有不同的临床表现，通过病史可做相应了解。例如心力衰竭的患者往往呼吸困难和活动耐力下降甚为突出；肝硬化的患者常有食欲减退、乏力等非特异性全身症状，还可伴有黄疸，皮肤黏膜出血，甚至肝性脑病等严重并发症；肾病综合征的患者由于尿蛋白量较大，可出现尿中泡沫增多。急性肾小球肾炎引起水肿者，常有血尿或尿量减少，严重者甚至无尿。夜尿增多是肾功能受损早期较为敏感的指标，应仔细询问。

4. 既往病史如何？

如前所述，全身性水肿（包括腹水）多见于心脏、肝脏和肾脏这三大类疾病，这些疾病本身常常又有相应的致病因素。例如高血压和糖尿病不仅增加缺血性心脏病的发病风险，同时也是慢性肾脏疾病的重要致病因素。既往慢性乙型或丙型病毒性肝炎的患者，易发展为肝硬化，甚至肝细胞肝癌。长期慢性肾小球肾炎的患者可缓慢进展至尿毒症，从而出现水肿。还有某些疾病表面上似乎与水肿无关，但若对局部或全身造成相当影响，亦可能出现水肿。以我国常见的结核病为例，结核性腹膜炎可有腹水；慢性结核感染若消耗症状严重，也可因白蛋白水平下降而出现下肢水肿；结核性心包炎若引起心包缩窄，可影响腹腔和下肢静脉回流，造成腹水和水肿，这类患者心脏表现有时极为隐匿，缺乏经验的医生易误诊漏诊。不仅是缩窄性心包炎，风湿性心脏病、肺心病、肺动脉高压等众多心肺疾病若造成右心压力升高，均可引起肝淤血，造成肝脏肿大，肝功能异常和腹水。因此，腹水伴肝脏异常的患者，不应贸然诊断肝硬化，还需留意心肺方面的症状，有时需"追本溯源"，才能揭示腹水的真正病因。这也提示我们，人是一个整体，医生要以"系统论"的观点和方法来研究疾病，切忌将鉴别诊断思路囿于某一器官，从而限制了自己的思考范围，不知不觉中放走了真正的致病"元凶"。

5. 有无特殊用药史？

某些药物可损害肝脏或肾脏，从而造成水肿，长期用药的患者尤其需要警惕。很多西药的肝肾毒性已为临床所熟知，其实某些中草药也有类似副作用。例如器官移植患者应用的抗排异药物，以及中药特别是土三七等均可造成肝小静脉闭塞症（VOD），出现大量腹水。以解热镇痛药为代表的西药以及关木通等中草药均可损伤肾脏，甚至引起肾功能衰竭，继而造成水肿。

6. 有无特殊个人史？

水肿患者需了解其生活方式，特别是某些不良嗜好，有可能与病情相关。以饮酒为例，长期大量摄入酒精，不仅可造成酒精性肝病，亦可损伤心脏（酒精性心肌病）和肾脏（酒精性肾病），其危害性不容低估。

（三）问诊结果及思维提示

3个月前患者无明显诱因出现双小腿对称性、可凹性水肿，同时有腹胀，腹部明显膨隆。伴纳差、乏力、皮肤巩膜黄染。无发热、腹痛、呕血及血便。活动耐力尚可，无呼吸困难。无尿色变化、夜尿增多。既往长期酗酒，2年前曾因肝功能异常住院，诊为"酒精性肝硬化"，此后亦未戒酒。近期未使用任何药物。自觉尿量减少，体重增加约 8kg。

思维提示：腹水的产生取决于腹腔血管静水压、胶体渗透压、腹腔内压以及腹腔淋巴回流等各因素的动态变化。本例没有心脏和肾脏相关临床表现，这两类疾病的可能性相对较小。既往有明确的酒精性肝病病史，2 年前即已确诊肝硬化，新近出现尿量减少，体重增加，下肢水肿，腹部膨隆亦很可能是腹水所致，故应高度怀疑肝硬化所致腹水。肝硬化所致腹水的病理生理机制包括：①门静脉高压所致腹腔血管静水压升高；②血清白蛋白下降所致血管内胶体渗透压下降；③血管紧张素-醛固酮系统激活引起水钠潴留；④淋巴回流减少。若肝硬化患者腹水增长迅速，应考虑两种可能：①已进展至肝癌（尤其是血性腹水）；②合并自发性腹膜炎（尤其出现腹痛、发热等感染症状时）。

三、体格检查

（一）重点检查内容和目的

首先要观察生命体征是否稳定，严重肝病患者由于体循环阻力下降，血管舒张，可有血压降低、心率增快等表现。合并肝肺综合征的患者可有发绀。严重肝病患者应评估意识状态，警惕肝性脑病。其次须观察有无肝病面容、蜘蛛痣、肝掌、黄疸、腹壁静脉曲张（海蛇头）、脾脏肿大和腹水等慢性肝病体征。对于腹壁静脉显露的患者，可用两根手指按压一段腹壁静脉，然后松开一侧，观察血液流向，该方法对判断门静脉高压病因有时可起到决定性作用。对于肝硬化患者，通常脐上静脉流向朝上（通过上腔静脉回流），而脐下静脉流向朝下（通过下腔静脉回流），而布-加综合征的患者由于上腔静脉存在梗阻，所以无论脐上还是脐下静脉，血流方向均朝下。

某些体征平时未必出现，一旦出现即有诊断意义。例如腹水患者若出现颈静脉怒张，则强烈提示腹水的原发病在心肺（肺心病、缩窄性心包炎等）而非肝脏本身。又如少数甲状腺功能减低的患者亦可有大量腹水，这类患者的皮肤很有特点，通常较为粗糙，皮肤增厚，皮温较低，一旦发现即有很高的诊断价值。

（二）体格检查结果及思维提示

T 36.2℃，R 15 次/分，P 96 次/分，BP 90/60mmHg。神志清楚，双侧瞳孔等大、等圆、对光反射正常。巩膜轻度黄染，肝病面容，可见肝掌、蜘蛛痣。颈静脉无怒张，甲状腺无异常。心脏未闻及病理性杂音。右下肺叩诊浊音，呼吸音减低。全腹膨隆，腹壁静脉未见显露。全腹无压痛、反跳痛和肌紧张，肝肋下未及，脾肋下 2cm，质地中等。移动性浊音（+），肠鸣音正常。双侧足踝部可凹性水肿。

思维提示：体格检查发现较多慢性肝病体征，结合腹水，符合肝硬化所致。本例心率增快，血压偏低，尚需警惕有消化道出血导致血容量不足。肝硬化患者免疫力相对较低，即使出现感染，亦不一定发热，因此本例还应除外有无感染所致血压下降。右侧呼吸音减低，叩诊为浊音，很可能是胸腔积液所致。由于右侧膈肌存在解剖上的漏孔，当腹腔积液量较大时，腹水可通过该处漏孔进入胸腔，造成右侧胸腔积液。

四、实验室和影像学检查

（一）初步检查内容及目的

1. 血常规　肝硬化患者免疫力下降,白细胞升高对感染有提示作用。严重肝病本身可引起贫血,而血红蛋白短时间内明显下降则应警惕消化道出血。门静脉高压导致脾功能亢进者则可造成血三系或两系减低。

2. 粪便潜血　除外消化道出血。

3. 肝功能+血糖　属于必做的检查。根据Child标准,胆红素和白蛋白水平是评估慢性肝病患者肝损害严重程度的主要指标。酒精性肝炎可有天门冬氨酸转移酶(AST)高于谷草转氨酶(ALT)的特点,但对病情已进展至肝硬化的患者,上述特点可能已不再明显。严重肝病患者肝糖原储备减少,易出现低血糖,故血糖也属于必查项目。

4. 肾功能+电解质　严重肝病患者可合并肾功能障碍(肝肾综合征),电解质紊乱(低钠血症)。利尿治疗易造成低钾血症,严重者可诱发肝性脑病。

5. Ⅳ型胶原　是衡量肝脏纤维化程度较好的指标,明显升高则支持肝硬化的诊断。

6. 血氨水平　严重肝病患者若出现意识障碍,结合血氨升高,则有利于肝性脑病的诊断。但须明确,肝性脑病系临床诊断,不能单纯根据血氨升高即做出判断,还应与临床表现,尤其是意识障碍的程度结合起来,综合分析。除肝性脑病外,血氨升高还可见于其他病理状态,例如感染、应用糖皮质激素、胃肠外营养等,血氨升高的绝对值与肝性脑病的严重程度也无明确相关性。

7. 凝血检查　APTT、PT以及FBG水平可反映肝脏的合成功能。除Ⅷ因子外,大多数凝血因子系肝脏合成,血清半衰期不超过48小时,而白蛋白的半衰期为20日左右,故凝血时间延长是反映肝脏合成功能下降较为敏感的指标。

8. 腹部超声　确定并定位腹水,为腹腔穿刺做准备。肝脏超声可以了解肝脏形态,轮廓,回声,左右肝的比例等。门静脉超声可测量门静脉宽度和血流速度,对于诊断门静脉高压有很大的意义。

9. 腹水检查　应争取条件做腹腔穿刺,取得腹水标本。其价值在于:①通过检测腹水白蛋白浓度,计算其与血清白蛋白的差值(即血清-腹水白蛋白梯度,SAAG),可确定是否为门静脉高压依赖性腹水。②除外其他疾病,例如感染,肿瘤等。

10. 酌情考虑其他检查,例如通过胃镜了解有无食管胃底静脉曲张,CT或MRI明确肝脏形态,对于怀疑为肝细胞肝癌的患者,还可查AFP水平。不能排除病毒性肝炎的患者,还可查乙型和丙型肝炎病毒的抗体和核酸水平。

（二）检查结果及思维提示

1. 血常规　WBC 4.2×10^9/L,中性0.62,HGB 124g/L,PLT 92×10^9/L。

2. 粪便常规及潜血　(-)。

3. 肝功能+血糖　ALT 35U/L,AST 24U/L,TBil 62μmol/L,DBil 31μmol/L,Alb 25g/L,血糖5.4mmol/L。

4. 肾功能+电解质　Cr及BUN正常。K^+ 3.7mmol/L,Na^+ 128mmol/L,HCO_3^- 23mmol/L,Cl^- 102mmol/L。

5. Ⅳ型胶原　明显升高。

6. 血氨　正常。

7. 凝血检查 PT 18.2秒,PT% 55%,INR 1.36,APTT 43.2秒,FBG基本正常。

8. 腹部超声 大量腹腔积液,最深处8cm。肝脏回声增强,肝右叶缩小,左叶增大,肝裂增宽,肝脏未见占位性病变;脾脏增大,肋下2cm;门静脉增宽至15mm,入肝血流流速减慢,以上所见符合肝硬化合并门静脉高压。

9. 腹水检查 腹水草绿色,微浑。白细胞45/μl,单核75%。腹水白蛋白6g/L(SAAG 19g/L)。腹水细菌培养、结核培养及找肿瘤细胞均(-)。

10. 胃镜 中重度食管及胃底静脉曲张。血清AFP:正常。

思维提示: 肝硬化的诊断包括两个方面:①肝功能损害,②门静脉高压。就本例而言,前者证据包括血白蛋白下降,黄疸,凝血时间延长,后者则有门静脉增宽,血流速度减慢,脾脏肿大,胃镜提示食管胃底静脉曲张,故肝硬化诊断明确。本例肝功能较差,已属于Child分级中的C级。尽管患者目前无消化道出血,但已有食管和胃底静脉曲张,将来出血的风险较高。应向患者交代病情,避免进食粗硬食物,一旦出血应及时就诊。血白细胞正常,体温不高,腹水白细胞数很低,细菌学检查(-),腹腔感染可以除外。通过SAAG来判断腹水是否由门静脉高压产生,其敏感性和特异性均高于传统方法。本例SAAG为19g/L,超过了11g/L,提示腹水形成原因以门静脉高压为主,亦符合肝硬化的病理生理机制。超声未发现肝脏占位性病变,血清AFP水平正常,故肝癌可能性较小。

五、治疗方案及理由

(一) 方案

1. 一般治疗 嘱患者卧床休息。与家属沟通,告知目前病情;密切观察生命体征和意识状态。

2. 饮食 嘱患者摄入易消化的软食,适当限钠。口服乳果糖以酸化肠道,保证大便通畅。

3. 支持治疗 保证热卡摄入,适当补钾,输入白蛋白,纠正低白蛋白血症。

4. 利尿治疗 予呋塞米及螺内酯联合利尿治疗,每日晨起后监测空腹体重,目标是使患者每日体重下降0.5~1kg。

5. 穿刺放腹水 对于腹水量较大的患者,若腹腔压力较高,腹胀症状较重,可酌情在输注白蛋白的基础上,间断穿刺放腹水。

6. 口服普萘洛尔。

7. 与消化内镜医师沟通,决定是否行预防性内镜下曲张静脉套扎(EVL)。

8. 请外科会诊,评估有无手术治疗门静脉高压的指征。

(二) 理由

本例肝功能损害已处于Child C级,没有逆转的希望,治疗以对症和预防并发症为主。无论利尿还是放腹水,均需控制一定的治疗强度,切忌短期内使患者体重快速下降,否则可能诱发肝性脑病。本例低钠血症是体液增多而稀释的结果,并非机体缺钠所致,为控制腹水消退,仍应在饮食中限钠。利尿过程中除监测体重外,还可查尿电解质,利尿后尿钠浓度明显增加的患者,说明肾脏排泄水钠的能力相对完好,腹水有可能在短期内消退。血钠和尿钠均低的患者,说明对利尿反应较差,腹水较为顽固。对于肝功能严重受损,短期内恢复无望者,尤其是急性肝衰竭和慢性肝病终末期的患者,肝移植可能是唯一的选择,然而本例年龄过大,已经失去了这样的机会。

除腹水外，食管静脉曲张是对本例患者最大的威胁。食管静脉曲张的治疗可分为药物，内镜和手术三种。荟萃分析表明，对于中重度食管静脉曲张，非选择性β受体拮抗剂（普萘洛尔）可显著降低初次出血的风险（安慰剂组30%，治疗组14%）。EVL亦可有效预防初次出血，其效果与普萘洛尔相当。外科通过贲门周围血管离断（断流）或门静脉与下腔静脉吻合（分流）等手段，对门静脉高压也有一定的治疗作用，该方法是否适合本例患者，需会诊讨论。

六、治疗效果及思维提示

经上述治疗后，患者腹水和水肿逐渐消退，2周后体重下降9kg，食欲及体力有所恢复。复查超声提示腹腔积液明显减少。肝功能：白蛋白31g/L，余无明显变化。患者本人及家属对EVL持消极态度，希望继续药物保守治疗；外科认为本例肝功能较差，手术风险极高，且目前虽有门静脉高压，但尚未发生消化道出血，故暂不考虑行门脉分流或断流手术。

思维提示： 肝硬化腹水的治疗有休息、限钠、补充白蛋白、利尿等，少数患者需穿刺放腹水，本例经针对性治疗后病情好转，但由于肝脏损害已接近终末期，无法逆转，故预后不好。除腹水外，这类患者容易发生消化道出血、肝性脑病等其他并发症，需加强监测。患者暂时不愿接受EVL治疗，若未来果真出血，该方法也可作为控制出血的一种新的选择。手术亦是解决门静脉高压的一种手段，但本例肝功能极差，分流手术存在禁忌，而目前尚未发生消化道出血，以预防出血为主要目的的断流手术能否使患者获益，亦很不明确。

七、对本病例的思考

本例临床表现较为典型，肝硬化引起门静脉高压，继而发生腹水和水肿。通过本例的临床思维和诊治经过，重点需掌握：①水肿的鉴别诊断思路；②SAAG判断腹水病因的价值；③门静脉高压腹水的治疗原则；④预防食管静脉曲张出血的方法。一般而言，治疗肝硬化腹水以补充白蛋白和利尿为主，然而在治疗过程中如何监测疗效，控制治疗力度，预防并发症等诸多细节问题，仍需在临床实践中深入观察，反复体会，认识水平才能有所提高。对于诊断不明或病情较重的患者，不同科室之间密切协作，与患者充分沟通，取得患者的理解和配合，对于提高医疗质量，保证医疗安全，有着不可替代的重要意义。

（吴 东 朱 峰）

病例59　腹胀伴水肿2年，加重伴巩膜黄染3个月

患者,男性,36岁,于2004年12月1日入院。

一、主诉

腹胀伴水肿2年,加重伴巩膜黄染3个月。

二、病史询问

（一）初步诊断思路及问诊目的

患者为青年男性,慢性病程,近期病情加重,以腹胀、水肿及黄疸为主要症状。

腹胀,主要见于以下原因:①消化道内积有大量气体或液体,最常见于胃肠道梗阻、消化吸收不良等;②腹腔内积有过多气体或液体,如消化道穿孔、大量腹腔积液等;③腹腔内有较大囊性或实性肿物;④腹肌无力;⑤功能性胃肠病,如功能性消化不良、慢性便秘等。问诊时主要围绕是否伴有腹围增加,是否伴有恶心、呕吐或排气排便停止,是否与进食行为有关,是否伴有腹痛、腹鸣、腹泻及其程度,是否伴有慢性心、肾或肝脏疾病,是否伴有水肿及尿量减少,是否伴有急慢性消耗症状,以及病程特点如何等来进行。

水肿,即浮肿。可分为全身性和局部性。全身性水肿常见的病因为心源性、肾源性、肝源性和营养不良性;此外,黏液性水肿及药物因素亦可引起全身性水肿。局部性水肿常由于局部静脉、淋巴回流受阻或毛细血管通透性增加所致,如肢体血栓形成、丝虫病等。问诊时应主要围绕水肿出现时间、起始部位及蔓延情况、全身性或局部性、是否对称、是否凹陷、是否与饮食或药物有关、有无心、肝和肾脏慢性病史等问题展开。

黄疸,按病因学分类可分为溶血性、肝细胞性、胆汁淤积性和先天性非溶血性黄疸。通常的诊断思路为:确定是否为黄疸→病因学分类如何→确定病因。接诊时应注意观察巩膜有无黄染,问诊应围绕起病缓急、消化系统及全身伴随症状等展开。

该患者以腹胀、水肿、黄疸为主要临床表现,应重点考虑肝源性及心源性疾病。

（二）问诊主要内容及目的

1. 腹胀的特点如何?

全腹进行性加重的腹胀,伴腹围增加,不随排便、排气而缓解,尤其是合并双下肢水肿时,提示腹腔积液;腹腔局部膨隆且位置固定不变,常提示腹腔内肿物;腹胀伴位置固定或不固定性"鼓包"现象(即胃肠型),在进食后加重,排气、排便后缓解,常提示肠梗阻;腹胀与进食的性质有关,如进食乳制品、油腻食物或豆制品等食物后加重,则提示可能存在消化吸收不良。

2. 水肿的特点如何?

从眼睑、颜面开始进而延及全身的水肿常为肾源性;从足部开始向上延及全身的水肿常为心源性;以腹胀、腹围增加起病,严重时伴下肢水肿,但不累及头面部和上肢的水肿常为肝源性。黏液性水肿的特点为非凹陷性,而其他病因几乎均为凹陷性。非对称性水肿常由于局部静脉或淋巴回流受阻或毛细血管通透性增加所致,如深静脉血栓形成、丝虫病等。水肿伴胸闷、呼吸困难时常提示心脏疾病。

3. 黄疸的特点如何?

黄疸伴高热、上腹剧痛时常提示胆管系统梗阻性疾病,伴发热、腰痛时提示急性溶血,伴腹

胀、腹水时提示严重的肝脏疾病,如肝硬化失代偿期、急性重症肝炎等。自幼起病的慢性间歇性黄疸常见于先天性非溶血性疾病。

4. 尿色及尿量如何?

了解患者尿色及尿量变化有助于鉴别病因及判断疾病的严重程度。如酱油色尿常见于急性溶血,尿液放置后或置于阳光下变成棕红色或葡萄酒色见于卟啉病。严重心源性、肾源性、肝源性疾病均可引起少尿或无尿,了解发病以来尿量变化及其与药物治疗的关系可判断疾病的严重程度及治疗反应,为进一步治疗提供依据。

5. 大便颜色及量如何?

白陶土色大便提示梗阻性黄疸,而黑便、柏油便或血便提示消化道出血,需紧急治疗。严重肝病伴腹泻或严重便秘时均需警惕并发肝性脑病。

6. 既往有何种疾病?

应重点问诊既往是否有慢性心、肝和肾脏疾病及系统性疾病病史。

(三) 问诊结果及思维提示

患者2年前无明显诱因出现腹胀、腹围增加,伴劳累后右上腹轻度胀痛,同时间断出现双下肢对称性、凹陷性水肿,晨轻暮重,无胸闷、憋气、恶心、呕吐、发热、腹泻等伴随症状,二便如常,未诊治。上述症状逐渐加重,1年前就诊于当地医院,查血常规:WBC 4.2×10^9/L,HGB 122g/L,PLT 85×10^9/L;肝肾功能:Alb 36g/L,转氨酶及胆红素正常;凝血功能正常;腹部B超:肝脾大,门静脉1.2cm,有中等量腹腔积液。给予利尿治疗,并根据腹围、体重及尿量调整药物剂量,症状可部分缓解。3个月前上述症状进行性加重,利尿剂加量无效,同时出现皮肤、巩膜黄染,尿色加深呈浓茶色,量约800~1000ml/d,大便1次/日,黄褐色。无发热、腰背痛、血便等症状。遂来我院就诊。既往:体健,无慢性心肺和肝肾疾病史。无家族性遗传病史。

思维提示:通过问诊可明确,患者以腹胀、双下肢水肿为主要症状,辅助检查提示肝脾肿大伴腹水,利尿治疗有一定疗效,近期症状加重并出现黄疸,病程中无发热、腹痛等伴随症状。诊断首先考虑慢性肝脏疾病,但该患者有不同于一般肝硬化腹水之处,表现在:①腹水、水肿症状与肝功能不平行,腹水重而肝功能正常;②肝脏体积增大;③双下肢水肿症状突出。因此,对该患者还应考虑肝后性因素,如心源性或血管源性疾病。体格检查时应注意是否有肝掌、蜘蛛痣,心界是否扩大、是否存在心脏杂音,是否存在胸腔积液的体征,胸腹壁是否有静脉曲张、血流方向如何,肝脾是否肿大,移动性浊音是否阳性,双下肢水肿是否对称等。

三、体格检查

(一) 重点检查内容和目的

考虑患者肝源性、心源性或血管源性疾病的可能性大,为了更好地诊断和鉴别诊断,应对患者进行系统而全面地检查,包括皮肤黏膜、心、肺、腹部、下肢等。

(二) 体格检查结果及思维提示

T 36.5℃,R 16次/分,P 70次/分,BP 110/60mmHg。体型消瘦,皮肤、巩膜轻度黄染,浅表淋巴结未触及肿大,未见肝掌和蜘蛛痣,眼睑无水肿。颈静脉无怒张。侧胸壁和侧腹壁可见多条浅静脉曲张，血流方向自下而上。双肺呼吸音清，未闻及干湿啰音，心界不大，心前区未闻及杂音。腹部膨隆，无压痛、反跳痛和肌紧张，肝肋下2cm，脾肋下3cm，均质韧，轻触痛，肝颈回流征(-)，移动性浊音(+)。双膝以下呈对称性可凹性水肿。肛诊可见外痔。

> **思维提示：**体格检查除黄疸、肝脾肿大、腹水、下肢水肿外，侧胸壁和侧腹壁可见多条静脉曲张，且血流方向自下而上，高度提示下腔静脉阻塞。进一步除常规检查外，必须完善血管系统的影像学检查，包括下腔静脉系统彩超、CT血管重建，甚至血管造影等。

四、实验室和影像学检查

（一）初步检查内容及目的

1. 血常规　了解是否存在脾功能亢进。
2. 便常规和便潜血　了解大便性状，潜血有无阳性。
3. 肝肾功能、电解质　评价肝脏功能，判断黄疸类型，及是否合并电解质紊乱。
4. 凝血功能　评价肝脏功能。
5. 肝炎病毒和自身抗体筛查　评价慢性肝病存在的可能性。
6. 腹水检查　包括常规、SAAG、细菌培养、找肿瘤细胞等，评价腹水的性质。
7. 胸片　明确是否合并胸腔积液。
8. 心脏彩超及心电图　评价心脏结构及功能。
9. 腹部B超或增强CT　评价肝脏的形态学改变和其他腹腔实质脏器疾病。
10. 血管彩超　包括下腔静脉、肝静脉、门静脉及下肢深静脉。评价是否存在肝后性门静脉高压。
11. 胃镜　评价是否存在食管胃底静脉曲张及其程度。

（二）检查结果及思维提示

1. 血常规　WBC 3.8×10^9/L，HGB 102g/L，PLT 75×10^9/L。
2. 便常规和便潜血　黄色软便，潜血(-)。
3. 肝肾功能、电解质　ALT、AST正常，Alb 31.5g/L，TBil 52.5μmol/L，DBil 28.8μmol/L，K^+ 3.7mmol/L，Na^+、Cl^-正常。
4. 凝血功能　PT 11.2秒，APTT 37秒。
5. 肝炎病毒和自身抗体筛查　甲肝和戊肝抗体、乙肝五项、HCV-Ab均(-)。自身免疫性肝病抗体(-)。
6. 腹水检查　细胞总数98×10^6/L，SAAG 22g/L，细菌培养、找肿瘤细胞均(-)。
7. 胸片　未见明显异常。
8. 心脏彩超及心电图　心脏结构及功能未见异常，ECG大致正常。
9. 腹部B超和增强CT　肝大(肋下2.7cm)，回声均，脾大(肋下3cm)；胆囊壁厚；腹腔积液，深10.6cm。
10. 血管彩超　下腔静脉近第二肝门处狭窄，肝中静脉显示不清，闭塞不除外，门静脉主干及左支血栓形成。左下肢深静脉慢性血栓，大部分再通，中重度静脉瓣关闭不全。
11. 胃镜　食管胃底静脉曲张(重度)。

思维提示：通过上述检查结果可以得出以下结论：①腹水性质为门静脉高压性腹水，同时伴有门静脉高压的其他表现，包括食管胃底静脉曲张、脾大、脾功能亢进；②门静脉高压的梗阻部位为肝后性，即布-加综合征；③肝功能 Child-Pugh 分级为 C 级。进一步应完善以下检查：①易栓症相关检查：血管彩超检查见除下腔静脉近第二肝门处狭窄外，门静脉、左下肢深静脉多发血栓形成，因此应完善易栓症相关检查，包括肿瘤筛查、抗心磷脂抗体、狼疮抗凝物、抗 β_2GP1 抗体等以明确病因；②下腔静脉和肝静脉造影：是诊断布-加综合征的金标准，并可进一步明确狭窄的部位及长度。

对该患者行肿瘤标志物的筛查，包括 CEA、CA19-9 等均为(－)；各项自身抗体亦为(－)。血管造影显示：下腔静脉近第二肝门处局限性器质性狭窄。

五、治疗方案及理由

（一）方案

1. 一般治疗　休息，软食，高热量、高蛋白、高纤维素饮食，限制水钠摄入，记 24 小时出入量。

2. 促进水钠排出　速尿 20mg/d+安体舒通 40mg/d 起始，根据尿量及体重变化调整剂量，最大剂量速尿 160mg/d+安体舒通 400mg/d。

3. 降低门脉压　心得安(10mg，3 次/日)起始，根据心率变化调整。

4. 病因治疗　下腔静脉狭窄部位球囊扩张及支架置入术。

（二）理由

一方面，患者目前门静脉高压症状明显，腹水大量、食管胃底静脉重度曲张，必须有针对性地给予对症治疗，达到缓解症状、避免消化道大出血的目的；另一方面，必须对门静脉高压的病因进行针对性治疗。布-加综合征按照病变部位的不同分为三型：A 型为局限性下腔静脉阻塞，B 型为下腔静脉长段狭窄或阻塞，C 型为肝静脉阻塞。不同类型的治疗方法不同，A 型病变首选球囊扩张和支架疗法，B 型病变可酌情选用下腔静脉-右心房、肠系膜上静脉-右心房、脾静脉-右心房或肠系膜上静脉-颈内静脉转流术，C 型病变可采用诸种门体分流术。

本例患者病变为 A 型，因此首选球囊扩张和支架置入术。

六、治疗效果及思维提示

经上述治疗后，患者腹胀及水肿症状明显缓解，复查肝功能较前好转。

思维提示：患者诊断明确，治疗反应良好，术后应监测血常规、肝功能、腹围、体重等指标，并定期复查腹部血管彩超，评价支架的通畅程度，防止病情复发。

七、对本病例的思考

患者以腹胀、水肿伴黄疸为主要临床表现，体格检查及初步的辅助检查结果均提示门静脉高压症。对任何一例门静脉高压症的患者，均应明确其病因，区别其为肝性、肝前性还是肝后性，早期诊断和治疗甚至可以达到治愈的目的。

（舒慧君　朱　峰）

病例 60　间断皮肤、巩膜黄染 2 年，再发 10 天

患者，男性，40 岁，于 2006 年 7 月 14 日入院。

一、主诉

间断皮肤、巩膜黄染 2 年，再发 10 天。

二、病史询问

（一）初步诊断思路及问诊目的

患者病程相对较长，以间断皮肤、巩膜黄染为主要临床表现。关于黄疸的鉴别诊断，一般的流程是在详细病史询问和体格检查的基础上，以胆红素增高类型的区分为起点，结合基本的实验室筛查（主要反映肝细胞损害及功能的指标和反映胆汁淤积的指标），大致估计黄疸的病因属于哪一类。在此基础上，再根据需要选择一些病因特异性的实验室和辅助检查进行诊断和鉴别诊断。

问诊和体检是黄疸诊断和鉴别诊断的第一步。问诊时应主要围绕黄疸的诱因、病程特点、伴随症状、加重/缓解因素等问题展开。

（二）问诊主要内容及目的

1. 间断发作的黄疸，每次发病前有无诱因？

发病前有进食蚕豆或接触蚕豆花粉史，或有血液制品输注史，提示溶血性黄疸；发病前有明确用药史或毒物接触史，提示药物性或毒物性肝损害；发病前有大量饮酒史，提示酒精性肝病；发病前有疲劳、情绪波动、饥饿、感染、发热等情况，提示可能为先天性非溶血性黄疸。

明确发作诱因对于黄疸病因的诊断至关重要，亦有助于将来避免黄疸再发。

2. 黄疸的伴随症状如何？

有助于黄疸病因的判断。主要有鉴别意义的伴随症状包括：发热、皮疹、腹痛、肝肿大、脾肿大、胆囊肿大、腹水等。

3. 是否接受过肝功能检查？嗜肝病毒学检查结果如何？

利用最简单的肝功能检查即可对黄疸的病因做出初步的评估和分类，从而可以缩小诊断和鉴别诊断范围，因此获得每次发病时的肝功能检查结果至关重要。

同样，嗜肝病毒学检测对于黄疸病因的探查同等重要。对于黄疸、肝损害的患者首选需要除外病毒感染。

4. 曾接受何种治疗？疗效如何？

主要涉及的药物包括糖皮质激素、各种保肝降黄药物（包括中药及中成药）、抗病毒治疗药物及抗生素等。有助于病因的判断，并对进一步治疗提供依据。

5. 既往有哪些病史？个人史有无特殊？是否有毒物接触史？

黄疸相关病史主要涉及慢性肝病史、胆系疾病史、过敏性疾病史及自身免疫性疾病史等。对有长期大量饮酒史者，应注意询问饮酒的次数、种类和每次饮酒量，并应注意饮酒与黄疸发生的关系。特殊职业者应警惕中毒性肝病的可能。

6. 患者一般情况如何？

主诉提示患者的黄疸为慢性波动性。在临床上对于慢性波动性黄疸患者，如果临床症状

轻微且全身状况良好、肝功能试验除胆红素代谢障碍外无其他明显异常时，应注意除外先天性非溶血性黄疸。

7. 是否存在类似家族史？

先天性非溶血性黄疸患者多有类似家族史。

（三）问诊结果及思维提示

患者2年前因“硬皮病”服用中药治疗，1周后出现皮肤及巩膜黄染，伴皮肤瘙痒，自觉尿色较前明显加深，无皮疹、关节肿痛及腹痛、发热等伴随症状，就诊于当地医院，查血ALT 1079U/L，AST 1617U/L，TBil 166.1μmol/L，DBil 88.2μmol/L，HAV-IgM、HEV-IgM、乙肝五项、HCV-Ab均(-)，考虑药物性肝损害，嘱其停用中药并加用保肝药物，包括美能、易善复等，患者黄疸逐渐消退，复查肝功能恢复正常。一个月前，患者由于“硬皮病”的皮肤表现加重，再次尝试中药治疗，用药当日查肝功能正常。但服药20天后出现食欲减退，伴间断恶心、呕吐胃内容物，并再次出现皮肤、巩膜黄染，伴低热，Tmax 37.6℃，无畏寒、寒战、皮疹、腹痛等其他伴随症状。为进一步诊治来我院。既往史：5年前因皮肤变硬，于我院门诊查ANA(+)1∶1280，Scl-70(+)，诊断为“系统性硬化症，肺间质纤维化”，给予泼尼松及环磷酰胺口服治疗，泼尼松逐渐减量，以5mg/d维持，至2个月前自行停用激素及免疫抑制剂。否认慢性肝胆疾病史，无食物及药物过敏史，偶尔少量饮酒，此次发病前无大量饮酒史，否认家族性遗传病史。

思维提示：通过问诊可明确，患者以反复皮肤巩膜黄染为主要临床表现，不伴高热、皮疹及腹痛症状，每次发病均与服用中药有关，肝功能检查提示ALT、AST明显升高，总胆红素明显升高，DBil及IBil双相升高，病毒性肝炎指标(-)，停用中药及加用保肝治疗后症状缓解。既往有硬皮病病史，长期服用激素及免疫抑制剂治疗，此次发病前1个月停用。综合上述特点，黄疸的原因首先考虑药物性肝病可能性大，鉴别诊断应包括：①自身免疫性疾病的肝脏损害；②长期免疫力低下所导致的继发性嗜肝病毒感染。体格检查时应注意腹部、尤其是右上腹有无压痛、反跳痛，Murphy征是否阳性，肝区有无叩痛，有无肝掌、蜘蛛痣等慢性肝病表现等。

三、体格检查

（一）重点检查内容和目的

考虑患者药物性肝损害可能性最大，在对患者进行系统、全面地体检同时，应重点注意是否存在慢性肝病的体征以及体现肝损害严重程度的体征，包括神志、肝掌、蜘蛛痣、瘀斑、腹壁静脉曲张、脾大、腹水征、下肢水肿、扑翼样震颤等。

（二）体格检查结果及思维提示

T 37.5℃，R 16次/分，P 75次/分，BP 120/80mmHg。神志清楚，定向力、理解力、计算力正常。扑翼样震颤(-)，皮肤及巩膜黄染，未见瘀斑、瘀点，浅表淋巴结未触及肿大，心、肺(-)，未见腹壁静脉曲张，腹软，无压痛及反跳痛，肝脾肋下未及，移动性浊音(-)，双下肢不肿。面部、前臂及双手皮肤变硬。

思维提示：体格检查除皮肤巩膜黄染外，没有慢性肝病及肝功能失代偿的表现。进一步需要进行实验室和影像学检查来明确诊断，并评价病情严重程度，为制订治疗方案提供依据。

四、实验室和影像学检查

（一）初步检查内容及目的

1. 血常规　明确是否伴有贫血、血小板减少，是否伴有白细胞总数变化及嗜酸性粒细胞升高。有助于药物性肝损害的诊断，并可评估是否存在药物引起的血液系统异常。

2. 尿常规　有助于黄疸的鉴别诊断。

3. 便常规和潜血　了解大便性状，潜血有无阳性。除外重症肝病合并消化道出血的情况。

4. 肝肾功能全项　肝功能应包括 ALT、AST、GGT、ALP、TBil、DBil、Alb 等，有助于疾病的诊断、鉴别诊断及严重程度的评估。

5. 凝血功能　有助于肝功能的评估。

6. 肝炎病毒及嗜肝病毒血清学标志物的检测　包括 HAV、HEV 的 IgM，乙肝五项，HCV-Ab，EBV、CMV 的 IgM，必要时查 HBV-DNA、HCV-RNA、EBV-DNA 及 CMV-DNA 定量。目的是完全除外病毒感染引起的肝损害。

7. 免疫球蛋白定量及自身抗体检测　包括 ANA、抗 ENA、ANCA、AMA、SMA、SLA，IgG、IgA、IgM 定量等，除外自身免疫性肝病。

8. AFP 和 CA19-9　根据基础值及动态变化情况，协助确诊或除外肿瘤性病变。

9. 影像学检查　腹部 B 超筛查，必要时行 MRCP 检查，以除外肝内外梗阻性黄疸；腹部 CT 增强或 MRI 检查，评价基础肝脏状况，例如有无肝硬化影像学表现，并除外肝内占位性病变。

10. 血清总 IgE　必要时考虑变态反应时协助诊断。

11. 肝穿刺活检　必要时，有助于肝损害病因的鉴别诊断。

（二）检查结果及思维提示

1. 血常规　WBC $5.5\times10^9/L$，Ly $1.9\times10^9/L$，EOS $0.2\times10^9/L$，HGB 112g/L，PLT $141\times10^9/L$。

2. 尿常规　BIL(+)，UBG(+)。

3. 便常规和潜血　未见红细胞、白细胞，潜血(-)。

4. 肝肾功能全项　ALT 1773U/L，AST 1042U/L，GGT 157U/L，ALP 190U/L，TBil 190.1μmol/L，DBil 99.1μmol/L，Alb 33g/L。

5. 凝血功能　PT 13.6 秒，APTT 45 秒。

6. 肝炎病毒及嗜肝病毒血清学标志物的检测　HAV、HEV 的 IgM(-)，乙肝五项、HCV-Ab(-)，EBV-DNA 及 CMV-DNA 定量均 $<10^3$ copies/ml。

7. 免疫球蛋白定量及自身抗体检测　ANA(+)1∶1280，抗 Scl-70(+)，ANCA、AMA 及 SMA(-)，IgG、IgA、IgM 定量正常。

8. AFP 和 CA19-9　AFP 155μg/L，CA19-9 12U/ml。

9. 影像学检查　腹部 B 超：肝脏弥漫性病变，肝内外胆管未见扩张，未见腹水；腹部 CT 增强：未见明显异常。

10. 血清总 IgE　未查。

11. 肝穿刺活检　小叶结构紊乱，肝细胞水样变性及气球样变，胞质内胆汁淤积，实质内散在点状坏死。门管区扩大，中度炎症，肝界板破坏形成碎屑坏死。免疫组化：HBsAg(-)

HBcAg(-)。

思维提示： 综合以上检查结果可得出以下结论：①黄疸归类为肝细胞性黄疸；②肝功能受损程度：转氨酶明显升高，凝血功能轻度异常，肝脏合成 Alb 能力减低，未见腹水；③无病毒性肝炎及自身免疫性肝炎证据；④无慢性肝病及肝脏恶性肿瘤证据；⑤无肝内外胆道梗阻证据；⑥组织学检查无殊，类似肝炎表现。结合患者每次发病前都有应用中药的病史，并曾有过停中药并保肝治疗后症状好转，平素无长期大量饮酒史，考虑药物性肝损害诊断明确。

五、治疗方案及理由

（一）方案

1. 立即停用可疑肝损害药物。
2. 一般治疗　注意休息，高热量、高蛋白饮食；
3. 补充维生素

复合维生素 B　　2 片 3 次/日
维生素 C　　0.2g 3 次/日
维生素 K_1　　10mg 肌内注射 1 次/日

4. 保肝降黄治疗

GS 500ml+美能（复方甘草酸苷）　60ml 静脉点滴 1 次/日
GS 250ml+易善复（多烯磷脂酰胆碱）　20ml 静脉点滴 1 次/日

（二）理由

对于药物性肝损害，最重要的治疗是立即停用可疑药物，并嘱患者避免再次应用该药物。其他治疗措施均为对症治疗。因患者转氨酶升高明显，选择一种以抗炎、降酶作用为主的药物，加一种可改善肝细胞代谢并具有解毒作用的药物。治疗后应密切监测患者的肝功能、凝血功能，若监测上述指标无好转，并出现“酶胆分离”现象，可短期加用糖皮质激素，如琥珀酸氢化可的松 200mg 静脉点滴，1 次/日。

六、治疗效果及思维提示

经上述治疗后，患者黄疸逐渐消退，复查肝功能：ALT 71U/L，AST 43U/L，GGT 22U/L，ALP 18U/L，TBil 12.1μmol/L，DBil 4.1μmol/L，Alb 38g/L。

思维提示： 治疗反应良好，支持药物性肝损害的诊断。进一步可将美能和易善复改为口服制剂，美能逐渐减停，减量过程中仍需监测肝功能指标。嘱患者避免再次服用中药。

七、对本病例的思考

一直以来，药物性肝损害的诊断较为困难，至今没有很好的确诊方法和非常可靠的诊断标准。又因临床表现出现的时间和用药之间的关系比较隐蔽，容易被忽视。药物性肝损害诊断的基本条件为：①有药物暴露史及与之相一致的潜伏期；②能排除其他原因或疾病所致的肝损害，包括病毒性肝炎、酒精性肝病、代谢性肝病、自身免疫性肝病等；③停用疑诊药物后肝功能在短期内逐步好转。

对于曾有过药物性肝损害的患者，应嘱其避免再次应用可疑药物。本例患者若第一次发病经治疗好转后，严格遵医嘱执行，应该不会有此次再发。

另外，近年来，临床所见中药引起肝损害的病例屡见不鲜，“有病中药治，无病中药补”的观念必须予以纠正。

（舒慧君　朱　峰）

病例 61　发热、右上腹痛 3 个月

患者，男性，32 岁，于 2009 年 11 月 20 日入院。

一、主诉

发热伴右上腹胀痛 3 个月。

二、病史询问

（一）初步诊断思路及问诊目的

青年男性，长期发热，因诊断不明而收入我院消化科。从主诉来看，本例分析可从不明原因发热（FUO）和右上腹痛两方面入手。北京协和医院的资料表明，FUO 的鉴别诊断主要包括慢性感染（50%）、结缔组织病（20%）和恶性肿瘤（15%）三大类疾病。一般而言，发热伴有明确的右上腹痛，应首先考虑肝胆系统疾病，尤其是感染（例如肝脓肿）。除感染外，体积较大的肝细胞癌也可有发热，甚至是高热。除肝胆系统外，右上腹痛还需考虑肾脏、肠道、胰腺，以及个别情况下的胸腔病变。

（二）问诊主要内容及目的

1. 发热有何特点？

尽管由于退热药物的使用，热型对于 FUO 的诊断意义已有所减弱，但是仔细询问患者发热的特点，对于诊断仍有重要价值。应详细了解患者体温，发热的时间规律，有无寒颤，有无伴随症状等。高热伴剧烈寒战通常是感染所致，尤其是小管腔的感染，例如胆管炎和肾盂肾炎；午后低热伴盗汗容易让人想到结核，但应当指出，结核的热型是多种多样的，不能仅根据发热的症状特点就肯定或除外结核的诊断。发热时体温虽高，而一般情况较好，应考虑结缔组织病、药物热以及某些慢性感染（例如布氏杆菌病）。

2. 腹痛有何特点？

肝胆疾病引起的腹痛有一定的特征性，可以通过病史询问来获取诊断线索。例如胆石症的疼痛早期可表现为胆绞痛，即胆石嵌顿在胆囊颈部后刺激内脏神经，引起模糊不定的上腹部钝痛，可伴有恶心呕吐，而若胆石嵌顿时间过长引起胆囊炎后，疼痛会局限于右上腹，并逐渐出现腹膜炎体征，因此又被称为“转移性右上腹痛”。肝脏病变通常不会引起剧烈疼痛，而以持续性钝痛为主。本例的发热与右上腹痛几乎同时出现，对于缩小鉴别诊断范围很有意义。

3. 伴随症状和一般情况如何？

除发热和腹痛之外，患者其他伴随症状以及一般情况对于诊断都有参考价值。以食欲为例，发热伴食欲下降，体重明显减轻的患者，肿瘤疾病的可能性相对较高。而食欲不受发热影响的患者，以慢性感染或结缔组织病可能性更大。

4. 既往病史如何？

由于我国的肝细胞癌患者大多合并有乙型肝炎病毒感染，相当一部分由肝硬化转变而来，因此询问既往病史需包括这部分内容。既往有结核病的患者，在免疫力低下的情况下，体内潜伏的结核病灶可能被重新激活，导致肝结核。肝脓肿患者中糖尿病比例较高，且多数血糖控制不满意，发生肝脓肿的原因可能与糖尿病引起白细胞趋化能力下降有关。

5. 个人史如何?

我国肝癌患者虽然分布广泛,但仍有一定的地方聚集性(如江苏启东等地即为高发区),需了解患者籍贯。肝结核多见于社会经济地位相对较低的患者。

(三) 问诊结果及思维提示

患者体温最高38.3℃,午后显著,可自行降至正常,伴右上腹钝痛、程度较轻,盗汗明显。无咳嗽、寒颤、恶心、呕吐、黄疸、腹泻、黑便等。食欲可,3个月体重下降6kg。否认慢性肝胆疾病及结核病史。长期居住于北京,从事机械维修工作,无烟酒嗜好,无消化道肿瘤及病毒性肝炎家族史。

思维提示:从病史来看,目前尚无恶性肿瘤的明确证据,结缔组织病的常见症状,例如关节肿痛、皮疹、口腔溃疡等,本例亦无相关表现。考虑感染在FUO中所占比例最高,其中尤以结核最为常见,约占所有FUO病例的1/4,结合本例的一般状况和发热特点,结核应当成为鉴别诊断考虑的重点。其他一些FUO的常见病(例如淋巴瘤),本例亦不能排除。

三、体格检查

(一) 重点检查内容和目的

本例须注意右上腹体征,包括压痛、Murphy征,肝脏叩痛等。体检需触诊肝脏,了解有无肝脏肿大,肝脏质地如何。若肝脏有明显的阳性体征,对于缩小鉴别诊断范围有很大的意义。体检时应除重点关注右上腹外,FUO患者还需注意扪诊淋巴结和脾脏,并听诊心脏杂音。

(二) 体格检查结果及思维提示

T 37.8℃,R 18次/分,P 95次/分,BP 110/70mmHg。体型较瘦,体重指数20.1kg/m^2。未见皮肤色素沉着、肝掌、蜘蛛痣。浅表淋巴结无肿大。心肺查体(-)。腹部平软,右上腹压痛,无反跳痛和肌紧张,肝肋下4cm,质地中等,边缘较钝,脾肋下未及,肝脏叩痛(+),移动性浊音(-),肠鸣音正常。双下肢不肿。

思维提示:体检有明确的肝脏肿大,压痛及叩痛(+),因此肝脏应成为下一步检查的重点。需了解肝功能受损程度,最重要的是肝脏影像学检查,了解肝脏肿大系弥漫病变还是局灶病变所致。

四、实验室和影像学检查

(一) 初步检查内容及目的

1. 肝功能　了解肝脏病变严重程度。肝结核多有不同程度的转氨酶升高,弥漫性肝病(结核、淋巴瘤、结节病)碱性磷酸酶也可有轻度升高。

2. 血常规　了解有无贫血,WBC若明显升高,则支持肝脓肿,一部分结核或淋巴瘤亦可造成WBC升高,甚至类白血病反应。若血常规有明显异常,为除外血液系统恶性疾病,应考虑骨髓穿刺检查。

3. 乙肝五项和丙肝抗体　虽然本例病史没有提示,但考虑到病毒性肝炎在我国相当常见,诊断其他疾病之前必须予以除外。

4. AFP　肝细胞癌约50%～80%的患者有AFP升高，AFP对诊断该病有利。

5. 免疫球蛋白　肝结核多有免疫球蛋白水平升高，尤其是IgG，而B细胞淋巴瘤可有M蛋白(+)。

6. PPD　PPD阴性不能除外结核，若强阳性则支持结核诊断。就肝结核而言，结核菌素皮试阳性率仅占1/3左右。

7. 腹部超声　超声对于本例有重要的诊断意义。若超声发现局灶病变，需了解其大小，回声强弱及血供情况。

8. 腹部平片　了解有无腹腔钙化灶，阳性者对于腹腔结核的诊断甚为有利。

9. 胸片　了解有无陈旧性肺或胸膜结核。

10. 肝穿刺　若超声提示肝脏占位性病变，则应在病灶处行肝穿刺检查，同时送检细菌学和病理学检查，明确病变系感染还是肿瘤。若为弥漫性病变，而其他无创检查不能提供决定性的结果，也可酌情考虑肝穿刺检查。对于弥漫性肝结核的患者，肝穿刺活检是唯一的确诊方法。

（二）检查结果及思维提示

1. 肝功能　ALT 95U/L(参考范围5～40U/L)，AST 62U/L(参考范围5～37U/L)，ALP 355U/L(参考范围30～120U/L)，GGT 45U/L(参考范围10～67U/L)，Alb 27g/L(参考范围35～51g/L)，TBil 11.6μmol/L(参考范围5.1～22.2μmol/L)，TBA 2.6μmol/L(参考范围0.1～10.0μmol/L)。

2. 血常规　HGB 78g/L，WBC及PLT正常。

3. 乙肝五项、丙肝抗体、AFP　均(-)。

4. 免疫球蛋白　IgG 32.7g/L，余(-)，未见M蛋白。

5. PPD　(-)。

6. 腹部超声　右肝可见一个4cm大小低回声病灶，边界欠清楚，为少血供病变。余肝脏实质回声稍低。胆囊、胰腺及脾脏未见异常。

7. 腹部平片　肝脏内少许钙化灶。

8. 胸片　基本正常。

9. 肝穿刺　在超声引导下穿刺右肝病灶，病理回报见干酪样肉芽肿，抗酸染色(+)可见结核杆菌。

思维提示： 至此本例诊断明确。肝脏血运丰富，是血行播散的结核菌感染好发部位。肝结核其实并不少见，但由于该病临床表现缺乏特异性，确诊常常有赖于肝穿刺或手术等创伤性检查，因此临床早期发现该病有一定的难度。根据北京协和医院的统计数据，肝结核好发于青壮年，78.8%的患者病程在1个月至1年之间。96.2%的患者有发热，热型不一，80%有肝脏肿大，约半数有腹部症状，以腹痛为主。球蛋白升高的比例为76.9%。肝结核的病理改变可分为冷脓肿、干酪样肉芽肿和纤维性陈旧病灶等数种，在肝脏超声上可相应出现无回声、低回声和高回声病变。肝结核可分为粟粒型肝结核和局限型肝结核两类，前者多由全身结核播散而来，后者可以肝脏为原发部位。半数以上的肝结核患者没有肝外结核病灶。腹部平片发现肝脏或腹腔内钙化灶有利于肝结核的诊断。

五、治疗方案及理由

（一）方案

1. 加强营养支持 鼓励进食，增加热卡摄入。

2. 正规抗结核 予异烟肼、利福平、乙胺丁醇和吡嗪酰胺的四联足量抗结核治疗。

3. 密切观察肝功能变化，警惕药物副作用。

（二）理由

本例一般情况尚可，给予充分的营养支持和抗结核治疗后应能好转。右肝有一个4cm大小的结核灶，是否需要置管引流值得讨论。由于肝脏病灶不大，本例全身症状亦不明显，且文献报道76.5%的患者经药物治疗后病情好转，肝脏缩小。征求患者本人意见后决定暂缓穿刺，在治疗过程中密切观察，若经2～3个月的正规治疗病灶仍不缩小，甚至有所增大，再考虑穿刺引流。

六、治疗效果及思维提示

患者遵医嘱服药，并增加营养摄入。2周后体温降至正常，1个月后复查肝脏病灶缩小，3个月后复查肝脏病灶基本消失。继续维持治疗1个月，将抗结核方案改为异烟肼+利福平，继续应用2个月，总疗程半年。

思维提示：经药物治疗和营养支持后，病情显著改善。及时确诊是本例成功诊治的关键，这也提示我们，对于疑难病例，若其他检查不能明确诊断，在患者病情允许的前提下，积极进行创伤性检查有时可以发挥决定性的作用。

七、对本病例的思考

前文已经指出，肝结核其实并不罕见。而该病临床却容易误诊或漏诊，原因有以下几方面：①肝结核的症状没有特异性；②临床医生的警惕性不高，没有想到肝结核的可能，或满足于其他部位结核病或其他疾病的诊断而忽略了同时存在的肝结核；③有关的辅助检查包括影像学手段均不具有特异性；④因一次肝活检病理阴性而轻易排除肝结核的诊断；⑤短期内试验性抗结核治疗无效而轻易否定肝结核的诊断。临床上粟粒型肝结核应与肝炎、酒精性肝病、脂肪肝、肝硬化等相鉴别。局限型肝结核应与阿米巴性和细菌性肝脓肿、原发性和转移性肝癌、肝良性肿瘤等鉴别。及时和正确地诊断肝结核，对治疗和预后有着积极的意义。

（吴东　朱峰）

病例62　发热、上腹痛2周，加重伴皮肤黄染3天

患者,女性,79岁,于2009年11月27日入院。

一、主诉

发热、上腹痛2周,加重伴皮肤黄染3天。

二、病史询问

（一）初步诊断思路及问诊目的

患者同时出现发热、腹痛及黄疸,首先要考虑胆道系统的疾病,特别是胆管的炎症,但同时要除外肝脏疾病。因此,问诊的重点是针对肝胆疾病,同时对黄疸的性质加以鉴别。

（二）问诊主要内容及目的

1. 腹痛的部位、性质、诱因、体位关系、伴随症状、放射部位及缓解情况如何?

通过针对腹痛的详细询问,初步判断病变脏器及可能的疾病。如胆道疾病常见于饱餐后右上腹或中上腹绞痛伴恶心、呕吐及右侧肩背放射,而胰源性疾病常见于饱餐后左上腹持续性疼痛、屈曲位缓解、并可向左侧肩背放射。区别于胃十二指肠炎症或溃疡的是,胆石症引起的疼痛为发作性疼痛,发作间期可以没有症状;而胰源性疾病表现为闷痛,进食后出现,可以伴随腹胀、嗳气、早饱、反酸、烧心等。

2. 黄疸出现的急缓、演变及伴随症状如何?

通过针对黄疸的详细询问,初步判断黄疸的性质及相关疾病。如黄疸同时伴随尿色加深、陶土样大便以梗阻性黄疸可能大;黄疸起病急,伴随高热、腰痛及酱油色尿要警惕溶血性黄疸;黄疸同时伴随明显疲倦乏力、食欲下降、厌油腻、腹胀及尿少要除外肝细胞性黄疸。

3. 发热出现的急缓、持续时间及伴随症状如何?

通过针对发热的详细询问,初步判断发热的性质及相关疾病。如发热出现急骤,伴有畏寒或寒战,首先考虑感染疾病可能,再根据伴随的系统症状,可以初步定位感染的系统或脏器。

4. 患者发热、上腹痛及黄疸三者之间有何关联性。

通过询问患者发热、上腹痛及黄疸三者之间的相伴关系,帮助判断疾病性质。如三者同时消长,更能提示存在胆管炎症。

（三）问诊结果及思维提示

患者于2009年11月12日进食牛奶后突发中上腹痛,呈绞痛,性质不剧烈,伴寒战、恶心、呕吐胃内容物,自觉发热,未测体温,数小时后上述症状自行缓解,未再进一步诊治。之后患者出现食欲下降,进食量减少,但未再诉明显腹痛及发热。2009年11月24日夜间患者进食牛奶后再次出现持续性中上腹及右上腹疼痛,呈绞痛,疼痛剧烈并向右侧肩背部放射,伴恶心,呕吐大量胃内容物。自觉发热伴寒战,测体温39.5～40.0℃,无呕血、头痛、腰痛、咳嗽、胸闷、胸痛等不适。同时家属发现患者皮肤较前明显黄染,尿色明显加深。

思维提示: 根据患者餐后出现中上腹及右上腹剧烈绞痛、可向右侧肩背部放射,伴有高热及寒战,同时又出现皮肤黄染和尿色加深,考虑胆道系统急性感染的可能性大,但需要体格检查和相关辅助检查来进一步验证。

三、体格检查

（一）重点检查内容及目的

根据上述问诊的初步分析结果，体格检查的重点应该是在上腹部，特别是肝胆区域。由于患者腹痛程度剧烈，要注意是否有腹肌紧张、反跳痛，警惕穿孔和腹膜炎体征。

（二）检查结果及思维提示

T 39.6℃，R 24次/分，HR 115次/分，BP 148/80mmHg，神清，精神弱，全身皮肤及巩膜黄染，未见肝掌及蜘蛛痣，浅表淋巴结未及肿大。腹无膨隆，未见腹壁静脉曲张及胃肠型。右上腹压痛明显，局部肌紧张，无明显反跳痛，Murphy征（+）。中上腹及左上腹轻压痛，无肌紧张及反跳痛，余腹无压痛及反跳痛。肝脾肋下未触及，腹部未及包块，移动性浊音（-），肠鸣音减弱。心、肺及神经系统查体未见明显异常。

思维提示：患者查体的结果与问诊后的分析判断基本符合，病变主要定位于胆道系统。查体未见肝掌、蜘蛛痣及腹壁静脉曲张，移动性浊音（-），不支持黄疸为肝脏疾病引起肝功能失代偿所致。Murphy征（+）、左上腹压痛，警惕是否在胆管炎症的基础上并发胆囊炎和胰腺炎。

四、实验室和影像学检查

（一）主要检查内容及目的

1. 实验室检查

（1）血常规：如白细胞总数及中性粒细胞计数升高，提示发热原因多为细菌感染所致。

（2）肝功能：根据结合胆红素和非结合胆红素升高的比例，明确黄疸性质。根据肝细胞酶（ALT、AST）和胆管酶（ALP、GGT）检查结果，判断肝细胞和胆管的损伤情况。

（3）血淀粉酶（AMY）和脂肪酶（LIP）：如升高，提示可能存在胰腺炎。

2. 影像学检查

（1）B超或CT：重点应观察肝内外胆管是否扩张、胆囊是否增大，如存在提示黄疸性质为肝外梗阻性黄疸。检查还可以进一步明确梗阻性黄疸的可能原因：胆管结石或壶腹部肿瘤，同时也能了解胰腺炎的程度。

（2）磁共振胰胆管成像（MRCP）：通过无创的MRCP能够了解胰胆管形态学和解剖结构的异常改变，对部分胰胆疾病的诊断可以替代有创的逆行性胰胆管造影（ERCP）。

（二）检查结果及思维提示

1. 血常规　WBC 32.63×10^9/L，N 0.96，HGB 104g/L，PLT 105×10^9/L。

2. 肝功能　ALT 328U/L，AST 217U/L，Alb 33g/L，TBil 201.8μmol/L，DBil 165.2μmol/L，ALP 345U/L，GGT 407U/L。

3. AMY 1516U/L，LIP 3297U/L。

4. B超和CT　胆囊增大约8.3cm×3.9cm，胆囊壁增厚，胆囊内胆汁淤积，肝外胆管扩张约1.2cm，胆总管下段结石，无明显胰周渗出和胰腺坏死表现。

思维提示： 患者血白细胞总数和中性粒细胞计数明显升高，胆红素以结合胆红素升高为主（DBil/TBil>0.6），同时伴有淀粉酶和脂肪酶的升高（>3倍正常值），再结合影像学检查结果该患者的诊断基本明确，为胆总管结石嵌顿导致肝外梗阻性黄疸和急性化脓性胆管炎，同时又引起急性胆囊炎和急性胆源性胰腺炎。

五、治疗方案及理由

（一）治疗方案

1. 一般治疗　禁食，补液及肠外营养支持治疗。

2. 抗感染治疗　主要选择针对革兰阴性菌和厌氧菌的抗生素。

3. 抑制胰腺分泌治疗　选用生长抑素或其类似物。

4. 抑制酸分泌治疗　选用质子泵抑制剂或 H_2受体拮抗剂。

5. ERCP及乳头切开取石术　在X线透视下通过内镜进行乳头切开和胆总管结石取石。

（二）理由

1. 最重要的基础治疗是禁食，以减少胆汁和胰腺的分泌。

2. 胆道感染最常见的是革兰阴性菌和厌氧菌的感染，因此抗生素的选择要有针对性。

3. 抑制胰腺分泌治疗的目的是减轻胰腺炎症状，抑制酸分泌治疗的目的是减少胃酸对胆汁和胰腺分泌的刺激。

4. 胆总管结石嵌顿是患者最根本的病因，而治疗的最终目的是去除病因，目前ERCP介入取石是一确切有效的、创伤相对较小的治疗手段。

六、治疗效果及思维提示

患者入院后积极上述治疗，完善相关术前准备后于11月29日行ERCP介入取石术，术中胆管可抽出脓性胆汁约20ml，造影见胆总管扩张，胆总管下段可见一直径约0.8cm的类圆形充盈缺损，乳头括约肌切开后，网篮取出黄色结石一枚及多量碎石。经治疗患者症状、体征逐步缓解，实验室检查也随之恢复正常。

思维提示： 对胆总管结石梗阻导致急性化脓性胆管炎的治疗，最重要的是解除梗阻，也就是取出导致梗阻的结石。尽管禁食和药物治疗在一定程度上能缓解症状和病情，但ERCP介入取石才是最为根本和彻底的治疗，而且在条件允许的情况下应急诊进行。

七、对本病例的思考

本病例是一典型的急性化脓性胆管炎的病例，患者临床表现有典型的夏科（Charcot）三联征：右上腹剧痛、寒战高热和黄疸，同时体格检查和辅助检查结果也都支持本病的诊断。但诊断急性化脓性胆管炎并非就到此为止，应进一步检查明确导致此病的可能原因，如胆管结石、胆道肿瘤及胆道蛔虫等。此外，还应该警惕患者是否存在该病可能同时并发的相关疾病：如急性胆囊炎、急性胆源性胰腺炎等。本病的治疗应在禁食、抗感染的基础上积极去除病因，阻止重症急性化脓性胆管炎的发生，后者在Charcot三联征的基础上又出现了神志淡漠和休克。急性化脓性胆管炎最常见的病因还是胆管结石梗阻，随着内镜介入治疗的发展，目前认为ERCP介入取石是本病安全有效的一线治疗方法。

（郭　涛　杨爱明）

病例63　阵发性上腹痛1年，加重伴呕吐3天

患者，女性，72岁，于2009年6月27日入院。

一、主诉

阵发性上腹痛1年，加重伴呕吐3天。

二、病史询问

（一）初步诊断思路及问诊目的

患者主诉为上腹痛伴呕吐，初步判断为消化系统疾病，包括胃、十二指肠疾病、胰腺疾病或胆道疾病等。因此问诊的目的是进一步通过详细询问病史对上述可能的疾病进行鉴别。此外，也要警惕心源性疾病导致的不典型症状。

（二）问诊主要内容及目的

1. 上腹痛的部位是中上腹、左上腹还是右上腹？

这有助于对病变脏器的初步判断。

2. 是否伴有烧心、反酸、早饱、上腹胀或嗳气等症状？是否有饥饿痛、空腹痛及夜间痛等症状？上腹痛是否有周期性、节律性及季节性？是否有黑便、呕咖啡样液体或呕吐宿食等症状？

如有上述情况则提示胃/十二指肠疾病可能。

3. 是否为饱餐后右上腹或中上腹绞痛？是否为发作性疼痛，夜间痛，是否伴恶心、呕吐及右侧肩背放射？

如有上述情况提示胆道疾病可能。

4. 是否为饱餐后左上腹持续性疼痛，并可向左侧肩背放射，屈曲位是否可缓解？

如有上述情况提示胰腺疾病可能。

5. 上腹痛是否集中于剑突下并伴胸前区放射？疼痛时间是否较短、多为数秒钟？是否与劳累相关？是否伴有胸闷、气短及憋气等症状？

如有上述情况则提示心源性疾病可能。

（三）问诊结果及思维提示

患者1年前开始出现阵发性右上腹及中上腹绞痛，餐后多见，多于进食油腻后出现，疼痛有时可向右侧肩背放射，与体位无关，不伴发热、恶心、呕吐、反酸、烧心、嗳气、呕血、黑便、腹泻、皮肤巩膜黄染等。腹痛与劳累无关，不伴胸闷、气短及憋气。疼痛持续数小时后可自行缓解，无饥饿痛及夜间痛。上述症状反复发作，频繁时可达2~3次/月。2009年6月24日中午进食后患者再次出现中上腹绞痛伴恶心、呕吐胃内容物，疼痛较剧烈并向右侧肩背放射，其余症状同前。患者禁食后症状自行逐渐缓解。

思维提示：根据患者阵发性右上腹及中上腹绞痛，与进食油腻相关而与劳累无关，伴有恶心、呕吐并可向右侧肩背部放射，但不伴胸闷、憋气等症状，考虑胆道系统疾病可能性大，需要体格检查和相关辅助检查来进一步验证。

三、体格检查

（一）重点检查内容及目的

根据上述问诊的初步分析，体格检查的重点应该是在右上腹及中上腹，特别是肝胆区域。如 Murphy 征(+)，提示可能存在胆囊炎；如中上腹及左上腹压痛，应警惕胰腺炎；如皮肤巩膜黄染，提示梗阻性黄疸可能，有胆道疾病可能。

（二）检查结果及思维提示

患者全身皮肤、巩膜无黄染。腹部平软，未见胃肠型及蠕动波。全腹无明显压痛，无反跳痛及肌紧张。肝、脾肋下未及，肝区无叩痛，Murphy 征(-)，全腹未扪及包块。叩诊呈鼓音，无移动性浊音。肠鸣音正常存在，3～4 次/分，无亢进或减退。心、肺及神经系统查体未见明显异常。

思维提示：患者入院时临床症状已基本缓解，因此体格检查也无明显阳性发现，因此需要实验室或影像学检查来验证问诊的判断及进一步明确诊断。

四、实验室和影像学检查

（一）主要检查内容及目的

根据患者问诊的结果初步判断为胆道系统疾病，临床上以胆石症最为常见，但患者入院后症状基本缓解，体格检查也无阳性结果发现，故需要进一步实验室或影像学检查对诊断进行验证，主要是肝功能检查和腹部 B 超。由于胰、胆疾病容易相伴随行，因此应完善 AMY 和 LIP 检查以除外胰腺炎。

（二）检查结果及思维提示

1. 血常规　WBC 6.41×10^9/L，N 0.71，HGB 125g/L，PLT 77×10^9/L。

2. 肝功能　ALT 35U/L，AST 23U/L，Alb 35g/L，TBil 12.2μmol/L，DBil 5.4μmol/L，ALP 72U/L，GGT 83U/L。

3. AMY 61U/L，LIP 311U/L。

4. B 超　脂肪肝，胆囊多发结石(最大直径约 0.5cm)，胆总管无明显扩张(直径约 0.6cm)，胆总管下段显示欠清，胰腺大小形态未见明显异常，胰管无扩张。

思维提示：上述辅助检查结果显示胆管酶(ALP、GGT)及胆红素基本正常，胆总管也不扩张，似乎不支持最初对胆道疾病如胆管结石的推断。但结合患者胆囊多发小结石及临床症状由突发加重到缓解的演变，不除外存在一个胆道排石的过程。即胆囊结石排入胆总管引起胆管结石嵌顿导致中上腹突发绞痛，但随着胆管结石可能从乳头自行排出，患者的症状、体征出现缓解，升高的胆红素、胆管酶及扩张的胆总管也随之恢复正常。

（三）进一步检查内容及目的

由于腹部 B 超对胆总管下段显示不清，需要进一步行磁共振胰胆管成像(MRCP)或 CT 检查来明确胆管系统是否存留结石。同时可完善胃镜检查除外胃、十二指肠炎症或溃疡,完善心电图检查以除外心源性疾病。

（四）检查结果及思维提示

1. MRCP　胆囊多发小结石,肝内外胆管无明显扩张,胆总管下段可见一类圆形小充盈缺损,胰管无扩张。

2. 胃镜　慢性浅表性胃炎。

3. 心电图　未见明显异常改变。

思维提示: MRCP 最终证实胆总管仍存在结石,上述推测的排石过程被否定。提示患者临床症状和体征出现缓解,以及实验室检查和腹部 B 超的阴性结果,除了考虑到结石被排出的可能性外,也要警惕非嵌顿性结石仍然存在于胆总管的可能。

五、治疗方案及理由

（一）治疗方案

1. ERCP 介入取石术　内镜下行逆行性胰胆管造影、乳头括约肌切开及取石。

2. 腹腔镜胆囊切除术　腹腔镜下行胆囊切除。

（二）理由

对此患者传统的治疗方法是剖腹行胆囊切除、胆总管切开取石及胆总管 T 管引流。由于此方法创伤性相对较大,T 管引流常规需要观察 3 ~ 6 周,因此逐步被微创的腔镜手术取而代之。即 ERCP 介入取出胆总管结石,后在腹腔镜下行胆囊切除。

六、治疗效果及思维提示

1. 患者完善相关术前准备后,行 ERCP 介入取石术。术中造影见肝内外胆管无明显扩张,胆总管下段可见一直径 0.5cm 充盈缺损,介入取出黑色结石一枚。

2. ERCP 介入取石术后 2 周患者病情稳定,各项实验室检查正常,于腹腔镜下行胆囊切除。术后病理:胆囊炎,胆囊多发结石。

思维提示: 对胆总管结石的治疗目前认为 ERCP 介入取石术是创伤小的一线治疗方法。由于胆总管结石多是由胆囊结石排出,因此胆总管结石合并胆囊结石的患者在 ERCP 介入取出胆总管结石后,应在条件允许的情况下尽早行胆囊切除术。

七、对本病例的思考

本病例是一胆石症的病例,患者最初起病的临床表现相对典型。由于患者入院时症状已基本缓解,因此入院后的体格检查及实验室检查结果均无明显异常发现,并不支持问诊后最初的判断。至此,诊断似乎陷入了困境。但是腹部 B 超发现的胆囊多发结石又给出了线索,患者是否存在一个胆道的排石过程,即胆囊结石排出至胆管后再由乳头自行排出。这不仅能解释患者的症状缓解、体格检查阴性,也能解释实验室检查结果的正常及胆总管无扩张,但上述的临床推断需要进一步MRCP或CT检查来验证。然而MRCP显示胆总管下段类圆形充盈缺损,经ERCP最终证实为胆总管结石。这个病例给我们的经验是胆石症患者在症状缓解、体征消失及实验室检查结果正常时,除了要考虑到胆道排石的可能外,也要警惕胆总管非嵌顿性小结石存在的可能性,应该进一步完善相关影像学检查(MRCP或CT)明确。因为两者的治疗存在差异,前者只需要胆囊切除处理,而后者则应先行ERCP介入取石后再行胆囊切除。

(郭 涛 杨爱明)

病例64 反复剑突下疼痛2年

患者,女性,42岁,于2001年8月2日入院。

一、主诉

反复剑突下疼痛2年。

二、病史询问

(一)初步诊断思路及问诊目的

根据患者疼痛部位位于剑突下,要考虑到食管、胃、十二指肠、胰腺及胆管疾病都有可能,问诊的目的就是针对各类疾病的相关症状详细问诊,进行鉴别诊断。患者为中年人,病程相对较长,恶性肿瘤的可能性相对较小。

(二)问诊主要内容及目的

1. 是否疼痛呈烧灼样,伴有烧心、反酸或胸骨后不适?

要考虑食管疾病可能。

2. 是否疼痛呈钝痛且程度轻,伴有嗳气、呃逆及早饱,或有周期性或季节性?

要考虑慢性胃炎可能。

3. 是否疼痛为饥饿痛、空腹痛或夜间痛,进食后可缓解,伴有呕血或黑便,抑酸剂治疗有效?

要考虑十二指肠球溃疡可能。

4. 是否疼痛为饮酒或饱餐后诱发,进行性加重或呈持续性,向腰背及左肩背放射,屈曲位可缓解?

要考虑胰腺疾病可能。

5. 是否疼痛为绞痛且与进食相关,阵发性发作,向右肩背或右上腹放射,或伴有发热及黄疸?

要考虑胆道系统疾病可能。

6. 是否疼痛呈压榨性,以劳累为诱因,持续时间短,向心前区放射,伴有胸闷、憋气,活动后诱发或加重?

要考虑心源性疾病可能。

(三)问诊结果及思维提示

患者于1999年7月开始出现剑突下疼痛,时轻时重,可于进食后阵发性发作,可呈绞痛,有时向右上腹放射,与体位无关,不伴发热及皮肤巩膜黄染,无恶心、呕吐、反酸、烧心、嗳气、呕血、黑便、腹泻等。疼痛与活动无关,不伴胸闷、气短及憋气。疼痛持续1~2小时后可自行缓解,无饥饿痛及夜间痛。上述症状反复发作,自服抑酸剂无效。

思维提示:根据问诊结果初步判断患者胆道系统疾病可能性大,由于不伴有此类疾病典型的发热和黄疸症状,因此仍需要进一步检查除外胃、十二指肠疾病。

三、体格检查

(一) 重点检查内容及目的

根据问诊结果的推断,剑突下、右上腹是体格检查的主要区域,以胆道系统疾病相关的体格检查为重点。特别注意如 Murphy 征(+),提示可能存在胆囊炎;如左上腹压痛,应警惕胰腺炎;如皮肤巩膜黄染,提示梗阻性黄疸可能。

(二) 检查结果及思维提示

一般情况可,皮肤巩膜无黄染,全身浅表淋巴结未触及肿大。腹部平坦,未见胃肠型及蠕动波。全腹软,无明显压痛及反跳痛,腹膜刺激征(-)。肝、脾肋下未及,全腹未扪及明确包块,Murphy 征(-)。腹部叩诊呈鼓音,无移动性浊音。肠鸣音正常存在,无亢进或减退,未闻及振水音及腹部血管杂音。心、肺查体未见明显异常。

思维提示:由于患者入院时正处于间歇期,临床无症状发作,故体格检查无明显阳性体征发现,对诊断的帮助和提示有限,因此需要进一步的辅助检查来协助鉴别诊断。

四、实验室和影像学检查

(一) 主要检查内容及目的

1. 血常规　了解患者是否存在感染或炎症。

2. 肝功能　重点了解胆管酶(GGT、ALP)和胆红素水平,明确患者是否存在胆道系统疾病。

3. AMY 和 LIP　排除胰腺疾病。

4. 胃镜　排除食管、胃及十二指肠疾病。

5. 腹部超声　了解胆道系统和胰腺的形态学改变。

(二) 检查结果及思维提示

1. 血常规　WBC 5.6×10^9/L,N 0.57,HGB 133g/L,PLT 187×10^9/L。

2. 肝功能　ALT 23U/L,AST 32U/L,Alb 41g/L,TBil 13.7μmol/L,DBil 5.4μmol/L,ALP 64U/L,GGT 28U/L。

3. AMY 44U/L,LIP 72U/L。

4. 胃镜　慢性浅表性胃炎。

5. 腹部超声　肝、胆、胰、脾未见明显异常。

思维提示:正如体格检查结果阴性一样,常规辅助检查结果也无重要阳性发现,考虑与患者临床无症状发作有关。因此,住院期间要密切观察患者的临床表现,如腹痛发作时应及时完善体格检查和上述辅助检查,并与间歇期的相应结果进行比照。

(三) 再次检查结果及思维提示

患者住院期间再次出现剑突下疼痛,性质同前。及时体格检查发现剑突下压痛,无反跳痛,其余体格检查同前。腹痛时实验室检查仅发现胆管酶升高(ALP 354U/L,GGT 209U/L),并可随腹痛缓解而恢复正常,其余肝功能指标、血常规及淀粉酶动态监测均在正常水平。同时腹部超声检查显示腹痛时胆总管较前增宽，约0.8cm，腹痛缓解后恢复至0.5cm。

思维提示：根据患者腹痛发作时与间歇期检查结果的比照，提示患者的胆道系统可能存在问题，似乎是可逆性的，这在临床上以胆石症(包括泥沙样微结石)最为常见，因此进一步将是针对胆道系统的影像学深入检查。

(四) 进一步检查内容及目的

1. 腹部CT及MRCP　深入了解肝内外胆管(特别是胆总管下段)的形态学变化(狭窄、扩张及充盈缺损)。

2. 超声内镜(EUS)　明确胆总管下段是否存在结石(包括泥沙样微结石)或占位病变。

(五) 检查结果及思维提示

1. CT及MRCP　腹部CT扫描未见明显异常。MRCP：胰、胆管未见狭窄、扩张及充盈缺损。

2. EUS　胆总管下段未见结石(包括泥沙样微结石)及占位病变。胰腺形态大小未见异常。

思维提示：综合临床表现和辅助检查分析，患者反复存在胆源性腹痛、腹痛发作时伴有胆管酶(ALP和GGT)升高及胆总管扩张并呈现可逆性，同时又排除了胆管结石(包括泥沙样微结石)、狭窄及占位病变，这时要考虑胆管Oddi括约肌功能障碍的可能性。

五、治疗方案及理由

胆管Oddi括约肌功能障碍的患者如腹痛症状反复发作，治疗可以考虑ERCP介入下行胆管Oddi括约肌切开术，切开前同时还可以完善IDUS(胆管内超声)检查和括约肌压力测定。IDUS可以再次排除胆管泥沙样微结石，而括约肌压力测定则是诊断功能性胆管Oddi括约肌疾病的金标准。

患者择期行ERCP检查，造影未见肝内外胆管狭窄、扩张及充盈缺损。同时行IDUS检查，胆管内未见泥沙样结石；而胆管括约肌压力测定提示压力升高(>40mmHg)，支持胆管Oddi括约肌功能障碍的诊断。根据上述检查的结果，患者行胆管括约肌切开术。

六、治疗效果及思维提示

术后患者腹痛完全缓解。定期随诊患者，未再诉明显剑突下疼痛。

思维提示：最终从治疗反应上也证实了患者胆管Oddi括约肌功能障碍的诊断。

七、对本病例的思考

临床上诊断胆管Oddi括约肌功能障碍既困难又要慎重，因为该病是一排除性诊断，也就是要除外胆管结石(包括泥沙样微结石)、胆管肿瘤、硬化性胆管炎及先天性胆管扩张等疾病。患者存在与发作性腹痛相关的血清转氨酶、碱性磷酸酶或结合胆红素升高(>正常2倍)是本病的特点，但特异性相对较低；本病患者脂肪餐刺激试验或腹痛发作时可伴有胆总管的扩张（常>8mm），但敏感性相对较低；基础括约肌压力测定>40mmHg是用于诊断Oddi括约肌功能障碍的重要标准。如果胆管Oddi括约肌功能障碍的患者临床表现为反复腹痛发作并伴有血清转氨酶、碱性磷酸酶或结合胆红素升高，可以考虑进行内镜下括约肌切开术治疗。此外，本病还要和胰管Oddi括约肌功能障碍相鉴别，后者主要表现为胰源性腹痛并伴有淀粉酶的升高。

（郭　涛　杨爱明）

病例 65 反复左上腹疼痛 2 年

患者,女性,54 岁,于 2009 年 5 月 4 日入院。

一、主诉

反复左上腹疼痛 2 年。

二、病史询问

(一) 初步诊断思路及问诊目的

根据主诉,左上腹疼痛首先考虑的是消化系统疾病,主要包括胃、十二指肠及胰腺、胆管疾病。问诊的目的就是进一步鉴别诊断,应该了解左上腹疼痛的具体性状,包括诱因、进食关系、体位关系、伴随症状、放射部位及缓解情况等。

(二) 问诊主要内容及目的

1. 疼痛与进食的关系如何?

如进食后症状加重或发作,而禁食后症状缓解,应考虑消化系统相关疾病;如有饥饿痛、夜间痛、进食后缓解等特点,要考虑十二指肠溃疡的可能;如饱餐、油腻食物及饮酒可诱发或加重症状,要考虑胰腺和胆管疾病的可能。

2. 疼痛有哪些伴随症状?

如疼痛伴发热、黄疸,要考虑胆管疾病可能;如疼痛伴呕血、黑便及呕吐宿食,要考虑消化性溃疡可能;如疼痛伴腰背束带感及左肩背放射,要考虑胰腺疾病可能。

3. 疼痛的缓解情况如何?

如抗生素抗感染治疗后症状缓解或好转,要考虑感染所致炎症可能;如抑酸或抗酸治疗有效,要考虑十二指肠溃疡可能;如不易被抗酸和解痉药物所缓解,疼痛呈持续性或进行性加重,要警惕胰腺炎的可能。

(三) 问诊结果及思维提示

患者于 2007 年 4 月无明显诱因出现左上腹绞痛,较剧烈,屈曲位可减轻,进食后可加重,疼痛无明显放射性。可伴恶心、呕吐,呕胃内容物,不伴畏寒、发热、呕血及黑便,无皮肤巩膜黄染,小便色深及陶土样大便。对症禁食、抗感染治疗后症状可以缓解。但此后上述症状反复发作,性质同前。起病来患者一般情况可,体重下降不明显。既往无特殊病史,个人无酗酒史。

思维提示: 根据问诊结果,初步判断患者为胰腺炎可能,但起病缺乏明确的诱发因素;消化性溃疡对该患者也不能除外,但不好解释抗感染治疗后症状缓解;由于病程相对较长,病情呈现波动起伏,而无明显的进展,不支持恶性肿瘤的诊断。

三、体格检查

(一) 重点检查内容及目的

体格检查重点应该是剑突下、左上腹区域,以胃、十二指肠、胰腺、胆管相关疾病的体格检查为主，特别注意有无胃肠型或振水音（胃肠梗阻）、皮肤巩膜黄染（胆管梗阻）、腹膜刺激征（胃肠穿孔）、脐周及两肋部皮肤青紫或瘀斑（胰腺炎）及腹部包块（占位疾病）。

（二）检查结果及思维提示

一般情况可，皮肤巩膜无黄染，全身浅表淋巴结未触及肿大。腹部平坦，未见胃肠型及蠕动波，Cullen征及Grey-Turner征（-）。全腹软，剑突下及左上腹轻压痛，无反跳痛，腹膜刺激征（-）。肝、脾肋下未及，全腹未扪及明确包块，Murphy征（-）。腹部叩诊呈鼓音，无移动性浊音。肠鸣音正常存在，3~4次/分，无亢进或减退，未闻及振水音及腹部血管杂音。心、肺查体未见明显异常。

思维提示： 患者体格检查结果除剑突下和左上腹轻压痛外无特殊阳性发现，对进一步鉴别诊断起到的作用有限，但体格检查可以帮助提示的是：如果患者是胰腺炎则可能程度较轻。

四、实验室和影像学检查

（一）主要检查内容及目的

1. 血常规　了解患者是否存在感染或炎症。
2. AMY和LIP　明确患者是否存在胰腺炎。
3. 肝功能　重点了解胆管酶（GGT、ALP）和胆红素水平，排除胆管疾病。
4. 胃镜　进一步明确排除消化性溃疡。
5. 腹部超声　了解胰腺和胆管的形态学改变。

（二）检查结果及思维提示

1. 血常规　WBC 8.5×10^9/L，N 0.72，HGB 123g/L，PLT 243×10^9/L。
2. AMY 1312U/L，LIP 3487U/L。
3. 肝功能　ALT 14U/L，AST 18U/L，Alb 37g/L，TBil 11.3μmol/L，DBil 3.8μmol/L，ALP 167U/L，GGT 32U/L。
4. 胃镜　慢性浅表性胃炎。
5. 腹部超声　胆囊大小形态正常，胆总管呈梭形扩张（宽3.2cm、长7.9cm），肝内胆管迂曲扩张，左右胆管宽1.3cm，肝内末段胆管宽0.5cm，胆总管末段显示不满意；胰腺大小形态尚可，胰管无扩张，胰腺未见明确占位病变。

思维提示： 结合患者的临床表现和实验室检查结果，胰腺炎诊断成立，根据症状、体征及影像学检查判断胰腺炎程度不重，应进一步检查明确胰腺炎的原因。此外，腹部超声发现肝内外胆管高度扩张，特别是胆总管呈现梭形扩张，高度怀疑先天性胆管扩张症（先天性胆总管囊肿），但由于胆总管末段超声显示不清，应进一步检查除外胆管其他疾病可能，如胆总管末段结石所致的胆源性胰腺炎。

（三）进一步检查内容及目的

1. 血钙和血脂水平　明确胰腺炎的可能病因：是否存在高钙血症和高脂血症。

2. CT或MRCP　了解胆总管末段情况，除外胆总管末段结石或占位病变；进一步了解肝内外胆管的形态学改变。

3. 必要时ERCP　此检查是诊断先天性胆管囊性扩张症的金标准。

（四）检查结果及思维提示

1. 血钙和血脂水平正常。

2. CT和MRCP。

CT：胆囊形态大小正常，肝内外胆管明显扩张，胆总管高度扩张，内未见结石及占位，胆总管末段变细狭窄，胰腺大小形态正常，未见占位病变，胰管无扩张。

MRCP：肝内外胆管扩张，尤以左右肝管及肝外胆管明显，胆总管呈梭形扩张，内未见充盈缺损，胰管无扩张，胆总管末段变细狭窄汇入胰管。

3. ERCP　无创的CT和MRCP对病变部位显示清楚，未再行有创的ERCP。

思维提示：进一步检查结果除外了胆总管结石、高钙血症及高脂血症导致的胰腺炎，证实了胆总管呈梭形扩张且同时伴有胰、胆管汇合异常（胆管汇入胰管）。结合临床和影像学检查，诊断患者为先天性胆管扩张症，胰腺炎与其明确相关。

五、治疗方案及理由

由于扩张胆管黏膜容易发生癌变，目前先天性胆管扩张症的治疗主要以手术切除扩张胆管和胆道重建（Roux-en-Y内引流术）为主，同时切除胆囊。

患者于全麻下行剖腹探查，术中见肝外胆管呈梭形扩张，直至肝内，最宽约3cm，未探及结石和肿物，证实为先天性胆管扩张症，行扩张胆管切除、肝总管-空肠R-Y吻合术及胆囊切除术。术后病理：（胆总管）被覆单层柱状上皮之纤维囊壁呈慢性炎症，局灶淋巴组织增生，符合胆总管囊肿；（胆囊）慢性胆囊炎。

六、治疗效果及思维提示

患者手术后恢复可，随访期间未再出现腹痛或胰腺炎症状，复查淀粉酶和脂肪酶正常。

思维提示：从手术治疗有效的角度分析，患者胰腺炎的原因与先天性胆管扩张症有明确相关。

七、对本病例的思考

先天性胆管扩张症是指肝内、外的胆管单独或联合的先天性扩张，因其常发生于胆总管，故也称之为先天性胆总管囊肿。该病多见于儿童，随着胆道影像学检查技术的发展，成人型先天性胆管扩张症的检出率有增加的趋势。

先天性胆管扩张症常常合并存在胰、胆管汇合异常，引起Oddi括约肌功能失调，可造成胰液反流至胆总管诱发胆管炎、胆石症及扩张胆管上皮的癌变；而胆汁反流入胰管可导致胰腺炎症。腹痛、黄疸及腹部包块三联征是此病最为典型的临床表现，但临床上同时具备这三种典型表现的患者则较少。

本病例以胰腺炎为主要临床表现，在寻找胰腺炎病因的过程中明确了先天性胆总管扩张症。从本病例我们认识到：除了典型的三联征，胰腺炎也可以是先天性胆管扩张症的首要临床表现；此外，对不明原因的胰腺炎患者，在病因的鉴别诊断中也要考虑到此病的可能。

（郭　涛　杨爱明）

病例66 纳差、消瘦3个月，皮肤巩膜黄染20天

患者,男性,63岁,于2009年12月14日入院。

一、主诉

纳差、消瘦3个月,皮肤巩膜黄染20天。

二、病史询问

(一) 初步诊断思路及问诊目的

依据患者的主诉为纳差、消瘦及皮肤巩膜黄染,诊断初步定位于肝、胆系统疾病,但是患者不伴有明显腹痛及发热,且起病相对隐匿,慢性肝脏疾病是首先要考虑到的,其次是要警惕肝、胆系统恶性肿瘤。因此,对患者既往史及家族史的问诊显得相对重要。

(二) 问诊主要内容及目的

1. 病程中是否伴有阵发性腹痛及发热?

据此与胆管炎或胆石症相鉴别。

2. 皮肤巩膜黄染同时是否伴有尿色加深及白陶土样大便?

据此对黄疸进行鉴别诊断。

3. 起病前是否有不洁饮食史? 起病前是否有特殊药物服用史?

除外急性病毒性肝炎和药物性肝病。

4. 既往是否有乙肝、丙肝感染史(或手术、输血史)? 个人是否有酗酒史?

这些都是导致慢性肝脏疾病的常见原因。

5. 病程中是否有呕血、黑便及腹胀、少尿?

据此推断是否存在门静脉高压症。

6. 患者是否有肿瘤家族史及肿瘤高危因素?

(三) 问诊结果及思维提示

患者2009年9月中旬无诱因出现食欲下降、纳差,无发热、腹痛、腹胀、烧心、反酸、恶心、呕吐等伴随不适,否认呕血、黑便,小便如常,大便量减少但成形规律,自觉较前乏力、消瘦,自服吗丁林、乳酶生等药物治疗后症状无缓解。2009年11月底家人发现患者全身皮肤及巩膜黄染,小便颜色加深呈浓茶色,大便颜色变浅。患者自诉伴皮肤瘙痒,无腹痛及发热,起病来体重下降约10kg。患者否认既往肝病史、长期酗酒史及肿瘤家族史。

思维提示: 患者问诊的结果相对简单,临床特点是无痛性黄疸伴消瘦,没有典型的胆石症临床症状,无腹胀、少尿及呕血、黑便等门静脉高压症的临床表现,患者也否认不洁饮食史、肝病病史或长期酗酒史,皮肤瘙痒往往是胆道梗阻引起胆汁酸升高所致,因此要警惕肝、胆系统的恶性肿瘤。

三、体格检查

(一) 重点检查内容及目的

根据问诊初步分析,体格检查的重点是肝、胆系统。注意肝、胆及胰腺区域是否能扪及包

块，浅表淋巴结是否触及肿大。同时进一步体格检查明确是否存在肝功能失代偿和门静脉高压症，如是否有肝掌及蜘蛛痣，是否存在腹部膨隆、腹壁静脉曲张、脾大及移动性浊音。

（二）检查结果及思维提示

体型消瘦，皮肤巩膜明显黄染，无肝掌及蜘蛛痣，浅表淋巴结未及肿大。腹部平坦，腹壁静脉无曲张，剑突下稍显饱满，轻压痛，无反跳痛及肌紧张，Murphy征（-），肝脾肋下未触及明显肿大，移动性浊音（-），肠鸣音正常。心、肺查体无明显异常发现。

思维提示：体格检查发现患者剑突下显饱满伴轻压痛，要警惕胆管、胰头及壶腹部病变，特别是可以引起无痛性黄疸的恶性病变。体格检查的结果也不支持患者存在肝功能失代偿及门静脉高压症的临床表现。

四、实验室和影像学检查

（一）主要检查内容及目的

1. 血常规　了解患者是否存在感染、脾功能亢进及贫血。

2. 肝功能、凝血功能　了解患者肝脏功能状态，分析鉴别黄疸类型。

3. 肝炎病毒标志物及自身抗体谱　除外急、慢性肝炎病毒感染及自身免疫性肝病。

4. 肿瘤标志物　筛查临床常用的消化系统肿瘤标志物，如CA19-9、CA242、CEA、AFP等。

5. 便常规+潜血　初步除外胃、肠器质性疾病。

6. 腹部超声　明确胰、胆管是否扩张，胆管、胰头及壶腹部是否存在占位性病变，帮助判断梗阻部位和黄疸原因。

（二）检查结果及思维提示

1. 血常规　WBC $6.2\times10^9/L$，N 0.623，HGB 118g/L，PLT $384\times10^9/L$。

2. 肝功能　TBil 161.28μmol/L，DBil 109.6μmol/L，ALT 118U/L，AST 85.9U/L，ALP 377U/L，GGT 329U/L，Alb 32g/L。凝血功能正常。

3. 肝炎病毒标志物　甲、乙、丙、戊型肝炎病毒标志物均（-）。自身抗体谱：包括ANA、SMA、AMA、肝肾微粒体抗体等均（-）。

4. 肿瘤标志物　CA19-9 177.2U/ml，CA242、CEA、AFP均正常。

5. 便常规+潜血　正常。

6. 腹部超声　肝内外胆管明显扩张，胆总管下段显示欠清，胰腺形态大小正常，胰管无扩张。胆囊大小形态正常，脾脏不大，无腹腔积液，门静脉直径及血流正常。

思维提示：根据上述辅助检查结果：黄疸以结合胆红素升高为主、胆管酶（ALP、GGT）升高程度超过转氨酶（ALT、AST）及肝内外胆管均扩张，可以判断该患者黄疸为梗阻性黄疸，梗阻部位位于胆总管或胆总管以远。肝炎病毒标志物及自身抗体谱筛查（-），辅助检查也不支持门静脉高压症，转氨酶升高可以用梗阻性黄疸解释，Alb降低与进食减少及消耗有关，因此该患者基本可以除外肝病导致的肝细胞性黄疸。尽管CA19-9升高，但尚不足以据此就诊断恶性肿瘤，因为梗阻性黄疸本身就可导致CA19-9升高，不论胆管狭窄的原因为良性或恶性病变。

（三）进一步检查内容及目的

进一步检查的目的是明确梗阻性黄疸的病因，首先应该完善腹部CT或MRCP，如鉴别诊断困难还可行ERCP检查，同时可以进行胆管内超声（IDUS）检查和胆管细胞刷检。内镜超声可以很好的显示胆总管下段、胰腺头部和壶腹的结构，由于其创伤小、相对于ERCP风险低，有时可用于胆总管下段、胰头和壶腹疾病的鉴别诊断。

（四）一步检查结果及思维提示

1. 腹部CT　肝内外胆管扩张，胆总管下段软组织影。胰腺未见异常。

2. MRCP　肝内外胆管扩张，胆总管下段狭窄，胰管无扩张。

3. ERCP　十二指肠乳头外观形态大小正常，胆管造影见肝内外胆管扩张，胆总管下段不规则狭窄，置入胆管支架一枚。

4. IDUS　狭窄段胆管可见低回声病变充填管腔，胆管壁破坏、结构紊乱，胆管周围可见肿大淋巴结。

5. 胆管细胞刷检　找到可疑瘤细胞。

思维提示：根据上述进一步检查的结果，患者胆管癌诊断基本明确，不仅有影像学支持，更重要的是获得了宝贵的细胞学依据。

五、治疗方案及理由

患者胆管癌的诊断基本明确，临床上尚无远处转移的证据，也无严重的基础疾病，胆管支架置入后胆红素呈下降趋势，因此在一般情况允许的条件下应该尽可能手术治疗。

六、治疗效果及思维提示

患者完善术前准备后行胆管癌根治术，手术病理证实为胆管高-中分化腺癌，侵及胆管壁全层，术后患者病情稳定出院。

思维提示：胆管癌的治疗效果取决于是否能够早期诊断和早期手术治疗，因此早期诊断非常重要。

七、对本病例的思考

临床上对老年无痛性梗阻性黄疸的患者应警惕壶腹部及壶腹周围恶性肿瘤的可能，主要包括胆总管末段癌、胰头癌及十二指肠乳头癌。尽管有时三者的鉴别诊断非常困难，但各自有一定的临床特点：胰头癌常见胰头占位伴胰、胆管同时扩张；十二指肠乳头癌乳头外观多见明显肿大隆起伴便潜血（+）；胆管癌多以胆管扩张为主要表现，胰管可以正常，胆管细胞刷检阳性率相对较高。随着胆管IDUS+细胞刷检的联合应用，胆管癌诊断的准确率可以得到进一步的提高。

（郭　涛　杨爱明）

病例67　皮肤巩膜黄染伴间断发热11个月

患者，女性，71岁，于2009年11月13日入院。

一、主诉

皮肤巩膜黄染伴间断发热11个月。

二、病史询问

（一）初步诊断思路及问诊目的

患者以黄疸及发热为主诉，临床上可能的疾病较多，如胆石症合并胆管炎、病毒性肝炎、胰腺/胆道系统肿瘤及血液系统疾病等，但以肝、胆及胰腺疾病最为多见，这是问诊的重点，同时应详细问诊黄疸、发热外的其他伴随症状以对可能疾病作出鉴别诊断。

（二）问诊主要内容及目的

1. 黄疸有何伴随症状？

以鉴别黄疸类型。黄疸伴有皮肤瘙痒、小便颜色加深及大便颜色变浅多见于梗阻性黄疸；黄疸伴有疲倦乏力、纳差厌油腻及精神神经症状多见于肝细胞性黄疸；黄疸伴有乏力、腰痛、发热及酱油尿多见于溶血性黄疸。

2. 黄疸、发热及病程之间有何关系？

如黄疸与发热相伴随行，并同时伴有中上腹或右上腹痛，胆石症所致胆管炎的可能性大，且患者症状往往呈现波动性，对抗生素治疗有效。如黄疸同时伴发热而不伴明显腹痛要除外肝炎病毒或嗜肝性病毒感染，急性感染患者多有不洁饮食史或上呼吸道感染史，起病较急，病程多为自限性；而慢性感染患者多有手术或输血史，起病多较隐匿，病程呈慢性迁延性，发热多为低热。如黄疸、发热同时伴有全身明显消耗症状，且病程呈现进展性，要警惕胰腺、胆道系统和血液系统恶性肿瘤。

3. 既往是否有乙肝、丙肝感染史（或手术、输血史）？起病前是否有不洁饮食史？

以除外急慢性肝炎病毒感染。起病前是否有特殊药物服用史，以除外药物性肝病。

（三）问诊结果及思维提示

2008年12月家人发现患者皮肤、巩膜逐渐出现黄染，伴皮肤瘙痒，并且呈渐进性加重，同时出现尿色加深、大便颜色变浅，量和性状无改变。患者自诉无明显纳差、厌油腻、恶心、呕吐、腹痛、腹胀、腰痛等伴随症状。此后患者间断无明显诱因出现发热，体温波动于38～39℃，无畏寒寒战，无腹痛腹泻、咳嗽咳痰及尿频尿急等症状，伴全身乏力及食欲减退，予以抗生素治疗后发热症状可缓解，但可反复发作。患者起病来一般情况可，无呕血、黑便，体重下降约5kg。患者否认既往肝病史、手术/输血史、不洁饮食史、特殊药物服用史、长期酗酒史及肿瘤家族史。

思维提示：通过问诊患者的黄疸初步判断为无痛性梗阻性黄疸（包括肝内胆汁淤积），发热为间断反复发作而无明显系统感染的伴随症状，故很难评价发热与黄疸之间的关联。如将黄疸和发热结合分析，该患者临床上要考虑以下几种疾病可能：①患者高龄，要警惕胰腺、胆道系统恶性肿瘤，致胆道梗阻合并感染；②胆管结石致胆道梗阻合并感染；③慢性病毒性肝炎；④肝硬化（肝内胆汁淤积）伴自发性腹膜炎；⑤血液系统恶性肿瘤，如肝淋巴瘤等。

三、体格检查

（一）重点检查内容及目的

结合上述问诊分析结果，肝、胆及胰腺区域是查体重点。此外要特别注意是否有肝掌、蜘蛛痣、移动性浊音、脾大及腹膜刺激征，以除外肝硬化伴自发性腹膜炎；是否有浅表淋巴结肿大，肝、脾肿大以除外淋巴瘤；是否有上腹部压痛、腹部包块、Murphy 征（+）以除外胰腺、胆道系统肿瘤或炎症。

（二）检查结果及思维提示

一般情况可，皮肤、巩膜黄染，无肝掌及蜘蛛痣，浅表淋巴结未触及肿大。腹部平坦，未见胃肠型、蠕动波及腹壁静脉曲张。全腹软，剑突下偏右轻压痛，无反跳痛，腹膜刺激征（-）。肝、脾肋下未及，全腹未扪及包块，Murphy 征（-）。肝区无叩击痛，腹部叩诊呈鼓音，无移动性浊音。肠鸣音正常存在，3～4 次/分，无亢进或减退。心、肺查体未见明显异常。

思维提示：根据查体结果分析，肝硬化、自发性腹膜炎及淋巴瘤的证据不充分，可进一步辅助检查以除外。因上腹部压痛，诊断似乎倾向于胰腺、胆道系统肿瘤或炎症，但仍需要完善辅助检查除外慢性病毒性肝炎。

四、实验室和影像学检查

（一）主要检查内容及目的

1. 血常规　了解患者是否存在感染、脾功能亢进及贫血。
2. 肝功能、凝血功能　了解患者肝脏功能状态，分析鉴别黄疸类型。
3. 肝炎病毒标志物及自身抗体谱　除外慢性肝炎病毒感染及自身免疫性肝病。
4. 肿瘤标志物　筛查临床常用的消化系统肿瘤标志物，如 CA19-9、CA242、CEA、AFP 等。
5. 腹部超声或 CT　明确胰、胆管是否扩张，胆管、胰头及壶腹部是否存在占位性病变，帮助判断黄疸原因和梗阻部位。

（二）检查结果及思维提示

1. 血常规

发热时：WBC 10.5×10^9/L，N 0.89，HGB 122g/L，PLT 171×10^9/L。

无发热时：WBC 6.3×10^9/L，N 0.66，HGB 119g/L，PLT 132×10^9/L。

2. 肝功能

发热时：TBil 209μmol/L，DBil 148μmol/L，ALT 351U/L，AST 253U/L，ALP 1074U/L，GGT 731U/L，Alb 35.7g/L。

无发热时：TBil 154.4μmol/L，DBil 119.8μmol/L，ALT 111U/L，AST 139U/L，ALP 555U/L，GGT 654U/L，Alb 35.2g/L。

3. 肝炎病毒标志物　甲、乙、丙、戊型肝炎病毒标志物均（-）。

自身抗体谱：包括 ANA、SMA、AMA、肝肾微粒体抗体、ENA 等均（-）。

4. 肿瘤标志物　CA19-9 302.9U/ml，CA242 36.2U/ml，CEA、AFP 正常。

5. 腹部超声和 CT　胆囊壁增厚，肝内外胆管扩张，胆总管下段狭窄伴管壁增厚，胰管无扩张，胰腺饱满。脾脏不大，腹膜后未见肿大淋巴结，无腹腔积液，门静脉直径及血流正常。

思维提示：依据上述辅助检查的结果，患者梗阻性黄疸明确诊断，胆管梗阻部位可能为胆总管，并非肝内胆汁淤积；而胆管梗阻的原因并非胆管结石嵌顿，可能是胆总管狭窄，其病变的良、恶性将是进一步检查的重点。此外，基本上也可以排除肝硬化合并自发性腹膜炎、慢性肝炎病毒感染伴活动性肝炎及血液系统肿瘤的可能性。

（三）进一步检查内容及目的

1. MRCP　根据胆管的形态学变化推测胆管狭窄的可能病因。

2. EUS　辅助判断胆管狭窄的病因，重点是除外胰头恶性占位。

3. ERCP　必要时完善ERCP，可同时行IDUS及胆管细胞刷检，以鉴别胆管狭窄的良、恶性病因。

（四）检查结果及思维提示

1. MRCP　肝内外胆管扩张，肝内胆管走行僵硬，胆总管下段狭窄，胰管无扩张。

2. EUS　胆总管扩张，胆管壁明显增厚，胆囊壁增厚；胰腺弥漫性肿大，胰管无扩张。

3. ERCP　肝外胆管扩张，肝内胆管轻度扩张伴走行僵硬呈枯树枝样改变，胆总管下段呈对称性狭窄。

4. IDUS　狭窄段胆管壁均匀性增厚，管壁结构完整无破坏，管壁内外未见占位病变。

5. 狭窄段胆管细胞刷检　未见瘤细胞。

思维提示：进一步检查的结果提示胆管狭窄的原因可能是炎性病变所致的良性狭窄，而非肿瘤所致的恶性狭窄。胆管良性狭窄最常见的原因是继发于胆管结石的胆管炎，但患者既往和现今均无胆石症的依据，再结合肝内胆管呈现枯树枝样的特征性改变，考虑患者存在硬化性胆管炎。完善炎性指标ESR 101mm/h，CRP 35.3mg/L，IgG 21.2g/L（参考范围7～17g/L），IgG_4（IgG亚型）4.365g/L（参考范围0.01～2.91g/L）均显示升高，诊为原发性硬化性胆管炎（PSC），还要考虑IgG_4相关的硬化性胆管炎。

五、治疗方案及理由

由于胆总管下段狭窄明确，因此在ERCP检查的同时放置胆管支架一枚。目前认为PSC的治疗无特效药物，熊去氧胆酸（优思弗）可能是唯一安全有效、可以长期使用的药物，故予以优思弗250mg，3次/日。

若为新近提出的IgG_4相关的硬化性胆管炎，可用激素治疗，控制疾病发展，由于目前类似病例少，其预后与PSC是否相同有待临床研究。

六、治疗效果及思维提示

患者经上述治疗1个月后效果欠满意，胆红素下降不明显，仍间断发热。

思维提示：尽管胆管支架可以改善胆总管狭窄段的胆汁引流，但对肝内胆管的病变却无治疗作用，而优思弗对该患者的疗效也有限。

七、治疗调整及理由

考虑到患者的炎性指标（ESR、CRP、IgG、IgG_4）均升高，提示胆管炎症活动，且上述治疗也不令人满意，故加用激素泼尼松龙 30mg，1 次/日。

八、治疗效果及思维提示

经调整治疗 1 个月后患者未再发热，胆红素及炎性指标较前下降明显：TBil 54μmol/L、DBil 38μmol/L、ESR 28mm/h、CRP 1.6mg/L、IgG 16.1g/L，CA19-9 也随胆红素下降而恢复正常 23.8U/ml。

思维提示：对 PSC 的治疗尚无特效药物，尽管激素或免疫抑制剂对临床症状或生化学指标有一定缓解作用，但并不能改善患者的长期预后和组织学进展。

九、对本病例的思考

PSC 发病率低，多为中青年的男性患者，常伴有炎症性肠病或其他自身免疫性疾病，以梗阻性黄疸为主要临床表现。本病例相对并不典型，故给最终的诊断带来一定困难。PSC 无特异性自身抗体，且常见的自身抗体检查多为阴性，诊断上主要依靠影像学，特别是 ERCP 显示出胆管具有特征性的枯树枝样改变。临床新近开展的 IDUS 为胆管良、恶性狭窄的鉴别提供了巨大的帮助，良性狭窄胆管壁为对称、均匀性增厚，管壁结构完整无破坏。本病例诊断的难点还在于 CA19-9 明显升高，临床上必须与恶性肿瘤相鉴别，经治疗患者 CA19-9 随胆红素下降而恢复正常，再次说明 CA19-9 升高也可见于胆管良性疾病，并与梗阻性黄疸的胆红素水平相关。

而 IgG_4 相关的胆管炎是近年提出的新的一类疾病，其诊断标准尚不明确，该患者加用激素治疗是考虑到优思弗的作用有限和胆管的活动性炎症，经激素短期治疗后患者的胆红素下降满意。因此，考虑 PSC 时，亦应考虑这一疾病。

无论是 PSC 还是 IgG_4 相关的胆管炎，虽为良性疾病，但文献报道 PSC 中 10% ~20% 的患者有恶性转变的倾向，因此需要长期的随诊观察。总结本病例特点，主要的诊断依据是：①IDUS 结合胆管细胞刷检排除了胆管恶性狭窄；②ERCP 显示肝内胆管呈现典型的枯树枝样改变；③血 IgG_4 增高，患者临床对激素治疗的反应好。

（郭　涛　杨爱明　钱家鸣）

病例 68　妊娠 35 周，上腹痛 1 天

患者，女性，39 岁，于 2006 年 1 月 18 日入院。

一、主诉

妊娠 35^{+1}周，上腹痛 1 天。

二、病史询问

（一）初步诊断思路及问诊目的

患者病程相对较短，处于妊娠晚期，以腹痛为主要症状。关于腹痛的初步诊断，需要考虑以下：妊娠晚期合并症（早产、产前宫缩、胎盘早剥、先兆子宫破裂等）、腹腔器官急性炎症（急性胃炎，急性肠炎，急性胰腺炎，急性胆囊炎，急性阑尾炎等）、空腔脏器阻塞或扩张（肠梗阻、胆道结石、泌尿系结石梗阻等）、少见情况如心绞痛和肺炎等。因此，问诊目的主要围绕发病时腹痛部位、腹痛性质和程度、诱发因素、发作时间和体位的关系，以及伴随症状、加重或缓解因素等问题展开。

（二）问诊主要内容及目的

1. 发病时是否同时伴有阴道流血等？发病前是否伴有外伤等病史？

妊娠晚期合并症常有一定的伴随症状，如阴道流血等，有外伤史可疑出现胎盘早剥现象。

2. 腹痛的频率和部位如何？

有助于初步诊断的判断，一般腹痛部位多为病变所在部位。如胃、十二指肠疾病、急性胰腺炎等，疼痛多在中上腹部，疼痛多为持续性伴阵发性加剧；胆囊炎、胆石症等疼痛多在右上腹，疼痛多为阵发性绞痛；急性阑尾炎在右下腹，多为钝痛。产前宫缩、胎盘早剥及先兆子宫破裂，疼痛在下腹部，呈阵发性。但妊娠期妇女要考虑到特殊之处，因为活动度较大的肠管可能会被增大的子宫推向上方，所以急性阑尾炎的孕妇腹部的部位较常规部位有异，在右中腹；腹痛的部位在妊娠特别是妊娠晚期的意义有限。

3. 是否伴有诱发因素？

胎盘早剥及先兆子宫破裂常在发病前有外伤史等。急性胃肠炎发作前常有不洁饮食史。急性胰腺炎发作前常有酗酒、暴饮暴食史。胆囊炎或胆石症发作前常有进油腻食物史。

4. 是否伴有恶心、呕吐、腹泻、黄疸、黑便等症状？

问诊需要明确病程中是否伴有其他消化系统症状，帮助初步诊断和下一步诊治方案。

5. 既往有何种疾病，有无流产史？有无高血压病史？有无特殊疾病家族史？

6. 妊娠后患者体重增加情况以及血脂有何变化？

患者既往有流产史或有高血压病史等要警惕胎盘早剥、早产等产科疾病。既往有胆囊结石病史要警惕胆石症或急性胰腺炎疾病。既往有腹部手术史要警惕肠道梗阻性疾病。既往有慢性阑尾炎要警惕急性阑尾炎发作。

（三）问诊结果及思维提示

患者在发病前有暴饮暴食的诱因，于 2006 年 1 月 18 日上午出现上腹痛，以中上腹为主，呈持续性，进食后加重，伴有腹胀。无反酸、嗳气、烧心，无恶心、呕吐、黑便，无腹泻、黏液脓血便，无发热、巩膜皮肤黄染等。即往史：无特殊。月经婚育史：G3P1，1999 年、2001 年人流两

次,既往月经规律,痛经,末次月经为2005年5月17日;妊娠以来体重增加迅速,妊娠4个月时血甘油三酯轻度增高,以后未再随诊。个人史:无外伤手术史,无高血压、糖尿病病史。

思维提示: 通过问诊可明确,患者病程较短,暴饮暴食后出现中上腹痛,呈持续性,伴有腹胀,进食后加重。不伴有腹泻、黄疸等症状。不伴有阴道流血及阵发性下腹痛症状。不伴有排气排便的减少等症状。因此前面首先考虑到的妊娠晚期合并症无临床证据支持。无急性胃肠炎临床表现,其他空腔脏器梗阻和肺炎、心绞痛等目前也无临床症状支持。排除其他疾病后,根据病史及临床表现要首先考虑胰腺和胆道疾病。应在体格检查时注意腹部查体有无压痛、反跳痛,肠鸣音是否正常等;注意妇科检查如宫高,阴道内检是否有宫颈口张开等。

三、体格检查

(一)重点检查内容和目的

考虑患者胰腺疾病的可能性最大,因此在对患者进行系统、全面地检查同时,应重点注意腹部体征,尤其是压痛、反跳痛、肌紧张和肠鸣音,其次要重点注意宫高是否增高,阴道内检是否有宫颈口张开。

(二)体格检查结果及思维提示

T 36.5℃,R 24次/分,P 70次/分,BP 110/70mmHg。营养一般。心肺查体正常。腹部膨隆,中上腹明显压痛,无反跳痛,轻度肌紧张,肝脾肋下未及,肠鸣音2次/分,无气过水声和高调肠鸣音。产科检查无异常。

思维提示: 体格检查结果未提示产科急症,中上腹压痛明显,进一步需要进行实验室和腹部B超、产科B超及胎心监护来明确诊断,并评价病情严重程度,为制订治疗方案提供依据。

四、实验室和影像学检查

(一)初步检查内容及目的

1. 血常规、肝肾功能、血脂、血淀粉酶及脂肪酶、电解质、ESR、CRP　了解是否能诊断为急性胰腺炎,了解有无胆源性因素,有无血脂显著增高,有无电解质紊乱和炎症指标的升高,有助于评估病情严重程度。

2. 便常规和便潜血　了解大便性状,潜血有无阳性。

3. 胎心监护　判断胎儿情况及孕妇的宫缩情况。

4. 腹部B超　观察肝、胆囊、胰腺和双肾情况。

5. 产科B超　观察胎儿情况及是否有胎盘早剥和子宫破裂情况。

6. 必要时行胸片检查　患者查体心肺无显著异常。必要时可行胸片检查进一步观察肺部情况,但患者为孕妇,放射线检查要慎重。

7. 必要时行胸腹CT检查　患者胸部和腹部查体体征有改变,必要时需要行胸腹部CT明确诊断,并且判断病情的严重程度。

（二）检查结果及思维提示

1. 血常规 WBC 17.33×10^9g/L,N 0.92,HGB 124g/L,PLT 344×10^9/L;肝肾功能正常,血 Ca^{2+} 1.55mmol/L,Na^+ 131mmol/L,血清甘油三酯 19.2mmol/L,Alb 35.4g/L;ESR 12mm/h;CRP 0.577mg/dl,血糖 13.4mmol/L。

2. 血淀粉酶 243.5U/L,脂肪酶 1124U/L。

3. 便常规和便潜血 (-)。

4. 血气分析 PO_2 69mmHg,$PCO_2$35mmHg。

5. 腹部B超 发病后10个小时腹部B超提示胰腺形态饱满。

6. 产科B超 基本正常。

7. 胎心监护 胎心率170~177次/分,NST(+)。

8. 胸片 双侧肋膈角变钝。

9. 胸腹部增强CT(图68-1) 双侧胸腔积液,双下肺膨胀不全;胰腺周围脂肪密度不均增高,胰周及腹腔积液;肝内胆管轻度扩张。

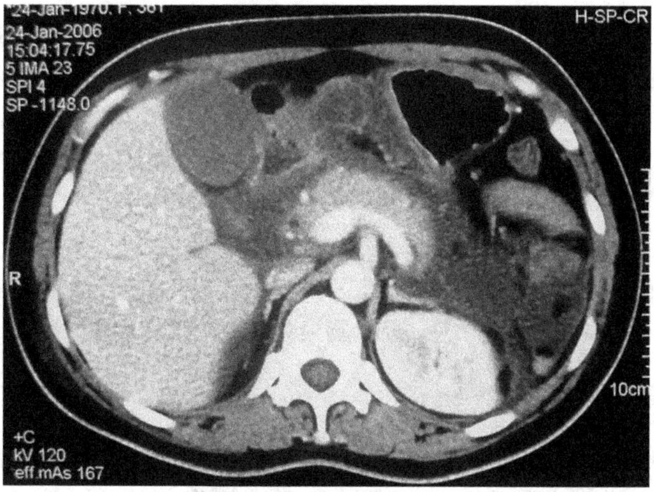

图68-1 胸腹部增强CT

思维提示: 重要的检查结果有三项:①血淀粉酶和脂肪酶增高;②腹部B超和CT提示胰腺病变;③产科B超和胎心监护排除产科急症。结合患者的病史及上述检查结果,支持急性胰腺炎的诊断。进一步应进行临床分型:患者Ranson评分>3分(血钙低,白细胞高,血糖增高),Balthazar CT分级为E级,考虑为重症急性胰腺炎。就病因进行分析:①该患者无胆源性胰腺炎证据:无右上腹痛,B超示胆管正常,ALP、GGT、ALT未见异常;②无酒精因素;③无手术和创伤史;④无药物史;⑤无其他少见原因如甲状腺旁亢等疾病。该患者入院时实验室检查提示甘油三酯 19.2mmol/L,因此考虑高脂血症是该患者发病的主要病因。进一步的处理应注意监测生命体征,避免全身并发症,支持治疗,考虑终止妊娠的合理时机。

五、治疗方案及理由

（一）方案

1. 一般治疗　禁食、胃肠减压、静脉营养支持。

2. 及时终止妊娠　急诊科、消化科、妇产科、重症监护科等各科会诊后，均建议尽早终止妊娠。遂于1月19日晚在全麻+局麻下行急诊剖宫产术，术中见乳糜样腹水200ml，手术顺利，术后转入重症监护病房。

3. 抑制胰液分泌　给予生长抑素静脉泵入，疗程14天。

4. 早期应用抗生素　泰能0.5g，1次/8h，静脉点滴，疗程14天。

5. 早期给予空肠内营养　剖宫产术后第5天，给予留置空肠营养管，先给予葡萄糖盐水空肠泵入20ml/h，一天后给予百普素（短肽型肠内营养剂）空肠泵入20ml/h。遵循循序渐进的原则。

6. 抑酸治疗　静脉给予法莫替丁20mg，2次/日。

（二）理由

患者为妊娠晚期，明确诊断重症急性胰腺炎。选择最佳的终止妊娠的时机很重要。终止妊娠有利于重症急性胰腺炎的救治，胎儿的保存率也是判断妊娠期急性胰腺炎治疗是否成功的重要指标。最佳时机的选择是治疗关键问题。必须及时终止妊娠的指征：①重症；②明显的流产或早产征象，胎儿宫内窘迫；③严重感染或MODS。规范应用抗生素、生长抑素非常重要。生长抑素及其类似物可以通过直接抑制胰腺外分泌而发挥作用。重症急性胰腺炎起病1周后，因继发感染的机会明显增加，故对重症胰腺炎提倡早期给予抗生素，抗生素根据药敏试验及抗生素穿透胰腺组织的能力，选择泰能，或三代头孢。及时应用肠内营养，可以减少全身性炎症反应综合征（SIRS），保证能量供应，避免肠衰竭，肠道细菌移位，减少或避免“二次打击”。

六、治疗效果及思维提示

患者给予积极的终止妊娠、抗感染及肠内营养治疗1个月后腹痛等临床症状消失，复查腹部CT示胰周积液基本消失（图68-2）。患者一般情况良好，门诊随诊治疗。

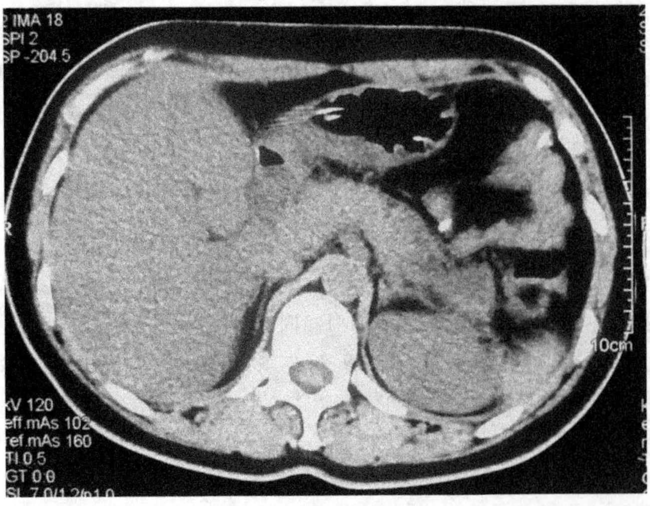

图68-2　腹部CT复查

思维提示：治疗反应良好,支持妊娠晚期重症急性胰腺炎的诊断。需注意避免血脂增高诱发因素,防止复发。

七、对本病例的思考

患者以持续性腹痛为主要临床症状,患者特殊之处在于正处于妊娠期,妊娠期常常易被忽视急性胰腺炎的存在,可能会误认为一些产科急症。该患者在给予产科体检、胎心监护和产科B超后排除了产科疾病,应该考虑其他疾病的可能性。

对于诊断急性胰腺炎的妊娠妇女,首先要明确疾病的分型,一般来说轻症急性胰腺炎妊娠患者,给予禁食水等内科保守治疗,病情多能缓解。对于重症急性胰腺炎妊娠患者,多科协作至关重要。只有做到多科室精诚合作,才能选择合适时机终止妊娠,在重症监护病房严密监测生命体征,挽救多脏器功能衰竭,内科认真观察病情变化,及时调整治疗方案,挽救患者生命。另外应仔细采集病史、完善检查,尽可能明确有无诱因。急性胰腺炎常见的病因为胆源性、饮酒、高脂血症等。如发现诱因,应尽可能去除。本例发作前有暴饮暴食病史,入院时实验室检查发现血脂增高,达19.2mmol/L,患者出院后应该嘱患者注意饮食,定期复查血脂,应用降脂药,加强宣教。

（杨　红　钱家鸣）

病例 69　腰背痛伴中上腹胀痛 8 小时

患者，男性，40 岁，2009 年 12 月 9 日就诊于我院急诊。

一、主诉

腰背痛伴中上腹胀痛 8 小时。

二、病史询问

（一）初步诊断思路及问诊目的

腰背痛是最常见的医学症状之一，据统计几乎所有人在一生中都曾有过不同程度的腰背痛。绝大多数腰背痛与背部神经、肌肉和脊柱病变有关，但约有 5% 的患者系内脏病变所致。本例除腰背痛外，尚有腹痛。腹痛是常见的急诊问题，约占全部急诊患者的 10%。无论是急性腰背痛还是腹痛，病因都比较复杂，诊断有一定的挑战性，完整详尽的病史对急性腹痛的诊断极为重要。约 1/3 的腹痛患者即使经过全面检查和评估，仍然无法明确病因（非特异性腹痛）。就临床思维的先后顺序而言，最重要的是及时发现严重器质性疾病所致腹痛，本例应重点除外腹膜后病变，例如胰腺、肾脏和主动脉。

（二）问诊主要内容及目的

1. 腹痛性质如何？

为避免遗漏，采集腹痛病史应按 PQRST 的顺序进行：Provocation（诱因），Quality（性质），Radiation（放射），Severity（严重程度），Time（时间）和 Therapy（对先前的治疗反应）。

2. 腰背痛性质如何？

不同疾病的腰背痛有不同的性质，详加询问对诊断帮助很大。例如主动脉夹层所致腰背痛常为撕裂样，程度剧烈，可向下放射。肾脏病变所致腰背痛多偏一侧，可向腹股沟放射。椎间盘突出所致腰痛多在活动后加重，而强直性脊柱炎的腰痛却在活动后减轻。

3. 有无伴随症状，尤其是提示严重疾病的报警症状？

无论是急性腹痛还是腰背痛，疼痛的严重程度和持续时间常与病情的严重程度呈正相关。除疼痛本身性状外，还需了解有无其他伴随症状，例如冷汗（休克），排气排便停止（肠梗阻），发热（炎症或肿瘤），意识障碍（脑灌注减少）等。这些报警症状的有无，很大程度上提示了病情的严重和紧迫程度。

4. 既往疾病和用药史如何？

既往史是现病史的背景，如果将现病史比作是一首合唱，那么既往史就是乐队的“和音”，对现病史起到铺垫、衬托和强调的作用，因此也应当给予足够的重视。例如既往有消化性溃疡的患者出现腹痛和腰背痛，要想到胃或十二指肠后壁穿孔的问题。长期高血压且控制欠佳的患者，一旦发生剧烈腰背痛，需警惕主动脉夹层。既往胆石症患者出现腹痛，需考虑胆囊炎或胰腺炎。既往有腹腔手术史或放疗病史的患者，肠粘连的可能性明显增加。体型肥胖，既往有高脂血症及酗酒病史者，应警惕胰腺病变。

（三）问诊结果及思维提示

患者于 8 小时前大量饮酒并饱餐后突发腰背痛，为刀割样剧痛，伴中上腹胀痛，屈曲位稍缓解，恶心，呕吐胃内容物，吐后腹痛无缓解。无发热、腹泻、呕血。既往有高脂血症，否认高血压、糖尿病病史。因工作原因长期大量饮酒，平均每日饮高度白酒 400g。

思维提示：急性中上腹剧痛需考虑胃肠穿孔、胆石症、胰腺炎、主动脉夹层、缺血性肠病等。本例腹痛伴腰背痛，屈曲位缓解，提示病变位于腹膜后，胰腺和血管疾病需重点考虑。十二指肠溃疡造成后壁穿孔也可有类似表现，但多有慢性腹痛的病史，与本例不符。腹主动脉夹层多有高血压病史，疼痛多向下放射，本例可能性较小。缺血性肠病若系动脉粥样硬化所致，则很少突然起病。急性肠系膜上动脉栓塞可表现为突发剧烈腹痛，栓子多来源于心脏，例如房颤，该病腹痛症状剧烈，而体征常常轻微。少数内科疾病也可表现为急性中上腹痛，酷似外科急腹症，例如酮症酸中毒，肾上腺危象，重金属中毒以及卟啉病等，但发病率较低，目前尚无证据支持。

三、体格检查

（一）重点检查内容和目的

患者突发急性腹痛，应关注生命体征等基本情况。高脂血症是急性胰腺炎的危险因素之一，需计算患者的体重指数。腹部和腰背部是查体的重点。腹部应注意有无压痛、肌紧张及反跳痛，肠鸣音情况如何。胆系病变者需注意有无黄疸。腰背部需注意有无固定压痛点，有无叩击痛。怀疑脊柱病变的患者，还应行直腿抬高试验、下肢肌力、病理反射等检查，评价有无脊髓受压情况。怀疑血管病变者需听诊腹部有无血管杂音。

（二）体格检查结果及思维提示

T 37.5℃，P 105 次/分，R 16 次/分，血压 125/55mmHg。体型较胖，体重指数 29.2kg/m^2。神清，急性病容，巩膜无黄染。浅表淋巴结未触及肿大。心界正常大小，心律齐，未闻及杂音。双肺呼吸音清。腹软，中上腹压痛（+），无肌紧张及反跳痛，Murphy 征（-），肝脾肋下未触及，移动性浊音（-），肠鸣音较弱，1～2 次/分。双下肢不肿。腰背部及神经系统（-）。

思维提示：中上腹有明确压痛，但无腹膜炎体征，胃肠穿孔可能性相对较小。胆绞痛部位可位于中上腹，但性质为神经牵涉痛，多无明显压痛，若胆石嵌顿于胆囊颈部引起胆囊炎，则体征多位于右上腹，与本例不符。循环系统体检（-），结合病史可基本除外血管病变。患者体型较胖，长期大量饮酒，腹痛特点符合腹膜后病变，应重点考虑急性胰腺炎。症状已有 8 小时，若系胰腺炎所致，血淀粉酶和脂肪酶应有明显升高。若胰腺炎诊断成立，应明确病因并评估病情严重程度。受肠积气的影响，超声观察胰腺病变常受很大限制，必要时应行腹部 CT 检查。CT 的意义在于了解胰腺形态，评估病情及预后，同时进一步除外其他病变（例如空腔脏器穿孔）。

四、实验室和影像学检查

（一）初步检查内容及目的

1. 血常规、肝肾功能、电解质　属于急腹症的常规检查。WBC 升高支持炎症。血红蛋白下降提示内出血。转氨酶及胆红素升高者应注意有无胆系病变。高血糖和低血钙均是胰腺炎病情较重的标志。生化检查还有助于排除严重肝肾疾病，了解水电解质平衡情况，为后续治疗提供依据。病情危重者还应行动脉血气检查。

2. 血淀粉酶和脂肪酶　起病已有8小时，若为胰腺炎则胰酶应有所变化，血淀粉酶升高三倍以上者有利于急性胰腺炎的诊断。其他一些急腹症，例如空腔脏器穿孔和肠梗阻，也可引起淀粉酶轻中度升高，需注意鉴别。尿淀粉酶受影响因素较多，临床意义不明确，现已基本不用。

3. C反应蛋白（CRP）　提示炎症病变的程度，且与急性胰腺炎病情轻重和转归相关。

4. 腹部超声　超声容易受胃肠道内气体的干扰，观察腹膜后病变有时受限。但随着诊断技术的不断进步，超声对胃肠道疾病的诊断价值正日益提高。就本例而言，体外超声不仅可用于了解有无肝脏、胆囊、胰腺等疾病，还可观察腹主动脉和肾脏。

5. 腹部CT　CT对于急腹症的诊断意义已经得到广泛承认。大量研究表明，CT有助于判断有无肠梗阻、梗阻部位和病变性质，其敏感性和特异性均优于普通腹部平片。CT显示胰腺、主动脉等腹膜后病变优于超声，有很大的诊断意义。对于急性胰腺炎，还可根据超声改变估计病情轻重和预后。因此有条件时应积极安排该检查。

（二）检查结果及思维提示

1. 血常规　WBC 12.3×10^9/L，N 0.92，HGB 135g/dL，HCT 0.38，PLT 234×10^9/L。

2. 肝功能　ALT 40U/L，AST 20U/L，ALP 80U/L，Alb 43g/L，GGT 45U/L，TBil 15.2μmol/L，DBil 8.3μmol/L。肾功能及电解质正常。血糖8.7mmol/L。

3. 血淀粉酶872U/L，脂肪酶1250U/L。

4. CRP　50mg/L。

5. 腹部超声　脂肪肝，胆囊及肝外胆管未见异常。

6. 腹部CT　未见腹腔内游离气体，胰腺体积增大，边缘模糊，胰周有少量积液，未见胰腺坏死灶。

思维提示：血淀粉酶及脂肪酶明显升高，超过正常上限3～5倍，结合临床表现，急性胰腺炎诊断明确。本例长期大量饮酒，血脂升高，应是诱发胰腺炎的主要原因。我国人群中急性胰腺炎还常见于胆源性，即胆总管结石嵌顿于壶腹部，引起胰管内压力升高，造成胰腺炎。及早发现胆源性胰腺炎（GAP）对于治疗极为重要，胆石持续嵌顿者可能需要ERCP及EST（内镜下乳头切开术）的处理。临床研究发现，GAP多有转氨酶的升高，ALT或AST>100U/L诊断GAP的敏感性为55%，特异性为93%，阳性似然比约为8～9。而本例超声未见胆石，肝外胆管无扩张，转氨酶、胆红素及胆管酶均正常，故胆源性胰腺炎可以除外。急性胰腺炎的其他病因，包括药物，高钙血症，自身免疫病，肿瘤，感染等，目前尚无证据支持。

明确胰腺炎病因后应评估病情严重程度。轻症胰腺炎（MAP）和重症胰腺炎（SAP）的预后截然不同，后者发生率约为20%，病死率约为10%～30%。目前已有多种评分系统用于区分MAP和SAP，包括Ranson评分，改良Glasgow评分，APACHE Ⅱ评分等。评分原则包括两个方面：①胰腺以外的器官（例如肺、肾脏、循环系统等）有无功能障碍；②有无局部并发症（例如胰腺坏死）。由于上述评分系统较为复杂，也有作者推荐用HCT>50%或CRP>150mg/L预测重症胰腺炎，前者阳性似然比为7.5，后者为3.2。CT影像评分对于评估急性胰腺炎病情也有帮助，具体见表69-1。本例神志清楚，呼吸循环稳定，肾功能正常，HCT及CRP未达标准，CT未发现胰腺坏死灶，故诊断为轻症胰腺炎。

表69-1 根据CT影像表现评估急性胰腺炎病情

CT分级	评分	
A 正常胰腺	0	
B 胰腺水肿	1	
C 胰腺水肿+轻度胰周改变	2	
D 重度胰周改变例如1处胰周渗出	3	
E 多处或弥漫性胰周渗出	4	
坏死程度		
无坏死	0	
坏死<1/3	2	
1/3<坏死<1/2	4	
坏死>1/2	6	
CT严重程度=CT分级+坏死程度	**并发症率**	**病死率**
0～3	8%	3%
4～6	35%	6%
7～10	92%	17%

五、治疗方案及理由

（一）方案

1. 一般治疗　卧床休息，禁食水。

2. 营养治疗　积极补液，予胃肠外营养支持。

3. 抗生素治疗　本例为轻症胰腺炎，亦无胆系感染的证据，因此不需要常规使用抗生素。

4. 生长抑素治疗　暂缓。

5. 查血脂水平，监测血淀粉酶、CRP变化。

（二）理由

本例急性轻症胰腺炎诊断明确，可给予常规处理。由于病情较轻，因此不需要抗生素和生长抑素治疗。检测CRP变化有助于判断病情转归，高脂血症是急性胰腺炎的常见病因，本例体型肥胖，需常规检查，并根据结果给予患者一定的宣教。

六、治疗效果及思维提示

入院后给予禁食水、静脉补充水电解质、营养维持及静脉抑酸治疗，腹痛逐渐缓解。入院第4天体格检查：体温正常，中上腹部已无压痛。辅助检查血淀粉酶562U/L，脂肪酶780U/L，总胆固醇4.0mmol/L，甘油三酯6.8mmol/L。患者要求进食。准予开始饮水，并逐渐过渡至低脂半流食。无不适主诉，胰酶逐渐降至正常。嘱患者戒酒，清淡饮食，控制体重。三个月后门诊随访。

思维提示：经常规处理后病情好转。值得注意的是，本例并未应用抗生素及生长抑素。事实上，这两类药物在急性胰腺炎治疗中的地位一直存在争议。目前认为，存在胰腺坏死的SAP病例有可能从抗生素治疗中获益，而MAP除胆源性以外，不必常规使用抗生素，本例考虑酒精性因素为主，无使用抗生素的指征。虽然生长抑素理论上能减少胰液分泌，减轻胰腺炎症。然而目前为止，国外研究均未获得足够证据支持生长抑素能够改善胰腺炎的预后。国内指南主张在SAP中应用，MAP若症状剧烈，腹痛不能缓解，也可酌情使用。

MAP只需要维持水电解质平衡，适量补充营养剂，应重视维生素尤其是B族维生素的补充。肠内外营养支持对于SAP的恢复有重要意义，合理的营养支持可减少并发症，缩短住院时间，并有助于预防感染。目前主张在病程早期可给予胃肠外营养(PN)，一旦病情允许，应尽早给予肠内营养(EN)。一般而言，PN非蛋白热量的20%～30%应由脂肪提供，而对于高脂血症的胰腺炎患者，过度输注脂肪乳又可能诱发胰腺炎病情加重。故目前主张在营养支持过程中密切监测血脂变化，若血甘油三酯水平>4.5mmol/L，则应减少甚至暂停脂肪输入。重症胰腺炎无法经口进食者可置入鼻空肠管，在起病2～4天后即可开始肠内营养，患者多耐受良好。轻症胰腺炎若腹部压痛消失，患者有饥饿感时即可逐渐恢复进食。可先从清流食开始，缓慢加量，在3～6天内逐渐过渡至低脂饮食。血淀粉酶和脂肪酶的水平与病情轻重无关，也不是何时开始进食的绝对指标。但临床经验表明，在允许患者进食之前，淀粉酶通常应降至正常上限三倍以下，否则应警惕胰腺炎并发症出现，例如假性囊肿形成。

七、对本病例的思考

随着国人生活水平的不断提高，胰腺炎的发病率也有升高的趋势，按照胰腺炎的病情轻重给予规范化诊治尤为重要。通过本例的诊治，我们应当认识到，腹膜后病变的首发症状可以是腰背痛。本例发生胰腺炎很可能与过量饮酒及高脂血症有关，患者若不改变生活方式，急性胰腺炎很可能会复发，因此对这类患者必须加强宣教。门诊随访除了给予督促和教育外，还可复查腹部超声。

（吴 东 钱家鸣）

病例 70　反复中上腹痛伴皮肤巩膜黄染 10 个月

患者，男性，65 岁，于 2010 年 3 月 10 日入院。

一、主诉

反复中上腹痛伴皮肤巩膜黄染 10 个月。

二、病史询问

（一）初步诊断思路及问诊目的

患者以反复中上腹痛为主要表现，腹痛伴有黄疸，首先要考虑胰腺及肝胆系统的疾病，因此，问诊的重点是针对上腹痛的特点，从问诊中初步鉴别诊断胰腺及肝胆疾病，同时对黄疸的性质加以鉴别，以利于进一步诊断。

（二）问诊主要内容及目的

1. 腹痛的性质、诱因、体位关系、伴随症状、放射部位及缓解情况如何？

通过针对腹痛的详细询问，可以帮助初步判断疾病。但胰腺和肝胆疾病具有一些相同的腹痛特点，如都可以在饱餐或高脂肪餐饮食后出现，其次，多同时伴有恶心、呕吐等症状。然而通过对于体位及放射部位的了解，还是有一定的鉴别意义。如胆道疾病常伴有右侧肩背放射；而胰源性疾病常见于饱餐后中上腹持续性疼痛，屈曲位缓解，并可向左侧肩背放射。

2. 黄疸出现的诱因、缓解因素及伴随症状是什么？

通过针对黄疸诱因及缓解因素等的详细询问，初步判断黄疸的性质及相关疾病。如黄疸伴随腹痛出现，同时伴随尿色加深、陶土样大便，以胆道疾病及胰腺疾病引起的梗阻性黄疸可能大；黄疸与药物、感染等因素相关，并且同时伴有明显食欲下降等要除外肝细胞性黄疸。另外，还要仔细询问是否伴有腰痛及酱油色尿等以警惕溶血性黄疸。

3. 既往病史及既往体检情况如何？

通过对既往病史的询问，可以帮助判断疾病的诊断。如 B 超显示既往有胆囊炎或胆囊结石的病史，要考虑这次患者是否有胆道疾病和胰腺疾病；既往体检反复提示肝酶增高，要警惕肝脏疾病等。

（三）问诊结果及思维提示

患者 2009 年 5 月饱食后于夜间睡眠时出现中上腹剧烈绞痛，无发热等伴随症状，起床弯腰走动可减轻，第二天清晨缓解。以后反复出现中上腹痛，以钝痛为主，多与进油腻饮食有关。夜间明显，向腰背部放射，蜷曲位腹痛略缓解，间断性伴有皮肤巩膜轻度黄染。腹痛症状缓解后皮肤巩膜黄染可减轻。发作期间曾查：TBil 40μmol/L，DBil 29.2μmol/L；血 AMY 113U/L，LIP 445U/L；腹部 B 超：胰腺弥漫肿大。为进一步诊治入院。发病来体重无明显变化。有常年反复口腔溃疡史。个人史：吸烟 40 支/日×10 年，已戒 10 年。偶尔饮酒。既往史、婚育史、家族史无特殊。

思维提示： 根据患者餐后出现中上腹钝痛、可向腰背部放射，与体位相关，间断性伴有皮肤、巩膜黄染，考虑胰胆系统疾病的可能性大，患者发作时血淀粉酶（AMY）和脂肪酶（LIP）无明显升高，不支持急性胰腺炎的诊断。B 超提示弥漫性胰腺肿大，最需要鉴别诊断的就是自身免疫性胰腺炎和全胰腺癌。因为两者都可以表现为弥漫性胰腺肿大，胰管狭窄，可以伴有胆总管壁增厚等，另外尚需鉴别诊断胆管系统疾病，如硬化性胆管炎和胆管癌等。因此需要进一步通过查体、实验室检查和影像学等检查鉴别诊断。

三、体格检查

（一）重点检查内容及目的

根据上述问诊的初步分析结果，诊断考虑为胰胆疾病。因此体格检查的重点应该是在中上腹部，特别注意是否可以触及肿大的胆囊，腹部是否能触及包块等体征，除外胰腺癌。

（二）检查结果及思维提示

T 35.6℃，R 19次/分，HR 60次/分，BP 100/80mmHg，患者神清，精神可，全身皮肤巩膜轻度黄染，浅表淋巴结未及肿大。心肺(-)，腹平软，中上腹压痛(+)，无反跳痛及肌紧张。腹部未触及包块。肝脾肋下未及，Murphy征(-)。

思维提示：患者问诊和查体结果仍不能明确患者的诊断，需要实验室和影像学检查进一步明确诊断。

四、实验室和影像学检查

（一）重点检查内容及目的

1. 实验室检查

（1）肝功能：根据结合胆红素和非结合胆红素升高的比例，明确黄疸性质。根据肝细胞酶(ALT、AST)和胆管酶(ALP、GGT)检查结果，判断肝细胞和胆管的损伤情况。

（2）血淀粉酶和脂肪酶：血淀粉酶在发病后6~12小时增高，持续3~5天，血脂肪酶在发病后24小时增高，持续7~10天，因此判断血淀粉酶和脂肪酶增高是否符合诊断标准，要注意采血的时机。

（3）肿瘤标志物：如果CA19-9、CA242、CEA明显增高，则高度怀疑胰腺癌。但CA19-9主要在胆管上皮表达，因此胆红素会影响CA19-9的敏感性。

（4）免疫指标：查总免疫球蛋白和免疫球蛋白分型IgG_4鉴别诊断自身免疫性胰腺炎，查ANA、ENA等免疫指标协助诊断。

（5）血糖、糖耐量试验和糖化血红蛋白：检测胰腺内分泌功能。

2. 影像学检查

（1）B超或CT：重点应观察肝内外胆管是否扩张、胆囊是否增大，了解胰腺的情况，判断是良性疾病还是恶性疾病。

（2）MRCP：通过无创的MRCP能够了解胰胆管结构的改变，如果出现双管征，要高度警惕胰腺癌，自身免疫性胰腺炎典型表现是主胰管弥漫性狭窄。

（3）超声内镜(EUS)和细针穿刺：超声内镜是目前诊断胰腺疾病最敏感的辅助检查，如果结合细针穿刺可以增加诊断的准确性。典型的自身免疫性胰腺炎超声内镜表现为胰腺实质回声极低，胰腺弥漫或局部增大，边缘呈波浪样改变；肝外胆管扩张，胆管壁明显增厚，呈均匀中低回声，可见胰腺周边淋巴结肿大。

（二）检查结果及思维提示

1. 血糖、糖耐量试验正常；糖化血红蛋白5.1%；

2. 胰功能　AMY 35U/L，LIP 291U/L（发作后12小时）；AMY 129U/L，LIP 490U/L（发作后4天）；

3. 血肝功能全项　ALT 65U/L，AST 55U/L，TBil/DBil 45/32.7μmol/L，GGT 154U/L，ALP 126U/L。

4. ESR 25mm/h；CRP 10mg/L，IgG 19.1～19.5g/L↑；IgG_4 44.91g/dl（参考范围0.01～1.16g/dl）；蛋白电泳γ球蛋白21.8%。

5. 肿瘤指标　CA242 10U/ml、CEA 2.4ng/ml、CA19-9 12.4U/ml。

6. 免疫指标　ANA、抗ENA、自身抗体（-）。

7. 腹部CT（图70-1）　胰腺全程肿胀，炎症可能。

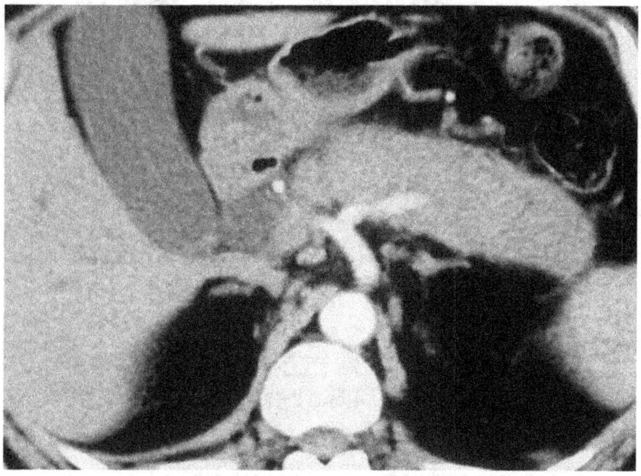

图70-1　腹部CT

8. MRCP　胰腺弥漫性肿大，信号欠均，主胰管呈弥漫性狭窄，腹膜后多发小淋巴结。

9. 超声内镜　胰腺形态不规则，胰腺明显增大，呈低回声，内部回声欠均匀，边缘呈波浪样改变，胆管壁明显增厚。穿刺活检病理：大量炎性细胞和浆细胞浸润。

思维提示：患者临床表现为腹痛和波动性黄疸，CT、MRCP、EUS等多个影像学提示胰腺弥漫性肿大，MRCP、EUS提示主胰管弥漫性狭窄，EUS提示典型的自身免疫性胰腺炎的表现，实验室检查提示IgG_4明显增高，EUS细针穿刺活检提示炎性细胞和浆细胞的浸润，未发现恶性细胞。这些临床特点提示患者自身免疫性胰腺炎诊断明确。

五、治疗方案及理由

（一）治疗方案

1. 一般治疗　清淡饮食，补充胰酶制剂。

2. 激素治疗　是自身免疫性胰腺炎最主要的治疗方法，以0.6～1mg/kg计算初始剂量，疗程目前多推荐为9个月。

（二）理由

激素是自身免疫性胰腺炎首选的治疗手段，同时也是反证自身免疫性胰腺炎诊断的有效手段之一。但由于自身免疫性胰腺炎有复发的可能，需要给予维持治疗。

六、治疗效果及思维提示

患者给予积极的激素治疗和基础治疗，3个月后复查CT及实验室检查，患者症状、体征逐步缓解，实验室检查也随之恢复正常，CT检查（图70-2）胰腺形态恢复正常。

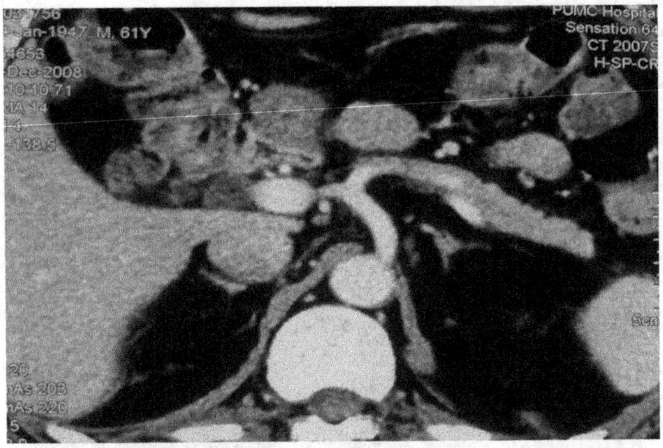

图70-2　腹部CT复查

> **思维提示：**糖皮质激素治疗自身免疫性胰腺炎疗效较好，大多数患者可在激素治疗下逆转病情。对激素不敏感者会出现病情发展。

七、对本病例的思考

本病例是典型的自身免疫性胰腺炎，诊断中的难点在于如何和胰腺癌鉴别。首先该患者符合2006年日本诊断标准，诊断标准为：①主胰管弥漫或局限性狭窄，胰腺弥漫或局限性增大；②γ球蛋白/IgG/IgG_4抗体（+）；③组织有淋巴细胞和浆细胞浸润。其次该患者慢性病程、无体重下降，腹痛和黄疸间断性出现，无进行性进展和加重，这些特点不符合胰腺癌的表现。另外文献中也提到一些鉴别诊断的特点，如自身免疫性胰腺炎患者出现CA19-9升高、胰腺周围血管受累表现少见，如果患者合并腮腺和颌下腺病变也可协助鉴别诊断自身免疫性胰腺炎和胰腺癌等。自身免疫性胰腺炎诊断明确后，治疗以糖皮质激素为首选，大多数患者在服用激素治疗后1～2个月内影像学胰腺形态和实验室检查可以恢复正常。

（杨　红　钱家鸣）

病例71　腹胀半年，皮肤巩膜黄染20天

患者，男性，65岁，于2009年2月26日入院。

一、主诉

腹胀半年，皮肤巩膜黄染20天。

二、病史询问

（一）初步诊断思路及问诊目的

患者以腹胀和皮肤巩膜黄染为主诉，在问诊中要着重询问腹胀相关的诱因、伴随症状、缓解及加重的因素等，进而初步判断患者是腹腔脏器疾病还是全身疾病的消化道表现。同时对黄疸的性质进行鉴别，综合分析临床特点进行诊断。

（二）问诊主要内容及目的

1. 腹胀的部位和有何伴随症状？

通过针对腹胀部位及伴随症状的详细询问，可以初步判断病变的性质。如果腹胀位于中上腹，考虑胃、肝胆和胰腺疾病，位于下腹部，要考虑小肠和结肠病变，女性要考虑妇科疾病。腹胀同时伴随腹痛、恶心、呕吐、嗳气、便秘等要考虑消化系统疾病，如果同时伴随其他系统表现要考虑内分泌、心血管等全身性疾病引起的消化系统表现。

2. 黄疸的诱因及伴随症状如何？

仔细询问尿便的颜色，对于初步判断是溶血性黄疸、肝细胞性黄疸还是阻塞性黄疸有鉴别意义。如黄疸同时伴随尿色加深、陶土样大便，以胆道疾病及胰腺疾病引起的梗阻性黄疸可能大；如果出现酱油色尿等要警惕溶血性黄疸。

3. 有无吸烟饮酒史及既往史情况如何？

既往有病毒性肝炎等病史，要高度警惕肝脏疾病。既往大量吸烟饮酒史要警惕胰腺疾病和肝脏疾病等。

（三）问诊结果及思维提示

患者于半年前在“不规律饮食”、饮酒后出现上腹腹胀，无发热，进食后症状略明显。2008年8月4日曾行胃镜检查示“慢性浅表性胃炎”，未予诊治。2008年10月以来症状加重，伴食欲减退、厌油腻饮食，腹胀以夜间症状明显，大便变稀，每日1～2次，不伴恶心、呕吐、反酸、嗳气。予促胃动力、解痉、调整肠道菌群药物，症状无明显缓解。20天前出现皮肤巩膜黄染，无皮肤瘙痒，大便呈陶土样，为进一步诊治收入病房。发病以来患者精神差，纳差、乏力明显。睡眠欠佳，尿色加深、尿量无明显变化，大便如前述。否认皮疹、关节疼痛、口腔溃疡、脱发及雷诺现象等。近3个月来体重下降约5kg。既往史：发现高血压2年，最高150/110mmHg（具体诊治情况不详）。糖尿病病史1年。个人史：吸烟15年，1包/日，偶饮酒。婚育史及家族史无特殊。

思维提示：通过问诊可知该患者黄疸的特点符合阻塞性黄疸表现，因此首先考虑为胰胆系统疾病。另外，患者为老年男性，以夜间腹胀为突出表现，近期内消瘦明显，出现黄疸，这些是要警惕恶性疾病的预警症状。下一步应在体格检查时注意腹部查体协助诊断。

三、体格检查

（一）重点检查内容及目的

根据上述问诊的初步分析，考虑胰胆系统疾病，高度怀疑恶性疾病。在体格检查时注意腹部查体有无压痛、反跳痛，腹部是否能触及包块，肠鸣音是否正常等。也要着重注意观察营养状态。

（二）检查结果及思维提示

T 35.6℃，P 78 次/分，R 19 次/分，BP120/80mmHg。发育正常，体型中等，营养一般。心肺(-)，腹平软，中上腹及右上腹轻压痛、无反跳痛。肝、脾肋下未及，Murphy 征(-)，腹部未及包块，肝区、脾区无叩痛。移动性浊音(-)，肠鸣音 3～5 次/分。神经系统查体未见明显异常。

思维提示：结合患者体格检查的结果与问诊未能明确诊断，尚需结合实验室及影像学检查以进一步判断。

四、实验室和影像学检查

（一）主要检查内容及目的

1. 血尿便常规、肝肾功能　查血、尿、便常规了解患者血红蛋白、尿胆原及便潜血情况。通过胆红素的情况判断黄疸的性质。查转氨酶(ALT)及胆管酶(ALP、GGT)了解肝细胞损伤和胆管细胞受累情况。
2. 肿瘤标志物　如果 CA19-9、CA242 和 CEA 增高，高度警惕恶性肿瘤。
3. 血糖、糖化血红蛋白　了解胰腺内分泌功能。
4. 腹部 B 超　观察肝、胆囊、胰腺和双肾情况。初步判断胆道系统和胰腺疾病。
5. 腹部 CT 检查　了解胰腺和胆道系统疾病。
6. MRCP　通过无创的 MRCP 能够了解胰胆管形态学和解剖结构的异常改变。
7. 超声内镜和细针穿刺细胞学　超声内镜是目前诊断胰腺疾病最敏感的辅助检查，如果结合细针穿刺可以增加诊断的准确性。

（二）检查结果及思维提示

1. 肝功能　ALT 251U/L，AST 75U/L，Alb 34g/L，TBil 174.5μmol/L，DBil 116.6μmol/L，ALP 243U/L，GGT 255U/L。
2. CA242>150U/ml，CA19-9 641.5U/ml，CEA 29ng/ml。
3. 空腹血糖　7.2mmol/L，糖化血红蛋白 6.4%。
4. B 超和 CT　胰头区实性占位，胰管增宽。
5. MRCP　胰头占位，胆总管下段局限性狭窄，其上段扩张。
6. 超声内镜和细针穿刺　胰头占位，病变侵及门静脉，腹腔干、肠系膜上动脉起始段、肠系膜上静脉根部，周围可见多发肿大淋巴结。穿刺细胞学病理：找到高度可疑异型细胞。

思维提示：患者实验室检查中 CA19-9 和 CA242 明显增高，B 超、CT、超声内镜多个影像学提示胰腺占位，结合超声内境下细针穿刺细胞学发现高度异型细胞，考虑胰腺癌诊断明确。

五、治疗方案及理由

（一）治疗方案

1. 一般治疗　清淡饮食，支持治疗。

2. ERCP　ERCP下行胆道内支架引流术。

3. 化学治疗和放疗　行ERCP胆道支架引流减轻黄疸后，积极予化学治疗和放射治疗。

（二）理由

患者胰腺癌诊断明确，经CT、超声内镜等影像学提示胰腺周围血管受累，丧失手术切除机会，只能给予化学治疗和放射治疗。另外入院时患者胆红素较高，为缓解患者的症状，先予ERCP胆道内支架引流术。

六、治疗效果及思维提示

患者经确定诊断后，无手术切除机会。予化学治疗和放射治疗2个周期，因药物副作用而停止治疗，诊断后6个月医治无效，临床宣布死亡。

思维提示：对于胰腺癌患者，只有根治性手术是提高患者预后最有效的方法，因此争取手术根治为主，对不能手术根治者常作姑息性短路手术、化学疗法和放射疗法，也可以考虑生物治疗和免疫治疗。

七、对本病例的思考

胰腺癌早期临床表现常不特异，因此诊断时多已经是中晚期，丧失手术切除机会。但反思这个病例，患者在诊断疾病6个月前出现了腹胀等不典型的消化道症状，1年前出现血糖增高，如果能早一些提高警惕，高度重视这些不典型的消化系统症状，或许能争取到手术切除的机会。因此在临床上对于老年、男性、新发糖尿病患者（糖尿病史小于2年）、吸烟者，当出现腹胀、腹痛等消化道症状时，要定期随诊，警惕胰腺癌。由于根治性手术是胰腺癌治疗的最有效手段，因此只有提高早期诊断率才是目前提高胰腺癌预后最切实有效的手段。

（杨　红　钱家鸣）

病例 72　反复大汗淋漓、神志不清 4 年

患者，女性，33 岁，于 2008 年 12 月 20 日入院。

一、主诉

反复大汗淋漓、神志不清 4 年。

二、病史询问

（一）初步诊断思路及问诊目的

患者为青年女性，病程 4 年，呈慢性病程。以“大汗淋漓、神志不清”为主要表现。临床工作中，患者主诉“神志不清”，首先需要明确患者是否存在真正意义上的意识丧失。有时患者可将眩晕等症状等同于意识丧失。意识丧失可见于临床多种疾病，涉及各个系统，可表现为短暂的意识丧失如晕厥，亦可表现为持续性或不可逆性意识丧失。例如：心源性晕厥、血管迷走性晕厥、中枢神经系统疾病（颅内出血、脑梗塞等）、代谢性脑病（肝性脑病、低血糖、药物中毒等）以及结缔组织病神经系统受累等等。问诊目的主要围绕发病时主要症状及特点（是否为意识丧失、持续时间）、重要的前驱以及伴随症状（如大汗、心慌、抽搐、尿便失禁等）、发病的诱因、缓解因素、意识丧失是否完全可逆、有无特殊既往史、用药史及家族史等问题展开。

（二）问诊主要内容及目的

1. 发病时是否对周围发生的事全不知情，恢复后无法回忆？

鉴别是否为真正意义的意识丧失，可同时询问陪同的家属是否患者发病时无法交流，呼之不应。有助于鉴别意识丧失与眩晕等症状。

2. 意识丧失持续多长时间？是否可完全恢复？

有助于判断病情的严重程度及病因。短暂的意识丧失并且完全恢复不留后遗症状见于各种原因所致晕厥，包括血管舒缩障碍（直立性低血压、血管迷走性晕厥）、心源性（肥厚梗阻型心肌病、肺动脉高压、心律失常）、神经源性（短暂性缺血发作、椎-基底动脉供血不足）、血液成分异常（过度通气综合征、低血糖症、重度贫血）。

3. 意识丧失有何诱因及前驱症状？

诱因和前驱症状对于鉴别意识丧失的病因有重要意义。需要询问的诱因包括：体位改变、运动、外伤碰撞、排尿排便、颈部活动、疼痛、情绪状态、特殊用药等。前驱症状包括：心悸、出汗、饥饿、恶心、呕吐、面色苍白、呼吸深快、口足发麻、呼吸困难等。

4. 意识丧失有何伴随症状？

详细询问患者及其家属伴随症状有助于鉴别意识丧失的病因。伴有明显自主神经障碍如面色苍白、恶心、出汗多见于血管抑制性晕厥或低血糖晕厥；伴有发绀、呼吸困难、心悸可见于心源性晕厥；伴有抽搐者可见于中枢神经系统疾病。

5. 意识丧失有何缓解因素？

意识丧失的缓解因素同样有助于判断病因。如进食或输注葡萄糖后症状缓解、意识恢复，高度提示系低血糖症所致。

6. 发作结束后是否可完全恢复？有无后遗症状？

意识丧失反复发作、持续时间长可导致中枢神经系统的器质性损害，如记忆力下降、精神

失常、痴呆等。

7. 既往有何种疾病,有无特殊用药史?有无特殊疾病家族史?

有无心、肝、肾、肺等内脏慢性疾病史、神经系统疾病病史、代谢性疾病史、特殊用药史等。

(三)问诊结果及思维提示

患者2004年8月某日未进食早餐,上午11点左右出现心慌,大汗淋漓,随后神志不清,呼之不应,不伴抽搐、口吐白沫、二便失禁。至当地医院查血糖1.7mmol/L,予静脉输入葡萄糖注射液后15分钟意识恢复,但无法回忆刚刚发生的事情。此后上述症状每2~3个月发作一次,多在空腹或运动后出现。近半年上述症状发作频繁,平均1~2周发作1次。近4年患者自觉记忆力、计算力明显下降,体重增加约30kg。既往无糖尿病、高血压、心脏病史,无慢性肝病、肾病史。无外伤、手术史。否认磺脲类药物、胰岛素、抗甲状腺药物服用史。无药物过敏史。家族史中父母均患高血压。

思维提示:通过问诊可明确,患者以反复发作性意识丧失为主要症状,诱因多为空腹或运动,发作前的前驱症状以心慌、大汗为主要表现,发作时不伴抽搐等症状。发作时血生化检查明确提示低血糖症(空腹血糖<2.5mmol/L)。考虑意识丧失的病因为反复低血糖发作所致,神经系统疾病、心源性晕厥、血管迷走性晕厥等基本可除外。低血糖症临床根据低血糖发生与进餐的关系分为两类,即空腹(吸收后)低血糖症和餐后(反应性)低血糖症。本患者属于空腹低血糖症。空腹低血糖症的病因包括:①药物因素:如胰岛素、磺脲类药物、饮酒、水杨酸盐等;②重症疾病:如肝衰竭、心功能衰竭、肾衰竭、脓毒血症、营养不良症;③升高血糖激素缺乏:如皮质醇、生长激素、胰高糖素及肾上腺素单一激素缺乏或多种激素缺乏;④非胰岛β细胞肿瘤;⑤内源性高胰岛素血症:胰岛β细胞疾病(胰岛素瘤),胰岛素分泌过多(磺脲类药物所致),自身免疫性低血糖(胰岛素抗体、胰岛素受体抗体、胰岛β细胞抗体),异位胰岛素分泌。临床上以药物性低血糖最为多见,患者多有糖尿病病史及饮酒史。患者为青年起病,无明确慢性肝病、肾病及糖尿病病史,无特殊用药史,发作前无饮酒史,故上述常见病因可能性小。体格检查时需注意患者有无慢性病容、肝掌、蜘蛛痣、有无浆膜腔积液、下肢水肿,有无肝脏增大等体征。另外,患者近4年有记忆力、计算力下降,需对其记忆、智能水平进行评估。

三、体格检查

(一)重点检查内容和目的

考虑患者低血糖症诊断明确,病因不清,因此需要对患者进行系统、全面地体格检查。重点注意:皮肤(瘀斑、皮疹、肝掌、蜘蛛痣)、心肺(心律、心率、呼吸音)、腹部(肝脏浊音界等)、下肢(水肿)、神经系统、高级智能等。各个系统全面的查体有助于判断患者是否存在严重的基础疾病如肝病、肾病等。

(二)体格检查结果及思维提示

T 36.6℃,R 18次/分,P 76次/分,BP 120/80mmHg,身高160cm,体重90kg,BMI 35.2kg/m^2,腰围103cm。发育正常,营养一般,体型肥胖,神志清楚。全身皮肤无苍白,无瘀斑、瘀点,无肝掌、蜘蛛痣,甲状腺未及肿大,双肺呼吸音清,心前区无异常隆起,未触及震颤及心包摩擦感,心界不大,心率76次/分,律齐,心音有力,未闻及心脏杂音。腹部平软,全腹无压痛、反跳痛,肝脾肋下未及,未触及腹部包块,肠鸣音4次/分。双下肢无水肿。

思维提示: 体格检查结果没有特殊提示。进一步需要进行实验室和影像学检查来明确诊断,为制订治疗方案提供依据。

四、实验室和影像学检查

(一)初步检查内容及目的

1. 血、尿、便常规、肝肾功能、凝血功能　有助于判断是否存在慢性肝肾疾病。

2. 监测血糖谱　了解血糖波动的情况。

3. 静脉血糖<2.2mmol/L时抽血检测胰岛素原、胰岛素、真胰岛素和C肽水平,有助于鉴别低血糖的病因。胰岛素血糖比值(IRI/G)正常人<0.3,胰岛素瘤患者几乎均>0.3。

4. 测定胰岛素细胞抗体(ICA)、胰岛素自身抗体(IAA)　有助于鉴别自身免疫性低血糖。

5. 测定胰高血糖素　有助于除外升糖激素不足所致低血糖症。

6. 诱发实验　在无自发性低血糖发作时可采用。晚餐后禁食,次晨8时测血糖,如不低则继续禁食,并每4小时测血糖,直至出现低血糖,如48或72小时仍无低血糖发作,可作运动实验诱发。75%胰岛素瘤患者24小时后出现低血糖症状,90%出现于48小时以内,72小时内100%出现低血糖症状。

(二)初步检查结果及思维提示

1. 血常规、尿常规、便常规+便潜血检查　均在正常范围。

2. 肝肾功能、凝血功能　正常范围。

3. 血糖　空腹血糖2.1mmol/L,午餐前7.1mmol/L,晚餐前3.8mmol/L,睡前4.2mmol/L。

4. 静脉血糖<2.2mmol/L时,胰岛素106.8μIU/ml,C肽10.5ng/ml,胰岛素原149.5pmol/L,真胰岛素84.2mU/L,胰岛素血糖比值(IRI/G)>0.3。

5. ICA、IAA　(-)。

6. 胰高血糖素　234pg/ml(正常空腹<200pg/ml)。

7. 因患者存在自发性低血糖发作,未行诱发实验。

思维提示: 低血糖症的病因按照发作时胰岛素水平主要分为两大类:①低血糖发作时胰岛素水平升高:包括应用外源性胰岛素、磺脲类药物、内源性胰岛素分泌增多,如胰岛素瘤等。鉴别主要依靠低血糖发作时的胰岛素及C肽水平,外源性胰岛素所致低血糖者胰岛素水平增加,C肽水平降低;磺脲类药物可刺激胰岛细胞分泌,胰岛素瘤可自主分泌胰岛素,两者血浆胰岛素与C肽水平均增加,但磺脲类药物引起的低血糖有明确用药史,本例患者没有用药史,而胰岛素和C肽水平增加,IRI/G>0.3提示胰岛素瘤可能。②低血糖发作时胰岛素水平降低或正常,主要是一些全身性疾病,如严重的肝肾疾病等。患者无相应病史,肝肾功能基本正常,无相应证据。一些恶性肿瘤如原发性肝癌、肺癌、肾上腺癌等,通过分泌胰岛素样生长因子(IGF-Ⅱ)引发低血糖或癌瘤对葡萄糖过度利用,血浆胰岛素水平不高并且存在原发癌瘤的临床表现。

综合上述分析及初步检查结果,本患者低血糖发作时胰岛素水平、C肽水平均升高,可除外低胰岛素水平的低血糖症。IRI/G>0.3,高度提示胰岛素瘤。根据目前临床判断,患者具备典型的胰岛素瘤 Whipple 三联征:①清晨时自发性低血糖;②进食后或静脉输注葡萄糖后即可恢复正常;③发作时血糖多<2.2mmol/L,血清胰岛素则显著升高。胰岛素瘤的定性诊断明确后,需要进一步进行定位诊断。还需要进一步明确胰岛素瘤为散发型或是Ⅰ型多发性内分泌腺瘤病(MEN-Ⅰ)的组成部分之一。

（三）进一步检查内容及目的

1. 体表超声　一般体表B超对于胰岛素瘤定位的准确率取决于肿瘤大小,胰岛素瘤多在10～20mm,体表超声阳性率低,但是最经济简单的方法。

2. ^{111}In-奥曲肽放射受体显像(octreoscan)　对于表达生长抑素受体的神经内分泌肿瘤具有定位诊断意义。奥曲肽受体显像对于胰岛素瘤定位的敏感性约为54%,低于类癌和胃泌素瘤。

3. 胰腺灌注CT　基于胰腺神经内分泌肿瘤富血供的特点,胰腺灌注CT对于诊断胰岛素瘤的敏感性明显高于常规胰腺增强CT扫描。

4. EUS　对于胰岛素瘤定位的敏感性可达90%。

5. 垂体-靶腺各轴激素、甲状旁腺功能检查　鉴别散发型胰岛素瘤还是MEN-Ⅰ。

（四）进一步检查结果及思维提示

1. 经腹壁超声　胰腺形态结构未见异常。

2. 胰腺灌注CT　胰腺体尾交界处外凸性结节影,灌注示血流量(blood flow,BF)稍高,不除外胰岛细胞瘤。

3. EUS　胰腺尾部可见一圆形实性团块,约1.27cm×1.40cm,内部回声不均匀,呈低回声和部分无回声,边界清楚,多普勒见内部有血流,周围淋巴结无肿大,胰管无扩张。

4. 垂体-靶腺各轴激素、甲状旁腺功能检查　甲状旁腺素(PTH)45.0pg/ml,促肾上腺皮质激素(ACTH)23.6pg/ml,血清总皮质醇(F)9.18μg/dl,24小时尿游离皮质醇(24UFC)103.0μg/24h,均在正常范围。

思维提示:经过上述进一步实验室及影像学检查,胰腺体尾部占位明确。结合定性诊断和定位诊断,考虑胰岛素瘤(胰尾部)明确。垂体-靶腺各轴激素、甲状旁腺素水平正常,可判断为散发型胰岛素瘤。北京协和医院回顾性分析了1953～2007年诊治的404例胰岛素瘤的临床资料。结果显示肿瘤直径<2cm者占79.6%,36.2%的肿瘤位于胰头部,28.2%位于胰体部,35.6%位于胰尾部;96.0%有典型的Whipple三联征;89.6%血胰岛素血糖比值>0.3。术前定位检查发现胰岛素瘤敏感性,体表超声检查36.8%,普通平扫CT 24.7%,增强CT 66.7%,胰腺灌注CT 92.7%,生长抑素受体显像33.3%,EUS 79.1%,选择性动脉造影(SAG)84.6%,经皮经肝门静脉置管取血测定胰岛素88.1%,动脉刺激静脉取血(ASVS)测定胰岛素87.0%,术中超声(包括腹腔镜超声)检查90.0%。结果提示:上述胰岛素瘤的定位检查手段中,以胰腺灌注CT和EUS的敏感性最高。

五、治疗方案及理由

胰岛素瘤的治疗包括两个方面:

（一）内科治疗

即针对低血糖症的治疗。

1. 饮食治疗　指导患者在夜间或凌晨3点左右加餐，两餐中间加餐。每餐食物中的碳水化合物以多糖形式为主，如淀粉类、面包、土豆。低血糖症发作时以单糖碳水化合物为主，如果汁、葡萄糖水等。

2. 长效生长抑素类似物　对部分患者有效，控制低血糖症发作。

（二）外科手术治疗

胰岛素瘤和其他实体肿瘤一样，手术切除是唯一的有效治疗方法。手术方式可分为：常规开腹手术、腹腔镜手术等。

六、治疗效果及思维提示

患者经主动加餐，进食多糖为主的碳水化合物及富含蛋白质和脂肪的食物后，血糖平稳，未出现低血糖发作，检测随机血糖>3. 0mmol/L。于2009年2月27日行腹腔镜胰腺肿物切除术。术中以腹腔镜超声探查发现胰体部下缘肿物大小约1. 95cm，低回声，血流丰富。以5mm超声刀沿肿物完整切除。手术过程中监测血糖，术前47mg/dl，切瘤后15分钟74mg/dl，切瘤后30分钟99mg/dl。术后病理：（胰体）胰岛细胞瘤。免疫组化：生长抑素（-），胰岛素（+），Ki67指数<1%，胃泌素（-）。最终诊断：胰岛素瘤。手术治疗后患者未再出现心慌、大汗、神志不清等低血糖症表现。

思维提示：患者经饮食指导可控制低血糖症的发作。但根本的治疗仍有赖于手术对于瘤体的完整切除。手术切除后至目前随诊10个月未再出现低血糖症状。达到治愈的目的。

七、对本病例的思考

低血糖症是临床常见症状，而胰岛素瘤是少见病，发病率不足百万分之一。如何能够从常见的低血糖症状最终得出少见疾病的诊断过程是值得进一步学习和思考的。任何疾病的诊断均建立在详细的病史询问和查体的基础之上，在掌握了常见疾病与症状的诊断和鉴别诊断之后，细节与细心决定了是否向着正确的诊断方向前进。通过本例的学习，临床医生应掌握低血糖症的主要临床表现、诊断标准、低血糖症的病因以及如何通过各种辅助检查手段最终得出正确的结论。

就胰腺神经内分泌肿瘤——胰岛素瘤而言，典型的Whipple三联征对于诊断有重要意义，结合血清胰岛素、C肽、胰岛素血糖比值的测定以及不断进展的定位诊断手段，诊断并不困难。当临床表现、血清学结果高度怀疑胰岛素瘤时，超声内镜、胰腺灌注CT是目前定位诊断的敏感手段，而生长抑素受体显像的敏感性低于前两者。另外，对于胰腺内分泌肿瘤，需要警惕其作为MEN-Ⅰ的一部分，进一步排查垂体、肾上腺、甲状旁腺等内分泌组织。

（李　玥　钱家鸣）

病例73　反复右上腹痛4年，加重半年

患者，女性，13岁，于2010年1月26日入院。

一、主诉

反复右上腹痛4年，加重半年。

二、病史询问

（一）初步诊断思路及问诊目的

患者以腹痛为主诉，在问诊中要着重询问腹痛部位、放射部位、伴随症状、诱因及体位关系等相关因素，以初步判断患者腹痛是腹腔脏器疾病还是全身疾病的腹部表现；另外患者发病时不满14岁，因此要考虑遗传因素及先天发育因素所致的腹痛。而且儿童还要考虑到是否有寄生虫所致的腹痛。

（二）问诊主要内容及目的

1. 腹痛部位、频率和性质如何？

一般腹部脏器疾病所致的腹痛部位多和病变部位相关。如胃、十二指肠疾病、急性胰腺炎等，疼痛多在中上腹部；胆囊炎、胆石症等疼痛多在右上腹；急性阑尾炎在右下腹。而全身疾病与其区别在于，腹痛多为全腹不固定。腹痛频率对于判断疾病也有一定的帮助，如寄生虫所致的腹痛多为阵发性、钻顶样疼痛，胰腺炎多为持续性，胆石症常伴阵发性加剧疼痛，肠梗阻多为阵发性绞痛。

2. 腹痛同时是否伴有恶心、呕吐、腹泻、黄疸、停止排便排气等症状？

同时伴有黄疸要考虑肝胆胰腺疾病，腹泻要考虑到小肠和结肠疾病，停止排便和排气多是肠道梗阻的表现。伴随症状的问诊有利于帮助初步诊断。

3. 是否伴有诱发因素？

急性胃肠炎发作前常有不洁饮食史。急性胰腺炎发作前常有暴饮暴食史。

4. 是否有疾病家族遗传史？

儿童时期起病，要考虑到遗传性疾病，因此要仔细询问家族中是否有类似发病人群。

（三）问诊结果及思维提示

患者2006年7月无诱因出现右上腹疼痛，持续性，较剧烈，伴恶心，呕吐胃内容物，呕吐后腹痛无缓解。无发热、皮肤黏膜黄染。就诊于当地医院，诊为“肠痉挛”，输液3天无好转，此后患者仍间断出现腹痛发作，右上腹多见，伴腰背痛，有时夜间痛醒，与进油腻饮食相关，腹痛发作时下蹲或弯腰屈曲位可减轻。查血淀粉酶（AMY）550U/L，脂肪酶（LIP）1516U/L，禁食后症状可缓解，发作间期一般情况好，无不适，近半年来，腹痛发作较前频繁，10～30天即会发作一次。进清淡饮食腹痛也会发作，性质同前。病来精神、睡眠良好；食欲正常；大便1～2天1次，黄色软便；小便无异常；体重无明显下降。否认口干、眼干、皮疹、关节疼痛及雷诺现象等。既往体健。个人史：头胎顺产，母亲孕期无放射线接触史及特殊药物服用史。月经婚育史：未婚未育，月经不规律。家族史：父母健在。

思维提示：通过问诊可知患者腹痛的特点在于：反复发作，多位于右上腹，与进油腻饮食有关，伴有恶心、呕吐，腹痛和体位相关，不伴有发热、黄疸等症状。因此要首先考虑胰腺和肝胆疾病。结合外院血淀粉酶和脂肪酶增高（>3倍正常值），考虑急性胰腺炎诊断明确。应在体格检查时注意腹部查体有无压痛、反跳痛，肠鸣音是否正常等。通过实验室检查和辅助检查，帮助判断急性胰腺炎的病因和严重程度，以进一步指导治疗。

三、体格检查

（一）重点检查内容及目的

根据上述问诊的初步分析结果，考虑患者急性胰腺炎诊断可能性最大，体格检查的重点应该是在上腹部，尤其要注意是否有反跳痛、腹肌紧张等腹膜炎体征。另外在病因诊断中，由于患者年龄轻，不能排除先天性或遗传性因素，在体格检查时也要着重注意观察发育、体型和营养状态。

（二）检查结果及思维提示

T 36.6℃，P87 次/分，R18 次/分，BP110/80mmHg。发育正常，体型中等，营养良好，性格内向。心肺（-），腹平软，中上腹及右上腹轻压痛、无反跳痛。肝、脾肋下未及，Murphy 征（-），腹部未及包块，肝区、脾区无叩痛。移动性浊音（-），肠鸣音 3～5 次/分。神经系统查体未见明显异常。

思维提示：结合患者体格检查的结果与问诊虽然能明确患者的诊断，但病因学诊断还需要结合实验室及影像学检查以进一步判断。

四、实验室和影像学检查

（一）主要检查内容及目的

1. 实验室检查　血尿便常规、肝肾功能、血脂、血淀粉酶及脂肪酶、电解质、ESR、CRP：查血淀粉酶和脂肪酶以了解是否能诊断为胰腺炎，急性胰腺炎反复发作的常见原因是胆系疾病，通过转氨酶和胆管酶判断是否有胆源性因素参与其中；了解血脂情况，是因为高脂血症是反复发作性急性胰腺炎的重要因素。另外 CRP 检测用于评估严重程度及判断预后。

2. 腹部 B 超　观察肝、胆囊、胰腺和双肾情况。了解胰腺显像是否符合胰腺炎的表现，是否伴有钙化和结石等。同时了解胆总管和胆囊的情况，初步判断胆源性因素。

3. 胸片　常规检查排除肺部疾病所致腹痛。

4. 必要时行胸腹 CT 检查　必要时需要行以上检查明确诊断，并且判断病情的严重程度。并且可以除外环状胰腺等先天疾病。

5. MRCP　通过无创的 MRCP 能够了解胰胆管形态学和解剖结构的异常改变，对部分胰胆疾病的诊断可以替代有创的 ERCP。

6. ERCP　既可了解胰胆管的形态学和解剖异常，又可以同时治疗。

（二）检查结果及思维提示

1. 血尿便常规　基本正常范围。

2. 肝功能 ALT 40U/L，AST 5U/L，Alb 34g/L，TBil 25.2μmol/L，DBil 15.8μmol/L，ALP 43U/L，GGT 55U/L，血脂正常。AMY 570U/L，LIP 1516U/L。

3. B 超和 CT 胰腺形态饱满。

4. MRCP 副脾结节；胆囊形态欠规则；胰头实质信号欠均匀，背侧胰管绕过胆总管前方与十二指肠相连；腹侧胰管萎缩显示较细或显示不清。

5. ERCP（图 73-1） 造影显示背侧胰管显影，与腹侧胰管有交通支，背侧胰管较粗，乳头开口处狭窄。胰腺分裂不完全型。

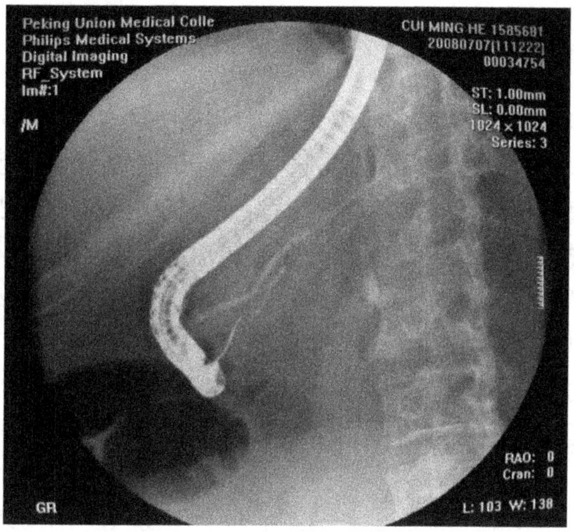

图 73-1 胰腺 ERCP 检查

> **思维提示：** 患者有腹痛同时伴有淀粉酶和脂肪酶的升高（>3 倍正常值），再结合实验室检查和影像学检查结果，该患者轻症急性胰腺炎诊断基本明确，MRCP 和 ERCP 显示存在胰腺分裂，考虑为该患者急性胰腺炎的病因。

五、治疗方案及理由

（一）治疗方案

1. 一般治疗 禁食、补液及肠外营养支持治疗。
2. 抑制胰腺分泌治疗 选用生长抑素或其类似物。
3. 抑制酸分泌治疗 选用质子泵抑制剂或 H_2 受体拮抗剂。
4. ERCP 副乳头括约肌切开术及副胰管支架引流。

（二）理由

患者为轻症急性胰腺炎，因此最重要的基础治疗是禁食，以减少胆汁和胰腺的分泌。而抗生素对于轻症急性胰腺炎不常规推荐，除非是胆源性轻症急性胰腺炎。抑制胰腺分泌治疗的目的是减轻胰腺炎症状，抑制酸分泌治疗的目的是减少胃酸对胆汁和胰腺分泌的刺激。胰腺分裂是患者急性胰腺炎反复发作的根本病因，而治疗的根本是去除病因，目前行 ERCP 副乳头括约肌切开术及副胰管支架引流是确切有效的、创伤小的治疗手段。

六、治疗效果及思维提示

患者经确定诊断后，积极予 ERCP 副乳头括约肌扩张、副乳头括约肌切开术及副胰管支架引流，术后随诊一年，患者无腹痛发作，无急性胰腺炎复发。

思维提示： 对于反复发作的急性胰腺炎来说，最重要的是找到病因，因为病因的解除可以有效的控制急性胰腺炎的反复发作，这才是解决问题的根本治疗。

七、对本病例的思考

本例是反复发作的轻症急性胰腺炎病例，患者年龄<14 岁。复发性急性胰腺炎最常见的病因是胆总管结石及酗酒，其他因素如药物、胰管及胆管病变、遗传因素、感染、高甘油三酯血症、高钙血症、胰腺损伤等也可导致胰腺炎反复发作。本病例发病年龄较轻，在病因诊断中要首先考虑遗传因素和是先天性因素，如胰腺分裂、环状胰腺、胆总管囊肿、胰胆管异常联合和遗传性胰腺炎。家族遗传性胰腺炎患者的特点表现为：儿童时代反复发作急性胰腺炎；无已知因素（胆石症、酒精等）；家族中有两名以上发病者；胰管中有钙化结石。该患者均无相应的证据支持。先天的因素可通过 CT 和 MRCP 得到诊断。本病的 MRCP 有典型胰腺分裂表现。治疗以内镜下治疗为首选，其并发症主要有胰腺炎、内支架阻塞、支架移位及副乳头切开时出血等。

（杨　红　钱家鸣）

病例 74　腹痛、腹胀 3 个月

患者，男性，22 岁，于 2010 年 6 月 13 日入院。

一、主诉

腹痛、腹胀 3 个月，低热 1 个月。

二、病史询问

（一）初步诊断思路及问诊目的

患者病程 3 个月，以腹痛、腹胀为主要症状，其中腹痛是很多疾病可能出现的临床症状之一，详细并具有针对性的问诊，可以从中排除很多不必要的干扰因素，并由此获得诸多有提示意义的信息。因此，问诊要以腹痛作为切入点，寻找其可能的潜在病因。能够引起腹痛的原因很多，包括痉挛、炎症、溃疡、肿瘤、穿孔、脏器的扭转或梗阻、囊性病变的破裂、血管病变等；同样，可以导致腹痛的脏器也很多，包括腹部、胸部和盆腔脏器，全身疾病或代谢性疾病在腹部表现的一部分等等。因此，问诊目的主要围绕腹痛有无诱因、起病的快慢、腹痛的部位、疼痛的性质和有无节律性、疼痛的程度、有无放射、有无伴随症状，前期针对腹痛是否接受过治疗以及治疗效果如何，有无特殊既往史及家族史等问题展开。

（二）问诊主要内容及目的

1. 发病前有无诱因？起病缓急如何？

如有无暴饮暴食、酗酒或不洁饮食史。缓急主要判断有无引起急性腹痛的潜在因素。

2. 疼痛部位如何？疼痛的性质如何？

腹痛最初开始的部位以及最疼痛的部位，疼痛是游走性的还是部位固定，是弥漫性还是局限性腹痛，是阵发性还是持续性腹痛，是胀痛、绞痛、钝痛、钻心样疼痛还是隐隐作痛。这些问题对于排除性诊断具有至关重要的意义。

3. 腹痛是否有规律性？是否向其他处放射？

此患者病程仅 3 个月，故腹痛是否有季节性差异恐难以问出。但可以问及疼痛是否有诱发加重或缓解的因素，是否向邻近或神经分布区域放射，是否与体位、活动或进食有关。

4. 是否有伴随症状？

伴随症状可以将腹痛的诊断囿于一个更为局限的范围。此患者伴随发热，则常常提示为炎症或感染性疾病，因此问诊还需要明确发热程度、体温高峰、热型和热程等。

5. 入院前是否接受过治疗？效果如何？

通过了解院外治疗的情况结合上述问诊得出的线索，可进一步进行鉴别诊断。如抗生素治疗有效，则更支持感染性疾病；如糖皮质激素治疗有效，则更支持免疫相关性疾病。

6. 既往有何种疾病，有无结核的密切接触史？有无特殊疾病家族史？

如有结核病史或结核密切接触史，则更需要警惕结核的可能性。

（三）问诊结果及思维提示

患者 2010 年 3 月无明确诱因起病，腹痛初为弥漫性全腹隐痛，与进餐、排便无关，亦无腰背部放射，伴随盗汗、乏力、腹胀等症状，无咳嗽、咳痰、恶心、呕吐等，无腹泻、便秘，排气排便如常。2010 年 4 月当地医院查血常规和肝肾功能正常，免疫指标均（－），ESR 29mm/h，CRP

123mg/L,腹部B超发现“少量腹水、脾脏增大”。2010年5月初开始出现发热,体温波动于38～39℃,抗生素治疗效果不明显,间断服退热药物可降至正常,院外行PPD皮试“可见红斑,直径17mm,无水疱形成”,查胸片“左上肺可见斑片影”,立位腹部平片见“肠管积气,气液平面”,开始疑“肺结核、结核性腹膜炎”,给予异烟肼、利福平、吡嗪酰胺等治疗,腹痛、腹胀渐加重,出现阵发性腹部绞痛,持续数分钟可自行缓解,伴排气、排便减少,并伴有干咳,无胸痛、咳痰等。经上述治疗后发热高峰似有下降,体温多波动于37～38℃,一周前停用抗结核药物。遂来我院就诊。既往无结核病史,否认结核接触史及生食牛奶史等,否认肿瘤家族史。对青霉素类药物过敏。

思维提示:通过问诊可获知,患者以腹痛、腹胀为主要症状,疼痛初为弥漫性全腹隐痛,后期出现发热及阵发性脐周绞痛,并伴有大便习惯改变,病程中伴有盗汗、乏力。曾经实验室检查发现ESR增快、CRP升高,PPD皮试(+),胸片发现肺部斑片影,院外抗生素治疗无效,抗结核治疗体温高峰有下降,似乎有效。否认结核接触史。考虑结核感染可能性较大,应警惕结核性腹膜炎的可能性。下一步,在体格检查时需格外注意腹部体征,观察腹部触诊有无柔韧感,有无压痛、反跳痛。患者后期出现阵发性脐周绞痛,同时伴排气、排便减少,故查体还应注意有无肠型和蠕动波,肠鸣音是否正常等,因考虑可能合并肺部感染,故肺部查体同等重要,从一元论的角度来分析病情,应试图找出肺部病变和腹部病变的关联。此患者为青年男性,缓慢起病,病程较短,引起腹痛的急性病变可除外,因后期出现阵发性腹部绞痛,考虑空腔脏器所致疼痛而非实质脏器的病变,病程中始终有弥漫性全腹隐痛,结合其他症状和辅助检查,考虑腹膜炎症引起可能性大,而院外免疫指标均(-),也无肿瘤家族史,故肿瘤和免疫病引起的可能性不大,当然腹水穿刺以了解其性质在诊断中也有至关重要的作用。

三、体格检查

(一)重点检查内容和目的

考虑患者结核感染的可能性大,在对患者进行全面系统检查的同时,还应将重点放在胸部和腹部体征上,比如观察腹部触诊有无柔韧感,有无肠型和蠕动波,肠鸣音是否正常等。

(二)体格检查结果及思维提示

T 37.5℃,R 18次/分,P 83次/分,BP 95/65mmHg。慢性消耗面容。双侧腹股沟可及数个质软小淋巴结,无触痛。心脏查体正常。右下肺呼吸音低,可闻及胸膜摩擦音。腹部膨隆,触诊有柔韧感,全腹压痛,无反跳痛,未见肠型和蠕动波,肝脾肋下未及,肠鸣音3次/分,无气过水声和高调肠鸣音,移动性浊音(-)。

思维提示:体格检查发现慢性消耗面容,胸膜有摩擦音,腹部柔韧感。进一步需要进行实验室检查,如有可能,应获取胸腹水标本以了解其性质。并需除外有无肠梗阻,必要时做结肠镜检查以进一步明确是否合并肠结核,因临床不能除外肠梗阻可能,故消化道造影需慎重。另外很重要的一点,患者院外曾接受抗结核治疗,需要复查ESR和CRP,观察其动态变化,如果此两者有下降趋势,从另一侧面支持结核诊断。

四、实验室和影像学检查

（一）初步检查内容及目的

1. 血、尿常规和便常规潜血　了解有无贫血，有无肾脏受累，大便性状、镜检有无异常、潜血有无阳性。

2. 肝肾功能、电解质、蛋白电泳、ESR、CRP　了解有无低白蛋白血症、γ球蛋白升高、电解质紊乱和炎症指标的升高，有助于推测是否存在炎症反应并评估病情活动程度。

3. 免疫指标　院外曾有ESR、CRP的升高，故应除外自身免疫性疾病。

4. PPD皮试、血的TB-Ab和TB-SPOT，若有痰液则找结核菌　寻找结核感染的证据。

5. 立位腹部平片　看有无气液平面，以确定是否存在肠梗阻。

6. 腹水、胸水检查　通过其性质推测是否存在结核杆菌感染。

7. 胸腹部CT　了解胸部病变性质，并观察有无腹膜、肠系膜和网膜结核杆菌感染的表现。

8. 小肠CT重建　因临床考虑有不全肠梗阻可能，故小肠造影和钡灌肠检查应尤为慎重，为明确有无小肠受累并推测其性质，可小肠CT重建，观察有无肠壁增厚、肠管扩张等。

9. 结肠镜　观察有无肠道病变尤其是回盲部受累，必要时取活检做病理检查和寻找抗酸杆菌检查。

（二）检查结果及思维提示

1. 血常规　WBC $12.33\times10^9/L$，N 0.89，HGB 123g/L，PLT $370\times10^9/L$；便常规无异常×4次，便潜血(-)×3次，便潜血(+)×1次。

2. 肝肾功能和电解质正常，Alb 35g/L；蛋白电泳γ球蛋白35%；ESR 19mm/h；CRP 25.3mg/L。

3. 免疫指标　抗ENA抗体、补体均无异常。

4. PPD皮试　红斑直径19mm/72h；TB-Ab弱阳性；TB-SPOT 288SFCs/10^6 PBMC。

5. 立位腹部平片　见肠管积气，气液平面。

6. 腹水检查　黄色，比重1.018，SAAG 8g/L，WBC $1.25\times10^9/L$，Ly 80%，腹水TB-SPOT提示结核感染。腹水未找到肿瘤细胞，抗酸染色(-)。胸水因量少，不宜定位穿刺。

7. 胸部CT　左上肺可见点状索条影，部分见点状钙化，双肺门及纵隔未见肿大淋巴结，右侧胸膜增厚，左侧少量胸腔积液。考虑左肺上叶结核灶。

8. 腹部CT+小肠重建　大网膜、肠系膜及肠壁表面弥漫分布多发小结节；空回肠内多发气液平面，肠梗阻可能，可见腹盆腔积液，不除外结核可能。

9. 结肠镜　乙状结肠小憩室，回肠末端及所见结肠黏膜未见明显异常。

思维提示：通过上述检查，可发现：①ESR增快、CRP增高，且数值较院外治疗前均有下降；②PPD皮试阳性、TB-Ab弱阳性；血中TB-SPOT提示结核杆菌感染；③腹水符合非门静脉高压性特点，腹水TB-SPOT提示结核感染；④胸部CT发现可疑左肺上叶结核灶；⑤腹部CT+小肠重建，提示腹膜和肠壁表面弥漫性小结节合并腹水，并有肠梗阻表现。综合上述检查，首先应考虑结核性腹膜炎。结核性腹膜炎从病理上可分为三型：渗出型、粘连型和干酪型。渗出型又称腹水型。此型可有腹膜脏层与壁层不同程度的充血、水肿及大量纤维渗出物。在大网膜和肠系膜的整个腹膜上可见黄白色或灰白色的小结节，有时可融合成块。积聚在腹腔的浆液渗出形成腹水，多为草黄色，少数时候可为血性。

鉴别诊断：此患者腹水性质为非门静脉高压性，故需同时除外其他原因腹水，包括结缔组织病、消化道穿孔、肾病综合征和肿瘤等所致，结合患者临床表现和相关检查，前述几种腹水基本不考虑，而累及腹膜和肠壁表面并有弥漫性小结节样改变的肿瘤性腹水可能包括腹膜间皮瘤、腹膜转移癌、腹腔恶性淋巴瘤等，后两种无相关证据，基本不考虑。结合胸部CT改变需首先考虑结核性腹膜炎可能。可给予诊断性抗结核治疗，若观察效果差，则需进一步行腹腔镜甚或剖腹探查术。

五、治疗方案和理由

1. 一般治疗　休息，高蛋白、高维生素饮食，因怀疑肠梗阻故应流食或半流食。

2. 药物治疗　正规抗结核治疗以达到治愈。异烟肼+利福平+吡嗪酰胺+乙胺丁醇。

3. 因患者为渗出型，在全身用药同时，可考虑小剂量肾上腺皮质激素治疗，以防在腹水吸收后诱发粘连性肠梗阻。

六、治疗效果及思维提示

经上述治疗后，患者发热、盗汗有好转，腹痛减轻。ESR、CRP和蛋白电泳中γ球蛋白有下降。

思维提示：通过诊断性治疗，进一步支持结核性腹膜炎的诊断。在后续治疗过程中需进一步观察效果和反应，如症状和体征再有波动甚或加重，应请外科会诊考虑腹腔镜检查甚至剖腹探查。

七、对本病例的思考

患者为青年男性，以腹痛、腹胀为主要症状，后期出现干咳，相关检查发现胸部和腹部均有病变，用一元论解释病情，既合情又合理。

院外给予抗结核治疗后，患者腹痛、腹胀似有加重，并由弥漫性全腹隐痛转变为阵发性脐周绞痛伴排气、排便减少，考虑可能与腹水部分吸收后引起粘连性肠梗阻有关。故对于渗出型结核性腹膜炎患者，考虑全身治疗的同时，可腹腔内注射抗结核药物及小剂量肾上腺皮质激素以减轻腹腔粘连。

虽然腹水浓缩找抗酸杆菌结果为阴性，但其阳性率很低，故不能据此轻易排除结核可能。并且一旦怀疑结核并开始正规治疗，必须观察足够时间，不能轻易停用，以免干扰后续判断。

（吕 红　孙 钢）

病例 75　腹胀 10 个月，加重 2 个月

患者，女性，65 岁，于 2009 年 6 月 24 日入院。

一、主诉

腹胀 10 个月，加重 2 个月。

二、病史询问

（一）初步诊断思路及问诊目的

一般来说，腹胀常见的病因可从消化系统来源及非消化系统来源来考虑。前者常见于：①消化系统器质性疾病，如慢性胃炎、胃溃疡、肠结核、急慢性肝炎、肝硬化、慢性胆囊炎、胆石症、胰腺炎、消化道肿瘤等；②腹膜疾病，如各类急慢性腹膜炎（常见结核性腹膜炎）、腹膜恶性肿瘤等；③胃肠道功能性疾病。后者常见于：①循环系统疾病，如心力衰竭等；②呼吸系统疾病，如肺气肿、哮喘等；③感染性疾病，如进食不消化或不洁的食物后、伤寒等；④妇科疾病，如慢性盆腔炎、附件炎；⑤其他，如手术后肠麻痹、低钾血症、结缔组织疾病，以及乳糖酶缺乏者进食牛奶后、药物反应等，都会导致腹胀的发生。

患者为老年女性，农民，病程相对较长，以“腹胀”为主要症状。因此，问诊主要目的是围绕发病时主要症状及特点、伴随症状、接受过何种辅助检查及有无异常、是否曾用药物治疗及效果如何、本次发病有无诱因、有无特殊既往史、外伤史及特殊家族史等问题展开。

（二）问诊主要内容及目的

1. 发病前是否有特殊诱因，如外伤史？病情是突发的、持续的、反复的，还是渐进的？

可以大致推测疾病的性质。

2. 腹胀发生的时间、部位、是否伴有其他症状？

如是否伴有腹痛、腹泻、便秘、恶心、呕吐、黄疸、心悸、呼吸困难、面色苍白等？如果是腹痛，需要追问腹痛性质、部位，有无里急后重感。腹泻等需要追问大便次数、性状、气味，以及加重及缓解因素。

这些问诊均有助于推测病情的归属系统及严重程度。如慢性肝病可以有黄疸、肝区痛、恶心、呕吐及腹腔积液。而心衰的患者可以长期伴有心悸和呼吸困难，当出现黄疸时多数已影响肝功能，病情较严重。

3. 是否伴有发热？

感染性、肿瘤性、代谢性疾病常伴发热。需要明确病程中是否有发热，如果存在，则需要继续追问体温高峰、热型和热程。

4. 是否接受过相关辅助检查？

如血液学检查对肝功能的评价有重要意义。B 超、CT、消化道内镜等检查对消化系统来源的腹胀，也有很好的辅助诊断作用。辅助检查是疾病诊断和鉴别诊断非常重要的手段。

5. 入院前是否应用药物？效果如何？

通过了解院外治疗的情况来考虑各种疾病的可能性。如洋地黄类药物治疗有效，则更支持心功能衰竭的可能。如果治疗无效或效果不佳，则尚需进一步分析诊断是否准确，药物的选择是否合理，患者的依从性等问题。

6. 病情可否缓解,或为何加重,有无原因?

了解是否有饮食不当、合并感染、自行停药等诱因,在确定治疗方案时应注意去除症状加重的诱因。

7. 既往有何种疾病史?有无结核等慢性传染病的密切接触史?有无特殊疾病家族史?

对疾病的诊断非常关键。如既往长期高血压控制欠佳的患者,则慢性心功能衰竭的可能性大;既往慢性病毒性肝炎(乙型)患者,则肝硬化甚至肝癌可能性大。肠结核患者常有肺结核史。有消化道肿瘤家族史者,需警惕消化系统恶性肿瘤性疾病。

(三) 问诊结果及思维提示

10个月前,患者无明显诱因出现下腹胀,进食后明显,不伴腹痛、腹泻、恶心、呕吐、黑便、慢性咳嗽、咳痰、胸闷。当时不伴发热。自服"泻药"效果不佳,未正规治疗。症状渐加重为全腹胀。2个月前,自觉症状加重,需卧床。遂于当地医院检查,B超示,肝胆胰脾、泌尿系及子宫双附件"未见明显异常"。胃镜示"慢性胃炎"。未予治疗,来我院门诊。查血常规、便常规及潜血、肝肾功能基本正常。CA125μmol/L明显升高。CT示:肝右叶钙化灶,肝多发小囊肿;胰头及十二指肠降段间点状高密度影,胆总管结石?淋巴结钙化?大网膜多发结节影;腹盆腔大量腹腔积液。发病以来,患者食欲好,但因惧腹胀不敢进食。入院前尿量明显减少。体重下降2kg。否认循环、呼吸、泌尿系统疾病史。否认肝炎、结核、伤寒等。否认外伤手术史。否认食物及药物过敏史。否认烟酒史。否认明确毒物接触史。否认家族性肿瘤病史。

思维提示: 通过问诊可明确,患者为老年女性,以下腹胀为主要症状,渐次出现全腹胀、尿少、消瘦。为慢性进行性病程。CA125明显升高;CT发现腹腔多处脏器病变(肝、胰头及十二指肠降段附近病变、大网膜处)及大量腹腔积液。无明显循环、呼吸、泌尿等系统疾病史,未发现结核证据,无长期烟酒、毒物、药物史。高度怀疑肿瘤性疾病,结合腹胀自下腹部开始,首先考虑妇科肿瘤远处转移,消化系统恶性疾病不排除。

三、体格检查

(一) 重点检查内容和目的

患者以"腹腔积液待查"入院。在对患者进行系统、全面地检查同时,体格检查时应特别注意患者颈部淋巴结、腹部及肛检情况。腹部检查需注意腹壁静脉走向,有无局限性包块、有无压痛、反跳痛、肌紧张,肠鸣音是否正常等等。查体结果对诊断和鉴别诊断都有很重要的意义。

(二) 体格检查结果及思维提示

T 36.7℃,R 22次/分,P 89次/分,BP 125/70mmHg。消瘦貌。巩膜无黄染。锁骨上淋巴结未及,双腹股沟有少许绿豆大小质韧淋巴结,无粘连。心、肺查体正常。腹膨隆,腹壁静脉未及明显异常。腹壁韧。全腹无压痛、反跳痛和肌紧张及特殊包块,肝脾肋下未及,肠鸣音无异常。移动性浊音(+)。肛检:阴道直肠窝可及肿物结节。

思维提示: 结合病史,体格检查结果基本排除心、肺、肝源性腹腔积液可能。患者肛检异常,CA125明显升高,结合影像学检查,需考虑妇科肿瘤远处转移可能。进一步需要进行实验室和CT、内镜等检查来明确诊断,并评价病情严重程度,为治疗提供依据。

四、实验室和影像学检查

（一）初步检查内容及目的

1. 便常规和便潜血　了解大便性状，镜检是否有红细胞、白细胞，潜血有无阳性。是否存在消化道恶性疾病的可能。

2. 血常规、肝肾功能、电解质、ESR、CRP　了解有无贫血、低白蛋白血症、肝脏功能情况、电解质紊乱和炎症指标的升高，有助于诊断并评估病情严重程度。

3. 腹腔积液常规、生化、肿瘤标志物及病理检查　对腹腔积液分类，并推测其良恶性及病因有重要意义。

4. 肿瘤标志物　筛查消化道、肝脏、妇科潜在肿瘤可能。

5. B超、CT　有助于了解腹盆腔脏器情况。

6. 消化道造影及消化内镜检查　有助于了解消化道情况，尤其是消化道内镜检查，对上消化道及结肠肿瘤的诊断有很重要的价值。

7. 腹腔镜　腹腔镜可以明确腹盆腔病变性质和范围，取活检做病理检查和病原学检查，常应用在原因不明的腹腔积液诊断中。

8. 其他　病毒性肝炎标志物检查（了解是否存在肝病的基础）。免疫抗体检查（了解是否有免疫系统相关疾病）。

（二）检查结果及思维提示

1. 便常规和便潜血　正常。

2. 血常规　WBC $6.38\times10^9/L$，N 0.79，HGB 116g/L，PLT $354\times10^9/L$；肝肾功能和电解质基本正常，Alb 37g/L；ESR 89mm/h；CRP 101mg/dl。

3. 腹腔积液常规　深黄色混浊，比重1.031，细胞总数2500/μl，WBC 320/μl，单核细胞90%。黎氏试验弱阳性。

腹腔积液生化：白蛋白33g/L（SAAG 4g/L）。

腹腔积液ADA 11.2U/L（血ADA 26U/L）。

腹腔积液培养（-）。

腹腔积液抗酸染色（-）。

腹腔积液病理：找到可疑瘤细胞。

4. 肿瘤标志物　CA125 612.5U/ml，CEA、CA19-9、CA242、AFP均（-）。

5. 妇科B超　盆腔肠系膜弥漫性增厚。腹部CT：左侧胸腔积液。大量腹腔积液。

6. 消化道造影　十二指肠水平段憩室。

7. 腹腔镜　盆腹腔腹膜增厚，硬而脆。大网膜被浸润如结节样饼状。肠管普遍增粗、水肿、变硬，与腹壁粘连。无法暴露盆腔脏器。

腹壁及大网膜结节活检：少许纤维脂肪组织中见少量异型细胞浸润。结合免疫组化结果，考虑恶性间皮瘤。

8. 其他　HBsAb（+），HBcAb（+），余HBV、HCV（-）。免疫抗体均（-）。

思维提示：本患者重要的检查结果有：①腹腔积液为非门静脉高压性及渗出性，找到瘤细胞；②腹腔镜检查见到肿瘤样改变，病理考虑为恶性间皮瘤；③其他检查除外其他系统及器官恶性肿瘤证据。结合患者的病史及上述检查结果，支持"腹腔恶性间皮瘤"的诊断。

五、治疗方案、预后及理由

（一）方案

1. 一般治疗　对症支持治疗。

2. 手术、化疗、放疗治疗　对晚期患者而言，基本都无显著效果。10 年前，最好的化疗效果不到 20%；2005 年前后，有文献报道，通过爱宁达+顺铂或吉西他滨（健择）+顺铂方案可使患者带瘤生存期延长 4 个月，有效率提高 1 倍左右。但治疗费用昂贵。也有使用伊马替尼（格列卫）、吉非替尼（易瑞沙）治疗有效的案例，但病例数少，无足够循证证据。2008 年里昂第六届腹膜肿瘤会议报道腹膜细胞歼灭术+腹腔内高温化疗治疗，可使腹膜恶性间皮瘤患者中位生存期提高到 50 个月以上，5 年生存率约达 50%，治疗效果明显提高。

3. 免疫及基因治疗　目前仍在实验室阶段。

（二）预后

理论上，影响预后的有利因素包括：女性、良好的健康状况、少的手术史等；而不利因素则除了与上述因素相反外，还包括白细胞增高、血小板增多、贫血、病理提示为肉瘤样间皮瘤、肿瘤内发现 SV40、COX-2 及 VEGF 等标志（+）、P16INK4a 高甲基化及已经存在淋巴结转移等等。

（三）理由

患者肿瘤诊断明确，但现阶段恶性间皮瘤治疗无突破，对所有常规治疗均不敏感。患者高龄，肿瘤弥散，虽为女性，但因经费原因，无法支持治疗。预后极差。

六、治疗效果

患者带肿瘤化疗科化疗方案出院。失访。

七、对本病例的思考

患者以腹腔积液所致腹胀就诊。

腹腔积液的诊断和鉴别诊断，目前一般的思路是：首先，根据其血清腹水白蛋白梯度将其分为门静脉高压性和非门静脉高压性。前者的可能病因是：肝硬化、布-加综合征、心源性腹腔积液、酒精性肝炎等。后者主要为腹盆腔恶性肿瘤、结核性腹膜炎、肾病综合征等。对非门静脉高压性腹腔积液而言，病理证据最为关键。

诊断明确后，对因治疗。如布-加综合征可通过介入治疗，多数效果较好。如果不能治疗，或疗效不佳者，亦应对症治疗。如改善营养状况，定期放腹腔积液等等。

间皮瘤病因不清，石棉接触史是目前国际公认的诱因。腹膜恶性间皮瘤患者往往在接触石棉 20～30 年后发病，但往往很难说清楚其接触史；且目前研究认为石棉并不是间皮瘤发病的唯一诱因，病毒、创伤放疗也是诱因之一，同时还与患者抑癌基因缺失相关。

间皮瘤目前全世界发病有上升趋势。西方国家统计自确诊至死亡中位生存时间约 9～12 个月。所有目前治疗对其效果均欠佳，预后差。该患者因各种因素，发病到确诊已 10 个月余，确诊时已终晚期。无论何种治疗,预后均很差。

患者以下腹部不适起病,虽然最终诊断为腹膜间皮瘤,但对老年女性患者而言,要提高患妇科疾病特别是妇科肿瘤疾病的警惕性,有症状及早就诊十分重要。

（严雪敏　孙　钢）

病例76 左下腹痛10天

患者，男性，54岁，于2009年2月20日住院。

一、主诉

左下腹痛10天。

二、病史询问

（一）初步诊断思路及问诊目的

患者为中老年男性，病程较短，以左下腹痛为主要症状。需要考虑以下几类常见疾病：肠道感染性疾病（如急性肠炎、憩室炎等）、肠道非感染性疾病（如肠道功能性疾病等）、周围脏器疾病（如皮肤带状疱疹、肌肉损伤、左输尿管结石等）、肿瘤性疾病（如结直肠癌）、肠系膜疾病、腹膜后疾病等。

因此，问诊目的主要围绕发病时主要症状及特点、伴随症状、是否接受过腹部影像学检查、是否曾用抗生素或其他药物治疗，效果如何？有无特殊既往史及家族史等问题展开。

（二）问诊主要内容及目的

1. 发病前是否有不洁饮食史？

肠道感染性疾病常有一定诱发因素（即流行病学史），如外出就餐等可疑不洁饮食史，特别是可出现共餐者短期集体发病等食物中毒症状，可供诊断及鉴别诊断。

2. 腹痛的部位、性质，是否伴有放射及其他症状？有无里急后重感？

上述问诊有助于判断病因，并判断严重程度。如慢性菌痢多累及直肠和左半结肠，腹痛多为左下腹痛，多伴里急后重。而肠结核和阿米巴肠炎多累及右半结肠或回盲部，腹痛多位于右下腹。结肠肿瘤患者可有腹部隐痛，伴梗阻者呈阵发痉挛性疼痛。铅中毒患者可以有牙龈铅线，腹痛喜按。腰部带状疱疹患者腹痛多为受累神经根区域，不越过腹背中线区域，为神经痛，常有阵发“过电”样剧烈疼痛。泌尿系结石疼痛多伴镜下/肉眼血尿，同时疼痛多向同侧腹股沟区域放射，疼痛多明显。

急性腹痛多易找到诱因或病因，多数去除病因后恢复较快。慢性腹痛则多有慢性疾病史，不易治疗及恢复。

3. 是否伴有发热？

感染性疾病常伴发热，可有中高度热；部分肿瘤性疾病也伴有发热，但多为中低度热。问诊需要明确病程中是否有发热，及体温高峰、热型和热程。对判断疾病类型有帮助。

4. 发病时大小便的次数和量如何？粪尿常规镜检及培养结果如何？

大便的次数和量以及形状，对消化道疾病的判断十分有价值。特别是粪便检查，对于明确是否存在消化道疾病，尤其是感染性疾病非常有帮助。

小便的次数、量以及形状，对泌尿系统疾病的诊断十分有价值。必要时需增加尿沉渣检查及尿培养检查。

5. 是否接受过诸如B超、消化道钡餐或腹部CT等影像学检查？

相关影像学检查是消化道疾病诊断和鉴别诊断的重要手段之一，了解就诊前检查结果，对明确诊断有重要参考价值。

6. 既往的治疗经过如何，是否应用了抗生素或其他药物治疗？效果如何？

通过了解就诊前治疗的情况来考虑各种疾病的可能性。如抗生素治疗有效，则更支持感染性疾病的可能；如果解痉药物治疗有效，需要考虑肠易激综合征可能。并进一步分析药物的选择是否合理，服用是否规范等问题。

7. 病情有无缓解及复发/再发？有无特殊诱因？

了解患者是否存在情绪波动、饮食不当、合并感染等诱因，有无自发缓解及加重过程？如果有缓解，是自发缓解还是治疗后好转？缓解后有无复发或再发？可能的原因是什么？如果有特殊或明确诱因，在确定治疗方案时应尽量注意去除相关的诱因。

8. 既往有何种疾病？有无特殊疾病家族史或外伤史？

慢性菌痢患者常有急性菌痢病史。有结肠息肉病或结直肠癌家族史者，需警惕结肠肿瘤性疾病。

外伤可致肌肉、骨骼损伤/牵拉伤，导致患部或相邻部位不适症状。如有外伤史，需警惕外伤部位并分析是否有引起相关症状的可能。

（三）问诊结果及思维提示

患者2009年2月9日晚无明显诱因出现左下腹绞痛，不伴恶心、呕吐、腹泻、发热，否认尿频、尿急及尿痛，未注意尿色，腹痛与体位、进食无关，无放射痛。遂来我院急诊检查，血常规正常。尿常规：WBC 70/μl，RBC 80/μl；血肌酐168μmol/L，B超提示：左输尿管上段扩张，左输尿管跨髂动脉处呈强回声，需除外结石。考虑泌尿系结石，予阿托品等镇痛、解痉处理后症状略缓解。左下腹仍有持续性胀痛。近来体重无下降。否认近期外伤史。否认结核史。吸烟20支/日×20年。父亲患肺癌，母亲患骨癌及淋巴瘤。

思维提示：通过问诊可明确，患者以持续性左下腹痛（绞痛、胀痛）为症状，不伴发热和大便习惯改变，无明显消化系统症状，否认外伤史。有镜下血尿，肾功能检查轻度异常，影像学提示泌尿系统存在异常改变，解痉治疗效果欠佳。

患者中老年起病，病程短，无明显消化、泌尿系统疾病症状，有泌尿系统检查异常，应考虑泌尿系统病变。

泌尿系统结石除镜下血尿外，多伴肉眼血尿，同时腹痛具有向同侧腹股沟区放射的特点。而该患者并无典型泌尿系结石表现，需警惕是否有邻近脏器病变，外压输尿管导致继发泌尿系统改变的可能。泌尿系结核大多继发于肺结核，主要侵犯肾脏引起肾结核，但往往蔓延至膀胱时才出现尿频、尿急、血尿或脓尿等临床症状，可伴有低热、体重减轻、乏力和贫血等。辅助检查可见患侧肾脏钙化，对侧肾脏积水等影像学特点；与本患者多有不符，可完善检查后排除。

患者常年大量吸烟，有肿瘤家族史，虽无慢性消耗症状，否认肉眼血尿，不伴发热，影像学未见明显肿瘤影像改变，仅左中下输尿管区域有病变，肾癌、膀胱癌的可能性不大，但是否存在其他肿瘤间接导致泌尿系统病变的可能性，需要考虑。体格检查时应注意腹部查体有无肾区叩击痛、上中输尿管点压痛、注意前列腺大小质地、腹部包块等等。

三、体格检查

（一）重点检查内容和目的

考虑患者已存在泌尿系统改变，左中下输尿管区域病变。因此对患者进行系统、全面地检查同时，应重点注意左腹腰部体征，尤其是左中输尿管点压痛、反跳痛、左肾区叩痛、左下腹包块及肛检等。注意有无特殊体征。

（二）体格检查结果及思维提示

T 36.9℃，R 20 次/分，P 72 次/分，BP 110/70mmHg。营养一般。心、肺查体正常。腹部平软，全腹无压痛、反跳痛和肌紧张，肝脾肋下未及，肠鸣音无明显增强及减弱，无气过水声和高调肠鸣音。肛检无异常。

思维提示：体格检查结果没有特殊提示。进一步需要进行相关实验室检查、泌尿系统检查及腹部 CT 检查来协助诊断，并评价病情严重程度，为制订治疗方案提供依据。

四、实验室和影像学检查

（一）初步检查内容及目的

1. 尿便常规、便潜血、尿液病理学检查　了解二便性状，镜检是否有红细胞、白细胞及其他恶性细胞，潜血有无阳性。如果大便常规有改变，还要考虑肠道受累可能。

2. 血常规、肝肾功能、电解质、IgG、IgM、ESR、CRP　复查患者血常规变化，有无贫血、异常白细胞升高等，了解患者血白蛋白情况、肾功能变化情况及有无电解质紊乱和炎症指标的升高，有助于评估患者一般情况及病情严重程度。

3. 消化泌尿系统肿瘤标志物 CA 系列及 PSA 检查　定性了解是否存在潜在消化泌尿系统肿瘤可能。

4. 胸片及腹部平片　有助于除外结核病，明确有无活动性结核可能。有时，如已安排腹部 CT 检查时，可以不行腹部平片检查。

5. B 超及腹部 CT　有助于了解腹部脏器情况，便于明确病因，可能病变性质和范围。

6. 静脉肾盂造影或逆行肾盂造影及核素肾血流图　有助于了解泌尿系病变情况。

7. 消化道造影（必要时）　有助于了解/排除肠道疾病。

（二）检查结果及思维提示

1. 尿常规　红细胞、白细胞均（+）。尿液病理学检查：未见瘤细胞。

2. 便常规和便潜血　（-）。

3. 血常规、肝功能、电解质、炎性指标及肿瘤标志物　血肌酐 137μmol/L。血 WBC 8.56×10^9/L，N 0.49，HGB 137g/L，PLT 200×10^9/L；血 Alb 39g/L；ESR 12mm/h；CRP 4.8mg/dl。IgG、IgM、CA 系列及 PSA 均正常。

4. 胸片　心肺膈无明显异常。

5. CT　腹主动脉分叉处腹膜后有软组织密度影，左侧明显，腹膜后纤维化？左髂总动脉、左髂内外动脉起始部及左髂静脉被包绕。左输尿管盆段末端受累。近段输尿管及左肾盂肾盏扩张积水。腹主动脉及其分支呈动脉粥样硬化改变。

6. 膀胱镜检　左输尿管下端狭窄，镜身无法通过。

7. 肾血流图　左肾血流灌注及功能差，肾盂引流不畅。

8. 免疫学检查　除抗胃壁细胞抗体阳性外，余抗核抗体、自身抗体谱均(-)。

思维提示：重要的检查结果有：①尿常规中仍有红细胞、白细胞；②CT、膀胱镜及肾血流图提示左输尿管病变；CT更提示其为继发性改变；③无明显常规血液自身免疫抗体异常。

结合患者病史及上述检查结果，支持"腹膜后占位，纤维化可能性大；左肾盂肾盏、输尿管积水；动脉粥样硬化"的诊断。如果为腹膜后纤维化，特发性可能性大。但患者为老年男性，应特别警惕肿瘤导致的继发性因素，应完成结肠镜等必要检查。

五、治疗方案及理由

（一）方案

1. 手术治疗，姑息或改道手术。

2. 糖皮质激素治疗

（二）理由

患者占位性病变明确，已造成左侧泌尿系统机械性梗阻，已出现脏器受压影响功能，此时具备手术条件者应该首选手术。即可以明确病变范围、性质；又可以解决患者泌尿系梗阻问题。因患者情况有多种术式选择，多能延缓患者肾功能恶化。

腹膜后纤维化是一类罕见疾病，病因不详。分为继发和特发两类，继发多发生于肿瘤、免疫以及慢性感染(TB)。多数报道认为，特发性患者在疾病早期，特别是当炎性组织占优势尚未形成广泛纤维化时，尽快应用糖皮质激素，可使肿块明显缩小或消失，疗效显著。目前认为，对轻-中度泌尿道病变、年老体弱或有全身疾病的患者，用泼尼松类药物更为合适；有时亦做术前准备或术后预防复发。也有医师倾向联合使用激素和免疫抑制剂治疗。放疗疗效尚不肯定。主要机制为抑制不明原因炎性反应。

六、治疗效果及思维提示

患者入院后行左输尿管下端松解粘连术。术中行梗阻段输尿管旁组织活检，病理提示：纤维组织轻度增生。术后免疫科门诊随诊，予口服泼尼松40mg/d、环磷酰胺100mg/d等治疗。症状缓解，恢复良好。

2个月后复查血肌酐132μmol/L(正常)。B超：双肾、输尿管、膀胱未见明显异常。CT：左肾术后改变，肾盂及输尿管未见扩张。腹主动脉分叉处腹膜后软组织密度同前无明显变化，左肾周筋膜毛糙增厚较前减轻。

思维提示：手术治疗明确诊断，了解腹膜后纤维化炎症程度，同时解决患者脏器压迫症状，效果良好。进一步需随访其尿常规及血肌酐情况，随访B超及CT，了解其泌尿系统病变及腹膜后占位进展情况。

七、对本病例的思考

患者以左下腹痛起病，却无明显泌尿、消化系统症状。及时就诊，以及及时的实验室及影像学检查，发现了腹膜后病变及其继发泌尿系统改变情况。

腹膜后纤维化是一种少见疾病，病因不详，药物、肿瘤、感染、放疗、手术等都可能是其病因或诱因。多数因并发输尿管梗阻就诊。临床除应仔细采集病史、仔细查体外，影像学检查对明确诊断有很大帮助，特别是 CT 检查，优于 B 超。当已出现脏器受压影响功能时，具备手术条件者应首选手术。既可明确病变范围、性质，又可解决脏器压迫问题，同时可以依据病理结果制订下一步治疗方案，如是否采取药物治疗及应用何种药物治疗等等。此外，定期随访评估治疗效果也十分重要。

（严雪敏　孙　钢）

附：病例诊断结果

病例 1　过敏性紫癜
病例 2　缺血性肠病
病例 3　食管源性胸痛
病例 4　低位小肠梗阻
病例 5　幽门梗阻
病例 6　难辨梭状芽孢杆菌感染
病例 7　慢性胰腺炎
病例 8　肠易激综合征
病例 9　功能性便秘
病例 10　结核性腹膜炎
病例 11　食管静脉曲张破裂
病例 12　小肠出血
病例 13　结肠癌
病例 14　胆管癌
病例 15　药物性肝损害
病例 16　反流性食管炎
病例 17　反流性食管炎并食管裂孔疝
病例 18　功能性烧心
病例 19　真菌性食管炎
病例 20　食管癌
病例 21　食管损伤
病例 22　贲门失弛缓症
病例 23　急性糜烂性胃炎
病例 24　慢性萎缩性胃炎-Hp 相关性
病例 25　慢性萎缩性胃炎
病例 26　急性化脓性胃炎
病例 27　消化性溃疡并出血
病例 28　消化性溃疡并穿孔
病例 29　消化性溃疡并幽门梗阻
病例 30　胃癌
病例 31　黏膜相关淋巴组织淋巴瘤(MALT 淋巴瘤)
病例 32　胃泌素瘤
病例 33　Menetrier 病
病例 34　胃轻瘫
病例 35　功能性消化不良
病例 36　溃疡性结肠炎
病例 37　克罗恩病

病例 38　结肠癌
病例 39　肠结核
病例 40　肠易激综合征
病例 41　肠道急性感染
病例 42　吸收不良综合征
病例 43　小肠淋巴管扩张症
病例 44　小肠间质瘤
病例 45　小肠平滑肌瘤
病例 46　小肠淋巴瘤
病例 47　家族性大肠息肉病
病例 48　慢性假性肠梗阻
病例 49　缺血性肠病
病例 50　非酒精性脂肪性肝病
病例 51　酒精性肝病
病例 52　自身免疫性肝炎
病例 53　原发性胆汁性肝硬化
病例 54　丙肝后肝硬化
病例 55　肝癌
病例 56　肝脓肿
病例 57　肝性脑病
病例 58　门静脉脉高压症
病例 59　布-加综合征
病例 60　药物性肝病
病例 61　肝结核
病例 62　急性化脓性胆管炎
病例 63　胆石症
病例 64　胆管 Oddi 括约肌功能障碍
病例 65　先天性胆总管囊肿
病例 66　胆管癌
病例 67　硬化性胆管炎
病例 68　妊娠重症急性胰腺炎
病例 69　急性胰腺炎
病例 70　自身免疫性胰腺炎
病例 71　胰腺癌
病例 72　胰岛素瘤
病例 73　胰腺分裂
病例 74　结核性腹膜炎
病例 75　腹膜间皮瘤
病例 76　腹膜后纤维化